普通高校"十二五"规划教材
旅游管理系列

饮食营养与安全

靳国章 主编

清华大学出版社
北 京

<h1>内 容 简 介</h1>

饮食营养与安全是旅游管理、酒店管理、餐饮管理、烹饪类专业的重要专业课之一,是相关专业的学生知识体系的主要内容。本书主要介绍饮食营养与安全的基础理论和基本技能、饮食与人体健康的关系、平衡膳食的措施及营养食谱设计的原则与方法、不同人群的合理膳食、合理烹饪的措施与方法、食物中毒的预防措施、餐饮生产与服务过程中的食品安全要求与管理方法等内容,以适应餐饮经营管理工作的需要。

图书在版编目 CIP 数据

饮食营养与安全/靳国章主编. --北京:清华大学出版社,2013(2017.6 重印)

(普通高校"十二五"规划教材·旅游管理系列)

ISBN 978-7-302-31138-6

Ⅰ. ①饮… Ⅱ. ①靳… Ⅲ. ①饮食营养学－高等学校－教材 ②饮食卫生－高等学校－教材

Ⅳ. ①R155

中国版本图书馆 CIP 数据核字(2012)第 319438 号

责任编辑:杜　星
封面设计:汉风唐韵
责任校对:宋玉莲
责任印制:王静怡

出版发行:清华大学出版社
　　　　网　　　址:http://www.tup.com.cn,http://www.wqbook.com
　　　　地　　　址:北京清华大学学研大厦 A 座　　　　邮　　编:100084
　　　　社 总 机:010-62770175　　　　　　　　　　　邮　　购:010-62786544
　　　　投稿与读者服务:010-62776969,c-service@tup.tsinghua.edu.cn
　　　　质量反馈:010-62772015,zhiliang@tup.tsinghua.edu.cn
　　　　课件下载:http://www.tup.com.cn,010-62770175-4903
印 装 者:北京九州迅驰传媒文化有限公司
经　　销:全国新华书店
开　　本:185mm×230mm　　印　张:25.75　　　　字　　数:543 千字
版　　次:2013 年 2 月第 1 版　　　　　　　　　　印　　次:2017 年 6 月第 2 次印刷
印　　数:4001~4500
定　　价:39.00 元

产品编号:049452-01

前　言

随着我国经济的发展、社会的进步、人民生活水平的提高，人们越来越重视饮食的营养性和安全性。因此，搞好饮食营养与安全工作，保证顾客身心健康，满足顾客的需求，是餐饮服务行业的重要任务，也是企业适应激烈市场竞争的需要。

本书紧紧围绕餐饮职业岗位的需求选取内容，使读者获得解决烹饪原料的采购、验收、储存、发放、初加工、配餐、烹调、销售服务等生产、服务环节中遇到的营养和食品安全问题的知识和能力，并掌握饮食营养与安全的基础理论和基本技能。

本书在注重知识系统性的同时又能依据餐饮职业的岗位要求，来安排实现培养目标的理论和实践内容。把重点放在平衡膳食的措施、营养食谱设计以及餐饮生产、服务环节中的食品安全控制与管理的理论与技能的介绍，促使管理效率和服务水平的提高。同时，针对餐饮行业的特点，与实践密切结合，侧重应用能力和创新能力的培养，满足专业培养目标的要求。本书汲取国内外饮食营养与安全学的最新知识和技术，尽可能突出科学性、实用性、先进性、规范性等特点。每一章后面配有复习思考题、精选应用题和实训题，通过这些习题的训练，使读者加强对理论知识的理解，并将理论应用于实践，提高知识的综合应用能力。

本书由天津商业大学靳国章担任主编，于振涛参与第四部分内容的编写工作。

本书的编写得到了天津商业大学王庆生教授的热情帮助和具体指导；石家庄学院的曹鹤飞参与了资料收集、整理和录入等工作。在此一并表示衷心的感谢。

本书参考并引用了国内外众多专家和学者的最新研究成果，在此向相关作者致谢。对为本书的出版提出了很多很好建议并付出了艰辛劳动的清华大学出版社编辑表示感谢。

尽管作者主观上力求全面介绍饮食营养与安全学的最前沿、最实用的知识，但由于水平所限，难免有遗漏和错误之处，希望广大同行、读者给予批评指正。

靳国章

2012 年 8 月

目　录

第一章

绪　论

【学习目标】

☆ 掌握饮食营养与安全的基本概念；
☆ 了解饮食营养与人体健康的关系；
☆ 掌握中国居民的膳食指南；
☆ 认识餐饮企业食品安全管理的意义和作用；
☆ 了解饮食营养与安全的关系。

饮食营养与安全是研究饮食、营养与人体健康关系的一门综合性学科，具有较强的社会性、科学性和应用性。本学科不但在提高人民健康水平、预防疾病等方面起着重要作用，而且对餐饮企业的经营有很大的指导意义。

第一节　饮食营养与人体健康的关系

一、饮食营养学的基本概念

（一）营养与营养学

"营养"一词人们并不陌生，但对它的确切含义未必都能正确理解。从字面上理解"营"是谋求的意思，"养"是指养身或养生，合在一起即谋求养生。"营养"的确切定义是人体摄取、消化、吸收和利用食物中的营养物质以满足自身生理需要的生物学过程。

营养并非是一个可有可无的过程，也绝非是一些保健滋补品的代名词。营养是人类赖以生存并达到健康目的的前提条件和唯一手段。

饮食营养学，是从饮食角度研究营养理论，合理地为人体提供营养膳食，并分析食物对人体有何影响的一门综合性学科。对增强人民体质、提高健康水平、提高餐饮产品的质量和经营效果等方面有重要作用。

（二）营养素

营养素是指食物中可给人体提供能量、机体构成成分和组织修复以及调节生理功能的化学成分。凡是能维持人体健康以及为其提供生长、发育和劳动所需要的各种物质均称为营养素。人体需要的营养素主要包括蛋白质、脂类、碳水化合物（糖类）、矿物质（无机盐）、维生素及水等六大类。蛋白质、脂类、碳水化合物的摄入量较大，称为宏量营养素，而且，它们在代谢中能给机体提供能量，所以又称为能源性营养素；矿物质和维生素的需要量较小，称为微量营养素。

营养素在体内的功能可以概括为：一是作为能量物质，提供人体所需的能量；二是作为结构物质，构成和修补机体组织；三是作为调节物质，维持人体正常的生理和生化功能。各种营养素的生理功能见图 1-1。

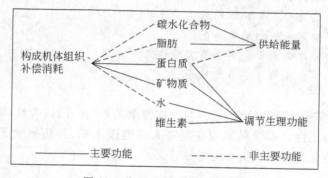

图 1-1 各种营养素的生理功能

不同营养素对人体有不同的生理功能。它们在机体代谢中相互协调、相互关联，在营养配餐时要注意食物的整体效应。

（三）营养价值

食物的营养价值指食物中所含的能量和营养素满足人体需要的程度。食品营养价值的高低，取决于营养素的种类是否齐全、营养素的数量和比例是否适宜，以及被人体消化和利用的程度。一般认为，食品中含有一定的人体所需的营养素，则认为其有一定的营养价值，否则即认为其无营养价值。含有较多营养素且质量较高的食物，其营养价值较高。动物性蛋白质比植物性蛋白质营养价值高，一般是指其质量高，因为动物性蛋白质中必需氨基酸的含量和比例更适合于人体需要。

（四）营养密度

食品的营养密度是指食品中以单位能量为基础所含重要营养素的浓度。重要营养素包含维生素、矿物质和蛋白质三类。牛乳、鸡蛋、鱼类和瘦肉每焦耳所提供的重要营养素多，其营养密度较高。脂肪每焦耳所提供的重要营养素很少，其营养密度则低。

二、饮食营养与人体健康的关系

（一）健康的概念

传统观念对健康的理解是"没有疾病就是健康"，随着社会的发展、科技的进步、人类对自身认识的加深，人们对健康的认识更为全面和深刻。世界卫生组织（WHO）关于健康的定义："健康不仅指没有疾病，而且包括躯体健康、心理健康、社会适应良好和道德健康。"

另外，介于健康与疾病之间的中间状态称为"亚健康"，又叫"慢性疲劳综合征"或"第三状态"。"亚健康"状态是健康与疾病的交叉地带，常常伴有食欲不振、头痛、失眠、心绪不宁、精神萎靡、注意力不集中、疲劳、健忘等现象，而在医院又检查不出器质性病变。身体长期处于"亚健康"状态有很多危害："亚健康"是大多数慢性非传染性疾病的疾病前状态，大多数恶性肿瘤、心脑血管疾病和糖尿病等均是从"亚健康"状态转入的；工作、学习效率及生活质量下降；极易导致精神、心理疾病；影响睡眠质量，加重身心疲劳；缩短寿命。导致"亚健康"的原因较多，如饮食不合理、睡眠不足、过度紧张、压力过大、不良情绪影响、过量吸烟、酗酒、缺乏运动、心理障碍等，其中饮食不合理是最常见的原因，因此，要使人们从"亚健康"状态恢复到健康状态，离不开合理营养。

（二）影响健康的因素

人体的健康状况受很多因素影响，如环境因素、生活方式因素、生物遗传因素及医疗卫生服务因素等。不同因素对人体健康的影响见图1-2。

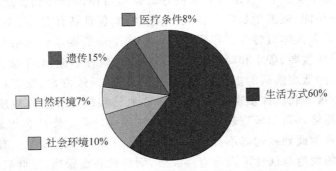

图 1-2　影响健康的因素

环境因素包括自然环境和社会环境。自然环境是人类生存的必要条件，包含物理因素如气流、气温、气压、噪声、电离辐射、电磁辐射等,生物因素如动物、植物及微生物等,化学因素如天然的无机化学物质、人工合成的化学物质及动物和微生物体内的化学元素;社会环境如社会制度、经济状况、人口状况、文化教育水平等因素。这些都与人类健康有密切关系。

生活方式是指人们长期受到一定的社会经济、文化、风俗、家庭的影响而形成的一系列的生活习惯、生活制度和生活意识。生活方式和行为因素对健康影响较大。健康的生活方式可促进、维护健康,而不健康的生活方式将严重威胁人类的健康。1992年世界卫生组织在《维多利亚宣言》中提出"合理膳食、适量运动、心理平衡、戒烟限酒"16字格言作为健康基石。在此健康宣言原则下建立起来的生活方式,就是健康的生活方式。此外,健康的生活方式还包括生活节奏有规律、充足的睡眠、无不良行为等。与健康生活方式相对立的如膳食结构不合理、不良的饮食习惯、缺乏运动或运动不足、吸烟、酗酒、心理失衡、生活无规律、睡眠不足、有病不求医、乱吃补药、滥用保健品等属于不健康的生活方式和行为。

生物遗传与健康有直接关系,很多疾病如高血压、糖尿病、癌症、肥胖症等均与遗传有关。医疗卫生服务在治疗和预防疾病、保障人体健康方面起着重要作用。

(三)饮食营养与人体健康的关系

人的整个生命过程都离不开营养。人处于胎儿阶段时就必须从母体获取自己所需要的一切营养物质,因此孕妇的营养对于孩子的健康有着至关重要的影响。婴幼儿和青少年时期的合理营养,对其身心的发育起着决定性的作用。合理的营养又是中、老年人保持生命活力、延缓衰老的重要物质基础。对于疾病患者来说,合理的营养可增强机体的抵抗力,促使其早日康复。

合理膳食包括平衡膳食、合理营养和良好的饮食习惯。合理膳食是维持体内代谢平衡、维持正常生理功能、促进生长发育、增强免疫功能、保证机体健康、防治疾病和延年益寿的物质基础。每天人体对各种营养素的需求有一个最低要求。如果长期不足,就会阻碍生长发育,使身体瘦弱、矮小和畸形,或者虚弱无力、精神不振、易于疲劳、对外界环境条件的适应能力差,降低对疾病的抵抗力,甚至过早衰老、减短寿命;反之,如果长期营养过剩,对人体健康也很不利。许多现代文明病,如心血管疾病、肥胖、高血压、糖尿病及癌症等近年来呈多发趋势。科学研究表明,现代人口的疾病转化为慢性非传染性疾病,它们多数是由于饮食不科学而导致营养不合理、不均衡,是日积月累形成的。有专家认为,约有60%的肿瘤疾病的发生与饮食不当有直接关系,而导致心血管病、肥胖病的主要因素是营养比例失调。因此,饮食与营养关系着人民群众的健康。随着对营养与健康的研究不断深入,国际上营养学的发展趋势已由对营养缺乏病的研究与防治转移到膳食营养与疾病的研究方面来。

三、中国居民膳食营养素参考摄入量

营养素摄入过多或过少,均不利于机体的健康。因此必须科学、合理地安排每日的膳食,以提供种类齐全、数量合适、比例适宜的营养素。为了指导人们科学饮食,保证合理营养,促进健康长寿,我国和世界许多国家都制定了每日膳食营养素供给量(RDA)标准。但是,以往制定 RDA 是以预防营养缺乏病为主的,随着经济的发展以及膳食模式的改变,出现了一些慢性疾病高发的问题,RDA 这样一套参考数值已经不能满足当前需要。在欧、美各国先后提出一些新的术语的基础上,逐步形成了膳食营养素参考摄入量(DRIs)的新概念。中国营养学会于 2000 年制定了《中国居民膳食营养素参考摄入量》。膳食营养素参考摄入量包括四项内容:平均需要量(EAR)、推荐摄入量(RNI)、适宜摄入量(AI)和可耐受最高摄入量(UL)。

(一) 平均需要量(EAR)

平均需要量(EAR)是根据个体需要量的研究资料制定的,是根据某些指标判断可以满足某一特定性别、年龄及生理状况群体中 50% 的个体的需要量的摄入水平。这一摄入水平不能满足群体中另外 50% 的个体对该营养素的需要。EAR 是制定 RNI 的基础。

(二) 推荐摄入量(RNI)

推荐摄入量(RNI)相当于传统使用的 RDA,是可以满足某一特定性别、年龄及生理状况群体中绝大多数个体(97%～98%)的需要量的摄入水平。长期摄入 RNI 水平,可以满足身体对该营养素的需要、保持健康和保证组织中有适当的储备。RNI 的主要用途是作为个体每日摄入该营养素的目标值。

RNI 是健康个体膳食营养素摄入量的目标,但当某个体的营养素摄入量低于其 RNI 时并不一定表明该个体未达到适宜的营养状态。如果某个体的平均摄入量达到或超过了 RNI,可以认为该个体没有摄入不足的危险。摄入量经常低于 RNI,可能需要进一步用生化试验或临床检查来评价其营养状况。

(三) 适宜摄入量(AI)

适宜摄入量(AI)是通过观察或实验获得的健康人群某种营养素的合适摄入量。例如,纯母乳喂养的足月产健康婴儿,从出生到 4～6 个月,他们的营养素全部来自母乳。母乳中供给的营养素量就是他们的 AI 值。

AI 主要用做个体的营养素摄入目标,同时用做限制过多摄入的标准。当健康个体的摄入量达到 AI 时,出现营养缺乏的危险性很小。如长期摄入超过 AI 值,则有可能产生毒副作用。

（四）可耐受最高摄入量（UL）

可耐受最高摄入量（UL）是平均每日摄入营养素的最高限量。这个量对一般人群中的几乎所有个体不致引起不利于健康的影响。当摄入量超过 UL 而进一步增加时，损害健康的危险性随之增大。UL 并不是一个建议的摄入水平。"可耐受"指这一剂量在生物学上大体是可以耐受的，但并不表示可能是有益的，健康个体的摄入量超过 RNI 或 AI 是没有明确的益处的。

UL 的主要用途是检查个体每日营养素的摄入量是否过高，避免发生中毒。当摄入量超过 UL 时，发生毒副作用的危险性增加。在大多数情况下，UL 包括膳食、强化食物和添加剂等各种来源的营养素之和。

四、膳食结构与膳食指南

（一）膳食结构

膳食结构是指膳食中各类食物的数量及其在膳食中所占的比重。根据各类食物所提供能量及各种营养素的数量和比例，可评价膳食结构组成是否合理。

膳食结构反映一个国家、地区、民族或人群的饮食习惯、生活水平、经济发展水平及农业发展状况。

1. 膳食结构的类型和特点

根据膳食中动物性、植物性食物所占的比例，以及蛋白质、脂肪、碳水化合物供能比例的不同，可将世界上不同地区的膳食结构分为以下四种类型。

（1）动物植物食物平衡的膳食结构

该类型以日本为代表。膳食中动物性食物与植物性食物的比例比较适当。该类型膳食的特点是：能量能够满足人体需要，又不至于过剩。蛋白质、脂肪和碳水化合物的供能比例合理。来自于植物性食物的膳食纤维和来自于动物食物的营养素如铁、钙等均比较充足，同时动物性脂肪又不高，有利于避免营养缺乏病和营养过剩性疾病，促进健康。此类膳食结构已经成为世界各国调整膳食结构的参考。

（2）植物性食物为主的膳食结构

大多数发展中国家的膳食属于这一类型。膳食中以植物性食物为主、动物性食物为辅。动物性蛋白质一般占蛋白质总量的 10%～20%，植物性食物提供的能量占总能量约 90%。该类型膳食的特点是：能量基本可以满足人体需要，但蛋白质、脂肪摄入量低。来自于动物性食物的营养素如铁、钙、维生素 A 等摄入不足。营养缺乏病是这些国家人群的主要营养问题，人的体质较弱、健康状况不良、劳动生产率较低。但从另一方面看，以植物性食物为主的膳食结构，膳食纤维充足，动物性脂肪较低，有利于冠心病和高血脂症的预防。

（3）动物性食物为主的膳食结构

该类型是多数欧美发达国家的典型膳食结构,属于营养过剩性膳食。该类型膳食以高能量、高蛋白质、高脂肪、低纤维为主要特点,谷类的消费量小,动物性食物及食糖的消费量大。营养过剩是此类膳食结构国家人群所面临的主要健康问题。心脏病、脑血管病和恶性肿瘤已成为西方人的三大死亡原因,尤其是心脏病的死亡率明显高于发展中国家。

（4）地中海膳食结构

该类型是居住在地中海地区的居民所特有的膳食结构,意大利、希腊为该膳食结构的典型代表。其膳食结构的主要特点是:膳食富含植物性食物,包括水果、蔬菜、薯类、谷类、豆类、果仁等;食物的加工程度低、新鲜度高,该地区居民以食用当季、当地的食物为主;橄榄油是主要的食用油;脂肪提供能量占总能量的 25％～35％;每天食用少量、适量奶酪和酸奶;每周食用少量、适量鱼、禽、蛋;以新鲜水果作为典型的每日餐后食品;每月食用几次红肉(猪、牛和羊肉及其产品);大部分成年人有饮用葡萄酒的习惯。此膳食结构的突出特点是饱和脂肪酸摄入量低,膳食含大量复合碳水化合物,蔬菜、水果摄入量高。地中海地区居民心脑血管疾病发生率很低,已引起了西方国家的注意,并纷纷参照这种膳食模式改进自己国家的膳食结构。

2. 我国的膳食结构

我国幅员辽阔,各地经济发展不均衡,城乡之间、富裕地区与贫困地区之间居民的膳食结构差异较大。

中国传统的膳食结构以植物性食物为主,动物性食物较少,谷类、薯类和蔬菜摄入量较高,肉类、奶类摄入量较低。其膳食特点是高碳水化合物、高膳食纤维、低动物脂肪。随着经济的发展和生活水平的提高,我国居民的膳食水平明显提高,城乡居民能量及蛋白质摄入量得到基本满足。肉、禽、蛋等动物性食物的消费量明显增加,优质蛋白质比例上升,我国的膳食结构逐渐向动物性食物为主的膳食模式转变。

虽然我国居民的膳食结构得到了较大改善,但仍存在不合理之处。城市居民膳食结构中畜肉类及油脂摄入过多,谷类食物摄入偏低。脂肪供能比达到 35％,超过世界卫生组织推荐的 30％的上限;谷类食物供能比仅为 47％,明显低于 55％～65％的合理范围。城乡居民钙、铁、维生素 A 等微量元素普遍摄入不足。城市居民蔬菜的摄入量明显减少,绝大多数居民仍没有养成经常进食水果的习惯。摄入的能量超过身体每日代谢所需的能量,多余的能量被身体转化为脂肪储存起来,因而超重与肥胖的人数迅速增加。

（二）中国居民膳食指南

膳食指南是根据营养学原理并结合我国国情制定的,是教育人民群众采用平衡膳食,以达到合理营养、促进健康的目的的指导性意见。它指导民众合理选择与搭配食物,优化饮食结构,平衡膳食、合理营养,减少和预防与膳食失衡有关的疾病发生,促进全民健康。

我国第一个膳食指南是 1989 年制定的,内容为:食物要多样;饥饱要适当;油脂要适量;粗细要搭配;食盐要限量;甜食要少吃;饮酒要节制;三餐要合理。20 世纪 90 年代以后,我国居民的膳食结构发生了巨大的变化。因食物单调或不足所引起的营养缺乏病如儿童生长迟缓、缺铁性贫血、佝偻病等虽在逐渐减少,但仍不可忽视;而与膳食结构不合理有关的慢性病如心血管疾病、脑血管疾病、恶性肿瘤等患病率与日俱增;我国居民维生素 A、维生素 B_2 和钙的摄入量普遍不足;部分居民膳食中谷类、薯类、蔬菜所占比例明显下降,油脂和动物性食品摄入量过高;能量过剩、体重超常在城市成年人人群中日渐突出;食品安全问题也是普遍关注和有待改善的重要方面。针对上述问题,1997 年中国营养学会对我国膳食指南重新进行了修订。同时,还提出了《特定人群膳食指南》,作为《中国居民膳食指南》的补充。1997 年版的《中国居民膳食指南》的主要内容为:食物多样、谷类为主;多吃蔬菜、水果和薯类;常吃奶类、豆类或其制品;经常吃适量鱼、禽、蛋、瘦肉,少吃肥肉和荤油;食量与体力活动要平衡,保持适宜体重;吃清淡少盐的膳食;如饮酒应限量;吃清洁卫生、不变质的食物。

近十年,我国社会经济快速发展,居民的膳食状况明显改善,城乡儿童青少年平均身高增加,营养不良患病率下降;但在贫困农村,仍存在着营养不足的问题。同时我国居民的膳食结构及生活方式也发生了重要变化,与之相关的慢性非传染性疾病的患病率增加,已成为威胁国民健康的突出问题。为了给居民提供最基本、科学的健康膳食信息,2007 年中国营养学会又对 1997 年版的《中国居民膳食指南》进行了修改,制定了《中国居民膳食指南》(2007)。新的《中国居民膳食指南》密切联系我国居民膳食营养的实际,建议居民选择平衡膳食、注意食品卫生、进行适当的身体活动、保持健康体重,对各年龄段的居民摄取合理营养、避免因不合理的膳食产生疾病具有普遍的指导意义。

1. **食物多样,谷类为主,粗细搭配**

人类的食物是多种多样的。各种食物所含的营养成分不完全相同,每种食物都至少可提供一种营养物质。除母乳对 0 月龄～6 月龄婴儿外,任何一种天然食物都不能提供人体所需的全部营养素。平衡膳食必须由多种食物组成,才能满足人体的各种营养需求,达到合理营养、促进健康的目的。因而提倡人们广泛食用多种食物。

食物可分为五大类。第一类为谷类及薯类,谷类包括米、面、杂粮,薯类包括马铃薯、甘薯、木薯等。主要提供碳水化合物、蛋白质、膳食纤维及 B 族维生素。第二类为动物性食物,包括肉、禽、鱼、奶、蛋等,主要提供蛋白质、脂肪、矿物质、维生素 A、B 族维生素和维生素 D。第三类为豆类和坚果,包括大豆、其他干豆类及花生、核桃、杏仁等坚果类,主要提供蛋白质、脂肪、膳食纤维、矿物质、B 族维生素和维生素 E。第四类为蔬菜、水果和菌藻类,主要提供膳食纤维、矿物质、维生素 C、胡萝卜素、维生素 K 及有益健康的植物化学物质。第五类为纯能量食物,包括动植物油、淀粉、食用糖和酒类,主要提供能量。动植物油还可提供维生素 E 和必需脂肪酸。

谷类食物是中国传统膳食的主体，是人体能量的主要来源，也是最经济的能源食物。随着经济的发展和生活的改善，人们倾向于食用更多的动物性食物和油脂。根据 2002 年营养与健康状况调查的结果，在一些比较富裕的家庭中动物性食物的消费量已超过了谷类的消费量。这类膳食提供的能量和脂肪过高，而膳食纤维过低，对一些慢性病的预防不利。坚持以谷类为主，就是为了保持我国膳食的良好传统，避免高能量、高脂肪和低碳水化合物膳食的弊端。人们应保持每天摄入适量的谷类食物，一般成年人每天摄入 250g～400g 为宜。

另外要注意粗细搭配，经常吃一些粗粮、杂粮和全谷类食物。每天最好能吃50g～100g。稻米、小麦不要研磨得太精，否则谷类表层所含的维生素、矿物质等营养素和膳食纤维大部分会流失到糠麸之中。

2. 多吃蔬菜、水果和薯类

新鲜蔬菜、水果是人类平衡膳食的重要组成部分，也是我国传统膳食的重要特点之一。蔬菜、水果是维生素、矿物质、膳食纤维和植物化学物质的重要来源，水分多、能量低。薯类含有丰富的淀粉、膳食纤维以及多种维生素和矿物质。富含蔬菜、水果和薯类的膳食对保持身体健康，保持肠道的正常功能，提高免疫力，降低患肥胖、糖尿病、高血压等慢性疾病的风险具有重要作用，所以近年来各国的膳食指南都强调增加蔬菜和水果的摄入种类和数量。推荐我国成年人每天吃蔬菜 300g～500g，最好深色蔬菜约占一半，水果 200g～400g，并注意增加薯类的摄入。

3. 每天吃奶类、大豆或其制品

奶类营养成分齐全，组成比例适宜，容易被消化吸收。奶类除含丰富的优质蛋白质和维生素外，含钙量也较高，且利用率也很高，是膳食钙质的极好来源。大量的研究表明，儿童青少年饮奶有利于其生长发育，增加骨密度，从而推迟其成年后发生骨质疏松的年龄；中、老年人饮奶可以减少其骨质丢失，有利于骨健康。2002 年营养与健康状况调查结果显示，我国城乡居民钙摄入量仅为 389mg/标准人日，不足推荐摄入量的一半；奶类制品摄入量为 27g/标准人日，仅为发达国家的 5％左右。因此，应大大提高奶类的摄入量。建议每人每天饮奶 300g 或摄入相当量的奶制品，饮奶量更多或有高血脂和超重肥胖倾向的人群应选择减脂、低脂、脱脂奶及其制品。

大豆含丰富的优质蛋白质、必需脂肪酸、B 族维生素、维生素 E 和膳食纤维等营养素，且含有磷脂、低聚糖，以及异黄酮、植物固醇等多种植物化学物质。大豆是重要的优质蛋白质来源。为提高农村居民的蛋白质摄入量及防止城市居民过多消费肉类带来的不利影响，应适当多吃大豆及其制品。建议每人每天摄入 30g～50g 大豆或相当量的豆制品。

4. 常吃适量的鱼、禽、蛋和瘦肉

鱼、禽、蛋和瘦肉均属于动物性食物，是人类优质蛋白质、脂类、脂溶性维生素、B 族维

生素和矿物质的良好来源,是平衡膳食的重要组成部分。动物性食物中的蛋白质不仅含量高,而且氨基酸组成更适合人体需要,尤其富含赖氨酸和蛋氨酸,如与谷类或豆类食物搭配食用,可明显发挥蛋白质的互补作用。但动物性食物一般都含有一定量的饱和脂肪和胆固醇,摄入过多可能增加患心血管病的危险性。

鱼类的脂肪含量一般较低,且含有较多的多不饱和脂肪酸,有些海产鱼类富含二十碳五烯酸(EPA)和二十二碳六烯酸(DHA),对预防血脂异常和心脑血管病等有一定作用。禽类的脂肪含量也较低,且不饱和脂肪酸含量较高,其脂肪酸组成也优于畜类脂肪。蛋类富含优质蛋白质,各种营养成分比较齐全,是很经济的优质蛋白质来源。畜肉类一般含脂肪较多,能量高,但瘦肉的脂肪含量较低,铁含量高且利用率好。肥肉和荤油为高能量和高脂肪食物,摄入过多往往会引起肥胖,并且是某些慢性病的危险因素,应当少吃。

目前我国部分城市居民食用动物性食物较多,尤其是食猪肉的人过多,应调整肉食结构,适当多吃鱼、禽肉,减少猪肉摄入。相当一部分城市和多数农村居民平均吃动物性食物的量还不够,应适当增加。推荐成人每日摄入量:鱼虾类 50g～100g,畜禽肉类50g～75g,蛋类 25g～50g。

5. 减少烹调油用量,吃清淡少盐膳食

脂肪是人体能量的重要来源之一,并可提供必需脂肪酸,有利于脂溶性维生素的消化吸收,但是脂肪摄入过多是引起肥胖、高血脂、动脉粥样硬化等多种慢性疾病的危险因素之一。膳食中盐的摄入量过高与高血压的患病率密切相关。2002 年营养与健康状况调查结果显示,我国城乡居民平均每天摄入烹调油42g,已远高于 1997 年《膳食指南》的推荐量25g。每天食盐平均摄入量为12g,是世界卫生组织建议值的 2.4 倍。同时相关慢性疾病患病率迅速增加。与 1992 年相比,成年人超重上升了 39%,肥胖上升了 97%,高血压患病率增加了 31%。食用油和食盐摄入过多是我国城乡居民共同存在的营养问题。

为此,建议我国居民应养成吃清淡少盐膳食的习惯,即膳食不要太油腻,不要太咸,不要摄食过多的动物性食物和油炸、烟熏、腌制食物。建议每人每天烹调油用量不超过 25g或 30g;食盐摄入量不超过 6g,包括酱油、酱菜、酱中的食盐量。

6. 食不过量,天天运动,保持健康体重

进食量和运动是保持健康体重的两个主要因素,食物为人体提供能量,运动消耗能量。如果进食量过大而运动量不足,多余的能量就会在体内以脂肪的形式积存下来,增加体重,造成超重或肥胖;相反若食量不足,可由于能量不足引起体重过低或消瘦。体重过高和过低都是不健康的表现,易患多种疾病,缩短寿命。所以,应保持进食量和运动量的平衡,使摄入的各种食物所提供的能量能满足机体需要,而又不造成体内能量过剩,使体重维持在适宜范围。成人的健康体重是指体质指数(BMI)在 $18.5 kg/m^2 ～23.9 kg/m^2$之间。

正常生理状态下,食欲可以有效控制进食量,不过饱就可保持健康体重。一些人食欲

调节不敏感,满足食欲的进食量常常超过实际需要,过多的能量摄入导致体重增加,食不过量对他们意味着少吃几口,不要每顿饭都吃到十成饱。

由于生活方式的改变,身体活动减少、进食量相对增加,我国居民超重和肥胖的发生率正在逐年增加。这是心血管疾病、糖尿病和某些肿瘤发病率增加的主要原因之一。运动不仅有助于保持健康体重,还能够降低患高血压、中风、冠心病、Ⅱ型糖尿病、结肠癌、乳腺癌和骨质疏松等慢性疾病的风险;同时还有助于调节心理平衡,有效消除压力,缓解抑郁和焦虑症状,改善睡眠。目前我国大多数成年人体力活动不足或缺乏体育锻炼,应改变久坐少动的不良生活方式,养成天天运动的习惯,坚持每天多做一些消耗能量的活动。建议成年人每天进行累计相当于步行 6 000 步以上的身体活动,如果身体条件允许,最好进行 30 分钟中等强度的运动。

7. 三餐分配要合理,零食要适当

合理安排一日三餐的时间及食量,进餐定时定量。早餐提供的能量应占全天总能量的 25%～30%,午餐应占 30%～40%,晚餐应占 30%～40%,可根据职业、劳动强度和生活习惯进行适当调整。一般情况下,早餐安排在 6:30～8:30,午餐在 11:30～13:30,晚餐在 18:00～20:00 进行为宜。要天天吃早餐并保证其营养充足,午餐要吃好,晚餐要适量。不暴饮暴食,不经常在外就餐,尽可能与家人共同进餐,并营造轻松愉快的就餐氛围。零食作为一日三餐之外的营养补充,可以合理选择,但来自零食的能量应计入全天能量的摄入之中。

8. 每天足量饮水,合理选择饮料

水是膳食的重要组成部分,是一切生命必需的物质,在生命活动中发挥着重要功能。体内水的来源有饮水、食物中含的水和体内代谢产生的水。水的排出主要通过肾脏,以尿液的形式排出,其次是经肺呼出、经皮肤和随粪便排出。进入人体内的水和排出来的水基本相等,处于动态平衡。水的需要量主要受年龄、环境温度、身体活动等因素的影响。一般来说,健康成人每天需要水 2 500mL 左右。在温和气候条件下生活的轻体力活动的成年人每日最少饮水 1 200mL(约 6 杯)。在高温或强体力劳动的条件下,应适当增加。饮水不足或过多都会给人体健康带来危害。饮水应少量多次,要主动,不要感到口渴时再喝水,饮水最好选择白开水。

饮料多种多样,需要合理选择,如乳饮料和纯果汁饮料含有一定量的营养素和有益膳食成分,适量饮用可以作为膳食的补充。有些饮料添加了一定的矿物质和维生素,适合热天户外活动和运动后饮用。有些饮料只含糖和香精香料,营养价值不高。多数饮料都含有一定量的糖,大量饮用含糖量高的饮料,会在不经意间摄入过多能量,造成体内能量过剩。另外,饮后如不及时漱口刷牙,残留在口腔内的糖会在细菌的作用下产生酸性物质,损害牙齿健康。有些人尤其是儿童、青少年,每天喝大量含糖的饮料代替喝水,是一种不健康的习惯,应当改正。

9. 如饮酒应限量

在节假日、喜庆和交际场合，人们饮酒是一种习俗。高度酒含能量高，白酒基本上是纯能量食物，不含其他营养素。无节制地饮酒，会使食欲下降、食物摄入量减少，以致发生多种营养素缺乏、急慢性酒精中毒、酒精性脂肪肝，严重时还会造成酒精性肝硬化。过量饮酒还会增加患高血压、中风等疾病的危险；并可导致事故及暴力的增加，对个人健康和社会安定都是有害的，应该严禁酗酒。另外饮酒还会增加患某些癌症的危险。若饮酒尽可能饮用低度酒，并控制在适当的限量以下，建议成年男性一天饮用酒的酒精量不超过 25g，成年女性一天饮用酒的酒精量不超过 15g。孕妇和儿童、青少年应忌酒。

10. 吃新鲜卫生的食物

一个健康人一生需要从自然界摄取大约 60 吨食物、水和饮料。人体一方面从这些饮食中吸收利用本身必需的各种营养素，以满足生长发育和生理功能的需要；另一方面又必须防止其中的有害因素诱发食源性疾病。

食物放置时间过长就会变质，可能产生对人体有毒有害的物质。另外，食物中还可能含有或混入各种有害因素，如致病微生物、寄生虫和有毒化学物等。吃新鲜卫生的食物是防止食源性疾病、实现食品安全的根本措施。

正确采购食物是保证食物新鲜卫生的第一关。一般来说，正规的商场和超市、有名的食品企业比较注重产品的质量，也更多地接受政府和消费者的监督，在食品卫生方面具有较大的安全性。购买预包装食品还应当留心查看包装标识，特别应关注生产日期、保质期和生产单位；也要注意食品颜色是否正常、有无酸臭异味、形态是否异常，以便判断食物是否发生了腐败变质。烟熏食品及有些加色食品，可能含有苯并芘或亚硝酸盐等有害成分，不宜多吃。

食物合理储藏可以保持新鲜，避免污染。高温加热能杀灭食物中的大部分微生物，延长保存时间；冷藏温度常为 4℃～8℃，一般不能杀灭微生物，只适于短期贮藏；而冻藏温度低达−12℃～−23℃，可抑制微生物生长，保持食物新鲜，适于长期贮藏。

烹调加工过程是保证食物安全的一个重要环节。需要注意保持良好的个人卫生习惯以及食物加工环境和用具的洁净，避免食物烹调时的交叉污染，对动物性食物应当注意加热熟透，煎、炸、烧烤等烹调方式如使用不当容易产生有害物质，应尽量少用，食物腌制要注意加足食盐，避免高温环境。

有一些动物或植物性食物含有天然毒素，例如河豚、毒蕈、含氰苷类的苦味果仁和木薯、未成熟或发芽的马铃薯、鲜黄花菜和四季豆等。为了避免误食中毒，一方面需要学会鉴别这些食物；另一方面应了解对不同食物进行浸泡、清洗、加热等祛除毒素的具体方法。

（三）中国居民平衡膳食宝塔

《中国居民平衡膳食宝塔》是根据《中国居民膳食指南》结合中国居民的膳食结构特点

设计的。它把平衡膳食的原则转化成各类食物的重量，并以直观的宝塔形式表现出来，便于人们理解和在日常生活中实行。

平衡膳食宝塔提出了一个营养上比较理想的膳食模式。它所建议的食物量，特别是奶类和豆类食物的量可能与大多数人当前的实际膳食还有一定的差距，对某些贫困地区来讲可能差距还很大，但为了改善中国居民的膳食营养状况，这是不可缺的。应把它看做是一个奋斗目标，努力争取，逐步达到。

膳食宝塔共分五层，包含每天应摄入的主要食物种类。膳食宝塔利用各层位置和面积的不同反映了各类食物在膳食中的地位和应占的比重。谷类食物位居底层，每人每天应摄入250g～400g；蔬菜和水果居第二层，每人每天应摄入300g～500g和200g～400g；鱼、禽、肉、蛋等动物性食物位于第三层，每人每天应摄入125g～225g(鱼虾类50g～100g，畜、禽肉50g～75g，蛋类25g～50g)；奶类和豆类食物合居第四层，每人每天应吃相当于鲜奶300g的奶类及奶制品和相当于干豆30g～50g的大豆及制品；第五层塔顶是烹调油和食盐，每人每天烹调油不超过25g或30g，食盐不超过6g。如图1-3所示。

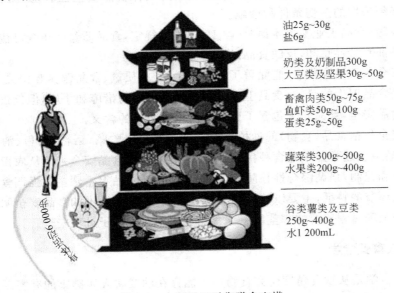

油25g~30g
盐6g

奶类及奶制品300g
大豆类及坚果30g~50g

畜禽肉类50g~75g
鱼虾类50g~100g
蛋类25g~50g

蔬菜类300g~500g
水果类200g~400g

谷类薯类及豆类
250g~400g
水1 200mL

图1-3 中国居民平衡膳食宝塔

新膳食宝塔增加了水和身体活动的形象，强调足量饮水和增加身体活动的重要性。

第二节 餐饮企业食品安全管理的意义

随着人们生活水平的提高，膳食对人体营养和健康的重要作用越来越受到人们的关注。人们在饮食过程中不但要讲究食品的营养价值，而且更应讲究食品的安全性。因此，搞好饮食营养与安全,满足人们的需求,保证广大人民群众身心健康,增强人们的体质,是饮食服务行业的重要工作。

一、饮食安全的基本概念

(一)食品安全与食品卫生

人们往往将食品安全、食品卫生、食品质量等概念混淆,其实它们既有联系又有较大的不同。

根据《中华人民共和国食品安全法》的解释,食品安全是指食品无毒、无害,符合应当有的营养要求,对人体健康不造成任何急性、亚急性或者慢性危害。食品安全是企业和政府对社会的最基本责任和必须做出的承诺。食品安全既包括生产安全,也包括经营安全;既包括结果安全,也包括过程安全;既包括现时安全,也包括未来安全。

1996年世界卫生组织将食品卫生界定为:为确保食品安全性和适用性在食物链的所有环节必须采取的一切条件和措施。

根据我国《食品工业基本术语》(GB 15091-95)规定,食品质量是指食品满足规定或潜在要求的特征和特性总和,反映食品品质的优劣。

食品安全是个综合概念,它涵盖了食品卫生、食品质量、食品营养等相关方面的内容。食品安全是食品卫生的目的,食品卫生是实现食品安全的措施和手段,但仅仅食品卫生还不能确保食品安全,食品安全包含了比食品卫生更广阔的含义。

食品安全包括食品(食物)的种植、养殖、加工、包装、贮藏、运输、销售、消费等环节的安全,而食品卫生通常并不包含种植、养殖环节的安全。食品安全强调从农田到餐桌的全过程的预防和控制,强调综合性预防和控制的观念,而食品卫生则主要强调食品加工操作环节或餐饮环节的特征,主要以结果检测为衡量标尺,预防性不如食品安全明确。食品安全是结果安全和过程安全的完整统一。食品卫生则更侧重于过程安全。

(二)饮食安全学

饮食安全学是从饮食角度研究食物中可能存在的威胁人体健康的有害因素及其预防措施,从而提高食品的安全质量,保护食用者安全的一门学科。学习掌握饮食安全学可以提高饮食安全管理的科学性和执行国家食品安全法规的自觉性,确保饮食安全,保护食用者健康,杜绝"病从口入",控制疾病的发生和流行。

二、餐饮食品安全管理的意义

为了使餐饮企业的经营获得成功,必须在两个方面取得平衡,即利润与顾客满意程度的平衡。为了获得成功,就必须使顾客满意;为了使顾客满意就必须保证餐饮产品的质量。对于餐饮企业来讲,质量是由饭菜的花色品种、服务的敏捷程度、烹调技艺、菜肴的营养搭配及安全、就餐环境等来决定。

(一) 食品安全问题贯穿于餐饮生产服务的全过程

餐饮生产服务过程主要包含原料采购、验收、存贮、发放、初加工、烹制、服务等环节,每一环节都涉及食品安全问题。做好食品安全控制和管理工作对于保证餐饮产品的质量、安全、成本控制及提升餐饮企业的市场竞争力都非常重要。

1. 原料采购、验收、存贮、发放环节的食品安全问题

烹饪原料可能会受到微生物污染而变质;还可能受到寄生虫或虫卵的污染、工业"三废"的污染、化学农药的污染,这些污染物可能对人体造成危害或使其致病。有些原料本身含有毒素,如毒蕈、毒鱼、四季豆、鲜黄花菜可使人中毒。因此,餐饮企业在原料采购、验收时,要注意原料的食品安全问题,避免采购、接收不符合食品安全标准的原料。

从食品安全的角度讲,原料存贮的主要职责是要防止原料腐败变质和被污染,保证原料的安全。不同性质的原料,存贮方法、存贮条件不同。有的原料需要冷藏,有的需要冷冻,有的需要常温存贮;有的原料易腐败变质从而存贮期短,有的原料不易腐败变质从而存贮期较长。如果存贮方法、存贮条件不当或存贮时间过长,就可能造成烹饪原料腐败变质、被污染等食品安全问题,从而导致浪费和食物中毒事故的发生。

原料发放要遵循"先进先出"的原则,尽量缩短存贮时间。发放时要检查原料的食品安全状况、新鲜程度,凡是腐败变质、过保存期等不符合食品安全标准要求的原料不能发放、领用。

2. 初加工中的食品安全问题

初加工是食品原料烹制前所进行的一系列加工活动。主要包括蔬菜、水产、禽畜、肉类等各种原料的拣摘、洗涤、宰杀、分档取料、整理、干货原料的涨发及切配工作。

烹饪原料洗涤不彻底或方法不当,除营养素会损失外,有害物质也不能完全清除。切配不合理,不但造成营养搭配不科学,原料还可能在长时间的放置过程中发生变质或被污染产生有害物质。

初加工是餐饮产品生产服务的基础,不但影响成本控制,而且还决定着菜肴成品的安全。

3. 烹饪加工中的食品安全问题

烹饪过程中,如果工艺参数控制不好就可能产生有害物质,如长时间高温油炸、烟熏、腌制过程中会产生多环芳烃等有毒物或致癌物。

4. 盛器和包装材料的安全问题

盛器和包装材料如果不符合食品安全要求就会污染菜肴,如陶瓷餐具中可能因铅含量过高而对人体有害;餐饮具洗涤不彻底、消毒不严格,就有可能带有各种病菌,成为传染

病传播的媒介。

5. 环境和服务中的食品安全问题

厨房、餐厅、储藏室的卫生状况直接影响餐饮产品的安全,生产和服务人员必须搞好个人卫生,每年必须进行健康检查,取得健康证明后方可参加工作。在生产和服务中要求保持良好的卫生习惯,严格执行食品安全操作规范,防止传播各种疾病。

食品安全问题贯穿于生产和服务的整个过程,每一环节都必须严格执行食品安全法规和操作规范,防止食物中毒和食源性疾病的传播。

(二)食品安全管理与企业经济利益的关系

食品安全管理直接与企业的经济利益相联系。餐饮企业在采购时,要求原料应新鲜、安全、符合工艺要求、价格低廉,这就涉及了食品安全与经济效益;合理保藏原料可以减少经济损失;良好、卫生的就餐环境可以吸引更多的客人来就餐,为企业带来巨大的经济效益。反之,如果食品安全搞不好而发生食物中毒,不但直接使企业的经济蒙受损失,还会对企业的声誉造成极坏的影响,这些影响很难在短时间内消除,甚至会使企业倒闭。

(三)食品安全是顾客的期望

美国全国饭店协会就顾客对饮食业要求的重要性次序做了民意调查,结果见表1-1。

表 1-1 顾客对饮食业要求的重要性次序

项 目	重要性次序	项 目	重要性次序
清洁卫生	1	服务速度	6
饭菜质量	2	位置	7
花色品种	3	饭菜营养	8
价格	4	气氛	9
服务态度	5	搭配和分量选择	10

可以看出,顾客在选择餐饮时,最看中的是清洁卫生,其次才是饭菜质量、花色品种、价格、服务态度、服务速度、位置、饭菜营养、气氛、搭配和分量选择。

(四)食品安全是竞争优势

餐饮企业的竞争越来越激烈,每天都有新的餐饮企业开业,也有餐饮企业倒闭。当然,影响餐饮企业经营是否成功的因素很多,但是搞好食品安全管理,不断提高产品和服务的质量,使顾客满意,是企业在竞争中取得成功的必要条件。

所以,食品安全管理是一项主要而必不可少的成本支出。如果发生食物中毒事件,对企业将造成致命的打击。不管什么时候,顾客都有权要求菜肴既美味、营养又安全。

第三节 饮食营养与安全的关系

一、饮食营养与安全研究的内容

（一）饮食营养学的基础知识

包括各种营养素的生理作用、营养价值的评价、供给量及食物来源，营养生理，能量平衡等基本知识。

（二）饮食安全学的基础知识

探讨食品污染的种类、来源、对人体健康的影响及预防措施，腐败变质及其控制，食品安全标准，食品保藏方法。

（三）烹饪原料的营养与安全

对各种动、植物性原料及加工性原料的营养价值和存在的食品安全问题进行分析，掌握常见原料的营养特点和食品安全标准，为实现合理膳食提供条件。

（四）平衡膳食与营养食谱设计

主要讨论平衡膳食的概念和平衡膳食的具体措施、营养食谱设计的原则和方法、膳食营养核算。

（五）不同生理状况人群的营养与膳食

介绍孕妇、乳母、婴幼儿、学龄前儿童、学龄儿童、青少年、老年人等特殊人群的生理特点、营养需求和合理膳食。

（六）与营养相关的慢性疾病的膳食

主要介绍膳食营养与心血管疾病、肥胖症、糖尿病、癌症等常见疾病的关系，常见疾病的膳食预防和治疗。

（七）合理烹饪

研究烹饪加工对营养素的影响与保护措施、加工产生的食品安全问题、合理烹饪的措施与方法。

（八）食物中毒及其预防

介绍食物中毒的概念、中毒的原因、发病特点及食物中毒的预防。

（九）餐饮食品安全管理

本部分主要介绍餐饮食品安全管理的概念、任务，食品安全管理的组织结构，食品安全管理制度的制定，个人卫生、操作规范、原料的食品安全管理，烹调加工过程中的食品安全管理，餐厅服务过程中的食品安全管理。

二、饮食营养与安全的关系

饮食营养与安全既有区别又密不可分。饮食营养是最大限度地利用食物内在的有利因素来增进人体健康，而饮食安全是最大限度地避免食物中外来的有害物质，保障人体健康。它们是对立统一的关系。从研究内容来看，一个是研究对人体有益的，一个是研究对人体有害的，但是目的是统一的，都是为了保证人体的健康，它们是同一事物的两个方面。当食物发生腐败时，不仅营养成分遭到破坏，安全也无法保障；当食物中某一营养素不足或过量时，同样影响人体健康；不能过分强调某一方面，而忽视另一方面，重视安全，有利于人体营养；重视营养，必然要求安全，二者相互促进，相互制约。

三、评价食品质量的三要素

食品必需具备的三种要素是：营养、安全和感官性状。获取食品中的营养成分是进食的目的；食品安全是健康的保障；而食品的色、香、味、形等感官性状也很重要。进食不但要满足生理需要，也要满足心理需要，良好的感官性状可以使人在进餐的同时得到美感、精神的享受，愉快进食有利于食物消化、吸收，从而增进营养。因此，评价食品质量的指标应包括营养、安全和感官性状三个方面。

以前在评价食品质量时只是注重感官性状，评价指标强调食品的色、香、味、形、质、器，对食品的营养、安全不够重视。随着人们生活水平的提高和营养、安全知识的普及，食品的营养、安全越来越受到人们的重视。

本 章 小 结

饮食营养与安全学是研究饮食、营养与人体健康关系的一门综合性学科，包含饮食营养学与饮食安全学两部分。

人类为了维持生命与健康，保证身体的正常生长、发育和从事各项活动，每天都必须摄取一定数量的食物,从中获得所需要的蛋白质、脂类、碳水化合物、矿物质、维生素和水等营养素和能量。营养素摄入过多或过少,均不利于机体的健康。

合理的膳食与营养,是维持体内代谢平衡、正常生理功能、促进生长发育、增强免疫功能、保证机体健康、防治疾病和延年益寿的物质基础。《中国居民膳食指南》是教育人民群众采用平衡膳食,以摄取合理营养、促进健康的指导性意见。

食品安全管理对企业经营是否成功有直接影响。食品安全问题贯穿于生产和服务的整个过程,每一环节都必须严格执行食品安全法规和操作规范,防止食物中毒和食源性疾病的传播。餐饮经营者只有充分考虑和满足顾客在食品安全方面的要求,才能取得顾客的信任,从而不断提高企业的市场竞争能力。

饮食营养与安全既有区别又密不可分。不能过分强调某一方面,而忽视另一方面。评价食品质量的指标应包括营养、安全和感官性状三个方面。

主 要 概 念

营养:人体摄取、消化、吸收和利用食物中的营养物质以满足自身生理需要的生物学过程。

饮食营养学:从饮食角度研究营养理论,合理地为人体提供营养膳食,并分析食物对人体有何影响的一门综合性学科。

营养素:指食物中可以给人体提供能量、机体构成成分和组织修复以及调节生理功能的化学成分。凡是能维持人体健康以及提供生长、发育和劳动所需要的各种物质都称为营养素。

能源性营养素:在代谢中能给机体提供能量的营养素。

营养价值:指食物中所含的能量和营养素满足人体需要的程度。

营养密度:指食品中以单位能量为基础所含重要营养素的浓度。重要营养素包含维生素、矿物质和蛋白质三类。

健康:健康不仅是没有疾病,而且包括躯体健康、心理健康、社会适应良好和道德健康。

膳食结构:指膳食中各类食物的数量及其在膳食中所占的比重。

食品安全:指食品无毒、无害,符合应当有的营养要求,对人体健康不造成任何急性、亚急性或者慢性危害。

食品卫生:指为确保食品安全性和适用性,在食物链的所有环节必须采取的一切条件和措施。

思 考 题

1. 营养素在体内的功能是什么？
2. 饮食营养与人体健康有何关系？
3. 什么是健康的生活方式？
4. 《中国居民膳食指南》的主要内容是什么？
5. 餐饮企业做好食品安全管理有何意义？
6. 如何处理好饮食营养与安全的关系？
7. 如何评价食品的质量？

第二章

饮食营养学的基础知识

第一节　蛋　白　质

蛋白质是一切生命的基础，没有蛋白质就没有生命。蛋白质是人体最重要的营养素之一。

一、蛋白质的生理功能

（一）构成和修补机体组织

蛋白质最主要的生理功能是作为构成和修补组织的主要原料。身体的生长、发育，衰老组织的更新，机体损伤后组织的修补都离不开蛋白质。蛋白质是人体一切细胞、组织的重要成分。成人体内蛋白质约占体重的 $16\%\sim19\%$；一般成年人体内蛋白质每天更新 3% 左右。这些体内的蛋白质分解成氨基酸后，大部分又重新合成蛋白质，称为蛋白质的周转率。只有小部分被排出体外。婴幼儿、青少年正处在生长发育阶段，每天需要大量蛋白质；在成年期，衰老、死亡的组织、细胞需要有新生的组织、细胞进行替补，每天也需要一定量的蛋白质；进入老年期，新陈代谢虽然减缓，但仍在进行。如果没有适量的蛋白质的供给，就会出现新陈代谢的障碍和疾病。

蛋白质是人体中唯一的氮来源。碳水化合物和脂肪不能代替蛋白质。而且,蛋白质也是最易缺乏的营养素。

(二)催化和调节生理功能

1．催化功能

人体的新陈代谢、各种生化反应都是由酶参与完成的,食物的消化、吸收和利用也是在酶的作用下完成的,没有酶就不能维持生命,而酶就是蛋白质。

2．调节功能

机体调节靠激素,激素是机体内分泌细胞制造的一类化合物,对机体的繁殖、生长、发育和适应内外环境的变化具有重要作用,如生长激素、性激素、胰岛素、甲状腺激素、肾上腺素等。而激素是由蛋白质参与构成的。

(三)免疫功能

免疫作用是指机体对外界某些有害因素具有一定的抵抗力。当病原体如细菌、病毒侵入机体时,体内的免疫细胞就会产生一些特殊的蛋白质,这些蛋白质可以识别并杀灭病原体。这种特殊的蛋白质称为抗体。采用这种原理,医学上将一些细菌和病毒制成疫苗,注射进人体,使人体产生抗体,增强了对某种疾病的免疫力。这种免疫作用是由免疫球蛋白和其他抗体完成的。干扰素是一种糖和蛋白质的复合物。如果人体缺乏蛋白质,就不能产生足够的抗体,机体的免疫功能就会下降。

(四)调节渗透压

正常人血浆和组织液之间的水在不停地交换,但却经常保持着平衡。其所以能够保持平衡,取决于血浆中电解质的总量和胶体蛋白质的浓度。在组织液与血浆的电解质浓度相等时,两者间水分的分布就由血浆中蛋白质的浓度来决定。如果饮食中长期缺乏蛋白质,血浆蛋白的含量便下降,血液内的水分便会过多地渗入周围组织,而造成营养不良性水肿。

(五)供给能量

蛋白质是一种能源物质,但不是主要的供能物质。在碳水化合物、脂肪供给量不足时,蛋白质氧化分解产生能量,每克蛋白质在体内供能约 17kJ(4kcal)。如果用蛋白质作为主要供能物质是不经济的,也不能发挥蛋白质的重要作用。蛋白质的供能可以由碳水化合物和脂肪代替,其供能作用是次要的。人体所需的能量约有 $10\% \sim 15\%$ 来自蛋白质。

二、蛋白质的组成与分类

（一）蛋白质的组成

蛋白质是由许多氨基酸以肽键联结在一起，并形成具有一定空间结构的大分子。蛋白质结构复杂，主要由 C、H、O、N 四种元素构成，一部分蛋白质还含有 S、P、Fe、I、Cu 等元素。人体蛋白质是由 20 种氨基酸构成的，氨基酸是组成蛋白质的基本单位。

（二）蛋白质的分类

食物中的蛋白质的种类很多，分类方法有多种，如果根据食物蛋白质中氨基酸的种类、数量和比例关系将蛋白质分为三类。

1. 完全蛋白质

完全蛋白质是指所含人体必需氨基酸的种类齐全、数量充足、相互间比例合适的蛋白质。完全蛋白质是一种质量优良的蛋白质，可以维持生命和健康，并且可促进生长发育。如奶中的酪蛋白、乳蛋白；小麦中的麦谷蛋白；蛋中的卵白蛋白、卵黄蛋白；肉中的白蛋白、肌蛋白；大豆中的大豆球蛋白等都是完全蛋白质。

2. 半完全蛋白质

半完全蛋白质是指含有各种必需氨基酸，但含量多少不均，相互之间比例不合适的蛋白质。若在膳食中作为唯一的蛋白质来源，可以维持生命，但不能促进生长发育。如小麦、大麦中的麦胶蛋白质属于半完全蛋白质。

3. 不完全蛋白质

不完全蛋白质是指所含氨基酸的种类不全的蛋白质。此类蛋白质作为唯一的蛋白质来源时，既不能促进生长发育，也不能维持生命。如玉米中的玉米胶蛋白、动物的结缔组织、肉皮中的胶质蛋白等。

虽然完全蛋白质对机体有很高的营养价值，但是，不能忽视半完全蛋白质和不完全蛋白质的作用，它们所含的氨基酸有助于机体的氮平衡并提供合成机体蛋白质所需的氨基酸。

三、氨基酸分类和氨基酸模式

（一）氨基酸分类

在构成人体蛋白质的 20 种氨基酸中，有一些氨基酸人体自身可以合成以满足机体的需要，这部分氨基酸称之为非必需氨基酸。有一些氨基酸人体不能合成或合成速度不能满足人体需要，必须从食物中获得，以维持人体的需要，称之为必需氨基酸。必需氨基酸包括苏氨酸、色氨酸、蛋氨酸、苯丙氨酸、缬氨酸、赖氨酸、亮氨酸、异亮氨酸及组氨酸共

9 种。半胱氨酸和酪氨酸在体内可分别由蛋氨酸和苯丙氨酸转变而成,如果膳食中能直接提供这两种氨基酸,则人体对蛋氨酸和苯丙氨酸的需要量可分别减少 30％和 50％。所以半胱氨酸和酪氨酸这类可减少人体对某些必需氨基酸需要量的氨基酸称为条件必需氨基酸或半必需氨基酸。

应特别注意的是,非必需氨基酸并非机体不需要,它们都是构成蛋白质的材料,而 9 种必需氨基酸是食物蛋白质营养价值的关键成分。

(二)氨基酸模式

人体需要蛋白质,确切地说是需要蛋白质中的氨基酸。人体在利用食物蛋白质中的必需氨基酸合成自身蛋白质时,对各种必需氨基酸的需要和利用都是按一定比例和数量进行的。为了满足人体自身蛋白质合成的需要,各种必需氨基酸之间应有一个适宜的比例,某一种氨基酸过多或过少都会影响另一些氨基酸的利用。把蛋白质中各种必需氨基酸的构成比例关系称为氨基酸模式。其计算方法是将该蛋白质中的色氨酸含量假定为1,分别计算其他必需氨基酸与色氨酸的相应比值而得到的。几种食物蛋白质和人体蛋白质氨基酸模式见表 2-1。

表 2-1   几种食物蛋白质和人体蛋白质必需氨基酸含量(mg/g 蛋白质)及氨基酸模式

氨 基 酸	白皮鸡蛋		牛 奶		瘦猪肉		大 豆		标准面粉		人 体	
	含量	比值	含量	比值	含量	比值	含量	比值	含量	比值	含量	比值
异亮氨酸	49	2.9	40	3.0	45	3.5	53	4.1	37	3.0	40	4.0
亮氨酸	81	4.8	84	6.4	83	6.3	81	6.2	70	5.8	70	7.0
赖氨酸	66	3.9	71	5.4	75	5.7	64	4.9	26	2.2	55	5.5
蛋氨酸+胱氨酸	47	2.8	32	2.4	33	2.5	26	2.0	36	3.0	35	3.5
苯丙氨酸+酪氨酸	86	5.1	80	6.1	79	6.0	86	6.6	78	6.5	60	6.0
苏氨酸	45	2.6	35	2.7	46	3.5	41	3.2	28	2.3	40	4.0
缬氨酸	54	3.2	46	3.5	52	3.9	49	3.8	47	3.9	50	5.0
色氨酸	17	1.0	13	1.0	13	1.0	13	1.0	12	1.0	10	1.0

注:① 食物成分摘自:杨月欣,王光亚,潘兴昌.中国食物成分表(第一册)(第2版).北京:北京大学医学出版社,2009.

② 人体蛋白质模式为 1973 年 FAO/WHO 人体蛋白质氨基酸模式。

食物蛋白质氨基酸模式越接近人体蛋白质氨基酸模式,食物所含蛋白质氨基酸被机体利用的程度就越高,其营养价值也就越高。通常以人体必需氨基酸模式作为参考蛋白质,用以评价食物蛋白质的营养价值。

(三)限制氨基酸

食物蛋白质中一种或几种必需氨基酸含量相对较低,导致其他必需氨基酸在体内不能被充分利用而浪费,造成其蛋白质营养价值降低。把食物蛋白质中,按照人体需要及比例关系相对不足的氨基酸称为限制氨基酸。其中含量最低的称为第一限制氨基酸,余者依次类推。植物蛋白质中,赖氨酸、蛋氨酸、苏氨酸和色氨酸含量相对较低,所以其营养价值相对较低。谷类食物的赖氨酸含量最低,为谷类食物的第一限制氨基酸,其次是蛋氨酸和苯丙氨酸;而大豆、花生、牛奶、肉类相对不足的氨基酸为蛋氨酸,其次为苯丙氨酸;此外,小麦、大麦、燕麦和大米还缺乏苏氨酸(第二限制氨基酸);玉米缺色氨酸(第二限制氨基酸),几种食物蛋白质中的限制氨基酸见表 2-2。这些限制氨基酸严重影响了机体对食物蛋白质的利用,并决定了蛋白质的质量。

表 2-2　几种食物蛋白质中的限制氨基酸

食物	第一限制氨基酸	第二限制氨基酸	第三限制氨基酸
小麦	赖氨酸	苏氨酸	缬氨酸
大麦	赖氨酸	苏氨酸	蛋氨酸
大米	赖氨酸	苏氨酸	—
玉米	赖氨酸	色氨酸	苏氨酸
花生	蛋氨酸	—	—
大豆	蛋氨酸	—	

混合膳食可改善氨基酸的种类、数量及比例与人体需要的差距。不同食物的氨基酸可相互补充,可使蛋白质的营养价值显著提高。

四、食物蛋白质营养价值的评价

不同食物其蛋白质含量和组成不同,其营养价值也不一样。评价蛋白质的营养价值时要考虑三个方面:一方面是"量",即食物中蛋白质的含量是多少;另一方面是"质",即必需氨基酸的含量及氨基酸模式;另外,还应考虑机体对该食物蛋白质的消化、利用程度。

(一)食物中蛋白质的含量

食物中蛋白质含量的多少,虽然不能决定一种食物蛋白质营养价值的高低,但评定一种食物蛋白质的营养价值时,应以蛋白质含量为基础,不能脱离含量而单纯考虑营养价值。因为即使营养价值很高,但含量太低,亦不能满足机体需要,无法发挥优良蛋白质应有的作用。

食物蛋白质含量的测定,一般可通过测定其含氮量,再乘以换算系数,就可得到蛋白质含量。由于多数蛋白质的平均含氮量为 16%,所以换算系数为 6.25(100/16)。

(二)蛋白质消化率

蛋白质未经消化不易吸收,一般食物蛋白质水解成氨基酸及小肽后方能被吸收。常用蛋白质消化率来评价食物蛋白质的营养价值。蛋白质消化率愈高,则被机体吸收利用的可能性就愈大,其营养价值也就愈高。所谓蛋白质消化率是指食物蛋白质在消化道内被分解、吸收的程度。可用食物蛋白质中被消化吸收氮的数量(吸收氮)与该种食物蛋白质含氮总量(食物氮)的比值表示,分为表观消化率和真消化率两种。

$$蛋白质表观消化率(\%) = \frac{食物氮 - 粪氮}{食物氮} \times 100\%$$

$$蛋白质真消化率(\%) = \frac{食物氮 - (粪氮 - 粪代谢氮)}{食物氮} \times 100\%$$

粪中排出的氮量(粪氮)由食物中不能被消化吸收的氮和粪代谢氮组成。粪代谢氮来自肠道微生物和脱落的肠黏膜细胞,此部分氮并非来自未被消化吸收的蛋白质,故不能计入蛋白质中未被消化吸收氮的量。当受试者完全不吃蛋白质食品时,测定其粪便中含氮量,即为"粪代谢氮"。一般 24 小时内粪代谢氮在 0.9g~1.2g 之间,减去此值可得到真正的消化率。若未减去粪代谢氮,则称为表观消化率。

影响食物蛋白质消化率的因素很多,如受蛋白质性质、膳食纤维、烹调方法、抗胰蛋白酶数量等因素的影响,动物性蛋白质比植物性蛋白质消化率高,如鸡蛋消化率为 97%,牛奶为 95%,而玉米的消化率为 85%,大米为 88%。大量摄入膳食纤维时,尤其是大量摄入半纤维素和谷糠时,可使食物蛋白质的消化率下降 10%。食物加工处理对蛋白质消化率有影响,例如,适度加热可使植物纤维被破坏、软化或去除,破坏抗胰蛋白酶因子,从而提高蛋白质的消化率。例如进食整粒大豆,其蛋白质消化率为 60%,加工成豆腐后其消化率提高到 90%。但加热过度会降低消化吸收率。一些常见食物蛋白质的消化率见表 2-3。

表 2-3　常见食物蛋白质的消化率

食　物	真消化率	食　物	真消化率	食　物	真消化率
鸡蛋	97±3	大米	88±4	大豆粉	86±7
牛奶	95±3	面粉(精制)	96±4	菜豆	78
鱼、肉	94±3	燕麦	86±7	花生酱	88
玉米	85±6	小米	79	中国混合膳食	96

(三)蛋白质的利用率

蛋白质的利用率是指食物蛋白质被消化吸收后在体内被利用的程度。衡量蛋白质利用率的指标很多,下面介绍几种常用的指标。

1. 生物价(biological value,BV)

蛋白质生物价是食物蛋白质被机体消化吸收后在体内储留氮量与吸收氮量的比值。是反映食物蛋白质被消化吸收后,被机体利用程度的指标,生物价的值越高,表明其被机体利用的程度越高,最大值为 100。常见食物蛋白质的生物价见表 2-4。

$$蛋白质生物价 = \frac{氮储留量}{氮吸收量} \times 100$$

$$= \frac{食物氮-(粪氮-粪代谢氮)-(尿氮-尿内源氮)}{食物氮-(粪氮-粪代谢氮)} \times 100$$

表 2-4　常见食物蛋白质的生物价

食物蛋白质	生物价	食物蛋白质	生物价	食物蛋白质	生物价
鸡蛋蛋白质	94	猪肉	74	大米	77
鸡蛋白	83	熟大豆	64	小麦	67
鸡蛋黄	96	生大豆	57	玉米	60
脱脂牛奶	85	白面粉	52	白菜	76
鱼	83	小米	57	花生	59
牛肉	76	红薯	72	马铃薯	67

2. 蛋白质净利用率(net protein utilization,NPU)

蛋白质净利用率是食物蛋白质被消化吸收后在体内储留氮量与摄入食物含氮量的比值。它反映食物中蛋白质被利用的程度,它把食物蛋白质的消化和利用两个方面都包括了,因此更为全面。

$$蛋白质净利用率(\%) = \frac{氮储留量}{氮食入量} \times 100\% = 消化率 \times 生物价$$

3. 蛋白质功效比值(protein efficiency ratio,PER)

蛋白质功效比值是以体重增加为基础的方法,是指实验期内,动物平均每摄入 1g 蛋白质时所增加的体重克数。一般用刚断奶的雄性大白鼠实验,用含 10% 被测蛋白质饲料喂养 28 天,计算蛋白质功效比值。

$$蛋白质功效比值(PER) = \frac{实验期动物体重增加量(g)}{实验期蛋白质摄入量(g)}$$

由于同一种食物蛋白质在不同实验条件下所测得的 PER 值往往不同,为了便于实验结果的相互比较,通常设酪蛋白(参考蛋白质)对照组,即以酪蛋白的 PER 为 2.5,并将酪蛋白对照组 PER 值换算为 2.5,然后校正被测蛋白质(实验组)的 PER。

$$被测蛋白质功效比值(PER) = \frac{实验组蛋白质功效比值}{对照组蛋白质功效比值} \times 2.5$$

几种常见食物蛋白质功效比值见表 2-5。

表 2-5　几种常见食物蛋白质功效比值(PER)

食物	全鸡蛋	牛奶	鱼	牛肉	大豆	精制面粉	大米
PER	3.92	3.09	4.55	2.30	2.32	0.60	2.16

4. 氨基酸评分(amino acid score, AAS)

氨基酸评分也叫蛋白质化学分,是目前被认为是最简单的评价蛋白质质量的方法。不仅适用于单一食物蛋白质的评价,还可用于混合食物蛋白质的评价。该方法的基本步骤是将被测食物蛋白质的必需氨基酸组成与推荐的理想蛋白质或参考蛋白质的氨基酸模式进行比较,并计算氨基酸评分。

$$氨基酸评分 = \frac{被测蛋白质每克氮(或蛋白质)中氨基酸含量(mg)}{理想模式或参考蛋白质中每克氮(或蛋白质)中氨基酸含量(mg)}$$

参考蛋白质可采用 WHO 人体必需氨基酸模式。首先将被测食物蛋白质中必需氨基酸与参考蛋白质中的必需氨基酸进行比较,比值最低者,为限制氨基酸。由于限制氨基酸的存在,食物蛋白质的利用受到限制,所以被测食物蛋白质的第一限制氨基酸的评分即为该蛋白质的氨基酸评分。不同年龄的人群,其氨基酸评分模式不同,不同的食物其氨基酸评分模式也不相同。

现以鸡蛋为例说明氨基酸评分方法。

(1)查食物成分表可知:鸡蛋蛋白质含量为 12.7g/100g,各种必需氨基酸含量见表 2-6。

表 2-6   鸡蛋蛋白质氨基酸评分计算

氨基酸含量	异亮氨酸	亮氨酸	赖氨酸	蛋氨酸＋胱氨酸	苯丙氨酸＋酪氨酸	苏氨酸	缬氨酸	色氨酸
mg/100g 鸡蛋	619	1 030	837	598	1 096	568	688	219
mg/g 蛋白质	49	81	66	47	86	45	54	17
人体氨基酸模式 mg/g 蛋白质	40	70	55	35	60	40	50	10
氨基酸评分	1.22	1.16	1.20	1.35	1.44	1.12	1.08	1.72

注:① 氨基酸含量摘自:杨月欣,王光亚,潘兴昌.中国食物成分表(第一册)(第 2 版).北京:北京大学医学出版社,2009.

② 人体蛋白质模式为 1973 年 FAO/WHO 人体蛋白质氨基酸模式。

(2)将每百克鸡蛋中氨基酸含量换算成每克鸡蛋蛋白质氨基酸含量。

$$每克蛋白质中氨基酸含量(mg/g 蛋白质) = \frac{每百克食物中氨基酸含量(mg/100g 食物)}{每百克食物中蛋白质含量(g/100g 食物)}$$

如:每克鸡蛋蛋白质异亮氨酸含量＝619mg/100g÷12.7g/100g＝49mg/g。每克鸡蛋蛋白质中其他氨基酸含量计算结果见表 2-6。

(3)根据氨基酸评分计算公式分别计算各种氨基酸分数。

如:鸡蛋异亮氨酸评分＝49mg/g÷40mg/g＝1.22。其他氨基酸评分计算结果见表 2-6。

（4）找出限制氨基酸

根据必需氨基酸评分计算结果，找出评分值最低的必需氨基酸，定为第一限制氨基酸，此氨基酸的评分即为该蛋白质的氨基酸评分。本例中，缬氨酸评分最低，那么，鸡蛋的氨基酸评分为 1.08。

五、提高食物蛋白质营养价值的措施

在我国传统膳食中，植物性蛋白质占较大比重。为了提高膳食中蛋白质的营养价值，除适当增加动物性蛋白质外，利用蛋白质的互补作用，提高植物性食物中蛋白质的营养价值也很重要。

蛋白质的互补作用是指将两种或两种以上食物蛋白质混合食用，使它们之间相对不足的氨基酸互相补偿，从而接近人体所需的氨基酸模式，提高蛋白质的营养价值。例如，在单独进食豆腐和面筋蛋白质时，其生物价分别为 65 和 67，而当二者以 42：58 的比例混合进食时，其生物价可以提高至 77。这是因为面筋蛋白质缺乏赖氨酸，而蛋氨酸较多，大豆蛋白质赖氨酸含量较多，而蛋氨酸不足，两种蛋白质混合食用则互相补充，从而提高了营养价值。几种食物混合后蛋白质的生物价见表 2-7。

表 2-7　几种食物混合后蛋白质的生物价

食物名称	单纯食物生物价	混合食物生物价	
		混合比例（%）	生物价
豆腐	65	42	77
面筋	67	58	
小麦	67	67	77
大豆	64	33	
大豆	64	70	77
鸡蛋	94	30	
玉米	60	40	73
小米	57	40	
大豆	64	20	

发挥食物蛋白质的互补作用应遵循三个原则。

（1）搭配的食物种类越多越好。提倡饮食多样化，这不仅对提高食欲、促进吸收有利，对发挥蛋白质的互补作用也有利，因为搭配的食物品种越多，氨基酸种类越齐全。

（2）食物的种属越远越好。谷物与豆类相互搭配比谷物之间相互搭配的互补作用要好，动植物之间搭配比单纯植物搭配更有利于提高蛋白质的生理价值。

（3）同时食用。氨基酸在体内储留时间不长，当它不能用于机体蛋白质合成时，很快就被降解。所以，不同食物必须同时食用，相隔时间一般不超过 5 小时，这样才能提高蛋白质的互补效果。在日常生活中,平时省吃俭用,到节假日大吃大喝的"打牙祭"的习惯,对发挥蛋白质的互补作用不利,不是好习惯。

六、蛋白质营养不良对人体健康的影响

(一)膳食蛋白质摄入不足

蛋白质缺乏在各年龄段都有发生,但对处于生长阶段的婴幼儿、儿童、青少年的影响最大、最明显。他们处于生长发育的旺盛时期,对蛋白质的要求量大且质量高。如果不能满足需要,他们的生长发育就会受到影响,身高、体重都明显低于同龄人;严重时,还会引起智力发育不良,身体消瘦无力、水肿,对疾病的抵抗力下降,易感染其他疾病而死亡。

成年人膳食中长期蛋白质摄入不足,同样会给机体带来不良影响,会出现体重减轻、易疲劳、贫血、腹泻、抵抗力下降、康复缓慢,甚至还会出现营养不良性水肿。

(二)蛋白质摄入过多

蛋白质虽然对人体有重要的作用,但也并不是说越多越好。当膳食中蛋白质的摄入量长期超过了人体的需要量时,它们并不能在体内储存,而只能排泄出体外。但在排泄前,首先要通过肝脏转化,再由肾脏从尿液中排出体外。这样不但造成浪费,同时还增加了人体肝脏、肾脏的负担,特别是对于肝、肾发育不全的婴幼儿,以及肝、肾功能逐渐退化的老年人来说,都会产生不利的影响。摄入过多的动物蛋白质,必然伴随摄入较多的动物脂肪和胆固醇。因此,蛋白质摄入过多,对人体的健康也是不利的。

七、蛋白质的摄入量与食物来源

(一)摄入量

蛋白质和其他营养素一样,在营养上有需要量和摄入量两个概念,蛋白质的生理需要量是根据氮平衡试验测出的维持生命和生长所需要的蛋白质量,即最低生理需要量。而摄入量则是在生理需要量上再适当增加而制定的量,以应付个体差异和食物蛋白质品质上的差异,维持其健康水平和工作能力,增强对疾病的抵抗力,一般比生理需要量充裕。

蛋白质的需要量与膳食质量有关。1985 年世界粮农组织/世界卫生组织(FAO/WHO)提出蛋白质需要量不分男女均为每日每千克体重 0.75g,这是对完全蛋白质(优良蛋白质)而言。我国膳食构成以植物性食物为主,蛋白质的质量及消化率较差,所以,成年人蛋白质推荐摄入量为 1.16g/(kg·d),老年人为 1.27g/(kg·d)。中国居民膳食蛋白质推荐摄入量(RNI)见表 2-8。

表 2-8　中国居民膳食蛋白质推荐摄入量（RNI）

年龄（岁）	RNI(g/d)		年龄（岁）		RNI(g/d)	
	男	女			男	女
0～	1.5～3g/(kg·d)		11～		75	75
1～	35	35	14～		85	80
2～	40	40	18～	轻体力劳动	75	65
3～	45	45		中体力劳动	80	70
4～	50	50		重体力劳动	90	80
5～	55	55	孕妇		第一孕期＋5	
6～	55	55			第二孕期＋15	
7～	60	60			第三孕期＋20	
8～	65	65	乳母		＋20	
10～	70	65	60～		75	65

　　蛋白质提供的能量一般占总能量的 10％～15％，儿童、青少年为 13％～14％，以保证生长发育的需要；成年人为 11％～12％，以确保维持正常生理功能。

（二）食物来源

　　蛋白质的食物来源可以分为两类：一类是动物性蛋白质，另一类是植物性蛋白质。

1. 动物性蛋白质来源

　　畜肉、禽肉、鱼、虾、贝类等蛋白质含量较高，蛋白质含量一般为 10％～20％，而且为优质蛋白质，其蛋白质中氨基酸含量和比例接近人体所需氨基酸模式。鲜乳蛋白质含量为 1.5％～3.8％，蛋类蛋白质含量为 11％～14％，乳、蛋类其必需氨基酸模式与人体必需氨基酸需要量模式接近，营养价值很高。

2. 植物性蛋白质来源

　　在植物性食物中蛋白质含量较高的是干豆类，其蛋白质含量为 20％～40％；谷类蛋白质含量为 7％～14％；坚果类（如花生、核桃、莲子等）蛋白质含量为 15％～30％；薯类蛋白质含量为 2％～3％。虽然谷类的蛋白质含量不高，质量也较低，但是它作为我们的主食，摄入量较大，每天通过谷类获得的蛋白质占所需蛋白质总量的一半，因此，有特别的意义。

　　为了改善膳食蛋白质的质量，膳食中应保证有一定比例的优质蛋白质。根据目前我国的实际情况，可选择较经济的植物性蛋白质食品和动物性蛋白质食品混合食用，以满足机体的需要。一般要求动物性蛋白质和大豆蛋白质应占膳食总蛋白质的 30％～50％。其中,动物性蛋白质占总蛋白质含量的 20％～30％为好。

第二节　脂　　类

脂类是存在于生物体内的一类不溶于水而溶于有机溶剂的有机化合物。脂类包括脂肪、磷脂、糖脂和固醇类,它们不仅是人体不可缺少的组成部分,而且是食物中的重要营养素。

一、脂类的功能

(一)供给能量

脂肪是食物中产生能量最高的一种营养素,1g 脂肪在体内氧化可供给 38kJ(9kcal)的能量,比 1g 蛋白质(17kJ 或 4kcal)或 1g 碳水化合物(17kJ 或 4kcal)提供的能量高 1 倍以上。充足的脂肪可节约蛋白质,减少蛋白质的供能,有效发挥蛋白质的重要生理功能。如果膳食中能量摄入超过机体需要,多余的能量就会转变为脂肪在体内储存起来,人体就会发胖;如果膳食中能量长期不足,就会消耗体内储存的脂肪,人体就会消瘦。脂肪是能量储存的一种形式。

(二)构成和保护机体组织

脂类是人体细胞的重要组成部分,如磷脂是细胞膜、神经细胞的主要成分,脂肪占脑组织总量的二分之一。正常人体按体重计算含脂类约为 14％～19％。肥胖者达 30％以上,过胖的人可高达 60％左右。皮下脂肪组织可以起到隔热保温的作用,使体温达到正常和恒定。在冬天,脂肪就起到保温的作用;但在夏天,厚厚的脂肪层会妨碍机体散热,所以,肥胖的人怕热不怕冷。分布在皮下、内脏和关节等组织的脂肪,在机体受到外界撞击时起缓冲作用,对组织起保护作用。

人体内脂肪含量受营养状况和体力活动等因素的影响而变动较大。多吃碳水化合物和脂肪含量高的食物,其体内脂肪含量增加,饥饿则减少。因体内脂肪含量不稳定,故将其称为"可变脂"或"动脂"。而类脂在体内含量较稳定,不会因肥胖或消瘦而有较大变化,故将其称为"固定脂"或"不动脂"。

(三)提供脂溶性维生素并促进其消化吸收

脂肪中含有脂溶性维生素,如维生素 A、维生素 D、维生素 E、维生素 K 等,并促进其消化吸收。脂肪是脂溶性维生素的溶剂,它们必须溶解于脂肪中才能发挥作用,完全不食用脂肪会引起脂溶性维生素缺乏病。

（四）提供必需脂肪酸，调节生理功能

必需脂肪酸（EFA）是指人体不可缺少而自身又不能合成，必须通过食物供给的脂肪酸。亚油酸（$C_{18:2}$）和 α-亚麻酸（$C_{18:3}$）是人体的必需脂肪酸。必需脂肪酸在体内有多种功能。

1. 必需脂肪酸参与磷脂合成

磷脂是细胞膜的主要结构成分，所以，必需脂肪酸与细胞膜的结构和功能直接相关。

2. 必需脂肪酸能促进胆固醇代谢

只有当胆固醇与必需脂肪酸结合时，才能在体内运转，进行正常代谢。如果缺乏必需脂肪酸，胆固醇就不能进行正常运转代谢，便在动脉沉积，容易引发动脉硬化、冠心病、高血压、高血脂等疾病。

另外，必需脂肪酸还是合成前列腺素的前体，参与合成类二十烷酸等。

必需脂肪酸缺乏，会引起生长迟缓、生殖障碍、皮肤损伤（出现皮疹等）以及肾脏、肝脏、神经和视觉方面的多种疾病。但必需脂肪酸摄食不宜过量。过多的多不饱和脂肪酸摄入，可使体内有害的氧化物、过氧化物等增加，从而促进衰老和癌症发生，并促使产生多种慢性病危害。所以，在日常生活中，既要防止动物脂肪摄入过多，又要防止植物油摄入过多。我国营养学会推荐，亚油酸供给的能量应占总能量的 3%～5%，α-亚麻酸占0.5%～1%是合理的。

（五）增加饱腹感和改善食品感官性状

脂肪可以减慢胃和肠道的蠕动速度，使食物在胃中停留时间较长，增加饱腹感。油脂是烹饪的重要原料，可以改善食物的色、香、味、形等感官性状，以增加食欲。

二、食物中重要的脂类

脂类包括脂肪和类脂。在营养学上重要的脂类主要有脂、磷脂和固醇类。食物中的脂类 95% 是脂肪，5% 是类脂。

（一）脂肪

脂肪是由甘油和三分子脂肪酸组成的甘油三酯。在营养上最重要的是脂肪酸。自然界中脂肪酸大多数为偶数碳原子的直链脂肪酸，能被人体吸收、利用的只有偶数碳原子的直链脂肪酸。脂肪酸可分为：饱和脂肪酸，分子中不含双键，如硬脂酸、软脂酸；单不饱和脂肪酸，分子中含一个双键，如油酸；多不饱和脂肪酸，分子中含两个及两个以上双键，如亚油酸。

饱和脂肪酸的化学性质稳定、熔点高,在常温下多为固态。碳链越长,熔点越高,越不易被消化、吸收。动物脂肪如羊脂、牛脂、猪脂含饱和脂肪酸较多。

含不饱和脂肪酸多的脂肪,熔点低,易消化、吸收,营养价值高,但易氧化酸败,氧化酸败不但影响口感,而且使脂肪的营养价值降低,破坏维生素,产生有毒物和致癌物。植物油中不饱和脂肪酸含量比动物油高。

(二)磷脂

磷脂是细胞膜的构成成分,作为乳化剂协助胆固醇的代谢,防止内脏脂肪堆积过多,帮助脂类或脂溶性物质如脂溶性维生素、激素等顺利通过细胞膜,促进细胞内外的物质交换。此外,磷脂作为乳化剂,可以使体液中的脂肪悬浮在体液中,有利于其吸收、转运和代谢。

磷脂的缺乏会使细胞膜结构受损,毛细血管脆性增加和通透性增加,皮肤细胞对水的通透性增高而引起水代谢紊乱,产生皮疹等。

(三)固醇类

最重要的固醇是胆固醇,它不仅参与血浆脂蛋白的合成,也是细胞膜的重要成分,胆固醇还是人体内许多重要活性物质的合成材料,如胆汁、性激素、肾上腺素和维生素D等。

胆固醇虽具有重要的生理功能,但人体既可以从食物中获得它,也可以由自身组织合成(内源性胆固醇),一般不存在胆固醇缺乏。相反,由于它与高血脂症、动脉粥样硬化、心脏病等相关,人们往往关注体内胆固醇过多的危害性。

固醇类广泛存在于动植物食品中。但胆固醇只存在于动物性食品中,植物性食品中含有大量的植物固醇,植物固醇可抑制胆固醇的吸收,从而降低血液胆固醇水平。此外,多食含必需脂肪酸和卵磷脂的食品也能使血浆胆固醇减少。

每日胆固醇摄入量不得超过300mg。表2-9是几类食物中胆固醇的含量。应当指出的是,蛋黄中胆固醇含量很高,但不应因此而不食蛋黄,因为它同时也含有大量的卵磷脂,可以协调胆固醇的代谢。

表2-9   几类食物的胆固醇含量   单位:mg/100g

	食　物	含量	食　物	含量	食　物	含量
少量 (<100mg)	海蜇皮	8	兔肉	59	鲤鱼	84
	牛乳(酸)	15	羊肉(瘦)	60	草鱼	86
	牛乳(鲜)	15	海参(干)	62	大黄鱼	86
	火腿肠	57	带鱼	76	牛舌	92
	牛肉(瘦)	58	猪肉(瘦)	81	猪油(炼)	93

续表

食物	含量	食物	含量	食物	含量
鸡	106	牛肉(肥)	133	鸡胗	174
青鱼	108	牛油(炼)	135	基围虾	181
猪肉(肥)	109	猪大肠	137	对虾	193
猪肉松	111	羊肉(肥)	148	墨鱼	226
胖头鱼	112	猪心	151	河虾	240
黄鳝	126	鸡腿	162	蟹(河蟹)	267
鲫鱼	130	猪肚	165	猪肝	288
干贝	348	鸡肝	356	虾米(海米)	525
猪肾	354	虾皮	428	鸡蛋	585
松花蛋	608	鸡蛋黄	1 510	牛脑	2 447
咸鸭蛋	647	羊脑	2 004	猪脑	2 571

中等量(100～300mg)；大量(300～600mg)；特高量(>600mg)

注：食物胆固醇含量摘自：靳国章.饮食营养与卫生.北京：旅游出版社,2004.

三、食用脂肪营养价值的评价

食物中的各种脂肪,因来源和组成成分不同,其营养价值也有所差异。食物脂肪的营养价值要从脂肪的消化率、必需脂肪酸含量、脂溶性维生素含量、各种脂肪酸的比例及具有特殊生理功能的脂肪酸含量等方面进行评价。

(一)消化率

脂肪的消化吸收率越高,其营养价值越高,脂肪的消化吸收率主要取决于熔点。熔点在50℃以上,不易被消化吸收;熔点低于或接近体温时消化率较高。脂肪的熔点与脂肪酸的不饱和程度有关,不饱和度越高,熔点就越低。植物性脂肪中不饱和脂肪酸的含量比较高,它的熔点低于饱和脂肪酸含量高的动物性脂肪,所以其消化吸收率也高于动物性脂肪。表2-10是常见食用油脂的熔点和消化率。

表 2-10　常见食用油脂的熔点与消化率

名称	熔点(℃)	消化率(%)	名称	熔点(℃)	消化率(%)
羊脂	44～55	81	豆油	常温下为液态	98
牛脂	42～50	89	芝麻油	常温下为液态	98
猪脂	36～50	94	橄榄油	常温下为液态	98
乳脂	28～36	98	玉米油	常温下为液态	97
椰子油	28～33	98	鱼肝油	常温下为液态	98
花生油	常温下为液态	98	葵花子油	常温下为液态	96.5
菜籽油	常温下为液态	99	棉籽油	常温下为液态	98

（二）必需脂肪酸的含量

脂肪中必需脂肪酸含量越高,脂肪的营养价值就越高。一般情况下,植物性脂肪中必需脂肪酸的含量高于动物性脂肪,其营养价值也比动物性脂肪高。表 2-11 是常见食物的必需脂肪酸含量。

表 2-11　常见食物的亚油酸和亚麻酸含量(占脂肪酸总量百分数)

食物名称	亚油酸 (C18：2)	α-亚麻酸 (C18：3)	食物名称	亚油酸 (C18：2)	α-亚麻酸 (C18：3)
牛油	1.9	1.0	鲫鱼	15.5	5.1
羊油	2.9	2.4	菜籽油	16.3	8.4
牛肉(瘦)	3.6	0.7	草鱼	17.0	4.7
牛乳	5.3	2.1	猪肝	18.4	0.1
奶油	8.2	3.6	鸡肉	21.5	2.1
羊腿肉	8.6	2.2	色拉油	34.3	6.9
猪油	8.9	—	花生油	37.9	0.4
猪肉(瘦)	10.3	0.9	芝麻油	45.6	0.8
棕榈油	12.1	—	豆油	51.7	6.7
鸡蛋	14.2	0.1	玉米油	56.4	0.6
鲤鱼	14.2	3.9	葵花子油	63.2	4.5

注：食物亚油酸和亚麻酸含量摘自：杨月欣,王光亚,潘兴昌.中国食物成分表(第一册)(第 2 版).北京：北京大学医学出版社,2009.

（三）脂溶性维生素的含量

脂肪是人体所需脂溶性维生素的重要来源。脂溶性维生素主要包括维生素 A、D、E、K。食物脂肪中,脂溶性维生素含量越高,则其营养价值越高。在动物贮存脂肪中脂溶性维生素的含量比较低,但肝脏脂肪中脂溶性维生素的含量却比较高,特别是维生素 A、维生素 D 等;奶类和蛋黄中维生素 A 的含量也比较高。植物性脂肪中含有丰富的维生素 E,但维生素 A 和维生素 D 比较缺乏。

（四）各种脂肪酸的比例

机体对饱和脂肪酸(S)、单不饱和脂肪(M)和多不饱和脂肪酸(P)的需要有比例要求。多数国家提出膳食中饱和脂肪酸(S)：单不饱和脂肪(M)：多不饱和脂肪酸(P)的适宜比例为 1：1：1。另外,n-3 和 n-6 系列不饱和脂肪酸也应有适宜比例。常见食物油饱和、单不饱和、多不饱和脂肪酸含量及比例见表 2-12。

表 2-12　常见食用油饱和、单不饱和、多不饱和脂肪酸含量（g/100g 食物）及比例

食物名称	饱和（S）	单不饱和（M）	多不饱和（P）	S：M：P
牛油	54.4	29.9	4.0	1：0.5：0.1
羊油	48.2	30.4	4.5	1：0.6：0.1
奶油	42.8	31.3	17.4	1：0.7：0.4
猪油	41.1	45.6	8.5	1：1.1：0.2
棕榈油	41.5	42.4	11.6	1：1.0：0.3
菜籽油	12.6	56.2	23.7	1：4.4：1.9
色拉油	13.7	43.0	39.3	1：3.1：2.8
花生油	17.7	39.0	36.6	1：2.2：2.1
芝麻油	13.4	37.6	44.2	1：2.8：3.3
豆油	15.2	23.6	55.8	1：1.6：3.7
玉米油	13.8	26.2	54.1	1：1.9：3.9
葵花子油	13.4	18.4	65.2	1：1.4：4.9

注：脂肪酸含量摘自：杨月欣，王光亚，潘兴昌.中国食物成分表（第一册）（第 2 版）.北京：北京大学医学出版社，2009.

（五）其他天然成分的含量

评价食物脂肪的营养价值还应考虑其所含的其他一些天然成分。有些天然成分如二十二碳六烯酸（DHA）、二十碳五烯酸（EPA）、植物固醇等对机体健康有利，而有些天然成分如过多的胆固醇含量、反式脂肪酸等对机体健康有害。如 DHA 除了能阻止胆固醇在血管壁上的沉积、预防或减轻动脉粥样硬化和冠心病的发生外，还是大脑营养必不可少的脂肪酸，对大脑细胞有着极其重要的作用。EPA 可以帮助降低胆固醇和甘油三酯的含量，促进体内饱和脂肪酸代谢，从而可以降低血液黏稠度，增进血液循环，提高组织供氧而消除疲劳，防止脂肪在血管壁的沉积，预防动脉粥样硬化的形成和发展，预防脑血栓、脑溢血、高血压等心血管疾病。植物固醇在肠道内可以与胆固醇竞争，减少胆固醇吸收，有效地降低高血脂症患者血液中的"坏"胆固醇（低密度脂蛋白胆固醇）的含量，而不影响血液中的"好"胆固醇（高密度脂蛋白胆固醇），对高血脂患者有很好的降脂效果。植物固醇摄入量越高，患心脏病和其他慢性病的危险性越低。而反式脂肪酸会增加人体血液中的低密度脂蛋白胆固醇，降低高密度脂蛋白胆固醇含量，从而显著增加患心血管疾病的风险。此外，反式脂肪酸还与乳腺癌发病相关。

根据以上评价脂肪营养价值的指标综合评定，由于植物性脂肪熔点比较低，消化率较高，且必需脂肪酸的含量比较高，不饱和脂肪酸含量较高，同时含有比较多的维生素 E、植物固醇等，因此具有较高的营养价值。动物性脂肪如猪油、牛油、羊油等，其饱和脂肪酸含量高，熔点高，消化率较低，必需脂肪酸及脂溶性维生素的含量低。所以，一般动物性脂肪

的营养价值较低。

四、膳食脂肪的摄入量和食物来源

（一）摄入量

脂肪的需要量较难确定，到目前还没有统一的标准。这是因为脂肪的需要量受民族、地区、饮食习惯、季节和气候等因素影响，变动较大；脂肪在体内的供给能量的作用，可以由碳水化合物来替代；为供给必需脂肪酸和保证脂溶性维生素吸收所需的脂肪量并不多。虽然没有明确的需要量，但却不可以缺少。我国成年人，一般每日膳食中有 50g 脂肪即能满足需要。

随着生活水平的不断提高，我国居民膳食中动物性食品的数量不断增多，脂肪摄入量亦随之增加。由于脂肪特别是动物性脂肪摄入过多易引起肥胖、高血脂症、冠心病及癌症等，甚至会影响到人的寿命，因此，脂肪摄入量应受到限制。中国居民膳食脂肪适宜摄入量（AI）见表 2-13。

表 2-13　中国居民膳食脂肪适宜摄入量（AI）（脂肪能量占总能量的百分比）

年龄/岁	脂　肪	饱和脂肪酸	单不饱和脂肪酸	多不饱和脂肪酸	胆固醇量/mg
0～	45～50	—	—	—	
0.5～	35～40	—	—	—	
2～	30～35	—	—	—	
7～	25～30	—	—	—	
13～	25～30	<10	8	10	
18～	20～30	<10	10	10	<300
60～	20～30	6～8	10	8～10	<300

（二）食物来源

植物性脂肪以油料作物如大豆、花生等含量丰富，如大豆含脂肪 16%，花生含脂肪多达 44.3%。坚果及果仁的脂肪含量较高，核桃仁含脂肪 58.8%，西瓜子含脂肪 44.8%，但它们在食物中占的比例不大。谷物、水果、蔬菜中脂肪含量很少，如水果、蔬菜中脂肪含量多为 0.1%～0.5%。动物性食物的种类、部位不同，其脂肪含量差异很大，牛、羊、猪的脂肪含量高，禽、鱼类稍低。某些品种的鱼的脂肪含量为 1%～2%，而肥猪肉的脂肪含量达 50% 以上，牛乳的脂肪含量为 3.2%，全奶粉为 21.2%。

对老年人和动脉粥样硬化患者，应供给低脂肪、低胆固醇食物。尽量避免食用动物脑髓、动物内脏、肥肉、鱼卵、蛋黄和贝类等含胆固醇高的食物，可进食一些鱼类、兔肉、瘦牛肉等食物。食用油脂应以植物油为主，植物性脂肪不低于总脂肪量的 50%。因为动物脂肪中含饱和脂肪酸较多,会增高血浆胆固醇的浓度,容易引起动脉硬化、冠心病、高血压、高血脂等疾病。而植物油含不饱和脂肪酸较多,可降低血浆胆固醇的浓度,同时,植物油含维生素 E,具有抗衰老、抗癌的作用。

第三节　碳水化合物

碳水化合物也称糖类,是人体所需的营养成分之一,也是人类最主要和最经济的能量来源。

一、碳水化合物的生理功能

(一)供给能量

供能是碳水化合物对机体最重要的作用,是供能营养素中最经济的一种,每克葡萄糖可产生 17kJ(4kcal)的能量。碳水化合物在体内能被迅速消化吸收并产生能量。

虽然大多数体细胞可由脂肪和蛋白质代替碳水化合物作为能源,但是,脑组织、神经、肺组织却需要葡萄糖作为能源物质。若血液中葡萄糖水平下降(低血糖),就会影响大脑的能量供给,会产生注意力不集中、头晕甚至昏迷。

碳水化合物的氧化需要维生素 B_1 促进完成,机体中维生素 B_1 过少,碳水化合物产生的能量减少。

碳水化合物与蛋白质和脂肪相比,在人体中储存量少得多,仅占人体干重的 2% 左右。人体每日消耗碳水化合物的量比体内的储备量大得多,所以必须从膳食中不断补充碳水化合物。

(二)构成机体组织

碳水化合物是构成机体组织的重要物质,并参与细胞的组成和多种活动。如糖脂、糖蛋白、核糖、脱氧核糖,所有神经组织、细胞和体液都含有糖。因此,碳水化合物是构成机体不可缺少的物质。

(三)节约蛋白质作用

食物中碳水化合物供给充足,则蛋白质消耗减少,蛋白质可有效地被利用;如果碳水化合物供给量不足,由于脂肪一般不能转变成葡萄糖,所以主要动用体内的蛋白质,甚至是器官中的蛋白质如肌肉、肝、肾、心脏中的蛋白质,通过糖原异生作用将蛋白质转化为葡萄糖,从而对人体造成损害,所以单靠节食来减肥对人体是有危害的。即使不动用机体内的蛋白质,而动用食物中消化吸收的蛋白质来转变成能量,也是既不经济也有危害的。

（四）解毒作用

机体肝脏中的糖原丰富,对细菌毒素的抵抗力增强,对四氯化碳、酒精、砷等有害化学物质有较强的解毒作用。肝糖原不足时,肝脏的解毒作用会明显下降。

（五）抗生酮作用

脂肪在体内彻底被代谢分解,需要葡萄糖的协同作用。若碳水化合物不足,脂肪氧化不彻底,就会产生酮体,过多的酮体可引起酮中毒。体内有充足的碳水化合物,就可以起到抗生酮的作用。人体每天至少需 50g～100g 碳水化合物才可防止酮中毒的产生。

（六）提供膳食纤维

膳食纤维是指不能被人体消化酶所消化的多糖的总称。主要来自于植物的细胞壁,包含纤维素、半纤维素、树脂、果胶及木质素等。膳食纤维不能被人体消化吸收,曾被认为是不起营养作用的非营养成分。然而经过调查研究,人们认识到这种"非营养成分"与人体健康密切相关,并逐渐受到营养学界的重视,成为膳食中不可缺少的营养成分。膳食纤维的生理功能主要表现在以下几个方面。

1. 降低血胆固醇

膳食纤维可以螯合胆固醇并使它们排出体外,从而抑制机体对胆固醇的吸收,显著降低血液胆固醇浓度。这是被认为食物纤维防治高胆固醇血症、动脉硬化等心血管疾病的原因。在一定程度上,膳食纤维也会妨碍机体对微量元素的吸收利用。

2. 防止便秘和结肠癌

膳食纤维吸水力很强,可使粪便软化有利于粪便排出。并且膳食纤维可促进肠道蠕动,加快排便速度,减少粪便在肠道的停留时间。如果食物中缺乏膳食纤维,肠道的蠕动就会变慢,水分被充分吸收,粪便干、硬,造成便秘。长期便秘对人体的健康会产生不良的影响。

膳食纤维可以诱导大量好气菌群,抑制厌氧菌群,好气菌群很少产生致癌物。同时,如果粪便在肠道停留的时间比较长,粪便中的有毒物质会长时间对肠道产生毒性作用,会引起肠道细胞发生癌变,而膳食纤维可加快排便速度,促使有害物随粪便排出体外。因此,膳食纤维对肠道肿瘤具有预防作用。

3. 维持血糖正常平衡

膳食纤维可减缓小肠对葡萄糖的吸收,使血糖的浓度不会因为摄食而增加很快,对维持人体血糖的稳定具有重要的作用,减少糖尿病人对胰岛素和降糖药的依赖。

4. 防止能量过剩和肥胖

由于膳食纤维的吸水作用,可增加胃内食物的容积而产生饱腹感,从而减少食物的摄入量;而且膳食纤维本身产能很低(2kcal/g);膳食纤维促进肠道蠕动,减少食物在肠道的停留时间,能源性营养素的吸收并不完全,从而减少了能量的摄入,有利于控制体重,防止肥胖。

二、食物中重要的碳水化合物

碳水化合物种类很多,按化学结构分为单糖、双糖、低聚糖和多糖。在这里主要介绍食物中对人体营养非常重要的几种碳水化合物。

(一)单糖

单糖是分子结构最简单、不能水解的糖类。由 3～6 个碳原子构成,结晶体,一般无色、有甜味、易溶于水,不经消化即可被人体吸收利用,以己糖为主。

1. 葡萄糖

葡萄糖是单糖中最重要的一种,它广泛分布在动、植物中,尤其植物性食物中含量最丰富。人体中的血糖也是葡萄糖。葡萄糖主要由淀粉水解而来,也可来自蔗糖、乳糖水解。它是机体吸收利用最好、最快的单糖。各器官都能利用它作为能量或合成其他重要化合物,如核糖、糖蛋白、糖脂、脂类、非必需氨基酸。有些器官完全依靠葡萄糖供能,如大脑、神经、肺。大脑每日消耗 100g～120g 葡萄糖。

2. 果糖

果糖多存在于蜂蜜、水果中。肝脏是利用果糖的唯一器官。果糖在胃肠道中吸收速度比蔗糖、葡萄糖慢,本身不刺激胰岛素的分泌,也不造成明显的饭后高血糖症。果糖代谢不依赖胰岛素,糖尿病人可适量食用果糖。但大量食用也有副作用,有些人食用后出现恶心、上腹部疼痛、血管扩张等现象。果糖具有降低血液中乙醇的作用,可使乙醇分解、降低乙醇浓度;果糖还可防止龋齿;可作为低能量食品、婴儿及病人的食品。

(二)双糖

双糖是由两个分子单糖失去一个水分子缩合而成的化合物,水解后生成两分子单糖。多为结晶体,溶于水,不能被人体直接吸收,必须经过体内酸、酶水解生成单糖后才能被人体吸收。与日常生活有关的双糖有:蔗糖、麦芽糖、乳糖。

1. 蔗糖

蔗糖是由一分子葡萄糖和一分子果糖失去一个水分子而构成,它是重要的甜味剂,在营养上有重要意义。存在于植物的根、茎、叶、花、果实、种子内。白砂糖、绵白糖、赤砂糖、冰糖等的主要成分就是蔗糖。

动物实验表明,大量食用低分子糖有害,应以多糖为主满足机体对糖的需要。食用蔗糖易引起龋齿。这是因为蔗糖被牙垢中的某些细菌和酵母菌发酵,在牙齿上产生一层黏着力很强的不溶性葡聚糖,同时产生酸引起龋齿。附着在牙齿上的食物对牙齿有害,应保持良好的口腔卫生。

2．乳糖

乳糖是由一个分子的葡萄糖和一个分子的半乳糖构成。主要存在于哺乳动物的乳汁中，是婴儿主要的糖类物质。随着年龄的增长，人体内乳糖酶减少，因此，成年人大量食用乳糖，不易消化。例如，当食物中乳糖含量大于 15％时，容易导致腹泻。乳糖对婴儿具有重要意义，它能使婴儿肠道保持最适合的肠菌丛，促进钙吸收。另外，半乳糖参与构成重要的糖脂（糖苷酯、神经节苷酯、糖蛋白），构成细胞膜。

3．麦芽糖

主要来自淀粉水解，由两分子葡萄糖构成。饴糖、糖稀中含量较多。

（三）多糖

多糖是由许多单糖分子组合而成，无甜味，不易溶于水，经消化酶作用可分解成单糖。多糖分为可消化吸收多糖和不可消化吸收多糖两大类。

1．可消化吸收多糖

（1）淀粉。淀粉由许多葡萄糖分子组成，是人体能量的主要来源，是膳食特别是谷物和根茎类原料的主要成分。在谷物、豆类、薯类、水果和蔬菜中含量较丰富。

淀粉颗粒在一定温度下，吸水膨胀、分裂成均匀糊状溶液的变化称为糊化。经过糊化的淀粉容易被酶水解，有利于消化吸收。淀粉水解是在肠道中进行的，并需要一定的时间，因此，机体不会突然出现葡萄糖过量、血糖升高的现象。与淀粉糊化相反，含高淀粉食物在放置过程中易发生老化现象，淀粉老化后，不易被酶所水解，消化吸收率降低。

（2）糖原。糖原是储备在体内的少量动物性淀粉，与植物淀粉不同的是糖原溶于水，由 3 000 个～60 000 个葡萄糖单位组成，储存在动物肝脏和肌肉中。当体内缺糖时，糖原被分解成葡萄糖供身体需要，但储存量有限，只够一个人多半天的能量需要，因此，每日需进食含碳水化合物的食物。

2．不可消化吸收多糖

主要是膳食纤维。膳食纤维主要包括纤维素、半纤维素、木质素、果胶、树胶等，是植物的支持组织，存在于植物细胞壁中，由 β-葡萄糖以 β-1,4 糖苷键组成。膳食纤维的化学性质稳定，在一般的加工条件下不会被破坏，在高温、高压、稀硫酸条件下，水解成 β-葡萄糖。膳食纤维不溶于水，人体内没有分解 β-1,4 糖苷键的酶，所以，人类不能消化、利用。但它是膳食中不可缺少的营养素。

人们每日的膳食中需要有一定量的膳食纤维是无疑的，但确切的需要量尚无法制定。膳食纤维的实际摄入量，因膳食类型和饮食习惯不同而有较大差异，如发展中国家的居民每日摄入膳食纤维可达 20g～40g，而美国人均每日摄入膳食纤维 12g 左右。一般认为，成人每日摄入 25g～30g 膳食纤维为宜，摄入过多对机体也不利，膳食纤维可与 Ca、Fe、Zn

等矿物质结合在一起,排出体外,影响矿物质的吸收利用。

膳食纤维主要来源于植物性食物。粮谷的麸皮和糠中含有大量纤维素、半纤维素和木质素;柑橘、苹果、香蕉、柠檬等水果和洋白菜、甜菜、豌豆、蚕豆等蔬菜含有较多的果胶。

三、碳水化合物的摄入量与食物来源

(一)摄入量

碳水化合物是最易获得的供能物质,人体对碳水化合物没有明确的需要量但不能缺乏。因为它和脂肪一起都是机体的基本供能物质,当体内碳水化合物和脂肪不足时,可通过糖原异生作用,将蛋白质转变成糖原,以维持机体的需要。因此,不能说机体对这类营养素有特定的需要量。但是,机体缺乏碳水化合物,就会动用大量脂肪,因脂肪氧化不完全而产生过多酮体,对身体不利;利用蛋白质供能则不经济。

碳水化合物摄入不足主要发生在一些贫困地区,另外,减肥者和控制体重的人群,由于严格控制碳水化合物的摄入量,也可能会造成碳水化合物的供给不足。膳食中碳水化合物长期供给不足,会造成人体蛋白质营养不良。

在经济发达地区,由于人们摄入过多动物性食物,而植物性食物的摄入不足造成膳食纤维供给不足。膳食中膳食纤维不足,易导致便秘、痔疮、高血脂,肠道瘤的发病率也高于一般人群。

碳水化合物的摄入过多,对人体的健康同样会造成不利的影响。当碳水化合物摄入过多时,机体获得的能量超过了消耗,这部分过多的能量将转化为脂肪储存在人体的皮下和内脏的周围,导致肥胖,许多人肥胖的原因就是过多地摄入了碳水化合物。膳食纤维素、精制糖摄入过多同样对人体有害。

中国营养学会推荐,除了2岁以下的婴幼儿外,碳水化合物的适宜摄入量(AI)占总能量的55%~65%较为合理,其中精制糖占总能量的10%以下。

(二)食物来源

碳水化合物在动物性食物(除蜂蜜外)中含量很少,主要存在于植物性食物中,特别是粮谷类、根茎类食物,例如大米、面粉、玉米、小米、甘薯、土豆等,以及谷类制品如面包、饼干、糕点等,还有水果、蔬菜等。纯碳水化合物食物还包括糖果、饮料等。

第四节　能　　量

能量是人类赖以生存的基础。人们为了维持生命、生长、发育、繁育后代和从事各种活动,每天必须从外界取得一定的物质和能量。人体所需能量通常由食物中的产能营养素即蛋白质、碳水化合物和脂肪来提供。

一、能量单位和产能营养素的能量系数

国际上通用的能量单位是焦耳(J)。1J 相当于 1 牛顿(N)的力使 1kg 的物质移动 1m 所消耗的能量。营养学上由于所用数值较大,故通常以千焦耳(kJ)为常用单位。以往营养学上通常是用千卡(kcal)作为能量单位。1kcal 相当于 1L 水从 15℃升高到 16℃,即温度升高 1℃所需的能量。

焦耳与卡的换算关系如下:

$$1 千卡(kcal) = 4.184 千焦耳(kJ)$$
$$1 千焦耳(kJ) = 0.239 千卡(kcal)$$

近似计算:

$$1kcal = 4.2kJ$$
$$1kJ = 0.24kcal$$

每克碳水化合物、脂肪、蛋白质在体内完全氧化产生的能量值称为能量系数(生热系数)。食物中 1g 碳水化合物在体外充分氧化燃烧可产生 17.15kJ(4.1kcal)能量,1g 脂肪产生能量为 39.54kJ(9.45kcal),1g 蛋白质产生能量为 23.64kJ(5.65kcal),但食物在人体内消化并不能被完全吸收,习惯上按三者的消化率分别为 98%、95%和 92%来计算。碳水化合物和脂肪在体内可以完全氧化成 H_2O 和 CO_2,其终产物及产生的能量与体外相同。但蛋白质在体内不能被完全氧化,其最终产物除 H_2O 和 CO_2 外,还有尿素、尿酸、肌酐等含氮物质,通过尿液排出体外,每克蛋白质在体内产生的这些含氮物质如在体外继续完全氧化,还可产生 5.44kJ 的热量,所以,每克产能营养素在体内实际的能量系数分别为:

1g 碳水化合物(可利用):17.15kJ×98%=16.81kJ/g(4.0kcal/g)

1g 脂肪:39.54kJ×95%=37.56kJ/g(9.0kcal/g)

1g 蛋白质:(23.64kJ−5.44kJ)×92%=16.74kJ/g (4.0kcal/g)

此外,酒精在体内也产生能量,酒精能量系数为 29.29 kJ/g(7kcal/g)。需要说明的是,膳食纤维的能量系数原来是"0",根据 FAO-INFOODS 建议,现膳食纤维的能量系数确定为 8.4kJ/g(2kcal/g)。

二、人体的能量消耗

人体摄入的能量应该与消耗的能量相平衡。成年人的能量消耗主要包括维持基础代谢、体力活动和食物特殊动力作用三方面。对于孕妇,应包括子宫、乳房、胎盘、胎儿等的生长发育及母体体脂的储备,乳母则需要合成和分泌乳汁,婴幼儿、儿童、青少年则应包括生长发育的能量需要。

(一)基础代谢

基础代谢是维持人体最基本生命活动所必需的能量消耗。是机体处于清醒、空腹

12 小时～14 小时、睡醒静卧、环境温度 26℃～30℃,无任何体力活动和紧张的思维活动、全身肌肉松弛、消化系统处于静止状态下所测定的。实际上是机体处于维持最基本的生命活动的状态,即用于维持体温、心跳、呼吸、各器官组织和细胞基本功能等最基本的生命活动的能量消耗。

基础代谢的水平用基础代谢率(BMR)来表示,基础代谢率(BMR)是指单位时间内人体基础代谢所消耗的能量。BMR 的单位为:kJ/(m² · h)、kJ/(kg · h)、MJ/d。

影响基础代谢的因素有很多,主要有年龄、性别、体型、环境因素等。

1. 体型和机体构成

体型影响体表面积,体表面积越大,机体向外界环境散热越多,基础代谢也越高。人体瘦体组织比脂肪组织能量消耗大。在同等体重时,瘦高的人基础代谢率高于矮胖的人。主要是前者体表面积大及瘦体组织较多造成的。

2. 年龄

婴幼儿生长发育快,基础代谢率高,随年龄的增长基础代谢率逐渐下降。一般成年人的基础代谢率低于儿童,老年人又低于成年人。

3. 性别

女性瘦体组织所占比例低于男性,脂肪的比例高于男性,故其基础代谢率比男性低。孕期或哺乳期因需要合成新组织,基础代谢率加快。

4. 环境因素

炎热和寒冷、过多摄食、精神紧张都有可能使基础代谢水平升高。当环境温度在20℃～30℃时,基础代谢最为稳定。

基础代谢约占全天总能量的 60%～70%。由于人体的生理状态在一定时间内波动很小,所以,基础代谢相对稳定,变化的幅度很小。世界卫生组织(1985)建议使用归纳的简化公式按体重计算基础代谢值,基础代谢公式见表 2-14。

表 2-14 世界卫生组织建议按体重计算基础代谢公式

年龄(岁)	男		女	
	kcal/d	MJ/d	kcal/d	MJ/d
0～	60.9W−54	0.255W−0.226	61.0W−51	0.255W−0.214
3～	22.7W+495	0.094 9W+2.07	22.5W+499	0.094 10W+2.09
10～	17.5W+651	0.073 2W+2.72	12.2W+746	0.051 0W+3.12
18～	15.3W+679	0.064 0W+2.84	14.7W+496	0.061 5W+2.08
30～	11.6W+879	0.048 5W+3.67	8.7W+829	0.036 4W+3.47
60～	13.5W+487	0.056 5W+2.04	10.5W+596	0.043 9W+2.49

注:W 为体重(kg)

根据中国的实际情况,中国营养学会建议将公式计算的结果减 5%,作为中国成年人群的基础代谢值,中国建议按体重计算基础代谢公式见表 2-15。

表 2-15　中国建议按体重计算基础代谢公式

年龄 （岁）	男		女	
	kcal/d	MJ/d	kcal/d	MJ/d
0～	60.9W－54	0.255W－0.226	61.0W－51	0.255W－0.214
3～	22.7W＋495	0.094 9W＋2.07	22.5W＋499	0.094 10W＋2.09
10～	17.5W＋651	0.073 2W＋2.72	12.2W＋746	0.051 0W＋3.12
18～	(15.3W＋679)×0.95	(0.064 0W＋2.84)×0.95	(14.7W＋496)×0.95	(0.061 5W＋2.08)×0.95
30～	(11.6W＋879)×0.95	(0.048 5W＋3.67)×0.95	(8.7W＋829)×0.95	(0.036 4W＋3.47)×0.95
60～	(13.5W＋487)×0.95	(0.056 5W＋2.04)×0.95	(10.5W＋596)×0.95	(0.043 9W＋2.49)×0.95

注：W 为体重（kg）

（二）体力活动

除基础代谢外，体力活动消耗的能量是构成人体总能量消耗的重要部分。这部分能量消耗是人体能量消耗变化最大，也是人体控制能量消耗、保持能量平衡、维持健康的重要部分。人体能量需要量的不同主要是由于体力活动的差别。每日从事各种体力活动消耗的能量，主要取决于体力活动的强度、持续时间及熟练程度。体力活动强度越大，熟练程度越差，持续时间越长，消耗的能量就越多，而这又与其所从事的职业有关。

职业劳动强度是影响能量需要的重要因素。世界卫生组织将职业劳动强度分为轻、中和重体力活动三个等级。以往我国将劳动强度分为男性五个等级，即极轻、轻、中等、重、极重；女性分为四个等级：极轻、轻、中等、重。随着我国国民经济迅速发展，人民生活水平显著提高，工农业生产机械化程度不断增加，劳动条件、劳动环境得到不同程度的改善。以往被定义为极重的体力劳动已向重体力劳动转变。另一方面，工作节奏加快，娱乐场所已明显增多，加上人们健康保健意识增强，以往我国被定义为极轻体力劳动（如办公室工作）的人员参加体育运动和娱乐活动的时间增多，已向轻体力劳动转移。同时，世界卫生组织也建议轻体力活动的成人每天应有 20 分钟时间进行较强的体育活动以保持心血管和肌肉的功能。因此，中国营养学会建议我国居民的劳动强度由原来的五个等级调整为三个等级。我国成人的活动水平分级见表 2-16。

表 2-16　中国营养学会建议中国成人活动水平分级

活动水平	职业工作时间分配	工作内容举例
轻	75%时间坐或站立 25%时间站着活动	办公室工作、修理电器钟表、售货员、酒店服务员、化学实验操作、讲课等
中	25%时间坐或站立 75%时间特殊职业活动	学生日常活动、机动车驾驶、电工安装、车床操作、金工切割等
重	40%时间坐或站立 60%时间特殊职业活动	非机械化农业劳动、炼钢、舞蹈、体育运动、装卸、采矿等

（三）食物热效应

食物热效应也称食物特殊动力作用，是指人体摄食过程中引起的额外的能量消耗。这是摄食后一系列消化、吸收、合成活动以及营养素代谢产物之间相互转化过程中所消耗的能量。摄食不同的食物增加的能量消耗有所差异，其中蛋白质的食物热效应最大，相当于其本身能量的 30%，碳水化合物为 5%～6%，脂肪为 4%～5%。当摄入一般的混合膳食时，成人每日由于食物热效应而额外增加的能量消耗相当于基础代谢的 10%。

（四）生长发育

孕妇的子宫、乳房、胎盘，胎儿的生长发育及体脂储备均需要能量，乳母合成和分泌乳汁也需要额外补充能量。婴幼儿、儿童、青少年的生长发育需要能量，主要包括机体生长发育中形成新的组织所需要的能量及新生成的组织进行新陈代谢所需要的能量。婴儿每增加 1g 体重约需 20.9kJ（5kcal）能量。所以，婴幼儿、儿童、青少年的总能量消耗包括基础代谢、体力活动、食物热效应和生长发育的能量消耗。

三、能量的摄入量与食物来源

（一）能量的需要量

能量需要量是指能长期保持良好的健康状况，具有良好的体形、机体构成和活动水平的个体，达到能量平衡并能满足维持从事生产劳动和社会活动所必需的能量摄入。人体的能量需要是与能量消耗相一致的。

详细记录、计算和分析从事数以千计的不同活动的各种个体所消耗的能量，求得能量的需要量，整个过程非常复杂多变，工作量大，有时还难以进行。目前，最为简单和广泛应用的计算方法是用基础代谢率（BMR）乘以体力活动水平（PAL）来计算人体的能量需要量或消耗量。

$$能量需要量或消耗量 = BMR \times PAL$$

体力活动水平（PAL）的能量消耗已包括了食物热效应。我国采用世界卫生组织（1965）估算成人的体力活动水平。成年人、老年人不同劳动强度体力活动水平（PAL）值见表 2-17。

例如，一个 40 岁男性轻体力劳动者，体重为 65kg。那么其每日能量需要量为：

$$能量需要量或消耗量量 = BMR \times PAL = (11.6W + 879) \times 0.95 \times PAL$$
$$= (11.6 \times 65 + 879) \times 0.95 \times 1.55 = 2\,405$$
$$\approx 2\,400(kcal/d)$$

表 2-17　成年人、老年人不同劳动强度体力活动水平（PAL）值

活动水平	成 年 人		老 年 人					
			60～		70～		80～	
	男	女	男	女	男	女	男	女
轻	1.55	1.56	1.53	1.54	1.51	1.51	1.49	1.49
中	1.78	1.64	1.66	1.64	1.64	1.62		
重	2.10	1.82						

而儿童和青少年能量需要量或消耗量的计算公式为：

能量需要量或消耗量 ＝ BMR×PAL＋生长发育的能量消耗

儿童青少年的 PAL 与成人不同，见表 2-18。

表 2-18　儿童青少年的体力活动水平（PAL）值

年龄（岁）	性别	日常体力活动			年龄（岁）	性别	日常体力活动		
		轻	中	重			轻	中	重
1～5	男,女	1.45	1.60		6～13	女	1.50	1.70	1.90
6～13	男	1.55	1.75	1.95	14～18	女	1.45	1.65	1.85
14～18	男	1.60	1.80	2.05					

生长发育的能量消耗为：男孩 1～5 岁、6～13 岁、14～18 岁，女孩 1～5 岁、6～11 岁、12～15 岁分别加总能量消耗的 3%、1%、2%；女孩 16～17 岁加总能量消耗的 1% 作为生长发育的能量需要量。

例如，一个 10 岁轻体力活动的男孩，体重为 28.8kg，每日能量需要量为：

$$能量需要量或消耗量 ＝ BMR×PAL＋生长发育的能量消耗$$
$$＝(17.5W＋651)×PAL＋总能量消耗×1\%$$
$$＝(17.5×28.8＋651)×1.55×1.01$$
$$＝1\ 808(kcal/d)$$

（二）能量的摄入量

能量的推荐摄入量与其他营养素不同，不需要增加安全量。能量的摄入量是根据机体对能量的需要而定，并与消耗量保持相对平衡，不应该超过或低于实际需要。

如果人体摄入的能量不足，机体会动用自身的能量储备甚至消耗自身的组织以满足生命活动对能量的需要，人若长期处于饥饿状态则将导致生长发育迟缓、消瘦、体力下降、工作效率低，身体对环境的适应能力和抵抗力下降，甚至生命运动停止而死亡。相反，当摄入量超过需要量时，过多的能量无论来自哪一种产能营养素，最后都变为体脂储存下

来。然而过多的体脂储存不但不必要,而且可能引起肥胖疾病的发生和机体不必要的负担,并成为心血管疾病、癌症、糖尿病、高血压等疾病的易发危险因素。因此,能量的摄入量应与需要量相平衡。成人的机体具有较大的适应性,当能量未能完全满足需要时,会自动调整进食量,并通过摄入更多的食物加以纠正,或减少活动以降低能量消耗。我国居民膳食能量推荐摄入量(RNI)见表 2-19。

表 2-19　中国居民膳食能量推荐摄入量(RNI)

年龄(岁)	RNI MJ/d 男	RNI MJ/d 女	RNI Kcal/d 男	RNI Kcal/d 女
0~	0.4MJ/kg·d		95kcal/kg·d	
0.5	0.4MJ/kg·d		95kcal/kg·d	
1~	4.6	4.4	1 100	1 050
2~	5.02	4.81	1 200	1 150
3~	5.64	5.43	1 350	1 300
4~	6.06	5.85	1 450	1 400
5~	6.70	6.27	1 600	1 500
6~	7.10	6.70	1 700	1 600
7~	7.53	7.10	1 800	1 700
8~	7.94	7.53	1 900	1 800
9~	8.36	7.94	2 000	1 900
10~	8.80	8.36	2 100	2 000
11~	10.04	9.20	2 400	2 200
14~	12.13	10.04	2 900	2 400

年龄(岁)		RNI MJ/d 男	RNI MJ/d 女	RNI Kcal/d 男	RNI Kcal/d 女
18~	轻体力活动	10.04	8.80	2 400	2 100
18~	中体力活动	11.30	9.62	2 700	2 300
18~	重体力活动	13.38	11.30	3 200	2 700
孕妇(4~6个月)			+0.84		+200
孕妇(7~9个月)			+0.84		+200
乳母			+2.09		+500
50~	轻体力活动	9.62	7.94	2 300	1 900
50~	中体力活动	10.87	8.63	2 600	2 000
50~	重体力活动	13.00	9.20	3 100	2 200
60~	轻体力活动	7.94	7.53	1 900	1 800
60~	中体力活动	9.20	8.36	2 200	2 000
70~	轻体力活动	7.94	7.10	1 900	1 700
70~	中体力活动	8.80	7.94	2 100	1 900
80~		7.94	7.10	1 900	1 700

　　人体所需要的能量主要来自食物中的产能营养素,三大产能营养素之间必须保持合理的比例关系,才能维持人体健康。结合我国居民的生活习惯和食物来源,中国居民膳食营养素参考摄入量建议:膳食中碳水化合物提供的能量占总能量的 55%~65%,脂肪占20%~30%,蛋白质占 10%~15%。

(三) 食物来源

　　食物中只有碳水化合物、脂肪、蛋白质三种营养素可氧化分解产生能量,三者广泛存在于各种食物中。动物性食物中脂肪和蛋白质较多,而植物性食物如粮食则以碳水化合物和蛋白质为主,油料作物含有丰富的脂肪。水果、蔬菜为低能量食物,硬果如花生、核桃、瓜子、松子、榛子等含大量油脂,具有很高的能量。酒精饮料也提供一定量的能量。

第五节　矿　物　质

人体内的各种元素,除碳、氢、氧、氮主要以有机化合物的形式存在外,其他各种元素无论含量多少统称为矿物质或无机盐。矿物质约占人体重量的 $4\%\sim5\%$。其中体内含量较多($>0.01\%$体重)、每日膳食需要量在 $100\mathrm{mg}$ 以上者,称为常量元素。包括钙、磷、镁、钾、钠、氯、硫七种。常量元素约占人体矿物质总量的 $60\%\sim80\%$ 以上。其他一些矿物质在体内含量极少,甚至仅有痕量($<0.01\%$体重),但其有一定的生理功能,称为微量元素。包括铁、锌、碘、铜、氟等。FAO,IAEA,WHO 三个国际专家委员会,按照微量元素的生物学作用将之分为三类:人体必需微量元素,共八种,包括铁、锌、硒、碘、铜、铬、钼、钴;人体可能必需微量元素,共五种,包括锰、硅、硼、钒、镍;具有潜在毒性,但在低剂量时,可能具有人体必需功能的元素,包括氟、铅、镉、汞、砷、铝、锡,共七种。矿物质是人体所必需的元素,也是必须从外界摄入的元素,缺少或过多都会带来功能上的损害。

一、矿物质的生理功能

矿物质不提供能量,但在组成人体基本结构、调节人体的生理功能等方面起着十分重要的作用,主要表现在以下六个方面。

(一)是构成机体组织的重要材料

如钙、磷、镁是骨骼和牙齿的重要成分,使骨骼具有一定的硬度和强度,因而可支撑身体,保护器官,便于运动和咀嚼;细胞中普遍含有钾。

(二)是细胞外液的重要成分

矿物质特别是钠、钾、氯等与蛋白质一起维持着细胞内外液的渗透压,因此对体液的储留和移动起着重要的作用。

(三)维持机体的酸、碱平衡

酸性和碱性无机离子适当配合,维持机体的酸、碱平衡。

(四)维持神经、肌肉组织的兴奋性与细胞膜的通透性

组织液中的无机离子,特别是保持一定比例的钾、钙、钠、镁等离子对保持神经、肌肉

的兴奋性、细胞膜的通透性以及所有细胞的正常功能有很重要的作用。如钾、钠离子可提高神经、肌肉的兴奋性,而钙和镁离子则可降低其兴奋性。神经或肌肉兴奋性的提高或降低,会引起肌肉抽搐或肌肉麻痹。

(五)是构成某些具有特殊生理功能物质的重要成分

矿物质是人体内许多具有特殊生理功能的重要物质的组成成分,如血红蛋白和细胞色素系统中的铁、甲状腺激素中的碘和谷胱甘肽过氧化物酶中的硒对呼吸、生物氧化和甲状腺激素的生理作用具有特别重要的意义。

(六)是体内酶的激活剂、辅因子或组织成分

人体内的一些酶从无活性状态转化为有活性,需要有激活物质的作用,许多矿物质有这样的功能,如盐酸对于胃蛋白酶元、氯离子对于唾液淀粉酶、镁离子对于氧化磷酸化的多种酶类等有重要作用。

由于人体的新陈代谢,每天都有一定数量的矿物质以各种途径排出体外,因而有必要通过膳食给予补充。矿物质在食物中分布很广,一般都能满足机体需要,比较容易缺乏的矿物质主要有钙、铁、锌、硒和碘,特别是对正处于生长发育时期的儿童、青少年以及孕妇、乳母等,钙、铁或碘的缺乏较为常见。

二、食物中矿物质的生物有效性

矿物质的生物有效性是指食物中矿物质实际被机体吸收、利用的可能性。机体对食物中矿物质的吸收利用,依赖于食物提供的矿物质总量及可吸收程度,并与机体的机能状态等有关。食物中总的矿物质含量高低不足以评价该食物中矿物质的营养价值,因为食物中矿物质元素的含量并不能决定人体的吸收、利用情况,营养价值在较大程度上取决于促进和抑制其吸收的因素。影响矿物质生物有效性的因素很多,如矿物质的化学形式、颗粒大小、食品的组成成分、烹调方法以及机体的机能状态等。

(一)化学形式

矿物质存在的化学形式对其生物有效性有较大影响。如二价铁盐(Fe^{2+})比三价铁盐(Fe^{3+})更易被机体吸收利用。

(二)颗粒大小与溶解性

颗粒小、溶解性高的盐更易被机体吸收利用,其生物有效性更高。

（三）食物组成

食物中的不同成分对矿物质的生物有效性的影响不一样。例如,食物中的维生素 C 可将三价铁(Fe^{3+})还原成二价铁(Fe^{2+}),且可与之形成可溶性络合物而促进铁的吸收,食物中的糖、氨基酸也可促进铁的吸收;食物中的维生素 D 可促进钙的吸收;而食物中含的磷酸盐、草酸盐和植酸盐等可与一些矿物质结合形成不溶性的盐,降低其溶解度,从而降低矿物质的吸收,食物中的膳食纤维素也会降低矿物质的生物有效性。

（四）烹调加工

烹调加工对矿物质的生物有效性也有影响。例如,在烹调蔬菜时,经常采用水焯,通过加热可使蔬菜中的纤维多糖、草酸盐、植酸盐等不利因子被除去或软化,改善口感,从而提高矿物质的利用率。但是,烹调也会使一些促进矿物质吸收的因子受到破坏,如维生素 C、氨基酸、糖等,还可改变矿物质的化学结构,如加热可使二价铁(Fe^{2+})氧化成三价铁(Fe^{3+}),从而降低其生物有效性。

（五）年龄、性别、生理状态

一般来讲,年龄越小,对矿物质的吸收、利用越好;性别不同,对矿物质的吸收、利用也不同,如妇女对铁的吸收率可能比男子更高;孕妇、乳母等特殊生理人群比正常人的吸收率要高;人体对缺乏的矿物质吸收、利用率高,如缺铁者对铁吸收可高达 45%～64%,而正常成年男女的膳食铁吸收率为 1%～12%。

三、重要的矿物质元素

人体所需的矿物质很多,本书只重点介绍几种与膳食密切相关、人体容易缺乏的重要矿物质元素。

（一）钙

钙是构成人体组织的重要组分,是机体中最丰富的矿物质元素,其含量仅次于碳、氢、氧、氮,列第五位,约占体重的 1.5%～2.0%。正常成人体内钙总量达 1 000g～1 200g。但人体却非常容易缺钙,成年人由于钙缺乏会形成骨质疏松症,婴幼儿则引起佝偻病,这两种钙的缺乏症在我国居民中的发病率比较高。

1. 生理功能

（1）构成骨骼和牙齿。人体内的钙,99%存在于骨骼和牙齿中,骨骼和牙齿是人体钙含量最高的组织。另外,约 1%的钙常以游离的或结合的离子状态存在于软组织、细胞外液及血液中,统称为混溶钙池。混溶钙池与骨骼中的钙维持着动态平衡,即骨中的钙不断地从破骨细胞中释出进入混溶钙池,保证血浆钙的浓度维持恒定;而混溶钙池中的钙又不断沉积于成骨细胞。这种钙的更新,成年人每日约为 700 毫克。钙的更新速度随着年龄的增长而减慢,幼儿的骨骼每 1 年～2 年更新一次,成人的骨骼每 10 年～12 年更新一次。男性约 18 岁以后,骨的长度开始稳定,女性更早一些,身高的发育速度逐渐停止,但骨质的密度仍继续增长数年。通常在 40 岁以后,骨骼中的钙、磷等矿物质的含量逐渐减少,如不充分补充钙等物质,可能出现骨质疏松现象,且女性重于男性。

(2) 维持心脏和肌肉的正常活动。混溶钙池中的钙虽然含量很少,但是对于保持神经和肌肉的兴奋性却是十分重要的。当它含量稍有下降时,就会引起神经和肌肉兴奋性增加,表现为心跳加快、肌肉发生抽搐,这是钙缺乏的早期表现。混溶钙池中的钙浓度过高时,则会损害肌肉收缩功能,引起心脏和呼吸衰竭。

(3) 血凝作用。钙为一种凝血因子,在凝血酶原转变为凝血酶时起催化作用,凝血酶使纤维蛋白原转变成纤维蛋白,使血液凝固。

(4) 维持细胞功能。钙离子具有调节细胞壁渗透性的作用,使体液正常通过细胞壁。

(5) 钙是多种酶的激活剂。钙离子可激活多种酶如三磷酸腺苷酶、某些蛋白质分解酶以及脂肪酶等。当钙含量下降时,就会引起酶的活性降低,从而使血液凝固、激素分泌等功能受到影响。

2. 钙的缺乏与过量

我国居民钙摄入量普遍偏低,不足推荐摄入量的 50%。钙缺乏症是一种常见的营养性疾病,对生长发育期的儿童和妊娠期妇女以及老年人来说,钙显得尤其重要。如果胎儿或儿童体内缺钙,会影响骨骼的生长发育。钙在骨骼中的含量降低,就会影响骨骼的硬度,使一些承受体重的骨骼发生变形,称为佝偻病。成年人特别是妇女以及老人缺钙,则主要表现为骨质疏松症。

中国人的传统膳食中,钙的含量不丰富,人体对钙的消化吸收率也不高,再加上很多因素会影响钙的消化与吸收,如果不注意调整膳食结构,就很容易出现钙的缺乏。

但钙摄入过量对机体也会产生不利影响:增加肾结石的危险;发生奶碱综合征,其典型症状包括高血钙症、碱中毒和肾功能障碍。高血钙和碱中毒的特征是易兴奋、头疼、眩晕、恶心和呕吐、虚弱、肌痛和冷漠,严重者会出现记忆丧失、嗜睡和昏迷;过量钙会干扰其他矿物质的吸收和利用,高钙膳食会明显抑制铁、镁的吸收及降低锌的生物利用率。

3. 影响钙吸收的因素

(1) 不利于钙吸收的因素。凡在肠道中能与钙形成不溶性复合物的因素,均不利于钙的吸收。

① 钙的吸收受膳食中草酸、植酸、磷酸的影响。食物中的草酸、植酸、磷酸与钙结合

形成不溶性钙盐,影响钙的吸收。草酸和植酸存在于植物性食物中,特别是某些蔬菜如菠菜、苋菜、竹笋等草酸含量尤其高,粮食中如荞麦、燕麦等含植酸较多。

② 膳食纤维干扰钙的吸收。食物中的膳食纤维本身不能被人体消化、吸收,若与钙离子结合或膳食纤维包裹着钙离子,则钙离子很难与消化液和肠黏膜接触而不能被人体吸收。

③ 脂肪消化吸收不良。未被消化吸收的脂肪酸与钙离子结合形成不溶性钙盐(钙皂),随粪便排出体外,同时伴随脂溶性维生素 D 的损失。

另外,某些疾病状态(如糖尿病)会影响钙的吸收。肠道蠕动太快,食物在肠道停留的时间过短,也会影响钙的吸收。

(2) 促进钙吸收的因素。维生素 D 是促进钙吸收的主要因素;乳糖及氨基酸能与钙结合,形成可溶性钙盐,可促进钙的吸收;食物呈酸性环境可使钙保持溶解状态,增加了被吸收的可能性,醋能促进钙的溶解,如糖醋鱼、糖醋排骨等菜肴,均有利于钙的吸收。

另外,影响钙吸收的因素还有年龄、性别、生理状态、机体状况等因素。钙的吸收率随着年龄增长而下降,生长发育旺盛的儿童的骨骼中钙代谢极为活跃,母乳喂养婴儿的钙吸收率可达 60%～70%,成年人则只有 25%左右,一般 40 岁以后,钙吸收率逐渐下降,老年人仅为 15%左右,所以,老年人的机体容易缺钙而患骨质疏松症,易骨折且骨折后难愈合。在性别上男性钙吸收率高于女性,这与雄性激素有关。在妊娠等特殊生理时期,钙的吸收率增高。体育锻炼可促进钙的吸收。

4. 摄入量与食物来源

(1) 摄入量。我国现有膳食结构普遍钙缺,居民的钙摄入量普遍偏低。除了老年人、婴幼儿、青少年要特别注意钙的补充外,青壮年人群也要注意钙的补充,青壮年人群对钙的吸收能力比老年人强得多,需要量也大得多,补钙的黄金阶段在青壮年时期。我国居民膳食钙的参考摄入量(DRIs)见表 2-20。

表 2-20　中国居民膳食钙参考摄入量(DRIs)　　　　单位:mg/d

年龄(岁)	AI	UL	年龄(岁)	AI	UL
0～	300	—	14～	1 000	2 000
0.5～	400	—	18～	800	2 000
1～	600	2 000	50～	1 000	2 000
4～	800	2 000	孕妇:中期	1 000	2 000
7～	800	2 000	晚期	1 200	2 000
11～	1 000	2 000	乳母	1 200	2 000

（2）食物来源

钙的来源比较丰富。其中乳和乳制品是钙的最好来源，不但含钙丰富，而且吸收率高，每100g牛奶中约含104mg钙。虾米、虾皮和鸡蛋也是钙的良好来源，海带、发菜、豆类、蔬菜、各种瓜子、芝麻酱等含钙也很丰富。常见食物中钙的含量见表2-21。

表 2-21　常见食物中钙的含量　　　　单位：mg/100g

食　物	含钙量	食　物	含钙量	食　物	含钙量
人奶	30	海带（干）	348	花生仁（生）	39
牛奶	104	发菜	875	杏仁（生）	71
奶酪	799	银耳	36	西瓜子（炒）	28
蛋黄	112	木耳	247	南瓜子（炒）	37
标准粉	31	紫菜	264	小白菜	159
大米	13	大豆	191	大白菜	67
虾皮	991	豆腐	138	油菜	108
猪肉（瘦）	6	青豆	200	韭菜	42
牛肉（瘦）	9	豇豆	27	芹菜	80
羊肉（瘦）	9	豌豆	97	茼蒿	73
鸡肉	9	腐竹	77	胡萝卜	32

在饮食中，注意选择钙含量丰富的乳制品和其他动物性食品，同时选择合理的烹调方法，减少食物中存在的不利于钙消化吸收的物质，就可以满足机体对钙的需要。

在选用蔬菜时，应注意其中草酸的含量，并可采用适当措施去除妨碍钙吸收、利用的因素，如先焯后炒，使部分草酸溶于水，这样就会减少食物中草酸的含量，对增加膳食中钙的吸收是很有效的；洗大米时加以浸泡以使植酸酶活跃，面粉经过发酵等均可减少植酸含量。骨头中虽然含有丰富的钙，但由于它是结合状态的，不能被人体消化。如果在煮骨头汤或烧鱼汤时加点醋，既可以加快食物的成熟，去除腥膻，改善风味，又可以使骨头中的钙在酸性条件下溶解到汤液中，便于人体的吸收。小虾皮和小鱼的骨骼里含有较多的钙，将它们炸酥，连皮带骨食用，就可获得较多的钙。必要时还可进行食物钙强化或给以钙补充剂。食用钙补充剂时，与正常餐饮同时摄入会有利于吸收。

（二）磷

磷也是人体含量较多的元素之一，仅次于钙，列第六位。磷约占人体重量的1％，在成人体内含量为600g～900g，其中85％的磷存在于骨骼和牙齿中。其余部分多以有机形式分布于软组织及体液中。

1. 生理功能

（1）是构成骨骼、牙齿及软组织的重要成分。骨骼、牙齿的钙化、生长发育都需要磷的参与,软组织、细胞膜、血液等组织都含有磷。在骨骼形成中 2g 钙需 1g 磷。

(2) 参与构成供能和储能物质。机体代谢中的能量多以三磷酸腺苷(ATP)及磷酸肌酸形式储存,需要时释放出能量。三磷酸腺苷(ATP)、磷酸肌酸等是储存与转移、释放能量的物质。

(3) 是构成细胞的重要成分。磷是构成细胞中许多重要成分的原料,如磷脂、磷蛋白和核酸等。

(4) 参与酶的组成。体内许多酶如焦磷酸硫胺素、磷酸吡哆醛、辅酶Ⅰ、辅酶Ⅱ等辅酶或辅基都需磷参与组成。

(5) 使物质活化。碳水化合物与脂肪的代谢与吸收,均需先经过磷酸化才能继续进行反应;脂肪不溶于水,需先在血液中磷酸化而使之更多地溶于水,才能进行反应。

(6) 维持酸碱平衡。磷在血液中以酸式磷酸盐和碱式磷酸盐的形式存在,组成体内酸碱缓冲体系,维持机体酸碱平衡。

几乎所有的食物均含有磷,一般不会由于膳食的原因引起磷的缺乏。

2. 摄入量与食物来源

(1) 摄入量。一般膳食如果蛋白质、能量供给充足,磷就不会缺乏。1 岁以上的幼儿以至成人,由于所吃食物种类广泛,磷的来源不成问题。我国居民膳食磷参考摄入量(DRIs)见表 2-22。

表 2-22　中国居民膳食磷参考摄入量(DRIs)　　　　单位:mg/d

年龄(岁)	AI	UL	年龄(岁)	AI	UL
0～	150	—	11～	1 000	3 500
0.5～	300	—	14～	1 000	3 500
1～	450	3 000	18～	700	3 500
4～	500	3 000	孕妇	700	3 500
7～	700	3 000	乳母	700	3 500

(2) 食物来源。磷普遍存在于各种动、植物食品中。瘦肉、鱼、禽、蛋、动物的肝脏、乳及其制品含磷丰富,是磷的重要来源。海带、紫菜、花生、豆类、坚果等含磷也较丰富。粮谷类中的磷因植酸的存在而难以被利用,蔬菜和水果中含磷较少。磷与蛋白质并存,故只要食物中蛋白质和钙的含量充足,机体也将有足够的磷。

(三)镁

正常成人身体镁的总含量约 25g,其中 60%～65% 存在于骨骼、牙齿中,27% 分布于肌肉、肝、心、胰等软组织。血清中镁相当恒定,不能反映体内镁的充足与否,即使机体缺镁,血清镁亦不会降低。

1. 生理功能

(1) 激活多种酶的活性。镁作为多种酶的激活剂,参与体内300多种酶促反应。

(2) 维护骨骼生长和神经肌肉的兴奋性。镁是骨细胞结构和功能所必需的元素,影响骨的吸收,具有维持和促进骨骼生长的作用。镁含量低时,钙吸收降低。镁与钙使神经肌肉兴奋和抑制的作用相同,有镇静作用。但镁和钙又有拮抗作用。

(3) 维护胃肠道的功能。具有利胆、中和胃酸的作用。

2. 镁缺乏与过量

由于饥饿、蛋白质-能量营养不良、镁吸收障碍等因素可引起机体缺乏镁。镁缺乏可致神经肌肉兴奋性亢进;低镁血症会有房室性早搏、房颤、血压升高;镁缺乏还可导致胰岛素抵抗和骨质疏松。

一般不易发生镁中毒。但有些疾病,血镁升高时会发生镁中毒。摄入过量镁会引起恶心、腹泻,因而,腹泻是评价镁毒性的敏感指标。

3. 影响镁吸收的因素

镁吸收率受镁的摄入量的影响,镁的摄入少吸收率较高,摄入多时镁的吸收率降低;磷酸、草酸、植酸和膳食纤维等会抑制镁的吸收;镁与钙的吸收途径相同,竞争吸收而相互干扰。

膳食中的氨基酸、乳糖等可促进镁的吸收。

4. 摄入量与食物来源

(1) 摄入量。我国居民膳食镁参考摄入量(DRIs)见表2-23。

表2-23　中国居民膳食镁参考摄入量(DRIs)　　单位：mg/d

年龄(岁)	AI	UL	年龄(岁)	AI	UL
0～	30	—	11～	350	700
0.5～	70	—	14～	350	700
1～	100	200	18～	350	700
4～	150	300	孕妇	400	700
7～	250	500	乳母	400	700

(2) 食物来源。镁普遍存在于各种食物中。绿叶蔬菜富含镁。糙粮、坚果也含有丰富的镁,而肉类、淀粉类食物及牛奶中的镁含量却属中等。精制食品的镁含量一般是很低的。

除了食物外,从饮水中也可以获得少量镁,硬水中含有较高的镁盐。常见含镁丰富的食物见表2-24。

表 2-24　常见含镁丰富的食物　　　　　　　　　单位：mg/100g

食　物	含镁量	食　物	含镁量	食　物	含镁量
人奶	30	海带(干)	348	花生仁(生)	39
牛奶	104	发菜	875	杏仁(生)	71
奶酪	799	银耳	36	西瓜子(炒)	28
蛋黄	112	木耳	247	南瓜子(炒)	37
标准粉	31	紫菜	264	小白菜	159
大米	13	大豆	191	大白菜	67
虾皮	991	豆腐	138	油菜	108
猪肉(瘦)	6	青豆	200	韭菜	42
牛肉(瘦)	9	豇豆	27	芹菜	80
羊肉(瘦)	9	豌豆	97	茼蒿	73
鸡肉	9	腐竹	77	胡萝卜	32

（四）钾

正常成人体内钾总量约为 50 mmol/kg，成年男性略高于女性。体内钾主要存在于细胞内，约占总量的 98%，其他存在于细胞外。体内钾 70% 储存于肌肉，10% 在皮肤，红细胞占 6%～7%，骨内占 6%，脑占 4.5%，肝占 4.0%。各种体液均含有钾。

1. 生理功能

（1）维持碳水化合物、蛋白质的正常代谢。钾在体内参与许多代谢反应，如葡萄糖合成糖原储存于肝，氨基酸合成肌肉蛋白，ADP 生成 ATP，以及血液中糖和乳酸的消长等。葡萄糖和氨基酸经过细胞膜进入细胞合成糖原和蛋白质时，必须有适量的钾离子参与。估计 1g 糖原的合成约需 0.6mmol 钾，合成蛋白质时每 1g 氮需要 3mmol 钾。三磷酸腺苷的生成过程也需要一定量的钾。钾缺乏时，碳水化合物、蛋白质的代谢将受到影响。

（2）维持细胞内的正常渗透压。钾主要存在于细胞内，对维持细胞内液的正常渗透压起重要作用。

（3）维持神经肌肉的应激性和正常功能。细胞内钾离子与细胞外钠离子联合作用，激活 Na^+-K^+-ATP 酶，产生能量，维持细胞内外钾钠离子的浓度梯度，发生膜电位，使膜有电信号能力，激活肌肉纤维收缩并引起突触释放神经递质。当血钾降低时，膜电位上升，应激性降低，发生松弛性瘫痪；但血钾过高时，反而会导致应激性丧失，从而引发肌肉麻痹。

（4）维持心肌的正常功能。心肌细胞内外适宜的钾浓度与心肌的自律性、传导性和兴奋性的维持密切相关。钾缺乏时，心肌兴奋性增高；钾过高时又使心肌自律性、传导性和兴奋性受抑制，二者均可引起心律失常。缺钾或钾过多，均可使心脏功能严重失常。钾协同钙和镁维持心脏的正常功能。因腹泻、蛋白质严重缺乏而导致的儿童突然死亡，多数与失钾引起的心力衰竭有关。

（5）维持细胞内外正常的酸碱平衡。作为碱性成分参与调节细胞内外酸碱的平衡。

（6）降低血压。血压与膳食钾、尿钾、总体钾或血清钾呈负相关,钾会对抗钠的升血压作用,补钾对高血压及正常血压有降低作用。钾降低血压的机理主要是钾可增加尿中钠的排出,使血容量降低,血压下降。有研究表明,在低钠摄入时,高钾对血压的影响并不大,但低钾则血压升高。

2．钾缺乏与过量

人体内钾总量减少会引起钾缺乏症,神经肌肉、消化、心血管、泌尿、中枢神经等系统会发生功能性或病理性改变。主要表现为肌肉无力或瘫痪、心律失常及肾功能障碍等。

体内缺钾的常见原因是摄入不足或损失过多。正常进食的人一般不易发生摄入不足,但由于疾病或其他原因需长期禁食或少食时,易发生摄入不足。损失过多的原因比较多,可经消化道损失,如频繁的呕吐、腹泻;肾脏疾病,会使钾从尿中大量丢失;高温作业或重体力劳动,大量出汗使钾大量流失等。

体内钾过多,血钾浓度高于 5.5mmol/L 时,会出现毒性反应,称高钾血症。钾过多会使细胞外 K^+ 上升,心肌自律性、传导性和兴奋性受抑制,细胞内碱中毒,细胞外酸中毒。主要表现在神经肌肉和心血管方面。神经肌肉表现为极度疲乏软弱、四肢无力、下肢沉重,严重时呼吸困难,甚至会引起呼吸肌麻痹而窒息死亡。心血管系统会出现心率缓慢、心律不齐、心音减弱。早期可见血压偏高,晚期下降,严重时甚至会出现心脏骤停而危及生命。

3．摄入量与食物来源

（1）摄入量。钾需要量的研究并不多,没有一个明确的结论。估计成年人钾的最低需要量可能为 1 600mg/d～2 000mg/d。我国居民膳食钾适宜摄入量（AL）见表 2-25。

表 2-25　中国居民膳食钾适宜摄入量（AL）　　　　　单位：mg/d

年龄（岁）	AI	年龄（岁）	AI
0～	500	11～	1 500
0.5～	700	14～	2 000
1～	1 000	18～	2 000
4～	1 500	孕妇	2 500
7～	1 500	乳母	2 500

（2）食物来源。大部分食物都含有钾,但蔬菜和水果是钾的最好来源。每 100g 谷物类中含钾 100mg～200mg,豆类中含钾 600mg～800mg,类蔬菜和水果中含钾 200mg～500mg,肉类中含钾 150mg～300mg,鱼类中含钾 200mg～300mg。每 100g 食物钾含量高于 800g 以上的食物有紫菜、黄豆、冬菇等。常见含钾丰富的食物见表 2-26。

表 2-26　常见食物中钾的含量　　　　　　　　单位：mg/100g

食　物	含钾量	食　物	含钾量	食　物	含钾量
紫菜（干）	1 796	菠菜	311	芹菜茎	206
黄豆	1 503	猪肉（瘦）	295	标准粉	190
冬菇	1 155	小米	284	柑	154
红小豆	860	牛肉（瘦）	284	南瓜	145
绿豆	787	带鱼	280	茄子	142
海带（干）	761	黄鳝	278	豆腐干	140
黑木耳	757	鲢鱼	277	大白菜	137
花生仁	587	白玉米	262	苹果	119
枣（干）	524	鸡肉	251	牛奶	109
羊肉（瘦）	403	猪肝	235	葡萄	104
马铃薯	342	杏	226	稻米	103
鲤鱼	334	油菜	210	黄瓜	102
河虾	329	豆角	207	鸡蛋	98

（五）钠

钠是人体不可缺少的常量元素。一般情况下，成人体内钠含量大约为 6 200mg～6 900mg 或 95mg～106mg/kg，占体重的 0.15%，体内钠主要存在于细胞外液，占总体钠的 44%～50%，骨骼中含量也高达 40%～47%，细胞内液含量较低，仅为 9%～10%。

1. 生理功能

（1）调节体内的水分与渗透压。钠主要存在于细胞外液，是细胞外液中的主要阳离子，约占阳离子总量的 90%，构成细胞外液渗透压，调节与维持体内水量的恒定。此外，钾在细胞内液中同样构成渗透压，维持细胞内的水分的稳定。钠、钾含量的平衡，是维持细胞内外水分恒定的根本条件。

钠的含量影响体内水量，当钠量增高时，水量增加，造成细胞肿胀，引起组织水肿；反之，人体失钠过多时，钠量降低，水量减少。

（2）维持酸碱平衡。钠可清除体内的酸性代谢产物，维持体液的酸碱平衡。钠离子总量影响着缓冲系统中碳酸氢盐的比例，因而对体液的酸碱平衡也有重要作用。

（3）钠泵。钠、钾离子的主动运转，由 Na^+-K^+-ATP 酶驱动，使钠离子主动从细胞内排出，钾离子进入细胞内，以维持细胞内外液渗透压平衡。钠对 ATP 的生成和利用、肌肉运动、心血管功能、能量代谢都有影响，钠不足均会影响其作用。此外，糖代谢、氧的利用也需有钠的参与。

（4）维持血压正常。钠离子在体内过多，使细胞外液增加，血容量增加，循环血量增加,导致心输出量增加,血压升高。膳食钠摄入与血压有关:钠摄入量增加,血压升高;钠摄入量减少,血压降低。

(5)增强神经肌肉的兴奋性。钠、钾、钙、镁等离子的浓度平衡,对于维护神经肌肉的应激性都是必需的,满足需要的钠可增强神经肌肉的兴奋性。

2.钠缺乏与过量

一般情况下,人体内钠不易缺乏,但在某些情况下,如高温、重体力劳动、过量出汗、胃肠疾病、反复呕吐、腹泻(泻剂应用)使钠过量排出丢失时,或某些疾病,可引起钠缺乏。钠缺乏早期症状不明显,倦怠、淡漠、无神,甚至起立时昏倒。中重度失钠时,可出现恶心、呕吐、血压下降、肌肉痉挛,视力模糊、心率加速、脉搏细弱、疼痛反射消失,甚至出现淡漠、昏迷、循环衰竭、休克,会因急性肾功能衰竭而死亡。

钠摄入过多并不蓄积,进入体内的钠,大部分通过肾脏随尿排出,钠还随汗排出。如果肾功能出现障碍,导致体内过多的钠排不出去,滞留在体内,会造成钠过多中毒。血钠过高,会出现口渴、软弱无力、烦躁不安、精神恍惚、昏迷甚至死亡。食盐摄入过量(每天达35g~40g)会引起急性中毒,会出现水肿、血压上升、血浆胆固醇升高、脂肪清除率降低、胃黏膜上皮细胞受损等。钠与钙在吸收过程中发生竞争,故钠摄入量高时,会相应减少钙的吸收,而增加尿钙排泄,造成骨质丢失。

3.摄入量与食物来源

(1)摄入量。钠需要量的研究并不多。一般情况下,人体内钠不易缺乏,未见膳食因素引起的钠缺乏症的报道。在高温环境下,为了补充大量汗液中丢失的钠,需及时补充0.1%食盐的饮料。我国居民膳食钠适宜摄入量(AI)见表2-27。

表2-27　中国居民膳食钠适宜摄入量(AI)　　　　　　单位:mg/d

年龄(岁)	AI	年龄(岁)	AI
0~	200	11~	1 200
0.5~	500	14~	1 800
1~	650	18~	2 200
4~	900	孕妇	2 200
7~	1 000	乳母	2 200

注:1g食盐含400mg钠。

(2)食物来源。钠普遍存在于各种食物中,一般动物性食物钠含量高于植物性食物,但人体钠来源主要为食盐,以及加工、制备食物过程中加入的钠或含钠的复合物(如谷氨酸钠、小苏打即碳酸氢钠等),酱油,盐渍或腌制肉或烟熏食品,酱咸菜类,发酵豆制品,咸味休闲食品等。此外,有些地区饮用水的钠含量较高。

（六）铁

铁是人体必需的微量元素,也是体内含量最多的微量元素,总量约为 4g～5g。主要存在于血红蛋白中,占 60%～75%,此外,3% 在肌红蛋白中,1% 为含铁酶类(细胞色素、细胞色素氧化酶、过氧化物酶与过氧化氢酶等)。以上存在形式的铁称之为功能性铁。其余以储存形式存在,以铁蛋白和铁血黄素存在于肝、脾与骨髓中。

1. 生理功能

（1）构成血红蛋白和肌红蛋白,参与体内氧的转运和组织的呼吸过程。铁是血红蛋白与肌红蛋白、细胞色素 A 以及某些呼吸酶的组成成分,参与体内氧与二氧化碳的转运、交换和组织的呼吸过程。其中血红蛋白具有携带氧的功能,而肌红蛋白在肌肉组织中起转运和储存氧的作用。

（2）维持造血功能。铁与红细胞的形成和成熟有关,铁在骨髓造血组织中,进入幼红细胞内,参与合成血红蛋白。缺铁时,新生的红细胞中血红蛋白量不足,就会影响红细胞转运、交换氧气和二氧化碳的功能,还会影响 DNA 的合成及幼红细胞的分裂增殖,缩短寿命。

（3）构成细胞色素酶和含铁酶,参与能量代谢。铁是细胞色素酶、过氧化酶、过氧化氢酶的组成成分,在生物氧化过程中起着十分重要的作用。细胞色素为含血红素的化合物,其在线粒体内具有电子传递作用,对细胞呼吸和能量代谢具有重要意义。

（4）参与其他重要功能。铁与维持正常的免疫功能有关,研究发现缺铁会引起淋巴细胞减少和自然杀伤细胞活性降低。另外,研究显示在催化促进 β-胡萝卜素转化为维生素 A、嘌呤与胶原的合成、脂类从血液中转运以及药物在肝脏解毒等方面均需铁的参与。铁还与抗脂质过氧化有关,铁缺乏会引起脂质过氧化加重,还会使一些具有抗脂质过氧化作用的物质活性下降。

2. 铁缺乏与过量

如果人体缺铁,将引起生理功能和代谢功能的紊乱,缺铁性贫血是最常见的铁缺乏症。缺铁性贫血的病人由于血液中血红蛋白的含量不足,会影响氧气和二氧化碳的运输。缺铁性贫血会导致工作效率降低、学习能力下降。常有心慌、气短、头晕、眼花、精力不集中等表现,皮肤、黏膜颜色苍白,同时由于免疫机能的下降而容易患病。

在目前世界上四大营养缺乏症(缺铁性贫血、维生素 A 缺乏、维生素 D 缺乏、蛋白质-能量缺乏)之中,缺铁性贫血列居首位,特别是在发展中国家,缺铁性贫血是常见的营养性疾病之一。我国缺铁性贫血的患病率相当高,特别是婴幼儿、学龄前儿童、孕妇及乳母更易发生。据调查,我国缺铁性贫血患病率:2 岁以下为 24.2%,60 岁以上为 21.5%,育龄妇女为 20.6%。

铁过量可致中毒,急性铁中毒常见于误服过量铁剂,多见于儿童。体内铁储存过多会导致多种疾病如心脏病、肝脏疾病、糖尿病及某些肿瘤等。

3. 影响铁消化、吸收的因素

我国人群平均铁的摄入量并不低,但缺铁性贫血患病率仍然很高,这是因为铁的吸收率很低,我国膳食中铁的吸收率低于10%。影响铁消化吸收率因素很多,如膳食中铁的含量与存在形式、机体状况、食物中其他成分的影响等。

食物中的铁有两种存在形式,即血红素铁和非血红素铁。血红素铁主要存在于动物性食物中,例如红色肌肉、动物血液、肝脏等。这类铁可直接被人体的肠道黏膜消化吸收,很少受其他膳食因素的干扰,因此,消化吸收率比较高。当铁缺乏时血红素铁的吸收率可达40%,不缺乏时吸收率为10%,当有肉存在时平均吸收率为25%。非血红素铁基本上由铁盐所组成,主要存在于植物和乳制品中,占膳食铁的绝大部分,特别是发展中国家膳食中非血红素铁占膳食中总铁的90%以上。非血红素铁必须与有机物部分分开,并被还原成二价铁后,才能被吸收。因为只有二价铁才能通过黏膜细胞被吸收。非血红素铁受膳食影响极大,其消化吸收率比较低。

膳食中干扰铁消化吸收的因素有以下三个方面。

① 粮谷和蔬菜中的植酸盐、草酸盐、膳食纤维素以及存在于茶叶、咖啡、可可及菠菜中的多酚类物质均会影响铁的吸收。因此,有些植物性食物,从表面上看,铁的含量并不低,可能还会比较高,但由于同时存在有草酸、植酸、磷酸,其消化吸收率很低。茶水中鞣酸的含量比较高,特别是浓茶中的含量尤其高,对非血红素铁的消化吸收不利,因此,不宜饮浓茶。

② 钙盐或乳制品中的钙都可明显影响铁的吸收,对血红素铁和非血红素铁的抑制作用强度无差别。一杯奶(165mg Ca)可使铁吸收降低50%,其机制尚不清楚。

③ 生理因素的影响。体内铁的需要量与储存量对血红素铁或非血红素铁的吸收都有影响。当储存量多时,铁吸收率降低;反之储存量低,需要量增高,吸收率增高。妇女比男子吸收率高;随年龄增长吸收率降低。

膳食中促进铁消化吸收的因素有以下两个方面。

① 维生素C、核黄素、某些糖(如乳糖、果糖)、有机酸(如柠檬酸)、氨基酸(如半胱氨酸、胱氨酸、组氨酸)可促进非血红素铁的吸收。维生素C能将三价铁还原成二价铁,而且还可以与二价铁形成可溶性络合物,有助于铁的吸收。核黄素对铁的吸收、转运与储存均有良好影响。当核黄素缺乏时,铁吸收、转运与肝、脾储铁均受阻。半胱氨酸对铁也有类似的促进作用。所以,增加食物中的维生素C是提高铁吸收率的一种有效的方法。当膳食中铁与维生素C的比例达到1∶5或1∶10时,非血红素铁的消化吸收率就可以提高3~6倍。

② 动物肉类、肝脏可促进铁的吸收,称为肉因子,有促进非血红素铁吸收的作用。如果将非血红素含量高的植物性食物与动物肝脏、鱼肉、禽肉一起食用,非血红素铁的消化吸收率有明显提高。

4. 摄入量与食物来源

(1)摄入量。体内代谢中,铁可被身体反复利用,机体排出铁的量很少,因此,人体对铁的需要量并不多。但妊娠、哺乳和生长均使其需要量增加。我国居民膳食铁参考摄入量(DRIs)见表 2-28。

表 2-28　中国居民膳食铁参考摄入量(DRIs)　　　单位:mg/d

年龄(岁)	AI	UL	铁需要量	膳食中铁生物利用率(%)
0～	0.3	10	—	—
0.5～	10	30	0.8	8
1～	12	30	1.0	8
4～	12	30	1.0	8
7～	12	30	1.0	8
11～				
男	16	50	1.1～1.3	8
女	18	50	1.4～1.5	8
14～				
男	20	50	1.6	8
女	25	50	2.0	8
18～				
男	15	50	1.21	8
女	20	50	1.69	8
50～	15	50	1.21	8
孕妇(中期)	25	60	4	15
孕妇(后期)	35	60	7	20
乳母	25	50	2.0	8

(2)食物来源。铁的良好来源为动物肝脏、全血、畜禽肉类。黑木耳、海带、芝麻酱等的铁含量也很丰富。常用食物中的铁含量见表 2-29。

植物性食物铁吸收率较动物性食物低。如大米为 1%,玉米和黑豆为 3%,莴苣为 4%,小麦、面粉为 5%,鱼为 11%,血红蛋白为 25%,动物肉、肝为 22%,蛋类因存在一种磷酸糖蛋白——卵黄高磷蛋白的干扰,吸收率仅为 3%。牛奶是一种贫铁食物,且吸收率不高。

表 2-29　常见食物中铁的含量　　　　　　单位：mg/100g

食物名称	含量	食物名称	含量	食物名称	含量
发菜	85.2	籼米（标一）	1.3	桂圆肉	3.9
黑木耳（干）	97.4	粳米（标一）	1.1	红枣（干）	2.3
紫菜	54.9	鸡蛋黄	6.5	草莓	1.8
海带（干）	4.7	鸡蛋	2.0	桃	0.8
冬菇（干）	10.5	猪肝	22.6	苹果	0.6
香菇（干）	10.5	猪血	8.7	梨	0.5
黑芝麻	22.7	瘦羊肉	3.9	辣椒	6.0
松子（生）	5.9	瘦猪肉	3.0	荠菜	5.4
山核桃（干）	6.8	瘦牛肉	2.8	菠菜	2.5
花生仁（生）	2.1	鸡肉	1.4	茼蒿	2.5
豆腐皮	13.9	河蚌	26.6	小白菜	1.9
黄豆	8.2	鲍鱼	22.6	油菜	1.2
红小豆	7.4	海参	13.2	胡萝卜	1.0
绿豆	6.5	扇贝（鲜）	7.2	芹菜	0.8
豆腐干	4.9	河虾	4.0	土豆	0.8
北豆腐	2.5	河蟹	2.9	大白菜	0.7
扁豆	1.9	对虾	1.5	茄子	0.5
小米	5.1	鲢鱼	1.3	番茄	0.4
标准粉	3.5	带鱼	1.2	葡萄	0.4
稻米	2.3	鲤鱼	1.0	牛乳	0.3

　　铁缺乏是我国主要的营养缺乏病之一。虽然近年来膳食结构有了一定的转变，但是动物性食物的摄入量仍显不足，缺铁性贫血的发病率仍居高不下。合理搭配食物，改善烹调方法是防止缺铁的有效措施。要注意选择铁含量高且易吸收、利用的食物作为铁的食物来源；膳食中应增加动物性食物和含维生素 C 丰富的食物；某些蔬菜在烹调时先焯后炒，除去部分草酸及膳食纤维，可提高非血红素铁的消化吸收率。

（七）碘

　　碘是人体必需的微量元素之一。成年人体内碘总量约为 20mg～50mg，其中 20％的碘存在于甲状腺中，其余的碘分布于血浆、肌肉、肾上腺、皮肤、中枢神经系统、卵巢和胸腺等处。人体内含碘量与饮食含碘量有关。

1. 生理功能

　　碘在体内主要参与甲状腺激素的合成，其主要生理功能也是通过甲状腺激素表现出来的。甲状腺激素是人体重要的激素，其主要生理功能表现在以下几个方面。

　　（1）参与能量代谢。在蛋白质、脂肪与碳水化合物的代谢中，甲状腺激素促进生物氧化,促进分解代谢、产生能量,维持基本的生命活动,维持、调节体温。

(2)促进体格生长发育。甲状腺激素促进 DNA 及蛋白质的合成。细胞的分化与生长必须有甲状腺激素参与。可促进儿童身高、体重、肌肉、骨骼的增长和性发育。碘缺乏可致儿童生长发育受阻,侏儒症的一个最主要病因就是缺碘。

(3)促进神经系统发育。在脑发育阶段,神经元的迁移及分化,神经突起的分化和发育,尤其是树突、树突棘、触突、神经微管以及神经联系的建立都需要甲状腺激素的参与,甲状腺激素缺乏将导致大脑发育落后。

2. 碘缺乏与过量

机体碘缺乏可使甲状腺激素分泌减少,新陈代谢率下降,进而影响生长发育。成年人缺乏碘时,皮肤干燥,毛发零落,性情失常,出现甲状腺肿大。儿童碘缺乏可导致机体生长发育迟缓,智力发育障碍等;孕妇碘缺乏会使胎儿生长迟缓,智力低下或痴呆,甚至发生克汀病。亚临床克汀病(轻度缺碘)发生在低碘地区,主要表现为精神发育迟缓,智力轻度落后。碘缺乏主要是环境与食物缺碘,而且,往往是地区性的,为地方性碘缺乏症。

与碘缺乏症相反,有的地区出现碘过多症。高碘同低碘一样会危害人体健康,会引起高碘甲状腺肿和高碘性甲亢。

3. 摄入量和食物来源

(1)摄入量。碘的需要量取决于机体对甲状腺激素的需求量。成人碘每日最低生理需要量为 $60\mu g$,推荐摄入量(RNI)为 $150\mu g$,可接受最高摄入量(UL)为 $1\,000\mu g$。我国居民膳食碘参考摄入量(DRIs)见表 2-30。

表 2-30　中国居民膳食碘参考摄入量(DRIs)　　　　单位: $\mu g /d$

年龄(岁)	RNI	UL	年龄(岁)	RNI	UL
0～	50	—	11～	120	800
0.5～	50	—	14～	150	800
1～	50	—	18～	150	1 000
4～	90		孕妇	200	1 000
7～	90	800	乳母	200	1 000

(2)食物来源。碘主要来自食物,其次为饮水与食盐。海产品含碘最为丰富,如海带、紫菜、海虾、海鱼、海贝、海参等是碘良好的食物来源。动物性食品含碘量高于植物性食品,蛋、奶含碘量相对稍高,其次为肉类,淡水鱼的含碘量低于肉类。植物性食物特别是水果、蔬菜含碘量最低。在食盐中加碘是我国实行预防碘缺乏疾病的一项措施,已取得了十分明显的效果,但食用盐碘含量过高也会对机体造成伤害。因而我国于 2012 年 3 月 15 日正式实施新的《食用盐碘含量》标准,新标准降低了食用盐碘含量水平,将碘含量由原来的 20mg/kg～50mg/kg 降低到 20mg/kg～30mg/kg。新标准规定食用盐碘含量可

以选择 20mg/kg、25mg/kg 和 30 mg/kg 三种加碘水平,可结合病区类型、居民饮用水碘含量、饮食习惯,以及孕妇、哺乳期妇女等特殊人群的碘营养状况进行选择,在高碘地区设立专门柜台出售非碘盐以保证人们的健康。为了保证碘盐的效果,在烹调时应避免碘盐长时间加热,要在烹调后期即菜肴出锅前加入,防止碘因挥发而失效。

(八)锌

锌分布于人体所有的组织、器官、体液及分泌物。成人体内含锌约 2g~2.5g,其中眼、毛发、骨骼、男性生殖器官等组织中浓度最高,其次是肝、肾、肌肉和皮肤。血液中的锌有 75%~85% 分布在红细胞中。头发中的锌反映了食物中锌的长期供给水平。

1. 生理功能

(1)锌是人体中多种酶的组成成分或激活剂。在人体内大约有 200 多种含锌酶,在组织呼吸和蛋白质、脂肪、碳水化合物代谢中起重要作用。

(2)参与蛋白质、DNA 和 RNA 的合成代谢。锌广泛地参与核酸和蛋白质的代谢,缺锌会导致蛋白质合成和生长发生障碍。儿童严重缺锌可出现侏儒症,19 岁~20 岁的青年外观只相当于 10 岁左右的孩子,身体矮小、瘦弱。缺锌会使损伤组织愈合困难。锌对于促进性器官的正常发育和保证性机能的正常是必需的。

(3)锌对味觉及食欲起促进作用。味觉素是一种与味觉有关的蛋白质,有营养和促使味蕾生长的作用,它可作为介质影响味觉和食欲。锌是味觉素的结构成分,起着支持、营养和分化味蕾的作用。

(4)维持免疫功能。锌对保证免疫系统的完整性是必要的。锌在参加包括免疫反应细胞在内的细胞复制中起着重要作用。缺锌时,淋巴细胞功能受损,细胞免疫力降低,同时缺锌还可能使有免疫力的细胞的增殖减少。

(5)保护皮肤。缺锌时会出现皮肤粗糙、干燥、上皮角化和食道的类角化,皮肤创伤愈合较慢,易受感染。

2. 锌缺乏与过量

人类锌缺乏会导致生长缓慢、皮肤伤口愈合不良、味觉障碍、胃肠道疾病、免疫功能减退等。

一般不会发生锌中毒,但当成人一次性摄入 2g 以上的锌时会发生锌中毒,其主要特征是锌对胃肠道的直接作用,导致上腹疼痛、腹泻、恶心、呕吐。长期每天补充 100 mg 较大量锌可发生贫血、免疫功能下降、高密度脂蛋白胆固醇降低等。

3. 影响锌消化、吸收的因素

植物性食物中含有的植酸、鞣酸和纤维素等不利于锌的吸收;铁可抑制锌的吸收。动物性食物中的锌的生物利用率较高,维生素 D 可促进锌的吸收。

4. 摄入量和食物来源

(1) 摄入量。人体对锌的需要量因生理条件而异,妊娠、哺乳和生长均可使需要量增加。膳食以谷类为主的人群,由于谷类食物中所含的植酸和纤维素可降低锌的吸收率,因此要增加锌的摄入量。我国居民膳食锌参考摄入量(DRIs)见表 2-31。

表 2-31 中国居民膳食锌参考摄入量(DRIs)　　　　　单位:mg/d

年龄(岁)		RNI	UL	年龄(岁)		RNI	UL
0~		1.5		14~	男	19.0	42
0.5~		8.0	13		女	15.5	35
1~		9.0	23	18~	男	15.0	45
4~		12.0	23		女	11.5	37
7~		13.5	28	孕妇	中期	+5	35
11~	男	18.0	37		晚期	+5	35
	女	15.0	34	乳母		+10	35

(2) 食物来源。锌的食物来源广泛,普遍存在于动植物组织中。植物如豆类、小麦、坚果中含量相对较多,但不易被吸收;动物性食物是锌的良好来源,如红色肉类、动物内脏、蛋黄、鱼及其他海产品是锌的极好来源。植物性食物含锌较低。常见食物中锌的含量见表 2-32。

表 2-32 常见食物中锌的含量　　　　　单位:mg/100g

食物名称	含量	食物名称	含量	食物名称	含量	食物名称	含量
生蚝	71.2	香醋	7.79	籼稻谷(红)	3.29	鸡肉(均值)	1.09
蝎子	26.71	牛肉(前腱)	7.61	花生仁(生)	2.50	鸡蛋(红皮)	1.01
山核桃(熟)	12.59	石螺	6.17	对虾	2.38	带鱼(白带鱼)	0.70
马肉	12.26	麸皮	5.98	赤小豆(小豆)	2.20	海带(干)	0.65
鲜扇贝	11.69	葵花子(炒)	5.91	肥瘦猪肉(均值)	2.06	干枣	0.65
沙鸡	10.60	猪肝	5.78	小米	1.87	牛乳(均值)	0.42
山羊肉(冻)	10.42	梭子蟹	5.50	玉米(黄,干)	1.70	茄子(均值)	0.23
芝麻南糖	10.26	牛肝	5.01	小麦粉(标准粉)	1.64	白菜(白梗)	0.21
牡蛎	9.39	河蟹	3.68	早籼(标一)	1.59	胡萝卜(黄)	0.14
香菇	8.57	芥末	3.62	枣(鲜)	1.52	芦柑	0.10
蚌肉	8.50	黄豆	3.34	粳米(标一)	1.45	红元帅苹果	0.09
红辣椒	8.21	红螺	3.34	乌鱼蛋	1.27	绵白糖	0.07

(九)硒

硒在人体内含量约为 14mg~20mg,分布在除脂肪以外的所有组织中,以肝、胰、肾、心、脾、牙釉质和指甲中为最高。

1．生理功能

（1）抗氧化作用。硒是谷胱甘肽过氧化物酶的重要组成成分，并以谷胱甘肽过氧物酶的形式发挥抗氧化作用，从而保护细胞膜免受氧化破坏，维持细胞正常功能。硒与维生素 E 有协同作用，二者都具有抗氧化作用，但维生素 E 是防止不饱和脂肪酸生成氢过氧化物，而硒则是使氢过氧化物迅速分解。可以说它是延长细胞寿命、防止细胞中毒的重要营养物质。

（2）免疫功能。硒具有促进免疫球蛋白生成、保护吞噬细胞完整的作用。所以，硒可以提高机体的免疫功能。

（3）保护心血管和心肌的健康。许多调查发现，硒摄入量充足和高的地区的人群的心血管病发病率低，硒对于保护心肌的健康有重要作用。动物实验证实硒对心肌纤维、小动脉及微血管的结构及功能有重要作用。在我国以心肌损害为特征的克山病，缺硒是其发病的一个重要因素。

（4）解毒作用。在体内与金属汞、镉及铅等结合形成金属硒蛋白复合物而解毒，并使金属排出体外。动物实验还发现硒有降低黄曲霉毒素 B_1 的急性损伤和死亡率的作用。

（5）促进生长、保护视觉器官以及抗肿瘤作用。已有实验表明硒是生长与繁殖所必需的，缺硒会导致生长迟缓。白内障患者及糖尿病性失明者补充硒后，其视觉功能会有所改善。调查发现，硒缺乏地区肿瘤发病率明显较高，胃癌发病与缺硒有关。当然，对于硒的抗肿瘤作用，尚需进一步深入研究。

2．硒缺乏与过量

硒缺乏已被证实是克山病的主要原因。克山病是一种由于缺硒而引起的以心肌病变为主的地方性疾病。因在我国的黑龙江省克山县首次被发现，而称为克山病。易感人群为 2 岁～6 岁的儿童和育龄期妇女，表现为急性或慢性心功能不全和各种类型的心律失常、心动过速或心动过缓，急性病人可迅速死亡。缺硒也被认为是发生大骨节病的重要原因。缺硒会影响机体的抗氧化能力和免疫功能。

硒摄入过多可造成中毒。在我国湖北省的恩施、陕西省的紫阳等地就曾有硒中毒发生。硒中毒表现为地方性。人群硒中毒主要表现为头发干燥、变脆、易断裂，眉毛、胡须、腋毛等体毛脱落；指甲变脆，指甲表面出现白点、纵纹，严重时可出现断裂；肢端麻痹，甚至出现抽搐、偏瘫。

3．摄入量和食物来源

（1）摄入量。膳食硒的需要量是以防止克山病发生为指标的最低摄入量。我国居民膳食硒参考摄入量（DRIs）见表 2-33。

表 2-33　中国居民膳食硒参考摄入量（DRIs）　　　　单位：μg/d

年龄（岁）	RNI	UL	年龄（岁）	RNI	UL
0～	15（AI）	55	1～	20	120
0.5～	20（AI）	80	4～	25	180
7～	35	240	18～	50	400
11～	45	300	孕妇	50	400
14～	50	360	乳母	65	400

（2）食物来源。食物中硒含量受当地水土中硒含量的影响很大。沿海地区食物含硒较高,海产品、肉类、动物肝、肾及芝麻、大蒜等硒含量丰富。在加工中,硒因精制、烧煮过程而有所损失。

第六节　维　生　素

一、维生素概述

维生素是维持人体正常生理功能所需的一类低分子有机化合物。

（一）维生素的特点

虽然各类维生素的化学结构不同,生理功能各异,但它们具有共同的特点。

第一,维生素或其前体都存在于天然食物中,但没有一种天然食物含有人体所需的全部维生素。

第二,它们在体内既不提供能量,也不构成人体组织。

第三,参与维持机体的正常生理功能,需要量极少,通常以毫克甚至微克计,但绝对不可缺少。当人体内某种维生素缺乏到一定程度时,会导致相应的特异缺乏症;某些维生素摄入过量,则可导致人体中毒。

第四,维生素一般不能在体内合成或合成量很少,不能满足机体需要,必需经常由食物供给。

（二）维生素的命名

维生素的命名有三个系统,一是按发现的先后次序,以英文字母顺序命名,如维生素A、维生素 D、维生素 C 等;二是按其特有的生理功能和治疗作用命名,如抗坏血病维生素、抗干眼病维生素、抗佝偻病维生素等;三是按其化学结构命名,如硫胺素、视黄醇、核黄素等。但是在使用上并无严格规范,常常三类命名混合使用。维生素的命名见表 2-34。

表 2-34　维生素的命名

以字母命名	以化学结构命名	以生理功能命名
维生素 A	视黄醇	抗干眼病维生素
维生素 D	钙化醇	抗佝偻病维生素
维生素 E	生育酚	
维生素 K	叶绿醌	凝血维生素
维生素 B_1	硫胺素	抗脚气病维生素
维生素 B_2	核黄素	
维生素 PP	尼克酸、尼克酰胺、烟酸	
维生素 B_6	吡哆醇、吡哆胺、吡哆醛	
维生素 M	叶酸	
维生素 H	生物素	
维生素 B_{12}	钴胺素、氰胺素	抗恶性贫血维生素
维生素 C	抗坏血酸	抗坏血病维生素

（三）维生素的分类

维生素的种类很多,目前,已知的维生素有二十多种,根据溶解性可分为脂溶性维生素和水溶性维生素两大类。

脂溶性维生素溶于脂肪或脂溶剂而不溶于水,其吸收与脂肪的存在有密切关系,吸收后在体内储存。这类维生素包括维生素 A、维生素 D、维生素 E 和维生素 K。

水溶性维生素溶于水而不溶于脂肪或脂溶剂,吸收后在体内储存很少,过量的维生素多随尿排出。此类维生素有 B 族维生素(维生素 B_1、B_2、PP、B_6、叶酸、B_{12}、泛酸等)和维生素 C。

脂溶性维生素与水溶性维生素的异同点总结如表 2-35。

表 2-35　脂溶性、水溶性维生素的异同点

	脂溶性维生素	水溶性维生素
化学组成	仅含碳、氢、氧	除含碳、氢、氧外,还含有氮、硫、钴等元素
溶解性	溶解于脂肪	溶解于水
化学性质	遇热、碱等比较稳定,但易氧化	比较活泼,特别在碱性环境下、加热等都会破坏
吸收与排泄	随脂肪吸收,少量从胆汁排泄	从肠道经血液吸收,过量时,从尿液、汗液等排泄
储存性	可储存在人体内,如肝脏等器官	一般在体内很少储存
缺乏症	出现的时间比较缓慢	出现的时间比较快
过多症	一次性大量摄入或长期过量摄入时会引起过多症	几乎不会出现,除非在极大量摄入的情况下才发生
食物来源	动物性食物,特别是肝脏、瘦肉、肾脏等	各种植物性食物,如蔬菜、水果、谷类等

维生素的缺乏在我国人群中是比较常见的。维生素缺乏的主要原因有以下三个方面。

（1）摄入不足：或由于食物中维生素含量不足，或由于食物因储藏加工和烹调不当而引起维生素的破坏损失。

（2）吸收利用障碍：慢性消化道疾病，如慢性腹泻、痢疾、肝胆系统疾病等会影响维生素的吸收和储存。

（3）需要量相对增加：特殊生理阶段如孕妇、乳母、生长发育迅速的儿童、青少年等对维生素的需要量增加；特殊生活及工作环境的人群、急慢性消耗性疾病等均可使机体对维生素的需要量增多，易会造成机体维生素的相对缺乏。

二、脂溶性维生素

（一）维生素 A

维生素 A，又名视黄醇，也称抗干眼病维生素，其发现始于人们对食物与夜盲症关系的探讨。维生素 A 只存在于动物性食品中，植物性食品只能提供作为维生素 A 前体的类胡萝卜素。有一些类胡萝卜素可在体内转换成维生素 A，被称为维生素 A 原。

维生素 A 遇热、酸、碱都比较稳定。一般的烹调方法对食物中的维生素 A 不会造成严重破坏，但容易因氧化而损失。油脂在氧化酸败过程中，其所含的维生素 A 和胡萝卜素会受到严重的破坏，但食物中的磷脂、维生素 E 或其他抗氧化剂有提高维生素 A 和胡萝卜素稳定性的作用。烹调中胡萝卜素比较稳定，并且食物的加工和热处理有助于提高植物细胞内胡萝卜素的释出，可提高其吸收率。但长时间的高温作用，特别是在有氧和紫外线照射的条件下，维生素 A 的损失有明显的增加。一般烹调加热，胡萝卜素的保存率为 70%～90%。

1. 生理功能

大量研究证明维生素 A 不仅对视觉起着十分重要的作用，而且在生长、细胞增生和分化、造血及免疫等方面也是必不可少的。

（1）维持正常的视觉功能。维生素 A 能促进视觉细胞内感光物质的合成与再生，以维持正常视觉，防止夜盲症。

（2）维持上皮组织细胞的健康。上皮组织细胞遍及全身，如呼吸道、消化道、泌尿道、性腺以及其他腺体。缺乏维生素 A 常引起皮肤干燥、毛囊角化。缺乏维生素 A，泪腺上皮组织受损，分泌停止，会引起干眼病。

上皮组织是抵御细菌侵入机体的第一道防线。缺乏维生素 A 时，身体抵抗力下降。

（3）促进生长发育。维生素 A 可以促进体内组织蛋白质的合成、骨骼的生长、骨细胞的正常分裂，加速生长发育。儿童缺乏维生素 A，会导致体内肌肉和内脏器官萎缩、体脂减少、发育迟缓、生长停滞、骨骼发育不良,还易感染其他疾病。

（4）抑癌作用。维生素 A 能促进上皮细胞的正常分化,有抑制肿瘤活性的作用。类胡萝卜素的抑癌作用与其抗氧化性有关。

（5）维持机体的免疫功能。维生素 A 对机体的免疫系统有重要作用,缺乏维生素 A 会使机体细胞的免疫功能降低。

2. 摄入量与食物来源

（1）摄入量。膳食维生素 A 的摄入量常以视黄醇当量 RE 来表示。由于,β-胡萝卜素在人体内要经过消化、吸收,最终只有 1/6 转化为维生素 A。所以,维生素 A 的计量单位——视黄醇当量 RE 定义为:

$$1RE = 1\mu g\ 视黄醇 = 6\mu g\beta - 胡萝卜素$$

过去对 RE（视黄醇当量）常用国际单位（IU）表示。1 000IU 的维生素 A 相当于 $300\mu g$ 的视黄醇。

$$1\mu g\ 视黄醇 = 3.33IU\ 维生素\ A = 6\mu g\beta - 胡萝卜素$$

我国居民膳食维生素 A 推荐摄入量（RNI）见表 2-36。并建议儿童及成年人膳食维生素 A 的 1/3～1/2 从动物性食物中摄取,孕妇膳食维生素 A 的来源应以植物性食物为主。

表 2-36 中国居民膳食维生素 A 推荐摄入量（RNI）

年龄（岁）	RNI(μg RE)	年龄（岁）	RNI(μg RE)
0～	400	14～	男：800 女：700
0.5～	400	18～	男：800 女：700
1～	500	孕妇初期	800
4～	600	孕妇中期	900
7～	700	孕妇后期	900
11～	700	乳母	1 200

一般情况下,普通膳食不会引起维生素 A 摄入过多而中毒。但如果依靠维生素 A 的补充剂就有可能造成维生素 A 摄入过量。过量摄入维生素 A 可能导致色素沉积,皮肤上出现黄色。孕妇如长期过量摄取维生素 A,胎儿畸形的比率可能会增加。因此,应从食物中摄取足量的维生素 A,而不是依靠药品来补充,这是一个重要的保健理念。我国居民膳食维生素 A 的可耐受最高摄入量 UL:成年人为 $3\,000\mu g$,孕妇为 $2\,400\mu g$,儿童为 $2\,000\mu g$。

（2）食物来源。维生素 A 在动物性食物中含量丰富,最好的来源是各种动物的肝脏、鱼肝油、鱼卵、全奶、禽蛋等。植物性食物只含胡萝卜素,最好的来源是有色蔬菜,如菠菜、空心菜、芹菜叶、胡萝卜、辣椒等,水果如芒果、杏子、柿子等。常见食物中维生素 A 及胡萝卜素含量见表 2-37。

表 2-37　几种食物中维生素 A 或胡萝卜素含量　　单位：μg/100g

食物	维生素 A	视黄醇当量	食物	胡萝卜素	视黄醇当量
瘦猪肉	44	44	小米	100	17
肉鸡	226	226	玉米面	40	7
猪肝	4 972	4 972	大豆	220	37
鸡肝	10 414	10 414	荷兰豆	480	80
羊肝	20 972	20 972	红薯（红心）	750	125
猪肾	41	41	胡萝卜	4 010	668
鸡心	910	910	油菜	620	103
牛奶	24	24	西蓝花	7 210	1 202
奶粉	303	303	小白菜	1 680	280
奶油	1 024	1 024	苋菜	2 110	352
鸡蛋	310	310	生菜	1 790	298
蛋黄粉	776	776	菠菜	2 920	487
黄鱼	10	10	柑	890	148
鳟鱼	206	206	橘	1 660	277
江虾	102	102	芒果	8 050	1 342
河蟹	389	389	枇杷	700	117
蚌肉	283	283	杏	450	75

（二）维生素 D

维生素 D 又名钙化醇、抗佝偻病维生素，为类固醇衍生物。具有维生素 D 活性的化合物有多种，以维生素 D_2（麦角钙化醇）和维生素 D_3（胆钙化醇）最为重要。

在人体皮下存在 7-脱氢胆固醇，在日光或紫外线照射下可转化为维生素 D_3，7-脱氢胆固醇称为维生素 D_3 原，又称阳光维生素。植物油或酵母含的麦角固醇在日光或紫外线照射下可转化为 D_2，被称为维生素 D_2 原。所以，多晒太阳是防止维生素 D 缺乏的主要方法之一。

维生素 D 的化学性质稳定，在中性和碱性溶液中耐热，不易被氧化，而在酸性溶液中会被逐渐分解。一般烹调加热不会造成损失，但脂肪酸败可破坏维生素 D。

1. 生理功能

维生素 D 可促进钙、磷吸收，对骨骼形成极为重要。儿童缺乏维生素 D 易引起佝偻病，成年人特别是孕妇、乳母和老年人缺乏维生素 D 更易引起骨质软化或骨质疏松症。佝偻病是由于维生素 D 的缺乏而产生的。生长发育迅速的婴幼儿和青少年，由于维生素 D 的缺乏，导致钙的吸收量不能满足生长的需要量，从而使骨骼中的钙含量下降，骨骼的硬度不够，使骨骼不能支撑体重，从而出现骨骼形状的改变。下肢骨承受不了身体的重量产生变形，形成"O"形腿，或"X"形腿；还有胸骨的变形，形成"鸡胸"；头颅骨的变形，形成"方颅"等，佝偻病体征见图2-1。骨质软化症主要发生于老年人、孕妇、乳母等人群，女性的发病率高于男性。由于缺乏维生素 D 和钙，骨骼的新陈代谢受到影响，骨骼中的钙溶解到血液里，最终造成骨骼中的钙含量下降，表现为腰背酸痛、腿部疼痛、脚跟疼痛等，严重时还容易出现骨折。

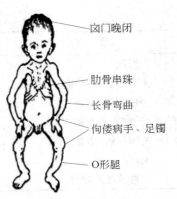

图 2-1　佝偻病体征图

（囟门晚闭／肋骨串珠／长骨弯曲／佝偻病手、足镯／O形腿）

2．摄入量与食物来源

（1）摄入量。我国居民膳食维生素 D 推荐摄入量（RNI）见表2-38。实际上，准确估计维生素 D 的膳食摄入量是很困难的。因为，人体所需要的维生素 D 既可以由膳食提供，又可经暴露于日光的皮肤合成。由于婴幼儿、老年人户外活动少，特别是冬天不能获得充分的日照时，易患维生素 D 缺乏症，应适量增加维生素 D 的摄入量；孕妇、乳母也需增加摄入量。

表 2-38　中国居民膳食维生素 D 推荐摄入量（RNI）

单位：$\mu g/d(1\mu g = 40IU)$

年龄（岁）	RNI	年龄（岁）	RNI
0～	10	18～	5
0.5～	10	50～	10
1～	10	60～	10
4～	10	80～	10
7～	5	孕妇	10＊
11～	5	乳母	10
14～	5		

注：＊孕妇从第4个月开始。

一般情况下，普通膳食不会引起维生素 D 的摄入过多而中毒。但长期和不适当地过量服用维生素 D 可引起中毒，会造成人体疲倦、体重下降、头晕、呕吐、血压上升及高钙血症，使软组织钙化，心脏、血管、支气管、胃及肾都有钙沉积，甚至导致死亡；也可导致小儿骨髓过早形成，影响正常发育。我国居民膳食维生素 D 的可耐受最高摄入量 UL：成年人和儿童均为 $20\mu g/d$。

（2）食物来源。富含维生素 D 的食物见表2-39。植物性食物中几乎不含维生素 D，其主要存在于动物性食物中。例如，海水鱼、鱼卵、动物肝脏、鱼肝油、奶油等含量相对较多，而瘦肉、奶、坚果中含微量维生素 D。人乳和牛乳含维生素 D 很少，并不是维生素 D 的良好食物来源。各类蔬菜、水果中几乎不含维生素 D。

表 2-39　常见富含维生素 D 的食物　　　　　　　　单位：IU/100g

食　　物	含量	食　　物	含量
鱼肝油	8 500	奶油（脂肪含量 31.3%）	50
大马哈鱼和虹鳟鱼罐头	500	鸡蛋（煎、煮、荷包）	49
金枪鱼罐头（油浸）	232	牛奶（脂肪含量 1%～3.7%）	41
奶油（脂肪含量 37.6%）	100	烤羊肝	23
脱脂牛奶（罐装）	88	煎牛肝	19
炖鸡肝	67	鲜碎肝午餐肉	15
人造黄油煎猪肝	51	煎小牛肝	14

选择维生素 D 含量丰富的食物，同时经常进行户外活动，接受日光照射，是预防维生素 D 缺乏的良好措施。

（三）维生素 E

维生素 E 又称生育酚，是所有具有 α-生育酚活性化合物的总称。维生素 E 具有抗氧化作用，遇酸、热都很稳定，有 α、β、γ、δ 型，其中以 α-生育酚在自然界含量最多，也最具生物活性。维生素 E 遇碱不稳定，在铁盐、铅盐或油脂酸败条件下会加速其氧化。食物中的维生素 E 在烹调时损失不大，但油炸会使维生素 E 活性明显降低。

1. 生理功能

（1）抗氧化作用。维生素 E 有较强的抗氧化作用，可清除体内的氧自由基，阻止不饱和脂肪酸的氧化，抑制脂质过氧化反应，保护细胞膜的完整。

（2）抗衰老作用。人类随着年龄的增长体内脂褐质不断增加，脂褐质俗称老年斑，是细胞内某些成分被氧化分解后的沉积物。补充维生素 E 可减少细胞中脂褐质的形成。维生素 E 还可改善皮肤弹性，使性腺萎缩减轻，提高免疫力，因此，维生素 E 在预防衰老方面有重要作用。

（3）抗动脉粥样硬化作用

人体血液中低密度脂蛋白的作用是在细胞间转运胆固醇，一旦受到氧自由基攻击后，低密度脂蛋白被氧化生成氧化型低密度脂蛋白。氧化型低密度脂蛋白可携带大量胆固醇沉积到血管壁上，形成粥样斑块而突出到管腔，导致管腔狭窄，血流变缓。同时动脉壁结构中原有的大量弹力纤维，使血管壁有很好的弹性，对调节血流量有重要作用。粥样斑块的形成破坏了动脉壁的弹性，并且在粥样斑块形成部位很容易发生血栓。如果血栓形成在冠状动脉就可能发生心肌梗死，如果血栓在脑血管形成就可能发生脑中风。而维生素 E 有防止低密度脂蛋白被氧化的作用，也就阻断了氧化型低密度脂蛋白所引发的一系列病理过程。实验表明，补充维生素 E，可不同程度降低心脏病及脑中风的危险。

（4）预防癌症。维生素 E 可阻断致癌的自由基反应、降低诱发突变物质的活性、抑制致癌物质亚硝胺的形成、抵御过氧化物对细胞的攻击、提高免疫力，从而起到抑制肿瘤发生。

（5）促进肌肉正常生长发育。维生素 E 可促进肌肉正常生长发育，预防和治疗肌肉萎缩。

（6）抗不育症。动物实验发现，维生素 E 与动物的生殖功能和精子生成有关，维生素 E 缺乏可导致睾丸萎缩、孕育异常。目前，临床上常用维生素 E 治疗先兆性流产和习惯性流产等，但对人类尚未发现有因缺乏维生素 E 而引起的不孕症。

2．摄入量与食物来源

（1）摄入量。维生素 E 在自然界中分布很广，一般情况不会缺乏。我国居民膳食维生素 E 适宜摄入量（AI）见表 2-40。

表 2-40　中国居民膳食维生素 E 适宜摄入量（AI）　　　单位：mg/d

年龄（岁）	AI（mg a-TE）	年龄（岁）	AI（mg a-TE）	年龄（岁）	AI（mg a-TE）
0～	3	7～	7	孕妇	14
0.5～	3	11～	10	乳母	14
1～	4	14～	14	50～	14
4～	5	18～	14		

（2）食物来源。维生素 E 广泛分布于动植物中，但动物性食物中含量较少，人体所需的维生素 E 大多来自于谷物和植物油。各类食物中维生素 E 含量代表值见表 2-41。

表 2-41　各类食物维生素 E 含量　　　单位：mg/100g 食物

食物组	总生育酚	a-生育酚	β＋γ-生育酚	δ-生育酚
谷类	0.96	0.495	0.180	0.154
豆类	4.92	0.717	2.631	1.303
蔬菜	0.75	0.466	0.102	0.156
水果	0.56	0.381	0.130	0.030
肉类	0.42	0.308	0.097	0.010
乳类	0.26	0.087	0.112	0.021
蛋类	2.05	1.637	0.409	0
水产类	1.25	0.871	0.190	0.248
食用油脂	72.37	8.17	28.33	9.739

三、水溶性维生素

（一）维生素 C

维生素 C，又名抗坏血酸，具有酸性和强还原性，易氧化，易溶于水。天然的抗坏血酸是 L-型，其异构体 D-型抗坏血酸几乎没有生理活性，无营养价值。抗坏血酸易氧化脱氢形成脱氢抗坏血酸，脱氢抗坏血酸在体内可还原为抗坏血酸，其生理活性与抗坏血酸几乎相同。脱氢抗坏血酸进一步氧化、水解就会形成一系列无营养价值、无生理活性的产物。维生素 C 在酸性条件下稳定，但遇热、碱不稳定，遇金属特别是铜，破坏更快。维生素 C 是所有维生素中最不稳定的一种，因此在烹调时要采用短时间加热、快速成菜的方法，切忌加碱。

1. 生理功能

（1）具有抗坏血病的作用。人体是由细胞组成的，这些细胞是靠细胞间质连接起来的。胶原蛋白是细胞间质的重要组成部分。缺少维生素 C 时，脯氨酸和赖氨酸的羟基化过程不能正常进行，胶原蛋白不能正常合成，从而导致细胞连接障碍，表现为毛细血管脆性增加，引起皮下黏膜出血，即坏血病。

（2）预防癌症。研究表明，食道癌、胃癌高发区居民维生素 C 的摄入量低；而肿瘤的发生率与每日摄入维生素 C 的平均值成反比，这就证明维生素 C 对癌症有一定预防作用。维生素 C 的抗癌机制是其具有阻断亚硝氨合成的作用，亚硝氨是一种强致癌物。

（3）抗氧化作用。抗氧化作用是维生素 C 的一个典型功能。维生素 C 是一个强还原剂，本身被氧化，使氧化型谷胱甘肽还原成还原型谷胱甘肽，从而发挥其保护细胞膜的作用。

（4）促进铁吸收。维生素 C 的还原性能使难以被吸收的三价铁还原成二价铁，促进肠道内铁的吸收；还能将血浆中的传递铁蛋白中的三价铁还原成二价铁，从而提高铁的利用率，有助于预防和治疗缺铁性贫血。维生素 C 还可使叶酸还原为具有活性的四氢叶酸，促进红细胞成熟和增殖，防止发生巨幼红细胞贫血。

（5）防止动脉粥样硬化。抗坏血酸可促进胆固醇的排泄，防止胆固醇在动脉内壁沉积，还可降低毛细血管的脆性，对防治高胆固醇血症、动脉粥样硬化有益。

（6）提高免疫机能。维生素 C 能增加抗体的形成，提高白细胞的吞噬作用，提高免疫力，防止感染，促进伤口愈合。维生素 C 对有毒物质如铅、汞、砷等重金属有解毒作用。

2．摄入量与食物来源

（1）摄入量。人体本身是不能合成抗坏血酸的，必须由食物供给。维生素 C 缺乏症的产生与膳食中维生素 C 的供给不足有直接的关系。膳食中维生素 C 不足的原因主要与以下几个方面有关。

① 膳食中新鲜蔬菜、水果供给不足。许多人存在挑食、偏食现象，特别是少年儿童，喜欢吃动物性食物，而不喜欢吃各种水果、蔬菜，导致维生素 C 在膳食中的含量不足。

② 成年人虽然每天吃水果、蔬菜，但吃的不是新鲜的，在水果、蔬菜的储存过程中，维生素 C 损失较多，虽然水果、蔬菜吃的量不少，但同样会出现维生素 C 不足。

③ 烹调加工方法不合理，导致维生素 C 被破坏。维生素 C 是一种水溶性维生素，在碱性环境中易被破坏，特别是高温、长时间加热时破坏得就更多。因此，在进行蔬菜、水果的烹调加工时，要尽量避免维生素 C 的破坏。

选择维生素 C 含量高的水果、蔬菜，采用合理的烹调加工方法，是防止膳食中维生素 C 缺乏的有效措施。

在我国居民的饮食习惯中，蔬菜经过熬、炖等烹调加工，维生素 C 的损失较多。此外，食物在储存过程中维生素 C 也有损失，因此，我国修订的维生素 C 的推荐摄入量（RNI）值略高于其他一些国家。我国居民膳食维生素 C 推荐摄入量（RNI）见表 2-42。

表 2-42　中国居民膳食维生素 C 推荐摄入量（RNI）　　单位：mg/d

年龄（岁）	RNI	年龄（岁）	RNI
0～	40	14～	100
0.5～	50	18～	100
1～	60	孕妇：	
4～	70	中期	130
7～	80	晚期	130
11～	90	乳母	130

维生素 C 不具有毒性，但若每日超量摄取，会有腹痛、红血球破坏、铁质过量吸收等异常状况出现，而且由于维生素 C 代谢产生草酸盐，草酸增加易形成结石，有可能形成泌尿系结石。我国居民膳食维生素 C 的可耐受最高摄入量 UL：成年人 $\leqslant 1\,000$ mg/d，18 岁以前维生素 C 的 UL 值为 RNI×10。

（2）食物来源。维生素 C 的主要来源是新鲜的蔬菜与水果。如绿色和红或黄色的辣椒、菠菜、西红柿、韭菜、草莓、红果、柑、橘、橙、柚等。野生的蔬菜和水果如苜蓿、苋菜、刺梨、沙棘、猕猴桃和酸枣等维生素 C 的含量尤其丰富。如经常能吃到足量的多种蔬菜和水果，注意合理的烹调，一般都不会发生维生素 C 缺乏。动物性食物仅肝脏和肾脏含有少量的维生素 C，肉、鱼、禽、蛋和牛奶等食品中含量较少。表 2-43 列出含有维生素 C 较丰富的蔬菜和水果。

表 2-43　含维生素 C 较丰富的蔬菜和水果　　　　　单位：mg/100g

食物	维生素 C	食物	维生素 C	食物	维生素 C
大白菜	28～47	蒜苗	35	红果（河北）	87
小白菜	28	蒜黄	18	鲜桂圆（广东）	43
菠菜	32	莴苣	4	荔枝	41
西蓝花	51	苜蓿（甘肃）	118	猕猴桃	62
油菜	36	蕹菜	25	草莓（陕西）	52
圆白菜	40	柿子椒	72	葡萄	3～25
冬寒菜	30	芹菜	5～22	桃	4～25
盖菜	53	橘子	11～33	樱桃	10
苦菜	62	梨	4～14	香蕉	8
青菜	45	苹果	1～6	石榴	5～13
瓢儿菜	10	橙	33		
菜花	61～106	柚子（广东）	110		
韭菜	24	柿子（江西）	10～30		
苦瓜	56	枣（山东）	88		

（二）维生素 B_1

维生素 B_1 又称硫胺素、抗脚气病因子、抗神经炎因子。维生素 B_1 在酸性溶液中比较稳定，加热不易分解，而在碱性溶液中极不稳定。紫外线可使维生素 B_1 降解而失活性；铜离子会加快它的破坏。维生素 B_1 不能在组织中大量储存，所以必须不断补充。

1. 生理功能

（1）辅助糖代谢。维生素 B_1 主要以辅酶的形式参与糖代谢，缺乏维生素 B_1 不但糖代谢发生障碍，而且影响机体的整个代谢过程，影响氨基酸、脂肪的合成。维生素 B_1 是机体内整个物质代谢和能量代谢的关键物质。

（2）促进肠胃蠕动，增加消化。维生素 B_1 能促进肠胃蠕动以及胰液和胃液的分泌，从而起到帮助消化的作用。

（3）治疗和预防脚气病。维生素 B_1 缺乏可引起脚气病。脚气病可使消化系统的功能受到影响，常出现胃肠道蠕动减弱、消化液分泌减少，从而出现食欲不好、腹胀、便秘等现象。另外，脚气病最突出也是最典型的表现是心脏功能受损，从而使心脏的跳动节律和频率受到影响，表现为心动过速或过缓、心律不齐而出现心慌、气喘。

引起维生素 B_1 缺乏的原因：①膳食中硫胺素摄入不足。长期食用精白米、面，加工或烹调方法不当，致使食物中的维生素 B_1 损失较多。维生素 B_1 主要存在于谷类的胚芽部分，加工精度越高，维生素 B_1 的损失就越多。在煮稀饭、煮豆时加碱来增加稀饭的黏度，豆子也容易烂，但加碱、加热这两个因素都会破坏维生素 B_1。②机体处于特殊生理状态，如妊娠、哺乳；应激状态，如高温环境；病理状态，如甲状腺机能亢进等，致使机体对维

生素 B_1 的需要量增加。③机体吸收或利用障碍，如长期腹泻及肝、肾疾病及酗酒等。

2．摄入量与食物来源

（1）摄入量。传统上常以每 4 184kJ（1 000kcal）的能量消耗为单位来表述维生素 B_1 的需要量。为更好预测维生素 B_1 的营养状况，现在以每日所需毫克数表述维生素 B_1 的推荐量，我国居民膳食维生素 B_1 参考摄入量（DRIs）见表 2-44。

表 2-44 中国居民膳食维生素 B_1 参考摄入量（DRIs）值 单位：mg/d

年龄（岁）	RNI	年龄（岁）	RNI
0～	0.2（AI）	11～	1.2
0.5～	0.3（AI）	14～	男：1.5 女：1.2
1～	0.6	18～	男：1.4 女：1.3
4～	0.7	孕妇	1.5
7～	0.9	乳母	1.8

维生素 B_1 为水溶性维生素，在人体内储存量很少，当一次性摄入过多时，往往通过肾脏排泄，而不会产生过多症，因此毒性比较低。我国居民膳食维生素 B_1 的可耐受最高摄入量 UL 为 50mg/d。

（2）食物来源。维生素 B_1 的膳食来源主要为未精制的谷类食物，瘦肉及内脏中维生素 B_1 较为丰富。豆类、种子或坚果类等食物也是维生素 B_1 的良好来源。发酵生产的酵母制品含有丰富的 B 族维生素。维生素 B_1 还来源于强化了维生素 B_1 的谷类食品及面包类食品。各类食物中维生素 B_1 的含量见表 2-45。

表 2-45 各类食物中维生素 B_1 含量 单位：mg/100g

食物名称	含量	食物名称	含量	食物名称	含量
稻米（粳、特）	0.08	苹果	0.06	韭菜	0.02
（粳、标一）	0.16	黄豆	0.41	猪肉（肥瘦）	0.22
（粳、标二）	0.22	豆腐皮	0.31	猪肉（瘦）	0.54
（粳、标三）	0.33	芸豆	0.33	猪肝	0.21
小麦粉（标准粉）	0.28	蚕豆	0.37	猪肾	0.40
（富强粉）	0.28	四季豆	0.15	牛肉（瘦）	0.07
小麦胚粉	3.50	豌豆	0.43	羊肉（瘦）	0.07
小米	0.33	大白菜	0.06	羊肝	0.42
燕麦片	0.30	菜花	0.03	牛奶	0.03
玉米粉（黄）	0.34	芹菜	0.02	奶粉	0.12
（白）	0.26	小白菜	0.02	鸡蛋（白皮）	0.09
花生仁（生）	0.72	圆白菜	0.03	鸡蛋（红皮）	0.13
葵花子仁	1.89	黄瓜	0.02	鲤鱼	0.03
松子	0.41	辣椒	0.03	鸡肉	0.03
橘子	0.24	茄子	0.02	鸭肉	0.07

从表 2-45 可知,谷类中维生素 B_1 含量丰富。但随碾磨的精加工程度加深而使维生素 B_1 的含量逐渐减少。杂粮、坚果、鲜豆中维生素 B_1 的含量也较高,水果中维生素 B_1 的含量随品种而异,蔬菜中除鲜豆类外,维生素 B_1 含量相对较少。畜肉中猪肉及内脏维生素 B_1 的含量较多,它们是人们膳食中维生素 B_1 的良好来源。奶、蛋、禽、鱼等类食品中维生素 B_1 含量高于蔬菜。加工及烹调会减少食物中维生素 B_1 的含量,其损失率大约为 $30\% \sim 40\%$。

(三) 维生素 B_2

维生素 B_2 又称核黄素,在中性或酸性条件下比较稳定,遇热也比较稳定,短时间的高温加热不会被破坏。但在碱性环境中,尤其是在紫外线的照射下,维生素 B_2 容易分解。维生素 B_2 遇光很不稳定,受光作用时,容易失去生理效能。例如,将储藏在白色玻璃瓶中的牛奶放在日光下照射两小时,就会使 50% 以上的维生素 B_2 受到破坏。因此,为了避免食品中维生素 B_2 的损失,应尽量避免在阳光下暴露。

1. 生理功能

(1) 参与体内的生物氧化与能量代谢。维生素 B_2 是机体中重要的辅酶的组成成分,通过呼吸链参与体内的氧化还原反应与能量代谢,维持蛋白质、脂肪、碳水化合物的正常代谢,促进生长发育。

(2) 参与维生素 B_6 和烟酸的代谢。作为辅酶参与色氨酸转变为烟酸、维生素 B_6 转变为磷酸吡哆醛的过程。

(3) 参与体内的抗氧化防御系统。作为辅酶参与体内的抗氧化防御系统,维持还原型谷胱甘肽的浓度。

若人体维生素 B_2 摄入不足,会造成代谢紊乱,表现出多种多样的缺乏症,常见的有口角炎、唇炎、舌炎、面部皮肤病、阴囊炎等病变,称之为"口腔-生殖综合征"。长期缺乏维生素 B_2 还会导致儿童生长迟缓;发生轻、中度缺铁性贫血;严重缺乏时常伴有其他 B 族维生素缺乏症状。

2. 摄入量与食物来源

(1) 摄入量。维生素 B_2 是我国膳食容易缺乏的营养素之一。我国居民膳食维生素 B_2 推荐摄入量(RNI)见表 2-46。

表 2-46　中国居民膳食维生素 B_2 推荐摄入量(RNI)　　　单位:mg/d

年龄(岁)	RNI	年龄(岁)	RNI
0～	0.4(AI)	11～	1.2
0.5～	0.5(AI)	14～	男:1.5　女:1.2
1～	0.6	18～	男:1.4　女:1.3
4～	0.7	孕妇	1.7
7～	1.0	乳母	1.7

由于目前尚无维生素 B_2 毒性的报道，所以没有制定维生素 B_2 的可耐受最高摄入量UL 值。

（2）食物来源。维生素 B_2 的良好食物来源主要是动物性食品，以肝脏、肾脏、心脏、蛋黄、乳类尤为丰富。植物性食物中则以绿叶蔬菜类如菠菜、油菜及豆类含量较多，而粮谷类含量较低，尤其碾磨过精的粮谷含量更低。常见食物中维生素 B_2 含量见表 2-47。

表 2-47　常见食物中维生素 B_2 含量　　　　　　　单位：mg/100g

食　物	含量	食　物	含量	食　物	含量
猪肝	2.08	黄豆	0.22	油菜	0.11
冬菇	1.40	金针菜	0.21	小米	0.10
牛肝	1.30	青稞	0.21	鸡肉	0.09
鸡肝	1.10	芹菜	0.19	标准粉	0.08
黄鳝	0.98	肥瘦猪肉	0.16	粳米	0.08
牛肾	0.85	荞麦	0.16	白菜	0.07
扁豆	0.45	荠菜	0.15	萝卜	0.06
黑木耳	0.44	牛奶	0.14	梨	0.04
鸡蛋	0.31	豌豆	0.14	茄子	0.03
麸皮	0.30	瘦牛肉	0.13	黄瓜	0.03
蚕豆	0.23	菠菜	0.11	苹果	0.02

（四）叶酸

叶酸又称蝶酰谷氨酸，是一种重要的 B 族维生素，最初是于 20 世纪 40 年代从菠菜叶中分离提取而得名。叶酸为淡黄色结晶粉末，微溶于水，其钠盐易于溶解。不溶于乙醇、乙醚等有机溶剂。叶酸遇热、光线、酸性溶液均不稳定，在酸性溶液中温度超过 100℃即分解。在碱性和中性溶液中遇热稳定。食物中的叶酸烹饪加工后损失率高达 50%～90%。

1. 生理功能

具有生物活性功能的叶酸形式为四氢叶酸。四氢叶酸与体内许多重要的生化过程密切相关：参与嘌呤和胸腺嘧啶的合成，进一步合成脱氧核糖核酸（DNA）和核糖核酸（RNA）；参与血红蛋白合成，促进红细胞的生成和成熟，是制造红血球不可缺少的物质；参与氨基酸之间的相互转化，对细胞分裂、增殖和组织生长具有极其重要的作用。

叶酸缺乏，核酸合成及氨基酸代谢均受影响，而核酸及蛋白质合成正是细胞增殖、组织生长和机体发育的物质基础；由于缺乏叶酸，脱氧核糖核酸（DNA）合成发生障碍，从而导致骨髓中幼稚红细胞分裂增殖速度减慢，成熟发生障碍，停留在幼稚红细胞阶段，细胞体积增大，引起巨幼红细胞贫血。孕妇孕早期缺乏叶酸易导致流产、神经管畸形、兔唇等先天性畸形，孕中、末期摄入叶酸不足时，易出现胎儿发育迟缓、早产、低出生体重、智力低下。建议育龄妇女应在孕前三个月补充叶酸。

2．摄入量与食物来源

（1）摄入量。叶酸摄入量通常以膳食叶酸当量（dietary folate equivalent，DFE）表示。由于一般膳食中叶酸的生物利用率仅为 50％，而叶酸补充剂与膳食混合时生物利用率为 85％，比单纯来源于食物的叶酸利用率高 1.7 倍，因此膳食叶酸当量（DFE）的计算公式为：

$$DFE(\mu g) = 膳食叶酸(\mu g) + 1.7 \times 叶酸补充剂(\mu g)$$

我国居民膳食叶酸参考摄入量（DRIs）见表 2-48。

表 2-48　中国居民膳食叶酸参考摄入量（DRIs）　　　　单位：$\mu g/d$

年龄（岁）	RNI(DFE)	UL	年龄（岁）	RNI(DFE)	UL
0～	65(AI)	—	11～	300	600
0.5～	80(AI)	—	14～	400	800
1～	150	300	18～	400	1 000
4～	200	400	孕妇	600	1 000
7～	200	400	乳母	500	1 000

（2）食物来源

叶酸广泛存在于各种动、植物食品中。富含叶酸的食物为动物肝、肾、鸡蛋、豆类、酵母、绿叶蔬菜、水果及坚果类。我国常见食物中叶酸含量见表 2-49。

表 2-49　常见食物中叶酸含量　　　　单位：$\mu g/100g$

食　物	含量	食　物	含量	食　物	含量
猪肝	236.4	菠菜	347.0	西红柿	132.1
猪肾	49.6	小白菜	115.7	香菇	41.3
瘦猪肉	8.3	油菜	148.7	豌豆	82.6
牛肉	3.0	蒜苗	90.7	橘	52.9
羊肉	2.0	韭菜	61.2	苹果	6.3
鸡蛋	75.0	卷心菜	39.6	菠萝	24.8
鲤鱼	1.5	茼蒿	114.3	草莓	33.3
草鱼	1.5	芹菜	41.7	西瓜	4.0
黄花鱼	4.2	西葫芦	40.7	香蕉	29.7
虾	26.1	黄瓜	12.3	核桃	120.6
鲜牛奶	5.5	茴香	120.9	花生	104.9
奶粉	42.7	生菜	49.6	大米	32.7
黄豆	381.2	菜花	29.9	面粉	24.8
豆腐	66.1	胡萝卜	33.1	小米	38.7

（五）烟酸

烟酸又称尼克酸、抗癞皮病因子（preventive pellagra，PP）。烟酸溶于水及乙醇，在空气中不易被氧化，耐热、光、高压，遇酸、碱也很稳定。一般的烹调加工损失极小，是性质最为稳定的一种维生素。

1. 生理功能

烟酸在体内以辅酶Ⅰ和辅酶Ⅱ的形式作为重要递氢辅酶的成分，在细胞呼吸链中的能量释放和细胞生物合成过程中起着重要的作用。如在碳水化合物、脂肪和蛋白质的能量释放过程中，是一系列氧化—还原反应的递氢体和氢受体，是电子转移系统的起始传递者；在维生素 B_6、泛酸和生物素存在下，参与脂肪、蛋白质和 DNA 合成；烟酸是葡萄糖耐量因子的组成成分，促进胰岛素反应；烟酸可降低血胆固醇、甘油三酯、β-脂蛋白浓度；还可扩张血管，保护心血管。

烟酸缺乏可引起癞皮病。此病起病缓慢，常有前驱症状，如体重减轻、疲劳乏力、记忆力差、失眠等。如不及时治疗，则可出现皮炎（dermatitis）、腹泻（diarrhea）和痴呆（depression），故又称为癞皮病"3D"症状。

2. 摄入量与食物来源

（1）摄入量。人体所需的烟酸，一部分由色氨酸转变而来，平均 60mg 色氨酸可以转变为 1mg 烟酸，所以膳食中烟酸含量可用烟酸当量（NE）表示，即：

$$烟酸当量（mgNE） = 烟酸（mg） + 1/60 色氨酸（mg）$$

我国居民膳食烟酸参考摄入量（DRIs）见表 2-50。

表 2-50　中国居民膳食烟酸参考摄入量（DRIs）值　　　单位：mgNE/d

年龄（岁）	RNI	UL	年龄（岁）	RNI	UL
0～	2(AI)		11～	12	30
0.5～	3(AI)		14～	男：15　女：12	30
1～	6	10	18～	男：14　女：13	35
4～	7	15	孕妇	15	
7～	9	20	乳母	18	

一般食物来源的烟酸量不致引起毒性作用，使用大剂量治疗胆固醇过高症及早发性痴呆时曾有中毒的报道。

（2）食物来源。烟酸不易缺乏，它广泛存在于动、植物食物中。植物食物中存在的主要是烟酸，动物性食物中以烟酰胺为主，二者活性相同。在肝、肾、瘦畜肉、鱼以及坚果类中含量丰富；乳、蛋中的含量虽然不高，但色氨酸较多，可转化为烟酸。谷类中的烟酸80%～90%存在于它们的种子皮中，故加工会影响较大。

食物中的烟酸以游离型存在时,容易被机体吸收;但一些谷类食物如玉米中所含的烟酸大部分以结合型存在,在人体内难以解离出来,不能被人体所利用,所以以玉米为主食的地区容易缺乏烟酸。但在碱性环境中,可以使结合型的烟酸水解成为游离型的烟酸,易于机体吸收利用,提高烟酸的生物价值。我国新疆地区曾用碳酸氢钠(小苏打)处理玉米以预防癞皮病,收到了良好的预防效果。常见食物中烟酸含量见表 2-51。

表 2-51　常见食物的烟酸及烟酸当量 单位:mg/100g

食物名称	烟酸	烟酸当量	食物名称	烟酸	烟酸当量	食物名称	烟酸	烟酸当量
香菇	24.4	28.4	籼米	3.0	5.4	豆角	0.9	1.2
花生仁	17.9	21.9	海虾	1.9	5.1	甘薯	0.6	0.9
猪肝	15.0	19.4	鲳鱼	2.1	5.0	牛乳	0.1	0.7
黄豆	2.1	10.0	黑木耳	2.5	5.0	大白菜	0.5	0.7
瘦牛肉	6.3	10.0	粳米	2.6	4.9	芹菜	0.4	0.7
瘦猪肉	5.3	9.8	标准粉	2.0	4.3	柑	0.4	0.4
鸡肉	5.6	9.5	鸡蛋	0.2	3.9	冬瓜	0.4	0.4
瘦羊肉	5.2	8.7	玉米	2.3	3.6	胡萝卜	0.3	0.4
带鱼	2.8	6.4	蛤蜊	0.5	2.2	橙	0.3	0.4
海鳗	3.0	6.4	马铃薯	1.1	1.6	黄瓜	0.2	0.3

(六) 维生素 B_6

维生素 B_6 是一种包括吡哆醇、吡哆醛、吡哆胺三种形式的 B 族维生素,这三种形式性质相似,均具有维生素 B_6 的活性。易溶于水及乙醇,在空气中稳定,在酸性条件下遇热比较稳定,但遇光、碱易被破坏,不耐高温。

1. 生理功能

维生素 B_6 为人体内某些辅酶的组成成分,参与多种代谢反应。其主要生理功能为:

(1) 参与氨基酸代谢。维生素 B_6 作为辅酶,在体内蛋白质代谢中发挥重要作用,参与多种氨基酸转氨基、脱羟基等代谢作用。

(2) 参与糖原与脂肪酸代谢。维生素 B_6 作为辅酶催化肌肉和肝脏中的糖原转化,参与亚油酸合成花生四烯酸和胆固醇的合成与运转。

(3) 参与烟酸的形成。促进色氨酸转化为烟酸。

(4) 参与造血。促进血色素合成。

(5) 维持免疫功能。促进机体抗体的合成,缺乏维生素 B_6 抗体合成减少,机体抵抗力下降。给老年人补充维生素 B_6,对淋巴细胞增值会产生有利影响,缺乏维生素 B_6 将损害 DNA 的合成,这个过程对维持免疫功能是重要的。

维生素 B_6 缺乏可导致皮肤脂溢性皮炎,主要症状包括:在颈项、前臂和膝部出现色素沉着,唇裂、舌炎及口腔炎症,小细胞贫血,个别有精神症状,易急躁,精神抑郁、精神错乱。维生素 B₆ 缺乏对幼儿影响更大,易发生烦躁、肌肉抽搐、惊厥、呕吐、腹痛、体重下降以及贫血等症状。

2.摄入量与食物来源

(1)摄入量。正常情况下,维生素 B₆ 不易缺乏。我国居民膳食维生素 B₆ 适宜摄入量(AI)见表 2-52。

表 2-52　中国居民膳食 B₆ 适宜摄入量(AI)　　　　单位:mg/d

年龄(岁)	AI	年龄(岁)	AI
0～	0.1	11～	0.9
0.5～	0.3	14～	1.1
1～	0.5	18～	1.2
4～	0.6	50～	1.5
7～	0.7	孕妇和乳母	1.9

(2)食物来源。维生素 B₆ 的食物来源广泛,动植物食物中均含有,但含量通常并不高,含量较高的食物为白色肉如鸡肉、鱼肉,其次为肝脏、豆类和蛋黄等。水果和蔬菜中含量也较多,奶类含量较少。

第七节　水

水是生命之源,一切生命活动都离不开水。水对人体非常重要,是构成身体的主要成分,具有调节人体生理功能的作用,只是由于水与其他营养素相比容易获得,人们往往忽视了它的重要性。

一、水在体内的分布

水是人体中含量最多的成分,体内含水量与年龄和性别有关。成年男子含水量约为体重的 60%,女子为 50%～55%。年龄越小,含水量越多。胚胎含水量可达体重的 98%,新生儿可达 80% 左右;10 岁～16 岁以后,渐达成人水平;40 岁以后随肌肉组织含量的减少,水含量也逐渐下降;一般 60 岁以上男性机体含水量为体重的 51.5%,女性为 45.5%。

水在体内主要分布于细胞内和细胞外。细胞内水含量为体内总量的 2/3,细胞外约为 1/3。各组织器官的水含量相差很大,以血液中最多,脂肪组织中较少,由于一般女性体内脂肪较多,所以水含量不如男性高。各组织器官的含水量见表 2-53。

表 2-53　各组织器官的含水量（%）

组织器官	水分（%）	组织器官	水分（%）
血液	83.0	脑	74.8
肾	82.7	肠	74.5
心	79.2	皮肤	72.0
肺	79.0	肝	68.3
脾	75.8	骨骼	22.0
肌肉	75.6	脂肪	10.0

二、水的生理功能

水是一种宏量营养素，在维持生命方面比食物更加重要。人不吃食物可存活数周至数月，但若没有水，5 天～10 天内就会死亡。水是生命不可缺少的。没有一种物质像水一样广泛地参与人体的许多不同功能的生理代谢过程。水对人体的生理功能主要表现在以下几个方面。

（一）水是人体的基本组成成分

水是保持每个细胞外形及构成每一种体液所必需的物质。人体组织中含量最高的成分是水，它广泛存在于人体的各个组织中，特别是新陈代谢旺盛的组织中，如血液、肾脏、肝脏、肌肉、大脑、皮肤等。

（二）参与机体代谢

水具有很强的溶解性，各种有机物和无机物都能溶解于水中，甚至一些脂肪和蛋白质也能在适当的条件下分散于水中构成乳浊液或胶体溶液。由于水的流动性强，可以作为体内各种物质的载体，对于各种营养素的吸收和运输、气体的运输与交换、代谢产物的运输与排泄都有着非常重要的作用。

水是体内各种生化反应的媒介，同时水本身也参与体内的化学反应。水是各种化学物质在体内正常代谢的保证。

（三）调节体温

人体在新陈代谢过程中会产生大量的热量，水吸收这些热量后，靠血液循环使体热分布均匀，多余热量通过蒸发或出汗向体外散发，以使体温维持在正常范围。

（四）润滑作用

水的黏度小，可使体内的摩擦部位滑润，减少损伤。体内关节、韧带、肌肉、膜及眼球等处的活动都由水作为润滑剂。同时,水还可以滋润身体细胞,使其保持湿润状态。水可以保持肌肤柔软,使其有弹性。

三、人体内水的平衡

(一)水缺乏对人体的影响

水摄入不足或水丢失过多,从而引起体内失水称为脱水。当失水量占体重的 2%~5% 时,为轻度脱水,表现为口渴、尿少、汗少、皮肤弹性降低、工作效率降低、婴幼儿啼哭无泪等。失水量占体重的 5%~10% 时,为中度脱水,表现为严重口渴、恶心、皮肤弹性缺乏、心动过速、体位性低血压、表情淡漠、少尿。如果失水量超过体重的 10%,即为重度脱水,表现为经常发生休克、少尿或无尿、血压下降、脉搏快而弱、烦躁、精神恍惚。重度脱水常可导致死亡。

(二)水过多对人体的影响

一般较少发生体内水过多,这是因为在神经、内分泌系统和肾脏的调节作用下,正常人即使摄入大量的水,肾脏也能将水排出体外,维持入水和出水的平衡。如果水摄入量超过肾脏排出的能力,导致体内水过多就会引起水中毒。这种情况多见于疾病,如肾脏疾病、肝脏病、充血性心力衰竭等。水中毒时,临床表现为渐进性精神迟钝、恍惚、昏迷、惊厥等,严重者可引起死亡。正常人中极少见水中毒。但一个常见的可能原因是在人体大量出汗之后又马上大量补充水分。因为,人体在大量出汗后,除了排出大量水分外,体内大量盐类也随之排出。此时若一次大量饮水而不补充盐分的话,血液中的盐分就更加稀释,吸水能力随之降低,渗透压降低,水分会渗透到细胞内,使细胞水肿,造成水中毒,出现头晕、口渴的现象,严重的还会突然昏倒,而在极端情况下,还有可能致死。

(三)水的平衡

人体每日从外界摄入水,又不断地从体内排出水。在正常情况下,每日摄入与排出的水量必须保持基本相等,使机体保持正常的含水量,称为水平衡。人体通过摄入水与排泄维持水的平衡。成人一日水平衡见表 2-54。

表 2-54　正常成人每天水的摄入量与排除量

水的来源	摄入量(mL)	排出部位	排除量(mL)
饮料	1 200	肾脏(尿)	1 500
食物	1 000	皮肤(蒸发)	500
内生水	300	肺(呼气)	350
		大肠(粪便)	150
合　计	2 500	合计	2 500

体内水的来源包括饮水和食物中水及内生水三大部分。通常每人每日饮水约1 200mL，食物中含水约1 000mL，内生水约300mL。内生水主要来源于蛋白质、脂肪和碳水化合物代谢时产生的水。每克蛋白质产生的代谢水为0.41g，脂肪为1.07g，碳水化合物为0.6g。

体内水的排出以经肾脏为主，约占60%，其次是经肺、皮肤和粪便。水的摄入和排出量维持在2 500mL左右。

每日饮用一定量的水对维持人体水的平衡来说十分重要。在一般情况下，只依靠食物中的水和内生水难以弥补从尿液、粪便、体表蒸发及呼吸等排出的水量，所以每日饮水是必需的。

（四）水需要量

人体每日水需要量有非常大的个体差异，与代谢情况、年龄、体力活动、温度、膳食等因素有关。

我国尚未提出水的需要量标准，美国RDA可作为参考。美国RDA（1989年）提出，成人每消耗4.18kJ（1kcal）能量，水需要量为1mL，考虑到发生水中毒的危险性极小，以及由于体力活动、出汗及溶质负荷等的变化，水需要量常增至1.5mL/1kcal。婴儿和儿童体表面积较大，身体中水分的百分比和代谢率较高，肾脏对调节因生长所需摄入高蛋白时的溶质负荷的能力有限，易发生严重失水，因此以1.5mL/1kcal为宜。孕妇因怀孕时细胞外液间隙增加，加上胎儿的需要和羊水，水分需要量增多，但据测算每日需要额外增加量仅为30mL，哺乳期妇女乳汁中87%是水，产后6个月内平均乳汁的分泌量约750mL/日，故需额外增加1 000mL/日。

补充水分时应注意科学饮水。首先要遵循少量多次的原则。一般每次饮水300 mL左右即可，避免口渴时一次性超量饮水，否则会引起体液浓度的变化，产生不良后果。其次，要选择温度适宜的饮水。夏季要避免饮用与体温相差过大的水或饮料，虽然低温饮料入口痛快，但过量冷饮会使胃肠骤然受凉，引起胃肠不规则收缩，导致腹痛。胃肠道蠕动加快，引起消化不良、腹泻。另外，剧烈运动或劳动出大汗后不宜立即喝大量水，在饮水中适量加点盐，就可维持体内正常的含盐量；为了保证安全，不喝生水，水要加热煮开杀菌后再饮用；不饮用放置时间过长的水。

合理选择饮料。饮料种类很多，应注意合理选择。果汁饮料虽含有一定量的维生素、矿物质和膳食纤维，但也含有糖、调味剂、色素及防腐剂等，不能完全替代饮水。一些饮料能量较高，大量饮用不利于健康。鼓励成人饮用白开水、茶水。对于儿童，首选的饮品是白开水，其次是果汁和乳饮料，不提倡喝碳酸饮料和运动饮料，而咖啡、茶、软饮料和酒精饮料等不适合儿童。

本 章 小 结

蛋白质是生命的物质基础,对人体具有十分重要的生理功能。其最主要的生理功能是它是构成和修补组织的主要原料。婴幼儿、青少年正处在生长发育阶段,每天需要大量的蛋白质;蛋白质还具有催化和调节的生理功能、免疫功能、调节渗透压的作用。蛋白质虽然是一种能源物质,但其供能作用是次要的,人体所需的能量约有 $10\% \sim 15\%$ 来自蛋白质。

评价蛋白质营养价值的高低,既要考虑食物中蛋白质含量的多少,还要考虑蛋白质的"质",即必需氨基酸的含量及模式,同时还应考虑机体对该食物蛋白质的消化、利用程度。

为了提高膳食中蛋白质的营养价值,除适当增加动物性蛋白质外,通过混合膳食,利用蛋白质的互补作用,也可显著提高蛋白质的营养价值。

脂类在体内的重要作用是供给和储存能量,是食物中产生能量最高的一种营养素。食物脂肪的营养价值要从脂肪的消化率、必需脂肪酸含量及脂溶性维生素含量、各种脂肪酸比例、具有特殊生理功能物质的含量等方面进行评价。膳食中油脂的摄入量要适量,并建议食用植物油。

碳水化合物是人类最主要和最经济的能量来源。食物中碳水化合物供给充足,可减少蛋白质的消耗,使蛋白质有效地被利用。膳食纤维虽然不能被人体消化吸收,但其具有特殊的营养作用。大量食用精制糖对人体有害,应以多糖为主满足机体对碳水化合物的需要。

能量是人类赖以生存的基础。人体所需的能量是由食物中的产能营养素即蛋白质、碳水化合物和脂肪来提供的。成年人的能量消耗主要包括维持基础代谢、体力活动和食物特殊动力作用三方面,婴幼儿、儿童、青少年则还应包括生长发育的能量需要。能量的摄入应与需要相平衡。

容易缺乏的矿物质主要有钙、铁、锌、硒和碘,特别是对正在生长、发育的儿童及青少年、孕妇、乳母,钙、铁或碘的缺乏较为常见。机体对食物中矿物质的吸收利用,依赖于食物提供的矿物质总量及可吸收程度,并与机体的机能状态等有关。矿物质的化学形式、颗粒大小、食品的组成成分、烹调方法以及机体的机能状态等因素对矿物质的生物有效性有影响。

维生素的主要作用是参与维持机体的正常生理功能,需要量极少,但绝对不可缺少。当人体内某种维生素缺乏到一定程度时,可导致相应的特异缺乏症;某些维生素摄入过量,则可导致人体中毒。

维生素的缺乏在我国人群中比较常见,主要原因是:摄入不足,食物中维生素含量不足,或食物因储藏加工和烹调不当而引起维生素的破坏损失。另外体内吸收有障碍,或特殊生理阶段(孕妇、乳母、青春期等)需要量增高等,都会导致机体维生素的缺乏。

水是人体中含量最多和不可缺少的成分。维持机体中水平衡对人体健康非常重要。

主 要 概 念

必需氨基酸:人体不能合成或合成速度不能满足人体需要,必须从食物中获得,以维持人体需要的氨基酸,称为必需氨基酸。

限制氨基酸:在食物蛋白质中,按照人体的需要及其比例关系相对不足的氨基酸。

完全蛋白质:所含人体必需氨基酸种类齐全、数量充足、相互间比例合适的蛋白质。

半完全蛋白质:是指含各种必需氨基酸,但含量多少不均,相互之间比例不合适的蛋白质。

不完全蛋白质:是指所含氨基酸的种类不全的蛋白质。

蛋白质的互补作用:是指将两种或两种以上食物蛋白质混合食用,使它们之间相对不足的氨基酸互相补偿,从而接近人体所需的氨基酸模式,提高蛋白质的营养价值。

必需脂肪酸:是指人体不可缺少而自身又不能合成,必须通过食物供给的脂肪酸。

膳食纤维:是指不能被人体消化酶所消化的多糖的总称。

淀粉糊化:淀粉颗粒在一定温度下,吸水膨胀、分裂成均匀糊状溶液的变化。

基础代谢:是维持人体最基本生命活动所必需的能量消耗。

矿物质的生物有效性:是指食物中矿物质实际被机体吸收、利用的可能性。

机体的水平衡:在正常情况下,每日摄入与排出的水量必须保持基本相等,使机体保持正常的含水量,称为水平衡。

思 考 题

1. 蛋白质的生理功能有哪些?
2. 如何对蛋白质的营养价值进行评价?
3. 为什么提倡混合膳食?
4. 膳食中蛋白质的摄入量不足或过量对人体健康有何不利影响?
5. 如何提高蛋白质的营养价值?
6. 脂类的生理功能有哪些?
7. 必需脂肪酸的种类有哪些? 其生理作用是什么?
8. 如何评价脂肪的营养价值?
9. 脂肪摄入量多少对人体健康有何影响?
10. 为何提倡食用植物油?

11. 碳水化合物有哪些生理功能?

12. 膳食纤维对人体有何作用?

13. 为什么说人体对碳水化合物没有明确的需要量却又不能缺乏?

14. 影响基础代谢的因素有哪些?

15. 影响能量需要的因素有哪些?

16. 能量摄入量对人体健康有何影响? 三大产能营养素合理的供能比例是多少?

17. 矿物质有哪些生理功能?

18. 影响矿物质生物有效性的因素有哪些?

19. 钙缺乏对机体有何影响? 产生钙缺乏的原因是什么?

20. 影响钙吸收的因素有哪些?

21. 铁缺乏对人体的健康有何影响?

22. 影响铁消化、吸收的因素有哪些?

23. 防止铁缺乏的措施有哪些?

24. 碘的主要生理功能是什么?

25. 碘缺乏对人体的健康有哪些影响?

26. 锌有哪些生理功能? 主要食物来源有哪些?

27. 硒有哪些生理功能? 主要食物来源有哪些?

28. 维生素有哪些共同特点?

29. 引起维生素缺乏的主要原因有哪些?

30. 重要维生素的生理作用、主要缺乏症及食物来源有哪些?

31. 烹调加工中如何保护维生素?

32. 水对人体有哪些生理功能?

第三章

饮食安全基础知识

【学习目标】

☆ 了解食品污染对人体健康的影响；

☆ 了解食品腐败变质的危害、产生腐败变质的原因、食品鲜度鉴定指标；

☆ 掌握防止食品腐败变质的措施；

☆ 了解化学性污染物的来源及其对人体健康的危害；

☆ 掌握餐饮企业降低各种化学性污染的措施。

第一节　食品污染概述

　　餐饮企业向顾客提供的食品必须具有以下条件：较高的营养价值，能够满足顾客的营养需要；食品的色、香、味、形等感官指标符合顾客的要求；所提供的食品必须符合食品安全要求，必须确保顾客的安全和健康。食品安全是指食品无毒、无害，符合应当有的营养要求，对人体健康不造成任何急性、亚急性或者慢性危害。如果食品中含有有害物质，就可能对人体造成危害，甚至威胁人的生命。

　　食物中的有害物质来自三个方面。一是外界进入食品的有害物质。如有害微生物及其毒素、环境污染、添加剂、包装材料、不卫生餐具等造成有害物质进入食品中。二是在加工和储存过程中产生的有害物质，如在高温长时间油炸过程中可能产生多环芳烃等有害物；储存过程中食物的正常组织成分转化成有害物，如新鲜的蔬菜中亚硝酸盐含量很少，但在储存过程中，蔬菜中的天然成分硝酸盐还原成亚硝酸盐，而易使人中毒。三是非食物成分的自然毒物，如毒蕈等含有天然毒素。

　　通常情况下，食品中并不含有害物质或含量极少，不会对人体产生危害。但食品在种植、养殖、运输、储存、加工、销售、服务的各个环节，环境中的有毒、有害物质可能进入食品中。有毒、有害物质进入食品，导致食品安全性、营养性、感官性状发生改变的过程称为食品污染，而进入食品的有害物质称为污染物。

一、食品污染分类

污染物来源广泛、种类很多。根据污染物的性质可分为以下三类。

(一)生物性污染

生物性污染是指微生物、寄生虫和昆虫等生物对食品的污染。在食品储藏、加工、服务过程中的每一个环节,都有可能受到生物性污染。生物性污染在餐饮企业最为多见,危害较大。

1. 微生物污染

微生物并非生物系统分类学中的名词,而是指所有形体微小、单细胞或个体结构较为简单的多细胞,甚至没有细胞结构的低等生物的统称。微生物数量多、分布广,由微生物造成的食品污染最多见,危害也最大。主要有细菌及其毒素、霉菌及其毒素以及病毒。细菌包括能引起食物中毒、人畜共患传染疾病等的致病菌,以及仅能引起食品腐败变质但可作为食品污染标志的非致病菌。

近年来,新的病原性微生物不断出现,一些过去基本得到控制的病原微生物重新抬头,人类与病原微生物的较量非但没有结束,反而进入了一个新的阶段。1988年上海等地爆发的甲型肝炎,患者多达45万人,就是由于吃了带有甲肝病毒又没有煮熟烧透的毛蚶引起的;1994年哈佛大学在同一食堂,十天内300多位新生因食用感染了微球结构型病毒(SRSV)的食物,而发生中毒;1996年日本发生大规模肠道出血性大肠杆菌(EHEC)流行,导致9 451人食物中毒,死亡12人;2001年欧洲爆发的口蹄疫等。病原性微生物给人类造成了极大的威胁,人类不得不重新认识和发展与生态环境的关系,更加重视对环境的保护,不断改善卫生条件,改变不良习惯,不滥捕滥吃野生动物,只有与大自然和平共处,人类自身才能得到健康发展。

2. 寄生虫及其虫卵

自然界中生物之间的关系复杂而多样,寄生关系是一种生物生活在另一种生物的体表或体内,使后者受到危害,受到危害的生物称为寄主或宿主,寄生的生物称为寄生物。寄生物从宿主获得营养,生长繁殖而使宿主受到损害,甚至死亡。动物性寄生物称为寄生虫。

吃牲畜肉可能感染人体的寄生虫有旋毛虫、猪囊虫、弓形体等。吃蔬菜可能感染人体的寄生虫有蛔虫(虫卵感染)、人体鞭虫(虫卵感染)、东方毛圆线虫(幼虫感染)、十二指肠钩虫(幼虫感染),其中以蛔虫卵的感染较为多见。吃鱼、虾等水产品可能感染的寄生虫有华支睾吸虫和肺吸虫等。

3. 昆虫及其虫卵

包括甲虫、蛾类、蚊蝇、蛆等。粮食和其他食品在储存条件不当时容易滋生各种害虫,使食品的感官性状恶化,营养价值降低,而且许多昆虫还会传播疾病。

(二)化学性污染

目前食品中常见的化学性污染物及其来源主要有以下四个方面。

1．来自生产、生活和环境中的污染物

如废水、废气、废渣等工业"三废"、有害金属、致癌物二噁英、N-亚硝基化合物、多环芳烃、化学农药、兽药、饲料添加剂等。

2．滥用食品添加剂

如果不按要求和规定滥用食品添加剂,就会对食品造成污染,给人体健康带来危害。经常使用的食品添加剂包括食品色素、防腐剂、发色剂、抗氧化剂等,多为化学合成,无任何营养,均有一定毒性,在食物中滥用添加剂将严重损害人体健康。

3．食品容器、食具及包装材料中的污染物

有些玻璃和陶瓷类容器的釉彩、印刷食品装潢的油墨和颜料、塑料容器和包装材料等添加的稳定剂中含有毒金属。当这些容器盛装酸性食品或饮料时,有害金属就可能溶解出来污染食品。利用非食品用包装材料包装食品会对食品造成污染。另外,饭店及家庭普遍使用的洗涤剂、消毒剂也给食品带来了化学性污染。

4．食品加工过程中造成的污染

食品的加工过程如烘烤、煎炸、腌制、烟熏等工艺会产生有害物质。

(三)物理性污染

物理性污染主要有以下两个方面。

1．来自食品生产、储存、运输、销售服务中的污染物

食物在采收、生产中混入及人为掺杂掺假加入的如杂草、砂石、泥土、金属物、玻璃物等杂物,运输、销售、服务过程中的灰尘等。

2．放射性污染

动植物食品中不同程度地含有天然放射性核素,一般情况下对人体不构成危害。食品的放射性污染主要来源于核工业生产和使用放射性核素的科研、医疗及生产单位排放到环境中的放射性废物和核爆炸及意外事故核泄漏会给环境造成放射性污染,并通过食物链的传递而污染食品。如切尔诺贝利核电站的意外事故使周边地区牧草污染,导致奶牛所产牛奶的放射性水平明显增高。食品被半衰期长的放射性核素污染后很难清除,对人体健康的危害较大。

值得注意的是,有些污染物如农药、工业"三废"和放射性物质不仅可以通过水、土壤、空气直接污染食物,还可以沿着食物链,通过生物富集作用,达到非常高的浓度,对人体健康造成严重危害。生物富集作用是指通过生物体之间能量传递和物质转换的关系,将环

境污染物进行浓集的作用。例如,当湖水受到污染后,水中的浮游生物首先将有毒物质摄入体内,当它们被虾和小鱼等吞吃后,有毒物质被累加,浓度提高了,而虾和小鱼又是大鱼的食物,大鱼体内的毒物又一次被累积。最终,虾和鱼被人食用,所以人类受毒最深,这就是所谓"食物链的生物富集作用"。如 DDT,其富集系数藻类可达 500,鱼、贝类可达 2 000~3 000,食鱼的水鸟可达 10 万以上。震惊世界的水俣病就是由于上述原因造成的。新日本氮肥公司一家工厂把大量含有汞的工业废水排入日本的水俣湾,水中的汞先进入水体中的浮游生物体内,然后,小鱼吃了含汞的浮游生物,大鱼再吃小鱼。日积月累,大鱼的汞含量达到海水汞含量的几万倍,人吃了这种鱼,便因为汞中毒而引发了"水俣病"。其表现为步态不稳、说话不清、神志痴呆,然后发展到精神失常、全身麻木、时而昏睡时而兴奋异常,身体如弯弓,最后死亡。水俣病在我国及世界其他国家都有发生,应引起高度注意,不要采购污染严重地区的原料用于烹饪加工,以保证顾客的身体健康。

二、食品污染对人体健康的影响

食品受到污染后,不但营养成分遭到破坏,影响其感官性状,使食品的食用价值、商品价值降低或丧失,更重要的是危害人体健康。食品中有害因素的危害是多方面的,有的是直接的,有的是间接的,也有的是潜在性的危害,还可能影响到后代的正常发育和健康成长。食品中的有害因素引起的疾病统称为食源性疾病。按疾病的病因作用可概括分为以下几个方面。

(一)感染性疾病

各种微生物和寄生虫以食物为媒介引起的疾病统称为食物传播性疾病。主要有细菌性食物中毒、食物传播的肠道传染病、人畜共患疾病、寄生虫病、肠源性病毒感染等。在各类食物中毒中,细菌性食物中毒最多见,占食物中毒总数的一半左右。病原微生物通过食物使人受到感染,如结核病、细菌性痢疾、霍乱等为肠道性传染病。人畜共患疾病如炭疽病、口蹄疫、疯牛病等。此外,一些寄生虫也能以食物为媒介在人畜之间传播疾病,如猪囊虫、旋毛虫、华支睾吸虫及弓形体等都可以通过食物使人畜感染疾病。

(二)中毒性疾病

中毒是指生物体受到毒物作用而引起功能性或器质性改变后出现的疾病状态。中毒可分为急性中毒、亚急性中毒和慢性中毒。急性中毒是指短时间内一次或多次吸收大量毒物而引起的急性疾病。如果食品中的毒性物质浓度比较大,毒性比较强烈,这类毒物随食品进入人体后很快就会出现急性中毒症状。食物中毒一般是指急性中毒。而长期接触或反复摄入小剂量毒物所引起的疾病称为慢性中毒。当外来的少量有毒物质反复进入机体,而且进入的速度或总量超过机体代谢转化与排出的速度或总量时,有毒物质就有可能在体内逐渐增加并潴留,这种现象称为有毒物质的蓄积作用。铅、汞、镉、砷等物质都可在体内蓄积而使人体发生慢性中毒。慢性中毒短时间内不会出现明显症状,不易被发现,其危害性更大。介于急性中毒与慢性中毒之间的称为亚急性中毒。

(三)远期的潜在性危害

远期的潜在性危害是指食物中某些浓度很低的有害物质长期反复摄入体内,虽不发生中毒症状,但可使机体组织和细胞发生微小变化,经若干年后才对人体的健康产生直接或间接的损害。目前认为远期的潜在性危害包括"三致"即:"致癌"、"致畸"、"致突变"。

某些化学、物理、生物性因素能引起动物和人类的恶性肿瘤,增加肿瘤发病率和死亡率,这种作用称之为"致癌作用"。例如,污染黄曲霉毒素的食物可诱发肝癌,食物中的亚硝胺和亚硝酸胺具有致癌作用。"致畸作用"是指毒物通过母体作用于胚胎,使婴儿畸形。如果毒物使生物细胞遗传物质(DNA)发生改变,则称为"致突变作用"。很多化学性农药、兽药、重金属盐、放射性物质等可引起致畸或致突变作用。例如,切尔诺贝利核事故就严重影响了当地人的健康,尤其是对儿童的健康造成了无法弥补的灾难。

(四)间接危害

食品中的某些有害因子虽然对机体不发生有因果关系的直接危害,但由于食品安全问题,使人患慢性疾患,引起食欲不振、营养不良、免疫功能降低,继发性发生各种疾病,使人群的患病率增高。对儿童而言,由于食品中的有害因子的间接影响,可造成其生长缓慢、发育不良,甚至会出现生理功能障碍;对成人而言,会出现贫血、乏力、劳动能力下降,有可能引起人群死亡率升高,平均寿命缩短。

第二节　食品腐败变质及其控制

腐败变质泛指食品在微生物为主的各种因素的作用下,食品成分与感官性状发生变化,从而使食品降低或丧失食用价值和商品价值的一切变化。

一、食品腐败变质的危害

食品腐败变质后,食品的感官性状发生变化,营养素受到破坏,从而其食用价值和商品价值降低,还可能对人体产生危害。

(一)感官性状变化

食品腐败变质实质上是食品中的蛋白质、碳水化合物、脂肪等被分解过程,腐败过程中发生一系列变化,使食品的感官性状发生变化,从而失去商品价值。

1. 产生腐败气味

在腐败变质过程中，由于腐败菌分解食物成分而产生不正常的气味。例如，蛋白质被分解产生胺类、硫化氢、硫醇、吲哚、粪臭素等，产生恶臭味；脂肪酸败后，产生酮、醛类等，出现酸败味；碳水化合物被分解后产生酸，出现腐败味和腐烂味。

2. 色泽变化

由微生物繁殖而引起的食品变质，色泽的改变是一个明显的特征。有些微生物本身具有色素，还有一些微生物在代谢过程中向体外分泌色素。随着微生物的不断增殖，色素不断积累，造成食品原有色泽的改变。另外，由于微生物代谢产物的作用，也会使食品发生化学变化而变色。如面包腐败后，在面包的表皮上有各种彩色的菌斑；肉类腐败后颜色变绿，是由于微生物分解蛋白质产生的硫化氢与血红蛋白结合形成硫化氢血红蛋白而使肉呈暗绿色；腊肠由于乳酸菌繁殖产生过氧化氢，促使肉褪色或变绿。

3. 组织状态变化

固体食品变质时，组织细胞被破坏，细胞内容物外溢，出现组织变软、发黏、弹性差、结块、湿润等现象；液态食品变质后出现浑浊、沉淀、表面出现浮膜、变稠等现象。如鲜奶因微生物作用变质后出现凝块、乳清析出而分层或变稠，还产生气泡。

4. 口味变化

在微生物作用下，食品的口味发生改变。比较容易分辨的是酸味的产生，如粮食制品腐败后产生酸味。除了酸味外，还会产生苦味及其他异味。如牛奶和其他含蛋白质食品被某些微生物作用后产生酸味和苦味。

（二）降低或丧失食用价值

在微生物作用下，食品中的蛋白质、脂肪、碳水化合物等营养素被分解、破坏和流失。造成其营养价值严重降低，甚至不能食用。

（三）腐败变质产物对人体造成危害

食品在腐败变质过程中，不仅有大量的腐败菌繁殖，同时也增加致病菌、产毒菌存在的机会，易引起食源性疾病。某些腐败变质分解产物有毒，会使人中毒。例如霉变甘蔗可引起急性中毒；长期食用含有黄曲霉毒素的食物，会造成慢性伤害。

因此，做好食品生产和服务中的食品安全管理工作，防止食品腐败变质，对保障消费者健康、提高经济效益具有重要意义。

二、食品腐败变质的原因

要防止食品腐败变质，首先要了解造成食品腐败变质的原因，才能有针对性地进行预防。食品腐败变质是以食品本身的组织和性状为基础（内因），在环境因素如温度、湿度、空气、pH 值等的影响下,由微生物的作用而引起的(外因)。是食物本身、环境因素和微生物三者互为条件,互相影响、综合作用的结果。

(一)食品本身的特性

有些食品受微生物污染后,容易腐败变质,有一些食品不易发生腐败变质,这种引起腐败变质的敏感性称为食品的易腐性。根据食品易腐性高低可将食品分为三类:①易腐食品如鱼、肉、奶及大部分的水果和蔬菜。②半易腐食品如马铃薯、坚果等可储存较长时间。③不易腐食品如食糖、大米、面粉、干豆类等。

食品的易腐性是个相对的概念,在一定条件下,不易腐食品会转化为易腐食品。例如面粉通常属不易腐食品,但在潮湿环境中储藏,会转化为易腐食品。冻鱼冻结时属不易腐食品,解冻后则属易腐食品。

在同样条件下,为什么有的食品易腐败,有的食品不易腐败? 这主要与食品本身的特性有关。

1. 食品营养组成

食品经微生物污染后,并非任何微生物都能在食品上生长,能否生长主要取决于这些微生物能否利用食品中所含的营养物质。所以,食品中所含营养成分不同,引起腐败的微生物类群也不同。如肉、鱼、禽、蛋等含蛋白质丰富的食品,腐败作用主要是由细菌引起,并以蛋白质腐败为其基本特征;以碳水化合物为主的食品如谷类制品的腐败变质主要由细菌和酵母菌引起,以产酸发酵为其基本特征;以脂肪为主的食品一般不适于微生物繁殖,主要是由理化因素引起酸败。

2. 食品中水分含量

食品中的水分含量是影响微生物生长繁殖及腐败变质的重要因素。微生物在食品上生长繁殖,除需要一定的营养物质外,还必须有足够的水分。一般来说,含水分多的食品,微生物容易生长;含水分少的食品,微生物不易生长。食品中的水分是以结合水和游离水两种状态存在。微生物能利用的水分只有游离水,用水分活性 Aw 表示。水分活性 Aw 是指食品中水分蒸气压(P)与同样条件下纯水蒸气压(P_0)之比,即 $Aw = P/P_0$。食品的 Aw 值越小,越不利于微生物增殖。人们对食品进行干燥,降低食品的含水量,或在食品中加入一定量食糖、食盐等进行腌制等都可以降低食品的 Aw 值,有利于食品的防腐。

不同类群的微生物生长需要的 Aw 不一样,见表 3-1。

表 3-1　不同类群的微生物生长需要的 Aw

类　群	最低 Aw 范围	类　群	最低 Aw 范围
大多数细菌	0.99～0.94	嗜盐性细菌	0.75
大多数酵母菌	0.94～0.88	耐渗透压酵母菌	0.60
大多数霉菌	0.94～0.73	干性霉菌	0.65

当 Aw 接近 0.9 时,绝大多数细菌生长很微弱;当 Aw 低于 0.9 时,细菌几乎不能生长;当 Aw 在 0.88 时,酵母菌生长受到严重影响;当 Aw 在 0.80 时,霉菌生长受到严重影响。新鲜的食品原料含水量较多,其 Aw 一般在 0.98～0.99,这样的 Aw 正适合微生物的生长。

对干制品原料来讲,当 Aw＝0.80～0.85 时,1 周～2 周内会被霉菌引起变质;当 Aw＝0.70 时,可较长时间防止微生物生长;当 Aw＝0.65 时,仅是少数微生物有生长的可能,且非常缓慢,甚至可保存两年不变质。如果食品要求保存 3 个月,食品的 Aw 应在 0.72 以下;如果食品要求保存 2 年～3 年,食品的 Aw 应在 0.65 以下。

3. 食品的 pH 值

食品 pH 值的高低是制约微生物生长并影响其腐败变质的重要因素之一。根据食品的 pH 范围可将食品分为酸性食品(pH4.5 以下)和非酸性食品(pH4.5 以上)。蔬菜和鱼、肉、乳等动物性食品绝大多数是非酸性食品,水果绝大多数是酸性食品。常见食品的pH 值见表 3-2。

表 3-2　常见食品 pH 值

种类	pH	种类	pH	种类	pH
牛肉	5.1～6.2	卷心菜	5.4～6.0	苹果	2.9～3.3
羊肉	5.4～6.7	芹菜	5.6	香蕉	4.5～4.7
猪肉	5.3～6.9	茄子	4.5	柿子	4.6
鸡肉	6.2～6.4	莴苣	6.0	葡萄	3.4～4.5
鱼肉	6.6～6.8	洋葱	5.3～5.8	柠檬	1.8～2.0
蟹肉	7.0	番茄	4.2～4.3	橘子	3.6～4.3
牛奶	6.5～6.7	萝卜	5.2～5.5	西瓜	5.2～5.6

不同微生物对 pH 值的适应范围不同。大多数细菌生长的最适 pH 值为 6.5～7.5,酵母菌和霉菌生长的最适 pH 值范围较广,一般在 6.0 以下。所以,在非酸性食品中细菌生长的可能性最大,在酸性食品中细菌生长受到抑制,能够生长的只是酵母菌和霉菌。微生物在食品中生长繁殖,会引起食品值的 pH 发生变化。微生物分解碳水化合物而产酸,使食品的 pH 值降低;分解蛋白质因产碱而使其 pH 值上升;在含碳水化合物和蛋白质的食品中,食品的 pH 值先降低而后上升。

4. 渗透压

在食品中形成不同渗透压的物质主要是食盐和糖。在食品中加入食盐或糖,既可以降低水分活度,又可提高食品的渗透压,使微生物细胞脱水,造成细胞收缩、质壁分离,从而使微生物生长受抑制或死亡。

不同微生物耐盐或耐糖的程度不同。在高渗透压的食品中,有多种霉菌和少数酵母菌能够生长,绝大多数细菌不能生长,仅能在其中生存一定时期或迅速死亡。

5. 原料中的酶

动植物组织本身含有丰富的酶类,在适宜的环境下起催化作用,促使食品成熟、增加食品风味。但如果不加控制,任其继续发展下去,就会使原料品质降低,给微生物生长繁殖提供条件,以致引起腐败。如畜肉在酶的作用下达到后熟,后熟的肉味道鲜美、芳香浓郁、易于消化吸收,如果继续作用会引起肉的自溶,最后导致腐败。水果、蔬菜的呼吸作用,会使其组织分解,从而加速原料腐败变质。组织结构完整的食品一般不易腐败,如果原料组织溃破和细胞膜破裂,便为微生物进入与作用提供了条件,从而加快原料的腐败变质。如搅碎的肉馅,解冻后的鱼、肉,破碎的粮食及溃破的蔬菜、水果都易发生腐败变质。

(二)微生物的作用

微生物的作用是引起食品腐败变质的一个主要原因。引起食品腐败变质的微生物主要以非致病性的腐败细菌为主,霉菌次之,酵母菌再次之。微生物在适宜的条件下,大量繁殖,食品成分被分解,最终导致腐败变质。

(三)外界环境因素

微生物的生长繁殖和食品组织的变化,还受到温度、湿度、阳光、氧气等外界环境的影响。

适宜的温度可促进微生物的生命活动,不适宜的温度会减弱微生物的生命活动,甚至加快微生物的死亡。不同的微生物有不同的适宜生长温度范围,但在 25℃～30℃ 之间,各种微生物都可生长繁殖,当食品处于这样的温度环境中时,很容易发生腐败变质。

微生物喜欢在阴暗潮湿的环境中生长,通风、干燥有利于防止腐败。绝大多数腐败微生物属于好氧型微生物。食品放置在空气中,微生物生长、代谢速度快,易引起腐败变质。

三、食品鲜度鉴定指标

食品的新鲜程度是以感官指标、理化指标和微生物指标等三项指标来评价的。

(一)感官指标

感官指标是以人的感觉器官如眼、鼻、舌、手等对食品的感官性状如色、香、味、形进行鉴定。食品腐败变质后在感官上发生较大变化,如色泽改变、产生异味、组织状态发生变化,所以通过感官可以初步判断食品的新鲜程度。感官鉴定是一种简便、灵活、不需要仪器设备的方法,具有相当的可靠性。判断一种食品是否变质,应先通过感官检查,然后再进行理化检验。感官检查是餐饮企业判断食品质量和安全的主要手段。所以,必须提高检验人员的职业能力和责任心,以保证食品的安全。

（二）理化指标

由于微生物的代谢作用，可引起食品化学组成的变化，并产生多种腐败性产物，因此，测定这些腐败性物质，可作为鉴定食品质量的依据。我国将挥发性盐基总氮（TVBN）作为评价高蛋白质食品鲜度的理化指标。它是指碱性条件下能与水蒸气一起蒸馏出来的碱性含氮物质的总称，常用于鉴别鱼、虾、贝类及肉类食品的新鲜度。含碳水化合物多的食品经常以有机酸含量作为指标；含油脂多的食品一般以酸值和过氧化值作为指标。

（三）微生物

反映食品安全的微生物指标包括菌落总数和大肠菌群。

1．菌落总数

菌落总数是指食品检样经过处理，在一定条件下培养后，所得 1g 或 1mL 检样中所含有的菌落总数。菌落总数能反映出食品被细菌污染的程度，以及食品在加工、储存、运输和销售过程中的清洁程度、卫生措施和管理情况。食品的菌落总数低，表明食品的加工、储存、运输和销售等环节符合卫生要求；反之，则表明未能采取适当的卫生措施。食品中细菌数量越多，则食品腐败变质的速度就越快。菌落总数为食品安全监督和管理工作提供了判断依据。

2．大肠菌群

大肠菌群是指一群能发酵乳糖、产酸产气，需氧和厌氧的革兰氏阴性无芽孢杆菌。大肠菌群数是以每 100mL（g）检样内大肠菌群最可能数（MPN）表示。该菌群主要来源于人畜粪便，故以此作为食品被粪便污染程度的指标之一。如果食品中检出大肠菌群，即表示该食品曾受到人或动物粪便的污染。此外，由于经常性检验针对食品安全性威胁很大的肠道致病菌如沙门氏菌属和志贺菌属等有一定困难，而大肠菌群在粪便中存在数量较大，容易检出，与肠道致病菌来源又相同，在一般条件下生存时间也相近，故常用大肠菌群来作为肠道致病菌污染食品的指示菌群。当食品检出有大肠菌群时，就有肠道致病菌存在的可能，大肠菌群数越高，肠道致病菌存在的可能性就越大。

四、食品保藏

为了防止食品腐败变质，延长食品可供食用的期限，常对食品进行加工处理，即食品保藏。食品保藏可以改善食品风味，便于携带运输，但其主要食品卫生学意义是防止食品腐败变质。食品保藏的基本原理是通过改变食品的温度、水分、氢离子浓度、渗透压以及采用其他抑菌、杀菌措施，将食品中的微生物杀灭或减弱其繁殖能力。但实际上各种保藏方法都难以将食品中的微生物全部杀死，而是仅能延缓微生物繁殖的时间，从而达到防止腐败变质的目的。本书主要介绍常用的几种保藏食品的方法。

（一）低温保藏

1. 保藏原理

微生物的生长繁殖和食品内固有酶的活动，是导致食品腐败变质的主要原因。食品低温保藏就是利用低温可以控制微生物的生长增殖速度，甚至可以使其停止生长或死亡；低温可使食品中酶的活力和一切化学反应的速度降低，从而达到长期保藏食品的目的。

2. 低温保藏技术

低温保藏可分为冷藏（冷却）和冷冻两种方法。

（1）冷藏（冷却）。冷藏是指在不冻结状态下的低温贮藏。冷藏温度一般为0℃～10℃，而0℃～4℃为常用冷藏温度。在此温度范围内，可阻止食物中所有病原菌及一般腐败菌的生长。但冷藏只能抑制酶的活性，延缓微生物生长，微生物并没有完全停止生长。所以，冷藏食品储存期较短，且对卫生条件、工艺条件要求高，但冷藏对食品的风味、质地、营养价值影响较小。

冷藏可用于储存果蔬、鱼、肉、禽、蛋、乳类等食品，有些水果蔬菜如香蕉储藏温度要高一些，一般不宜低于12℃。冷藏对大多数食品而言保藏有效期短，注意储存时间不要过长，"电冰箱不是保险箱"。

（2）冷冻。冷冻温度是指低于0℃的温度，通常温度在−18℃以下。在−18℃以下，几乎可阻止所有微生物的生长，可长期保藏食品，但也不可无限期储存食品。

虽然冷冻保藏期较长，但食品的色泽、香味、营养不如新鲜食品和冷却食品，且干耗大。

冷冻可分为速冻和缓冻两种。通常采用速冻的方法，即要求在30分钟内将食品的温度迅速下降到−20℃左右。速冻时形成的冰晶核很小，对食品组织破坏小，可较好地保存营养成分和食品风味。但是在解冻时却宜缓慢进行，这有利于保存营养成分和食品风味。所以，在操作时要遵循"急速冻结，缓慢化冻"的原则。

（二）高温杀菌保藏

1. 高温杀菌原理

在高温条件下，微生物由于蛋白质变性、细胞膜被破坏而死亡，食品中的酶失活，从而防止食品腐败变质，延长保存期。煮、蒸、炸、烤等烹饪方法就可起到高温杀菌的作用。

在日常生活中，"灭菌""消毒""无菌""防腐"等几个概念经常被混淆，实际上它们是有很大区别的。"灭菌"是指用一种方法杀死物体上所有的微生物，包括病原微生物和非病原微生物；"消毒"是指用物理、化学或生物学等方法杀死病原微生物的方法。而"无菌"则是指没有活的微生物存在。防止或抑制微生物生长繁殖的方法称"防腐"或"抑菌"。微生物学上通过灭菌达到无菌。实际上，在烹饪加工过程中，很难达到无菌状态。日常生活中人们还常用"杀菌"一词,这不是专门术语,它包含灭菌和消毒,如牛奶的杀菌是指消毒,罐头的杀菌是指商业灭菌。所谓"商业灭菌"是从商品角度对某些食品所提出的灭菌要求。是指食品经过杀菌处理后,按照规定的微生物检验方法在所检食品中无活的微生物检出,或仅能检出极少数的非病原微生物,但它们在食品保藏过程中是不可能进行生长繁殖的灭菌要求。

各种微生物对热的耐受能力不同,所以杀死它们的温度和时间也不相同。在一定温度和条件下,活菌数减少一个对数周期(90%的活菌被杀死)所需的时间称为 D 值。如大肠杆菌 $D_{60}℃=20$ 代表的意义是:在 60℃杀死 90%的大肠杆菌所需时间为 20 分钟。一般来讲,大多数细菌与酵母的生长型和霉菌菌丝体,在 60℃经 10 分钟～15 分钟即可被杀死,个别耐热菌种也不超过 100℃,对大部分芽孢要用高温高压灭菌。

2．高温杀菌保藏技术

(1)高温灭菌法。在高压蒸汽锅中,用 110℃～121℃左右的温度,加热 20 分钟左右的时间处理食品,杀灭繁殖型和芽孢型细菌,达到长期保存食品的目的。高温灭菌对食品的营养成分破坏较大,对食品的感官性状也有影响。

(2)巴氏消毒法。由于高温灭菌对食品的营养成分破坏较大,所以对鲜奶、果汁等食品常用低温杀菌法即巴氏消毒法。这种方法所用温度较低,只要求杀死食品中繁殖型(生长型)微生物,包括一切致病菌,但不是完全灭菌;所以对灭菌后的封装、存放条件和期限都应有严格的卫生要求和规定。巴氏消毒法早期曾用 63℃～68℃加热 30 分钟的杀菌方法,近年来为提高生产效率,缩短加热时间,减少对食品品质的影响,多采用高温瞬时巴氏消毒法,即 72℃～95℃、15 秒～30 秒的杀菌方式,杀菌效果与传统的巴氏消毒效果相同。

(3)超高温瞬时杀菌法。为了使耐高温的嗜热芽孢梭菌的芽孢也被杀灭,而又不影响食品质量,常采用超高温杀菌法,即温度 120℃～150℃、持续 1 秒～3 秒。杀菌后应立即降温,以保存更多的营养素。

(4)微波杀菌法。即用 915MHz、2 415MHz 的电磁波进行加热。微生物在微波电磁场的作用下,吸收微波的能量,产生热效应,从而导致死亡;同时微波造成的分子加速运动使微生物细胞内部受损而死亡。微波产生热效应的特点是:受热均匀,热能利用率高,加热时间短。微波比传统的烹调杀菌效果要好。

此外,还有远红外加热消毒等方式。

(三)腌渍保藏

1．腌渍保藏原理

将食盐或食糖渗入食品组织内,降低食品的水分活度,提高渗透压,可有选择地控制微生物的活动和发酵,抑制腐败菌生长。腌渍保藏是长期以来行之有效的食品保藏方法。

2．腌渍技术

常见的腌渍法有提高酸度、糖分和盐分浓度等方法。

（1）提高酸度。提高酸度进行保藏的原理是：微生物需要在一定的酸、碱度的环境中才能正常地进行生长繁殖，如果微生物生活环境的 pH 值很小，超过了它们的适应范围，微生物的生命活动就会被抑制或死亡，酸具有抑菌或杀菌的作用。

其方法有两种：即酸渍法及酸发酵法。酸渍法是利用食用酸保藏食品的一种方法。多选用醋酸，因其抑制细菌能力强，且对人体无害。醋酸浓度为 1.7%～2% 时，其 pH 值约为 2.3～2.5，该 pH 范围可抑制许多腐败菌的生长。醋酸浓度为 5%～6% 时，许多不含芽孢的腐败细菌死亡。常见的酸渍食品有醋渍黄瓜、糖醋蒜等。酸发酵法是利用一些能发酵产酸的微生物，使其在食品中发酵产酸，提高食品的酸度，从而保藏食品。酸发酵中，最常用的是乳酸菌。如四川的泡菜、北方的酸菜等就是利用乳酸发酵的。

（2）腌制。

盐腌的过程叫腌制，如腌菜、腌鱼、腌肉等。

食盐在保藏中的作用有以下四个方面。

① 食盐可提高渗透压，使微生物细胞脱水，细胞收缩、质壁分离，从而使微生物的生长受抑制或死亡。

② 食盐溶解于水后解离成 Na^+ 和 Cl^-，每一离子可结合多个水分子，使微生物得不到自由水，使食品的 Aw 降低，从而抑制微生物生长。

③ Na^+ 和 Cl^- 在低浓度时，能促进微生物生长，而在高浓度时对微生物产生毒害作用。

④ 食盐可抑制酶的活性，甚至使酶失活。

氧气很难溶解于盐水中，因此好氧型微生物无法生长。不同浓度的盐溶液对微生物的影响不同：1%～3% 的盐溶液，大多数微生物受到暂时性抑制；10%～15% 的盐溶液，多数微生物停止生长；20%～25% 的盐溶液，绝大多数微生物停止生长。

（3）糖渍。加糖腌制的过程又称糖渍，如蜜饯、果冻、果泥、果酱等。食糖本身对微生物无毒害作用，但可降低食品的 Aw，提高渗透压，从而起到抑制微生物生长繁殖的作用。糖类的渗透压较低，抑制微生物生长需要较高的浓度。1.0%～10% 的糖溶液，不但不能抑制微生物生长，反而可促进微生物生长；50% 的糖溶液可阻止多数酵母菌生长；65%～85% 的糖溶液可抑制细菌和霉菌生长。为了保藏食品，糖溶液浓度要达到 50%～75%，一般以 70%～75% 为宜。

某些酵母能耐很高的渗透压，并能在食糖浓度很高的食品中生长繁殖，可使蜂蜜、果酱和一些糖果变质。

3．腌渍保藏的食品安全问题

腌渍保藏中，微生物及酶的活性只是受到抑制，如果糖和盐的浓度控制不好，反而会促进微生物生长,加快腐败变质。为了保持肉的颜色,在腌制肉时加入的发色剂硝酸盐,对人体有害,并形成致癌物(亚硝胺)。所以,应严格按要求限量使用硝酸盐或亚硝酸盐。

(四)烟熏保藏

1.烟熏保藏原理

烟熏不但使食品具有特殊的风味,还可抑制微生物生长,防止腐败变质,延长食品保存期。其原理是熏烟的温度在45℃以上,可阻止微生物繁殖;烟熏成分渗入肉的组织内部,防止脂肪氧化,提高防腐能力;烟熏可除去食品表面的过多水分,从而增加制品的保藏性。

2.熏烟成分对食品安全的影响

熏烟的重要成分为酚、有机酸、醇和羰基化合物等。这些成分具有抗氧化、抑菌防腐及其形成独特风味的作用。但可产生致癌物如多环芳烃、苯并类物质等。

(五)干藏

1.干藏原理

干藏是一种常用的食品保藏方法,如鱼肚、鲍鱼、海参、木耳、黄花菜等常采用干藏。其保藏原理是通过干制将食品中的水分降低到微生物生长繁殖所必需的含量以下,并始终保持低水分,可抑制微生物的生长,以达到长期储藏的目的。

2.干藏中的营养安全问题

在干制过程中,部分营养素被破坏和流失,色泽、形状发生改变。蔬菜类含有丰富的碳水化合物,高温长时间脱水干制会导致糖分损耗及产生褐变作用;含脂肪高的原料极易因加热氧化而出现酸败现象。部分水溶性维生素会因氧化而损失掉,抗坏血酸和胡萝卜素易氧化,核黄素对光极敏感,硫胺素对热敏感。日晒使蔬菜中的胡萝卜素及抗坏血酸损失很大。在干制过程中原料中的类胡萝卜素、花青素都要受到不同程度的破坏,蔬菜中的叶绿素也会因加热等失去镁原子而转化成脱镁叶绿素,从而使颜色变成暗绿色。酶促褐变和非酶促褐变是促使干制蔬菜变色的原因。植物组织受损伤后,由于氧化酶的作用,多酚或其他如鞣质、酪氨酸等一类物质氧化成有色物质,这种酶促褐变给干制品的品质带来了不良影响,因此,蔬菜干制前需进行漂烫等处理,使其酶失活,以防止褐变。焦糖化反应和美拉德反应是脱水干制过程中常见的非酶促褐变反应,不但消耗糖和蛋白质,还使干制食品颜色加深。

干制可使部分微生物死亡或长期休眠,但是微生物没有被完全杀死,只是抑制了它们的活动,如遇潮湿环境,又可重新恢复活动,如果干制品污染病原菌,可对人体健康造成危害。所以,干制品要在干燥的条件下储存,防止受潮。

另外,还有真空保藏、充氮保藏等,其原理是降低包装物内氧的分压,抑制好氧微生物的生长和氧化酶的活性,降低原料的呼吸作用,防止食品的氧化和腐败变质。

在储藏食品时,多种方法综合应用可提高保藏效果。例如,食品经过高温灭菌后,采用真空包装,然后在低温下储藏,可大大提高保藏效果,延长食品保藏期。

五、食品的保质期与保存期

食品的保质期或保存期是一段时间,它是从生产日期算起。生产日期是指食品产品完成全部生产(加工)过程(程序),并达到销售标准的日期。

保质期是指在标签上规定的条件下,保持食品质量(品质)的期限。在此期限内,食品完全适于销售,并符合标签上或产品标准中所规定的质量(品质);超过此期限,在一定时间内食品仍然是可以食用的。但是,《中华人民共和国食品安全法》第二十八条规定,禁止销售超过保质期的食品。

保存期是指在标签上所规定的条件下,食品可以食用的最终日期。超过此期限,意味着食品寿命的结束,食品安全指标值超过规定标准,食品已腐败变质而不能食用。

食品的保质期与保存期是有区别的。保质期是食品的最佳食用期,超过此期限,在一定时间内食品仍然是可以食用的。而保存期是推荐的最终食用期。例如,食品标签如标有"最好在……之前食用","……之前食用最佳",指的是保质期限,在此期限之前食用,食品的色、香、味、形、营养等各项质量指标最佳;如标有"……之前食用",指的是保存期,是推荐食用的最后期限,超过此期限,产品质量(品质)可能发生变化。标注"保质期……个月"、"保存期……个月"等,指的是从生产日期到此期限。

餐饮企业在采购食品时应注意食品的生产日期和保质期,食品的烹调、销售应在保质期限之内,食品储藏不应超过规定的保存期限,要遵循"先进先出"的原则。另外,一般保质期和保存期都与食品的储藏条件有关,应根据食品标签标注的储藏指南和相关知识进行储藏,以保证食品的新鲜度。

第三节　化学性污染及其预防

化学性污染包括化学农药、工业"三废"、食品添加剂及食品容器和包装材料等污染。

一、农药残留

人们为了防治农业病虫害、去除杂草,以提高产量和经济效益,而大量使用农药。大量使用农药,对环境和食品造成了严重的污染。由于化学农药用量大、化学性质稳定、生物富集作用强,能在人体内蓄积,对人体健康的潜在性危害较大。农药污染已是一个全球性的"公害"。

摄入残留农药的食品引起的急性和慢性中毒,称作"农药残留毒性"。长期摄入含低剂量农药残留的食物,还可能有致癌、致畸和致突变作用。我国对 136 种农药在粮食、水果、蔬菜、肉、蛋、食油、水产品等食品中规定了最大残留限量标准。

(一)食品中农药残留的来源

进入人体的农药,大约有 90% 是通过食物摄入的。农药污染食品的途径,一方面是因对农作物喷施农药而直接污染食品;另一方面,是通过对空气、土壤和水的污染而间接污染食品。

1. 农药对食用作物的直接污染

有些农药直接喷施于食用作物的叶片上,可先被叶片吸收,并转运到食用作物的各部分。其对食物的污染程度受多种因素的影响,与农药性质、浓度、使用次数、距收获间隔时间、剂型、气象条件及农作物种类、生长发育状况等有关。

我国对蔬菜的最大用药量、最后一次施药距收获的天数、最多使用次数、农药最高残留量都有严格的规定。蔬菜施用农药后须经过安全间隔采收期才可采收食用。我国农业部颁布了部分农药在不同蔬菜上使用的安全间隔期(最后一次施药距收获的时间)。对于尚未做出具体规定的农药和蔬菜品种,目前一般的执行方法为:夏季气温高时,因农药毒性消失较快,故施用农药后安全间隔期为 5 天~7 天;春秋季则最少要 7 天~10 天;冬季应当控制在 15 天以上。农药残留量随植物的不同种类和同一种类的不同部位而不同。一般叶类蔬菜的农药残留量高于果菜和根菜,食物外部比内部的农药残留量高。

蔬菜生产中应用化控技术造成的残留污染也给食品安全提出了新的课题。为促进蔬菜生长、增加产量,普遍在辣椒、萝卜、雪里蕻、黄瓜、番茄、四季豆、马铃薯、芹菜、菠菜、苋菜、茼蒿等种植中使用植物生长激素,如助壮素和赤霉素(俗称 920)等。为培育出优良的壮苗、促进壮枝生根、增强菜苗的抗旱抗病能力,常喷洒矮壮素等化学试剂。为提高番茄坐果率,常使用番茄灵、防落素等化学试剂。甘蓝、菜花在花心开始膨大时,用赤霉素喷液以求花球坚实整齐,提前上市。为改变马铃薯种薯的休眠期,也使用赤霉素。黄瓜、瓠瓜在幼苗期使用乙烯利喷洒叶面或生长点,可有效增加雌花数,提高产量。在西瓜成熟前7~9 天喷施乙烯利可使西瓜提前成熟 4 天。为防止花椰菜、秋白菜在储存期间脱帮落叶,常使用防落素处理。这些生物、化学药品其中有一些是带有激素性质的,而乙烯利之类的催熟剂则会促进机体细胞的衰老。因此,蔬菜生产中应用化控技术造成的污染已不可忽视。

2. 通过土壤、水、空气间接污染食物

施用农药时,只有小部分黏附在农作物上,其余大部分都通过各种途径向环境扩散,大量农药进入土壤、水和空气中。农作物长期从污染的环境中吸收农药,特别是土壤和灌溉水中的农药可通过植物的根系吸收,然后转运到作物内部,甚至整个作物。根系发达的农作物对农药的吸收率较高,如花生、胡萝卜、豌豆等吸收率较高。

3. 通过生物的富集作用污染食物

农药可以通过生物的富集作用污染食物,如果水及牲畜、禽类的饲料被农药污染,这些动植物体内的农药量远较水和饲料高,造成鱼、肉、乳、蛋等食品的污染。

脂溶性大、持久性长的农药,如六六六(BHC)和滴滴涕(DDT)等,很容易经食物链进行生物富集,随着营养级提高,农药的浓度也逐级升高。人类处在食物链的最顶端,所受农药残留生物富集的危害也最严重。

另外,食物在运输、储藏中也可能受到农药的污染。

(二)餐饮企业降低食品中农药残留的措施

为了消除或减少食品中残留的农药,政府有关部门和农、牧、渔业生产单位应积极采取必要的措施,加强对农药生产和经营的管理。未取得农药登记和农药生产许可证的农药不得生产、销售和使用;禁止将高毒农药用于蔬菜、水果、茶等食用作物;发展高效、低毒、低残留农药,增加生物农药的使用;培育抗病虫害的农作物品种,利用生物技术防治病虫害等,减少农药对食品的污染。餐饮企业在原料采购、运输、烹饪过程中也应采取相应措施,消除或减少食品中残留农药对人体健康的危害。

1. 严把进货渠道关

不符合食品安全标准的原料坚决不采购。选择有信誉、符合要求的供应商,要认真了解所购原料在种植、收获和运输过程中农药的使用和管理情况。应了解农药的使用剂量、使用次数和安全间隔期是否符合要求,以保证原料中农药残留不致超过最大允许限量标准。不随意在市场采购不明情况的原料。

2. 建立原料生产基地

在环境无污染或污染少的地区建立企业自己的原料生产基地,或选择生产、运输、管理符合要求的生产单位,作为企业的长期原料供应商。这样既可保证原料的供应,降低生产成本,又可保证原料的食品安全。

3. 选择污染较少的蔬菜种类

有些蔬菜因不易染虫害而较少施用农药,如苋菜、芹菜、辣椒、萝卜等。食部生长在泥土中的蔬菜,如藕、马铃薯、芋头、洋葱等一般也较少污染。野外生长或人工培育的食用菌和各种芽菜类,在生长和培育过程中无须杀虫,是蔬菜中安全系数较高的种类。

野菜营养丰富,一般没有污染。市场上常见的野菜有蕨菜、荠菜、马兰头、马齿苋、扫帚苗、龙须菜、毛耳朵等。它们生长在野外,无须人工施肥和洒药除虫。扫帚苗、龙须菜、毛耳朵等野菜的蛋白质含量与一般蔬菜相比高约 20%。目前使用农药较多的蔬菜有韭菜、白菜、空心菜等叶类蔬菜以及菜花等。选购时若发现蔬菜农药气味太重,说明是喷洒过农药不久且农药浓度较高的蔬菜,不宜购买。

4.积极采用绿色食品、有机食品和无公害蔬菜

绿色食品、有机食品和无公害蔬菜是经过国家认证、有安全保障的食品,应积极采用。

5.合理烹饪加工

(1)洗涤。可除去农作物表面的大部分农药残留。其残留量减少程度与施药后的天数及农药水溶性有关。延长浸泡时间,增加冲洗次数,采用热水洗、碱水洗、洗涤剂洗、烫漂等方法能更有效地降低农药残留量。

(2)去壳、削皮、清理。食物表皮比内部的农药残留剂量高,通过去壳、削皮可除去大部分农药残留。剔除蔬菜外层叶片等清理(拣拆)工作,可使农药残留量大幅度减少。

(3)切割、粉碎、混合、搅拌。由于组织和细胞破坏而释放出酶和酸的作用,可增加农药的代谢和降解,但也会产生较大毒性的代谢物。

(4)烹调。一般烹调加热均可降低食品中的农药残留。加热时间长、温度高有利于农药的去除。蔬菜中的农药残留量在烹调后可减少 15%～70%,煮饭、烘烤面包等也可不同程度地减少农药残留量。

二、有害金属对食品的污染

金属对食品的污染也不可忽视,人们较早就对金属对人的危害问题进行了研究。金属在人体内有较强的蓄积性,并可通过食物链的生物富集作用而在生物体及人体内达到很高的浓度。有毒有害金属对人体造成的危害常以慢性中毒和远期效应为主。污染食品的有害金属主要有汞、镉、铅、砷等。

(一)食品中有害金属的来源

有害金属毒物主要是通过食品进入人体。污染食品的金属毒物的主要来源有以下三个方面。

1.来自高本底值的自然环境

某些地区的水土中自然存在的有毒金属较高,从而使本地区生产的动植物食物中有害金属的含量较高。

2.环境污染

随着工农业的发展,工业"三废"、农药的使用越来越多。含有金属毒物的工业"三废"和农药排入环境中,可直接或间接污染食品。特别是通过水污染污染到食物最为多见。食物链的生物富集作用使食品中的金属毒物含量显著增高,会对人体造成严重的危害。

3.食品生产加工过程的污染

食品在生产加工、运输过程中,机械设备、管道、容器或包装材料中的有害金属有可能溶出而污染食品;在生产加工过程中,使用含有金属杂质的食品添加剂,也可造成污染。

（二）几种有害金属对食品的污染及其危害

1．汞的污染

（1）食品中汞污染的来源。食品中的汞除来源于农业上使用的含汞农药外,主要来自工业生产和医药卫生行业"三废"的污染。含汞的废水排入江河湖海后,吸附在悬浮的固体微粒上而沉降于水底,转化为甲基汞,甲基汞的毒性比无机汞要高得多。水生动植物对汞有很强的富集能力,尤其以鱼体中甲基汞的蓄积量更高。日本的"水俣病"就是甲基汞中毒的典型案例。用含汞废水灌溉农田,则农作物会从土壤和污水中吸收汞并蓄积在内部,牲畜、禽类食用含汞饲料后,其肉、蛋、乳等食品中也会有汞污染。

（2）食品汞污染对人体的危害。食品中微量的汞进入人体后不致引起危害,可经尿、粪和汗液等途径排出体外。但长期食用被汞污染的食品,可引起慢性汞中毒,出现一系列不可逆的神经系统中毒症状。汞也能在人体的肝、肾等脏器及脑组织蓄积。汞中毒可导致人听力降低、全身麻痹、神经错乱以致疯狂痉挛而死亡。汞还会通过胎盘损害胎儿。

（3）食品中汞的限量指标(MLs)。我国《食品中污染物限量》(GB 2762-2005)规定食品中汞的限量指标(MLs)(mg/kg)：鱼(不包括食肉鱼类)和其他水产品为 0.5(甲基汞),食肉鱼类(如鲨鱼、金枪鱼及其他)1.0(甲基汞),粮食为 0.02,肉、蛋(去壳)为 0.01,薯类、蔬菜、水果为 0.01,鲜奶为 0.01。

2．镉的污染

（1）食品中镉污染的来源。食品中的镉主要是电镀、化工、含镉涂料、陶瓷、蓄电池等工业生产排放的废水经水体和土壤污染而来,含镉肥料、农药也会对食品产生污染,有些食品包装材料和容器也含镉,如有些玻璃、陶瓷类容器用含镉颜料上色,有些金属容器表面镀镉,还有些塑料容器和包装材料添加的稳定剂中含镉。当这些容器盛装酸性食品或饮料时,在一定的条件下镉就会溶解出来污染食品。

（2）食品中镉污染对人体的危害。镉进入人体主要是通过食物摄入的。镉的蓄积作用很强,进入人体内的镉一般排出很慢,其生物半衰期可长达 10 年～40 年。长期摄入含镉量较高的食品,可发生慢性镉中毒。日本出现的"骨痛病"就是由于环境污染通过食物链污染大米而引起的人体慢性镉中毒。另外,镉还会引起贫血和对肝、肾、肺造成损伤,并有致畸、致癌、致突变作用。

（3）食品中镉的限量指标(MLs)。我国《食品中污染物限量》(GB 2762-2005)规定食品中镉的限量指标(MLs)(mg/kg)：粮食、豆类为 1.0,薯类、蔬菜、水果为 0.5,肉类、蛋类为 1.0,鱼贝类为 2.0,鲜乳为 0.3,乳粉为 2.0。

3．砷的污染

（1）食品中砷污染的来源。砷属于类金属。食品中的砷主要来源于含砷农药的污染,工业"三废"的污染及食品加工所用的原辅料、化学添加剂、容器和包装材料的砷污染。

水生生物特别是海洋生物对砷有很强的富集作用。

（2）食品砷污染对人体的危害。食品中砷的毒性与其存在的形式有关。元素砷不溶于水，几乎无毒，而其氧化物为剧毒物质，如 As_2O_3（砒霜）是一种古老的毒物。无机砷的毒性大于有机砷。砷可引起人体急性中毒，表现为胃肠炎症状、中枢神经系统麻痹、四肢疼痛、甚至丧失意识乃至死亡。但大多数砷污染引起的中毒是慢性中毒，表现为神经衰竭、多发性神经炎、皮肤色素沉着以及消化系统障碍。砷化合物还具有"三致"作用。

（3）食品中砷的限量指标（MLs）。我国《食品中污染物限量》（GB 2762-2005）规定食品中砷的限量指标（MLs）（mg/kg）：贝类、虾蟹类、其他水产食品、食糖、可可脂、巧克力为 0.5，乳粉为 0.25，大米为 0.15，面粉、豆类、鱼、食用油为 0.1，杂粮、果汁果酱为 0.2，水果、蔬菜、禽畜肉类、蛋类、鲜奶、酒类各为 0.05。

4. 铅的污染

（1）食品中铅污染的来源。铅污染食品的途径很多：①工业"三废"可造成环境的污染，进而污染食品。烟尘和废气含有铅，可污染大气，大气中的铅沉降到地面，再污染农作物；汽油中常加入铅作为防爆剂，汽车等排出的废气含有大量的铅，可造成环境污染；含铅废水、废渣的排放可污染土壤和水体，污染水体的铅会通过食物链污染水产品。②食品加工用的机械设备和管道含铅，在一定的条件下会污染食品。③食品容器和包装材料，如陶瓷食具的釉彩、马口铁和焊锡含铅，印刷食品装潢的油墨和颜料通常含铅。用这些容器盛酸性食品，铅易溶出污染食品；用铁桶或锡壶盛酒可将铅溶出。④某些食品添加剂含铅，如生产皮蛋加入的黄丹粉（氧化铅）。

（2）食品铅污染对人体的危害。食用被铅污染的食品后，铅可在人体内蓄积，达一定数量时可引起慢性中毒，主要引起神经系统、造血系统和消化系统的损伤。表现为食欲不振、面色苍白、头昏、头痛、乏力、失眠、肌无力、肌肉关节疼痛、腹痛、腹泻或便秘、贫血等症状。儿童对铅的吸收率高于成人，所以铅对儿童危害更大。过量铅的摄入会导致儿童生长发育迟缓、智力低下。孕妇接触低浓度的铅，会影响胎儿的生长发育；接触铅的男子会出现精子活力降低、畸形和发育不全等。

（3）食品中铅的限量指标（MLs）。我国《食品中污染物限量》（GB 2762-2005）规定食品中铅的限量指标（MLs）（mg/kg）：谷类、豆类、薯类、禽畜肉类为 0.2，可食用禽畜下水、鱼类为 0.5，水果、蔬菜（球茎、叶菜、食用菌类除外）为 0.1，小水果、浆果、葡萄、鲜蛋、果酒为 0.2，球茎蔬菜、叶菜类为 0.3，鲜乳、果汁为 0.05，婴儿配方乳粉（乳为原料，以冲调后乳汁计）为 0.02，茶叶为 5。

（三）餐饮企业降低食品中有害金属的措施

金属毒物污染食品以后，一般烹调加工很难去除。餐饮企业所选购的烹饪原料、食具容器、包装材料中的有毒金属含量,要符合国家食品安全标准,食品加工用的容器、用具和烹调机械设备的材料要符合食品安全要求,有毒金属指标不得超标,推广使用无毒或低毒食具容器和包装材料。如果食品表面或局部受到污染,应去除污染部位,原料经反复淘洗、浸泡也可降低食物中的铅、砷、镉含量,但对汞基本无效。污染严重的食品不得用于烹饪加工和销售,可改作他用或销毁。加强食品安全管理,防止环境污染,加强对灭鼠药的管理。

三、添加剂对食品的污染

食品添加剂是指为改善食品的品质和色、香、味,以及为防腐和加工工艺的需要,加入食品中的化学合成物质或天然物质。

(一)食品添加剂的分类

国际上通常把食品添加剂分成三大类,一是天然提取物;二是用发酵等方法制取的物质,如柠檬酸等,它们有的虽是化学法合成的,但其结构和天然化合物结构相同;三是纯化学合成物,如苯甲酸钠。目前,天然食品添加剂品种少、价格较高,普遍使用的是化学合成添加剂。合成食品添加剂的毒性大于天然食品添加剂,且当食用量过大或食用了混入有害物质的不纯添加剂时,易对机体造成危害。

我国按食品添加剂的不同主要功能将其分成 20 大类,包括酸度调节剂、抗结剂、消泡剂、抗氧剂、漂白剂、膨胀剂、胶姆糖基础剂、着色剂、护色剂、乳化剂、酶制剂、增味剂、面粉处理剂、被膜剂、水分保持剂、营养强化剂、防腐剂、凝固剂、甜味剂、增稠剂等,因香料品种太多另为一类。

(二)食品添加剂的作用

在食品加工和烹调过程中,为了改善和保持食品的品质和性状,经常使用食品添加剂,其主要功能有以下四个方面。

(1) 改善食品的感官性状,使加工后的食品色、香、味、形良好。如适当使用色素、香料、甜味剂、酸味剂以及乳化剂、增稠剂等可提高食品的感官质量。

(2) 增强食品的耐储藏性,防止腐败变质。如防腐剂可控制食品中微生物的繁殖;抗氧化剂可防止脂肪食品氧化变质,延长食品的保存期。

(3) 有利于食品生产操作。如使用抗结剂、消泡剂、乳化剂等有利于食品的生产操作。

(4) 提高食品的营养价值或满足其他特殊需要。在食品中添加营养强化剂等可满足不同人群对营养的特殊需要。

（三）食品添加剂的使用原则

食品添加剂有助于加工和改良食品品质，但多数为化学合成物质，有的具有一定毒性。因此，在使用食品添加剂时要符合我国《食品添加剂使用标准》（GB 2760-2011）。《中华人民共和国食品安全法》第四十六条规定："食品生产者应当依照食品安全标准关于食品添加剂的品种、使用范围、用量的规定使用食品添加剂；不得在食品生产中使用食品添加剂以外的化学物质和其他可能危害人体健康的物质。"在使用食品添加剂时应注意以下几个原则。

（1）鉴于有些食品添加剂具有一定毒性，必须使用时应严格控制其使用范围和使用量，在达到预期目的的前提下尽可能降低其在食品中的使用量。

（2）使用添加剂时应该保持和改进食品的营养质量，不得降低、破坏食品的营养价值或影响食品的质量及风味。

（3）食品添加剂的使用不应对人体产生任何健康危害；不应掩盖食品腐败变质；不应掩盖食品本身或加工过程中的质量缺陷或以掺杂、掺假、伪造为目的而使用食品添加剂。

（4）使用的食品添加剂应当符合相应的质量规格要求，并经国家有关部门正式批准、公布。

（5）加入食品中后应能被分析鉴定出来。

（四）食品添加剂对人体的危害

食品添加剂被认为是食品工业的灵魂，现代食品工业离不开添加剂，人们在日常饮食活动中也摄入了多种食品添加剂。但是，如果不按要求和规定滥用食品添加剂，就会对食品造成污染，给人体健康带来危害。

食品添加剂对人体的危害性概括起来有致癌性、致畸性和致突变性。这些危害的共同特点是要经历较长时间才能显露出来，即对人体产生潜在的毒害，这也是人们关心食品添加剂安全性的原因。

动物实验表明糖精除会引起肝癌、尿道结石外，还会引起中毒。另外，动物实验表明大量摄入苯甲酸可导致肝、胃严重病变，甚至死亡；过量摄入亚硝酸盐产生的亚硝基化合物具有致癌作用。

有时食品添加剂自身毒性虽低，但由于抗营养因子作用，以及食品成分或不同添加剂之间的相互作用、相互影响，就可能生成意想不到的有毒物质。食品添加剂具有叠加毒性，即两种以上的化学物质组合之后会有新的毒性。当某些食品添加剂和其他的化学物质如农药残留、重金属等一起摄入时，原本无致癌性的化学物质转化为致癌性的物质。

　　某些食品添加剂会导致儿童产生过激行动,易激动,常伴有暴力等异常行为。有人认为这可能与使用水杨酸、着色料、香料等食品添加剂有关。

(五)烹调加工中常用的食品添加剂介绍

　　食品添加剂种类很多,作用各不相同。餐饮企业在烹饪加工中经常使用的食品添加剂包括食品色素、防腐剂、发色剂、抗氧化剂等。它们多为化学合成,无任何营养,均有一定毒性。

1. 防腐剂

　　防腐剂能抑制微生物生长繁殖,减少食品在生产、运输、储藏、销售过程中腐败变质而造成损失。我国允许使用的防腐剂有苯甲酸、苯甲酸钠、山梨酸、山梨酸钾及对羟基苯甲酯等。

　　(1)苯甲酸及其钠盐。在酸性环境中,对酵母、细菌、霉菌都有比较好的抑制作用。《食品添加剂使用标准》(GB 2760-2011)规定各种食品中苯甲酸及其钠盐的最大使用量(以苯甲酸计)见表 3-3。

表 3-3　各种食品中苯甲酸及其钠盐最大使用量(以苯甲酸计)

食品名称	最大使用量(g/kg)	食品名称	最大使用量(g/kg)
风味冰、冰棍类	1.0	复合调味料	0.6
果酱(罐头除外)	1.0	半固体复合调味料	1.0
蜜饯凉果	0.5	果蔬汁(肉)饮料	1.0
腌渍的蔬菜	1.0	蛋白饮料类	1.0
胶基糖果	1.5	碳酸饮料	0.2
除胶基糖果以外其他糖果	0.8	茶、咖啡、植物饮料类	1.0
调味糖浆	1.0	风味饮料	1.0
醋	1.0	配制酒(仅限预调酒)	0.4
酱油、酱及酱制品	1.0	果酒	0.8

　　(2)山梨酸及其钾盐。山梨酸是近年来普遍使用的一种比较安全的防腐剂。山梨酸及其钾盐对霉菌、酵母和好气型细菌都有抑制作用,在酸性条件中效果较好。《食品添加剂使用标准》(GB 2760-2011)规定各种食品中山梨酸及其钾盐最大使用量(以苯甲酸计)见表 3-4。

2. 着色剂

　　着色剂又称食用色素,是一类本身有光泽的物质,能使食品着色以改善食品的感观性质,增进食欲。着色剂按其来源可分为天然和合成两类。

表 3-4　各种食品中山梨酸及其钾盐最大使用量（以山梨酸计）

食 品 名 称	最大使用量（g/kg）	食 品 名 称	最大使用量（g/kg）
干酪	1.0	胶基糖果	1.5
氢化植物油	1.0	除胶基糖果以外的其他糖果	1.0
人造黄油及其类似制品	1.0	调味糖浆	1.0
风味冰、冰棍类	0.5	醋	1.0
经表面处理的新鲜蔬菜	0.5	酱油	1.0
腌渍的蔬菜	0.5	酱及酱制品	0.5
加工食用菌	0.5	复合调味料	1.0
豆干再制品	1.0	乳酸饮料	1.0
其他杂粮制品	1.5	半固体复合调味料	1.0
面包、糕点	1.0	果蔬汁（肉）饮料	1.0
焙烤食品馅料及表皮挂浆	1.0	蛋白饮料类	1.0
熟肉制品	0.075	碳酸饮料	0.2
肉灌肠类	1.5	茶、咖啡、植物饮料类	1.0
蛋制品	1.5	风味饮料	1.0
调味糖浆	1.0	配制酒	0.4
果酱（罐头除外）	1.0	葡萄酒	0.2
蜜饯凉果	0.5	果酒	0.6
腌渍的蔬菜	1.0	果冻	0.5

（1）天然色素。天然色素主要来源于动、植物组织或微生物的代谢产物。天然色素多数比较安全，有的还有一定的营养价值。虽然天然色素色泽不够稳定、价格较高、工业生产规模不够，但由于其安全性比合成色素高，因此受到消费者的欢迎。常用的有以下几种。

① 姜黄素：姜黄素是从多年生草本植物姜黄中提取出来的。碱性环境中呈红褐色，中性或酸性时为黄色。姜黄素常用于糖果、饮料的着色。《食品添加剂使用标准》（GB 2760-2011）规定各种食品中姜黄素的最大使用量除调制乳粉和调制奶油粉为 0.4g/kg、腌渍蔬菜为 0.01g/kg、即食谷物为 0.03g/kg、膨化食品为 0.2g/kg 外，其他食品可按正常生产需要加入。

② 红花黄色素：此色素是红花色素中的一种黄色色素。在酸性范围内呈黄色，在碱性环境中则带红色。《食品添加剂使用标准》（GB 2760-2011）规定各种食品中红花黄色素的最大使用量为：冷冻饮料、腌渍蔬菜、熟制坚果与籽粒、方便米面制品、粮食制品馅料、腌腊肉制品类、调味品（盐除外）、膨化食品等不能超过 0.5g/kg，水果罐头、蜜饯凉果、装饰性果蔬、蔬菜罐头、糖果、八宝罐头、糕点上彩装、果蔬汁、碳酸饮料、风味饮料、配制酒等不超过 0.2g/kg。

③ 叶绿素铜钠盐：水溶液呈蓝绿色，多用于酒、糖果、罐头、饮料等食品的着色。人的

ADI(每日容许摄入量)暂定为0~15mg/kg体重,我国规定的最大使用剂量为0.5g/kg。

④ 胡萝卜素:是食品中的营养成分,可用于奶油、冰激凌、糖果的着色。可按生产需要适量使用。

⑤ 辣椒色素:是从辣椒中提取的一种天然的红色色素,也是一种类胡萝卜素,对人无毒性,常用于罐头食品的着色。

⑥ 甜菜红:是从红甜菜中提取的一种红色色素,可溶于水,水溶液呈红紫色,耐光性强,多用于糖果、饮料食品的着色。

⑦ 红曲素:为红曲霉菌丝产生的色素。耐光耐热性强,对蛋白质着色力强,多用于叉烧肉、红色灌肠和红腐乳以及某些配制酒等食品。我国规定的最大使用剂量除糕点为0.9g/kg、焙烤食品馅料及表皮挂浆为1.0g/kg外,其他可按生产需要适量添加。

⑧ 酱色即焦糖:是将蔗糖、葡萄糖或麦芽糖浆在160℃~180℃加热,使之焦化而成。常用于饮料、点心和酱油等食品。一般可按生产需要适量添加。

(2) 化学合成食用色素。化学合成食用色素是通过人工合成方法制得的有机色素。化学合成食用色素由于色泽鲜艳、着色力强、性质稳定、成本较低,被广泛应用。但由于其毒性和致癌性受到了人们的广泛关注,许可使用的化学合成食用色素的品种有所减少,产量也明显降低。目前常用的几种合成食用色素为:苋菜红、胭脂红、柠檬黄、日落黄、靛蓝、亮蓝等,使用量按我国《食品添加剂使用标准》(GB 2760-2011)的规定使用。

3. 发色剂

发色剂也称护色剂,是在食品加工过程中加入的、能与食品中某些成分作用而呈现良好色泽的化学物质。

发色剂通常用于肉类食品,有硝酸盐及亚硝酸盐两类。硝酸钠在食品中经亚硝化菌的作用可还原成亚硝酸钠,亚硝酸钠与肌红蛋白结合形成亚硝基肌红蛋白,从而可保持肉制品的红色。此外,发色剂还有一定的防腐作用,能抑制肉毒杆菌的生长。但是发色剂的毒性较强,摄入过量会引起中毒。亚硝酸盐还能与仲胺结合生成具有较强致癌性的亚硝胺,使用时必须严格控制其使用范围和使用量。

我国规定硝酸钠的最大使用量为0.5g/kg,以亚硝酸钠计,残留量≤30mg/kg,且只能用于肉类罐头和肉类制品中。

4. 香味剂

为了改善或加强食品的香气、香味,常向食品中加入一些香料。食用香料分为天然香料和食用香精两大类。我国常用的天然香料很多,如八角、茴香、花椒、姜、胡椒、薄荷、桂皮、丁香等,天然香料一般安全无害;人工香精成分复杂,由多种香精单体配合而成,因此,应控制人工食用香精的使用。

5. 甜味剂

甜味剂是赋予食品甜味的物质,分为天然甜味剂和人工合成甜味剂。

甜菊糖苷是一种天然甜味剂，其甜度为蔗糖的 300 倍，是我国继蔗糖、甜菜糖之后的第三糖源。具有预防保健作用，可用于各种保健食品，对某些疾病能起到治疗和缓解作用，可预防小儿龋齿，可作为糖尿病、肥胖病、高血压、心脏病和动脉硬化等疾病患者的甜味剂。甜菊糖苷还具有防腐作用。

人工合成甜味剂主要是一些具有甜味的化学物质，甜度一般比蔗糖高数十倍至数百倍，但不具有任何营养价值。目前批准使用的人工甜味剂有糖精钠、甜蜜素、甜味素（阿斯巴甜）。糖精钠是目前产量最大的品种，甜度是蔗糖的 300～500 倍。我国规定糖精钠的最大使用量为：果酱为 0.2g/kg，新型豆制品、熟制豆制品、脱壳熟制坚果与籽类为 1.0g/kg，带壳熟制坚果与籽类为 1.2g/kg，腌渍蔬菜、冷冻饮品、配制酒、饮料类、复合调味料、糕点、饼干及面包等食品，最大使用量为 0.15g/kg，婴儿代乳食品不得使用。甜蜜素甜度为蔗糖的 30 倍，可在清凉饮料、冰激凌、面包、糕点、饼干、腌渍蔬菜、腐乳、复合调味料等中使用，最大剂量为 0.65g/kg。甜味素可在除罐头食品以外的所用食品中使用，其用量可以根据正常的生产需要而定。

（六）餐饮企业降低食品添加剂对人体危害的措施

添加剂使用一定要符合《食品添加剂使用标准》，尽量使用天然的食品添加剂，不用或少用合成添加剂，使用的食品添加剂必须是《食品添加剂使用标准》所列的品种，必须严格执行食品安全标准中规定的使用范围和使用量，不得超范围、超剂量使用，不得滥用食品添加剂。

近年来，发生了很多滥用食品添加剂的事件。一些不法商贩使用未经国家批准使用或禁用的添加剂品种。例如，为延长海鲜的保质期和使外观膨胀饱满，便用福尔马林浸泡海参、鲜贝、鲍鱼、虾仁等海鲜，长期食用这类海鲜有害人体健康；有毒吊白块（甲醛-酸性亚硫酸钠制剂）被一些生产经营者用于面制品、粉丝等产品漂白；为了增加食品表面的光泽而使用矿物油。有的超剂量、超范围使用添加剂，例如超量使用护色剂亚硝酸盐加工肉制品，导致食物中毒和死亡的事件时有发生；硫黄作为漂白剂只限于蜜饯、干果、干菜、粉丝、食糖等的熏蒸使用，而有的生产经营者在制作馒头的过程中滥用硫黄熏蒸馒头，使馒头中的维生素受到破坏，且导致二氧化硫严重残留。用色素、护色剂掩盖已变质的冻鱼、肉类制品的现象亦屡有发生。国家规定，食品加工必须使用食品级规格的食品添加剂，不准使用工业级产品。有些生产经营单位弄虚作假，追求经济利益，任意用工业级化工产品假冒食品级添加剂销售、使用。某烧饼店用工业级碳酸氢钠代替食品级碳酸氢钠加工烧饼，结果造成 120 人吃后发生铅中毒；2005 年肯德基苏丹红事件、2008 年三聚氰胺事件都是滥用食品添加剂的典型案例。给人民的生命财产及企业自身带来很大损失。

所以，在选购原料时，一定要严把质量关，严格检查，对不符合食品安全标准的原料坚决不采购、不加工、不销售，以确保食品安全。

四、残留兽药和饲料添加剂

由于给动物滥用兽药及在饲料中添加抗生素、激素、瘦肉精等物质造成食品污染,是近年来出现的危害人体健康的新问题。2002 年 2 月,欧盟暂停从我国进口蜂蜜、部分水产品和畜产品,据称原因是从我国出口的蜂蜜、对虾中检测出了氯霉素。食用含瘦肉精的肉引起中毒的事件时有报道,牛奶"有抗"、"无抗"成为人们经常谈论的话题,疯牛病对人类的威胁更使人类感到震惊。兽药和饲料添加剂会污染动物性食品,并对人体健康产生危害,这越来越受到人们的重视。

(一)污染来源

在预防和治疗畜禽疾病的过程中使用的药物残留在动物体内而污染食品;为了治疗动物的某些疾病、促进畜禽的生长和改善动物性食品的品质,常在饲料中添加一些药物和添加剂。这些药物和添加剂通过饲料进入动物体内并残留在其体内,从而引起动物性食品的兽药残留污染。

(二)抗生素类药物残留

抗生素又称抗菌素,可以抑制和杀灭微生物。由于其被广泛应用,且用量越来越大,这就不可避免会存在残留问题。而人食用残留抗生素的动物性食品,会使人体内原有的正常菌丛发生混乱,导致附加的感染。对抗生素有过敏史的人,还会引起过敏反应。此外,抗生素的应用导致细菌获得抗药性。德国在肉制品中发现金黄色葡萄球菌耐药菌株;而英国则发现了可吞噬抗生素、以抗生素为食的"超级细菌",细菌抗药的问题已引起严重后果。全球原已下降的结核病及白喉的发病率,如今又急剧回升。抗药菌株的出现甚至使简单感染的治疗也变得十分困难。这一现实情况使科学家们呼吁禁止将用于人类的抗生素药物用于农牧业生产。

含有抗生素残留的食品主要有畜肉、禽肉、蛋类、奶类、蜂蜜等。

(三)"瘦肉精"残留

"瘦肉精"的商品名为"盐酸克伦特罗",用于治疗人和家畜的支气管哮喘。20 世纪 80 年代初美国一家公司意外发现将盐酸克伦特罗添加到饲料中可明显促进动物生长,并增加瘦肉率,其用量是治疗量的 10 倍,且需连续服药 30 天。盐酸克伦特罗熔点高,常规烹调不会破坏其毒性,如果家畜被喂食了"瘦肉精",多数会沉积在动物的肝、肾、肺等内脏里,人食用含"瘦肉精"残留量高的肉制品和内脏后可引起中毒。世界卫生组织规定:畜产品中盐酸克伦特罗的最大残留量不得超过 $0.5\mu g/kg$。我国禁止在饲料中添加"瘦肉精"。

如果过量的盐酸克伦特罗被人体吸收,人会发生急性中毒,会出现头晕、面部潮红、心悸、心率加快、乏力、口干、四肢肌肉震颤、呕吐、腹痛等症状。而如果在人体中长期累积的话，特别是对某些疾病患者如高血压、心脏病等危害性更大，可能会加重病情，导致意外。

（四）减少动物性食品兽药和饲料添加剂残留的措施

加强兽药和饲料添加剂的管理，合理使用，严格执行休药期。我国《乳与乳制品管理办法》第四条明确规定：乳牛在应用抗菌类药物期间和停药后5天内的乳汁不得供食用。不滥用兽药，不使用未经批准的药物。采购原料时应严格验收，把好食品安全质量关，必须索取有效检疫证和合格证。不要买颜色过于鲜红的肉，少吃动物内脏。

本 章 小 结

餐饮企业向顾客提供的食品除应营养搭配合理、感官性状良好外，更重要的是必须保证食品的安全，确保顾客的安全和健康。食品受到污染后，不但会影响其感官性状，使营养成分破坏，降低或丧失食品的食用价值和商品价值，更重要的是危害人体健康，造成近期、远期的不利影响。

污染物可分为生物性污染、化学性污染和物理性污染三类。

食品在储存过程中，由于储存不当，易发生腐败变质。食品腐败变质是食物本身、环境因素和微生物三者互为条件、互相影响、综合作用的结果。准确判断食品的新鲜程度可有效地保证食品的安全和质量、减少浪费、降低成本。食品的新鲜程度是用感官指标、理化指标和微生物指标等三项指标来评价。

为了防止食品腐败变质，餐饮企业要做好食品保藏工作。低温保藏是餐饮企业常用的储藏方法，食品可在0～4℃下进行冷藏，但储存时间较短；动物性食品如禽、畜肉、鱼虾等水产品要长期储存，应在−18℃以下进行冷冻保藏。

餐饮企业在选购食品时应注意食品的生产日期和保质期，食品烹调、销售应在保质期限之内，食品储藏不应超过规定的保存期限，要遵循"先进先出"的原则。

采购原料时应严格验收，把好食品安全质量关；必须索取有效检疫证和合格证，污染严重的食品不得用于烹饪加工和销售；食品加工用的容器、用具和烹调机械设备的材料要符合食品安全要求；严格执行食品添加剂安全标准中规定的使用范围和使用量，不得滥用食品添加剂。

主 要 概 念

食品污染：有毒、有害物质进入食品，导致食品安全性、营养性、感官性状发生改变的过程称为食品污染。

食源性疾病：食品中的有害因素引起疾病的统称。

中毒：是指生物体受到毒物作用而引起功能性或器质性改变后出现的疾病状态。

急性中毒：是指短时间内一次或多次吸收大量毒物而引起的急性疾病。

慢性中毒：是指长期接触或反复摄入小剂量毒物所引起的疾病。

蓄积作用：当外来的少量有毒物质反复进入机体，而且进入的速度或总量超过机体代谢转化与排出的速度或总量时，这种有毒物质就有可能在体内逐渐增加并潴留，这种现象称为有毒物质的蓄积作用。

生物富集作用：是指通过生物体之间能量传递和物质转换的关系，将环境污染物进行浓集的作用。

腐败变质：泛指食品在微生物为主的各种因素的作用下，食品成分与感官性状发生变化，从而使食品降低或丧失食用价值和商品价值的一切变化。

水分活性（Aw）：指食品中水分蒸气压（P）与同样条件下纯水蒸气压（P_0）之比，即 $Aw = P/P_0$。

灭菌：是指用一种方法杀死物体上所有的微生物，包括病原微生物和非病原微生物。

消毒：是指用物理、化学或生物学等方法杀死病原微生物的方法。

无菌：是指没有活的微生物存在。

防腐或抑菌：防止或抑制微生物生长繁殖的方法。

商业灭菌：是指食品经过杀菌处理后，按照规定的微生物检验方法在所检食品中未检出活的微生物，或仅能检出极少数的非病原微生物，但它们在食品保藏过程中是不可能进行生长繁殖的灭菌要求。

D值：在一定的温度和条件下，活菌数减少一个对数周期（90%的活菌被杀死）所需的时间。

保质期：是指在标签上规定的条件下，保持食品质量（品质）的期限。在此期限内，食品完全适于销售，并符合标签上或产品标准中所规定的质量（品质）；超过此期限，在一定时间内食品仍然是可以食用的。

保存期：是指在标签上所规定的条件下，食品可以食用的最终日期。超过此期限，意味着食品寿命的结束，食品安全指标值超过规定标准，食品已腐败变质而不能食用。

食品添加剂：是指为改善食品的品质和色、香、味，以及为防腐和加工工艺的需要，加入食品中的化学合成物质或天然物质。

思　考　题

1. 餐饮企业销售的食品应符合哪些要求？
2. 食物中的有害物质来自哪些方面？

3. 食品污染对人体健康有什么影响？

4. 食品腐败变质的危害有哪些？

5. 食品发生腐败变质的原因是什么？

6. 低温保藏食品的原理是什么？

7. 腌渍保藏的原理是什么？

8. 食品保质期与保存期有何区别？

9. 为什么说农药污染对人体健康危害较大？

10. 餐饮企业应采取哪些措施来消除或减少食品中残留的农药？

11. 怎样控制食品中有害金属的污染？

12. 食品添加剂的使用原则是什么？

第四章

烹饪原料的营养与安全

【学习目标】

☆ 掌握食品营养价值评价的相关概念及方法；
☆ 了解各种烹调原料的营养价值；
☆ 了解各种烹调原料的特殊功效；
☆ 掌握各种原料适宜的烹调方法；
☆ 了解各种烹调原料的主要食品安全问题；
☆ 掌握各种烹调原料的食品安全质量要求；
☆ 学习常见烹调原料的感官质量鉴定。

人体所需要的各种营养素和能量主要来源于食物。烹饪原料种类很多，根据其性质、来源和在烹饪中的作用，可分为三大类：一是植物性原料，包括粮谷类、豆类、蔬菜、水果等，主要提供蛋白质、碳水化合物、脂肪、大部分维生素和矿物质；二是动物性原料，包括肉类、蛋类、乳类、鱼虾贝类等，主要提供优质蛋白质、脂肪、脂溶性维生素、矿物质等；三是以天然食物为原料制取的食品调味料，如酒、糖、酱油、食醋、油脂等。

食品的营养价值是指食品中的营养素的质和量适应人体需要的程度。食品营养价值的高低，取决于食品中营养素的种类是否齐全，营养素的数量和比例是否合理，以及被人体消化吸收和利用的程度。一般来讲，食品中所提供的营养素的种类和含量越接近人体需要，该食品的营养价值越高。

评价食品营养价值与安全的意义：①通过评价食品的营养价值和安全，可以全面了解各种食物的天然组成成分，包括营养素、非营养素类物质、抗营养因素和存在的安全问题等，以便最大限度地利用食物资源，减少有害因素，保障人体健康。②了解在加工、烹调过程中食品营养素的变化、损失情况和可能产生的有害物质，采取相应的有效措施，最大限度地保存食品中的营养素，避免有害物质的产生。③指导科学配餐，使烹饪原料搭配更加合理，以达到增进健康、增强体质及预防疾病的目的。

第一节 食品营养价值的评价

影响食品营养价值的因素很多,评价应从多方面进行,但食品营养价值的最基本的评价应从食品所含营养素的种类及含量、营养素的质量两个方面进行。

一、食品中营养素的种类及含量

食品中营养素的种类和含量是评价食品营养价值的主要指标。食品所提供营养素的种类和含量越接近人体需要,该食品的营养价值就越高。

自然界中每种食物各具特色,其营养价值的高低都是相对的。迄今为止,尚未发现一种天然食物能完全满足人体所需要的能量和各种营养素。营养素的种类和含量不仅因食物的种类而异,而且即使同一种食物也会因品种、部位、产地、成熟程度等不同而各有不同。

在实际工作中,除用各种理化方法来测定食物中营养素的种类和含量外,还可通过查阅食物成分表,初步评价食物的营养价值。

二、营养素质量

在评价某种食物或某种营养素的营养价值时,营养素的质与量同等重要。营养素质的高低取决于该营养素的组成、存在形式以及可被消化吸收、利用的程度。消化吸收、利用程度越高,其营养价值就越高。例如,动物性蛋白质的消化、利用率比植物性蛋白质高,因此,动物性蛋白质的营养价值要比植物性蛋白质高。

三、能量密度与营养质量指数

(一)能量密度与营养素密度

1. 能量密度

人体的生命活动离不开能量,很多营养素的生理功能都体现在机体的能量代谢上。但如果能量摄入过高,而营养素摄入过低,则造成了多余的能量负荷,导致肥胖及各种慢性病发病率增加。因此在综合评价食品的营养价值时,应把食物中的营养素与其所提供的能量结合起来考虑,以判断食物能量和营养素之间的供求关系。

为直观表示食物所提供的能量的多少,常采用能量密度进行评估。能量密度是指某人摄入一定量食物(100g)所提供的能量与其能量推荐摄入量的比值。

$$能量密度 = \frac{一定量食物提供的能量}{能量推荐摄入量}$$

不同食物能量密度不同;同一种食物不同人食用其能量密度也不同,这是因为不同的人的能量推荐摄入量不同。长期食用低能量或低能量密度的食物,会影响生长发育;而长期食用高能量或高能量密度的食物,则会造成体重过重或肥胖。

例如,8 岁小女孩食用 100g 曲奇饼,计算曲奇饼的能量密度并进行营养评价。

解:查《中国居民膳食营养素参考摄入量》,小女孩每天的能量推荐摄入量为 1 800kcal;查食物成分表,100g 曲奇饼提供的能量为 546kcal。

$$能量密度 = \frac{一定量食物提供的能量}{能量推荐摄入量} = \frac{546}{1\,800} = 0.30$$

评价:曲奇饼的能量密度为 0.3,即 100g 曲奇饼提供的能量相当于 8 岁的小女孩全天能量的 30%,相当于一餐的能量摄入量,故曲奇饼是高能量食品,不宜过多食用。

2. 营养素密度

与能量密度相似,为了衡量食物所提供某种营养素的数量满足机体需要的程度,可以用营养素密度来表示。

$$营养素密度 = \frac{一定量食物提供某营养素量}{该营养素参考摄入量}$$

(二) 营养质量指数

1. 营养质量指数(INQ)计算

营养质量指数(INQ)是一种结合能量和营养素对食物营养价值进行综合评价的方法,它能直观、综合地反映食物能量和营养素需求的情况。营养质量指数(INQ)是营养素密度与能量密度之比,即:

$$营养质量指数(INQ) = \frac{营养素密度}{能量密度}$$

2. 营养质量指数(INQ)评价

INQ=1,表示食物提供营养素的能力与提供能量的能力相当,二者满足人体需要的程度相等,为"营养质量合格食物"。

INQ<1,表示该食物提供营养素的能力小于提供能量的能力,长期食用此食物,会发生该营养素不足或供能过剩的危险,为"营养价值低的食物"。

INQ>1,表示该食物提供营养素的能力大于提供能量的能力,为"营养质量合格食物",且特别适合体重超重的人。

不同食品所含营养素的种类和数量不同,其营养价值也不同,各具特色。食品营养价值的高低是相对的,影响因素有很多。食品的营养价值除受食品中营养素的种类、含量、质量的影响外,其他一些因素的影响也很大。其他影响因素包括:①一些非营养素类的物质,如动物性原料中的含氮浸出物,蔬菜和水果中的色素、有机酸等,这些物质对于改善食物的感观性状,增加食物的色、香、味、形,保持食物的特殊风味,促进人的食欲和消化吸收有着非常重要的作用。②有些烹饪原料中存在一些天然的抗营养因子,如大豆蛋白中的抗胰蛋白酶因子、抗维生素因子;生鸡蛋中含有抗生物素蛋白和抗胰蛋白酶;植物性原料中的草酸、植酸、单宁等,这些不利因素如不消除,就会降低原料的营养价值。③烹饪原料的营养价值还受储存、加工和烹调方法等因素的影响,如米、面加工过于精细将损失大量的 B 族维生素和矿物质等,油脂长期高温加热会使必需脂肪酸、脂溶性维生素损失,还可产生对人体有害的物质等。④同一种原料由于其品种、部位、产地、收获季节、种植饲养条件、储存条件及烹调加工方法等不同,营养价值也会存在一定的差异。

第二节　动物性原料的营养与安全

一、畜禽肉类的营养与安全

猪、牛、羊等畜类和鸡、鸭、鹅等禽类的肌肉、内脏及制品统称肉类。肉类含有丰富的优质蛋白质、矿物质和维生素。其蛋白质含有多种必需氨基酸,是食用价值很高的食品,在人们的膳食结构中占有很重要的位置。肉类食品易传播人畜共患的传染病和寄生虫病,还易腐败变质,从而其营养价值和安全性也会降低。

（一）肉类的营养价值

肉类主要提供蛋白质、脂肪、矿物质和维生素。其营养素分布因种类、年龄、特别是肥瘦和部位不同而有差异。肥瘦不同的肉中,变化最大的是脂肪和蛋白质。动物内脏的脂肪含量较少,蛋白质、维生素、矿物质和胆固醇含量较高。肉类经过加工,味道鲜美,易于消化吸收,营养价值很高。常见畜禽肉的营养成分含量见表 4-1。

表 4-1　常见畜禽肉主要营养素含量（100g）

食物名称	蛋白质 (g)	脂肪 (g)	维生素 A (μg RE)	硫胺素 (mg)	核黄素 (mg)	烟酸 (mg)	维生素 E (mg)	钙 (mg)	铁 (mg)	锌 (mg)	硒 (μg)	胆固醇 (mg)
牛肉（肥瘦）	19.9	4.2	7	0.04	0.14	5.6	0.65	23	3.3	4.73	6.45	84
羊肉（肥瘦）	19	14.1	22	0.05	0.14	4.5	0.26	6	2.3	3.22	32.2	92
猪肉（肥瘦）	13.2	37	114	0.22	0.16	3.5	0.49	6	1.6	2.06	11.97	80
牛肉（瘦）	20.2	2.8	6	0.07	0.13	6.3	0.35	9	2.8	3.71	10.55	58
羊肉（瘦）	20.5	3.9	11	0.15	0.16	5.2	0.31	9	3.9	6.06	7.18	60
猪肉（瘦）	20.3	6.2	44	0.54	0.1	5.3	0.34	6	3	2.99	9.5	81
鸡肉（均值）	19.3	9.4	48	0.05	0.09	5.6	0.67	9	1.4	1.09	11.75	106
鸭肉（均值）	15.5	19.7	52	0.08	0.22	4.2	0.27	6	2.2	1.33	12.25	94

续表

食物名称	蛋白质(g)	脂肪(g)	维生素A(μg RE)	硫胺素(mg)	核黄素(mg)	烟酸(mg)	维生素E(mg)	钙(mg)	铁(mg)	锌(mg)	硒(μg)	胆固醇(mg)
鹅肉(均值)	17.9	19.9	42	0.07	0.23	4.9	0.22	4	3.8	1.36	17.68	74
兔肉	19.7	2.2	26	0.11	0.1	5.8	0.42	12	2	1.3	10.93	59
牛肝	19.8	3.9	20 220	0.16	1.3	11.9	0.13	4	6.6	5.01	11.99	297
羊肝	17.9	3.6	20 972	0.21	1.75	22.1	29.93	8	7.5	3.45	17.68	349
猪肝	19.3	3.5	4 972	0.21	2.08	15	0.86	6	22.6	5.78	19.21	288
鸡肝	16.6	4.8	10 414	0.33	1.1	11.9	1.88	7	12	2.4	38.55	356
牛肾	15.6	2.4	88	0.24	0.85	7.7	0.19	8	9.4	2.17	70.25	295
羊肾	16.6	2.8	126	0.35	2.01	840.13	8	5.8	2.74	58.9	5.94	289
猪肾	15.4	3.2	41	0.31	1.14	8	0.34	12	6.1	2.56	111.77	354
猪血	12.2	0.3	0	0.03	0.04	0.3	0.2	4	8.7	0.28	7.94	51

1. 蛋白质

肉类的蛋白质含量在 10％～20％之间,瘦肉中蛋白质的含量高于肥肉。肉类蛋白质所含的人体必需氨基酸充足,种类和比例接近人体的需要,因此肉中蛋白质的生物价较高。猪肉生物价为 74,牛肉为 76,羊肉为 69,禽肉的生物价在 90 以上,明显高于粮豆类,仅次于蛋和奶。肉类蛋白质含赖氨酸、蛋氨酸较多,可以补充粮谷类蛋白质的缺陷。但结缔组织中的胶原蛋白和弹性蛋白所含色氨酸、蛋氨酸及酪氨酸很少,属于非优质蛋白质,营养价值较低。

2. 脂类

畜类脂肪以饱和脂肪酸为主,熔点比较高,还有少量卵磷脂、胆固醇、游离脂肪酸及脂溶性维生素。禽肉脂肪熔点较低(33℃～40℃),其不饱和脂肪酸(亚油酸)占脂肪酸含量的 20％。按脂肪的含量可把肉类划分为三类,即高脂肉、中脂肉和低脂肉。猪肉属高脂肉,牛、羊肉属中脂肉,禽肉与内脏属低脂肉。如兔肉脂肪含量只有 0.4％,蛋白质含量高达 21.2％,是典型的高蛋白低脂肪食品,尤其适合高血压、心脏病、动脉硬化病人食用。

胆固醇在肉中的分布是不均匀的,肥肉中胆固醇含量比瘦肉高。如瘦牛肉中胆固醇含量为 58mg/100g,而肥瘦牛肉中的含量为 84mg/100g。内脏更高,约为瘦肉的 4 倍～5 倍;脑中含量最高,约为 2 000 mg/100g～3 000mg/100g。

3. 碳水化合物

动物体内的碳水化合物含量很低,约为 1％～5％,主要以糖原的形式存在于肝脏和肌肉中。

4. 维生素

肉中 B 族维生素含量丰富,内脏特别是肝脏中含维生素 A、核黄素丰富。

5. 矿物质

畜肉中矿物质的总量一般为 0.8％～1.2％,是铁、锌、硒的良好来源,但含钙量少,仅为 7mg/100g～11mg/100g。猪血的铁含量约为 8.7mg/100g,猪肝的铁含量约为 22.6mg/100g,是铁的理想来源。

6.含氮浸出物

肉类在烹煮时会溶解出一些成味物质,包括含氮浸出物和非氮浸出物。含氮浸出物是指在烹煮时溶出的一类能溶于水的含氮物质的总称,包括核苷酸、肌苷、肌酸、游离氨基酸、嘌呤碱等。非氮浸出物有糖原、葡萄糖、琥珀酸、乳酸等。浸出物的成分与肉的风味和滋味关系密切,尤其含氮浸出物的含量对肉汤的鲜味的影响很重要。炖煮时间越长,浸出物越多,鲜味越浓,成年动物含量高于幼年动物,禽肉的含量多与畜肉,故禽肉炖汤味道非常鲜美,老禽炖汤鲜味更浓。浸出物可促进食欲并增加消化液的分泌,利于消化吸收。

另外,畜禽类的内脏的营养价值十分丰富,多种营养素的含量都明显高于其肉类。烹调中常用的内脏主要是肝、肾(腰子)、胃(肚)等。畜禽内脏的蛋白质含量丰富,且吸收利用率高。如猪肝、羊肝、牛肝含蛋白质 20% 左右,鸡肝、鸭肝、鹅肝含蛋白质 16%～18%。内脏中矿物质与维生素的含量较畜禽肉高,猪肝含铁 22.6mg/100g,是畜禽肉的 10 倍左右。内脏中 B 族维生素含量较肌肉组织多,尤其肝脏是各种维生素含量最丰富的器官。每 100g 猪肝约含维生素 A 4 972μg RE,是畜禽肉平均含量的近 100 倍;而羊肝为 20 972μg RE/100g,是畜禽肉含量的 400 倍左右。肝脏中核黄素含量比畜禽肉多 10 倍左右。此外,肝脏中还含有少量维生素 D、叶酸、维生素 B_{12} 等。因此,动物肝脏是治疗营养性贫血、脂溶性维生素缺乏症的理想食品。但是内脏中胆固醇含量较高,因此,高血脂及动脉粥样硬化患者,不宜过多食用动物内脏。

(二)肉类原料的特殊功效和烹调方法

1.猪肉

猪肉具有滋阴、润燥、补肾气的功效。对热病伤津、便秘、口渴喜饮、肺燥咳嗽、咽喉干痛、肠道枯燥、大便秘结、气血不足、肾精亏损、赢瘦体弱等症有一定食疗效果。

猪肉既可做主料,又可做配料,还可做馅心料,适应各种烹调方法。可炒、煮、蒸、烩、煎、烧、炸、熘、爆。

2.牛肉

功用为补脾胃、益气血、强筋骨、恢复体力。对虚损赢瘦、口渴、脾弱不运、痞积、水肿、腰膝酸软有一定食疗效果。

牛肉肌纤维长而粗糙,结缔组织多,肉质老韧,烹调时多采用炖、焖、煨、卤、酱等长时间加热的烹调方法;牛背腰部、臀部肌肉纤维短,结缔组织少,且较柔嫩,可采用爆、炒等旺火速成的烹调方法成菜。

3.羊肉

羊肉的能量高于牛肉,铁的含量是猪肉的两倍多,对造血有显著功效,是冬令最佳补品,有增温御寒的作用。羊肉有益气补虚、补肾壮阳之功用。对虚劳羸瘦、腰膝酸软、产后虚冷、腹痛、中虚反胃等症有一定食疗效果。

羊肉的纤维细嫩,具有特殊风味。多采用烧、炒、爆、酱、卤、炖、涮、熘、扒、烤等多种烹调方法成菜。

4. 兔肉

为高蛋白、低脂肪肉类,适合肥胖病人和心血管病人食用。另外,对高血压病人来说,兔肉的胆固醇含量很少,而卵磷脂却含量较多,有预防动脉硬化的作用。卵磷脂是儿童和青少年脑细胞发育不可缺少的营养物质。兔肉有补中益气、止渴健脾、凉血解毒之功效。常用于消渴羸瘦、体倦乏力、胃热呕吐、便血等。但脾胃虚寒者忌食。

兔肉肌纤维细而嫩,肌间脂肪少,有“美容肉”之称,久食不腻。适用于爆、炒、烧、焖、炖、煨、酱等烹调方法。

5. 鸡肉

鸡肉不但味道鲜美,而且营养丰富,易于消化吸收,有保健功效。

鸡可温养、补气养血,补精添髓,暖胃强身。体弱乏力,由气血不足所致乳少、头晕,畏寒体凉和贫血、白血球减少,伤口复原和产后体虚的人最宜吃鸡。

鸡几乎适宜各种烹调方法,如炖、煨、烧、酱、焖、蒸、爆、炒、炸、烤等。孕妇、老、弱、多病者常用炖鸡来滋补,不但味道鲜美,且易于消化吸收,有保健功效。

6. 乌鸡

乌鸡体内的黑色物质富含铁和铜等元素,对病后、产后贫血者有补血、促进康复的作用。乌鸡还是妇科食疗的佳品,对白带过多、月经不调等症均有辅助食疗效果。

乌鸡味道非常鲜美,较适宜炖、煮,肉汤共食。

7. 鸭肉

功效为滋阴养胃,利水消肿。鸭是水禽类,其性寒凉,以“热者寒之”的治疗原则,鸭肉适用于体热、上火的人食用。有低烧、虚弱、食少、大便干燥和水肿症状的人食鸭最宜。

鸭适宜烧、烤、酱、蒸、扒、焖、炸等烹调方法。

8. 鹅肉

功用为益气补虚,和胃止渴。主治虚羸,消渴。为平补之品,适合身体虚弱、营养不良、脾虚气弱、津液不足的人食用。民谚有“喝鹅汤,吃鹅肉,身体壮,能长寿”之说。

鹅血中含有浓度较高的免疫球蛋白、抗癌因子等活性物质,能强化人体的免疫系统,有治疗癌症等作用。鹅可采用烤、熏、卤、酱、炸、蒸、炖、煮、扒、烧、煨、焖等烹调方法。

9. 鸽肉

具有补肝肾、益气血、祛风解毒的功效。对产妇、老人补益作用良好。尤其适宜脑力劳动者和神经衰弱者食用。

鸽肉细嫩,味道鲜美。通常以整只烹制,适宜用炸、烧、烤、扒、炖、蒸、熏、酱、卤等烹调方法。

（三）肉类原料的食品安全问题及管理

由于肉类食品营养丰富，有利于微生物生长繁殖，所以，肉类容易腐败变质。畜禽肉类还会传播人畜共患传染病和寄生虫病。因此，应加强肉类原料的食品安全管理。

1. 肉类原料的主要食品安全问题及管理

（1）肉类的腐败变质

畜禽被屠宰后，肉在酶及微生物的作用下，会发生一系列复杂的生物化学变化。一般经过肌肉僵直、成熟、自溶、腐败四个阶段。这一系列的变化对肉的质量有一定影响。

畜禽被屠宰后不久，肉体发生僵直。僵直期的肉肌纤维较硬，不易煮烂，影响消化，肉汤混浊，风味差，持水性差，不适于做烹饪原料。随后肌肉逐渐变软多汁，恢复弹性，肉的香味和滋味增加，称为肉的成熟过程（或后熟）。成熟肉质肉体柔软，有一定弹性，表面有光泽，保水性提高，嫩度提高，易于烹调熟烂，且烹调后味道鲜美、芳香浓郁，易于消化。从肉体僵直开始到结束的时间越长，肉保鲜的时间越长；僵直时期温度越低，肉的保鲜时间越长。

成熟后的畜肉仍在不断地变化，如果储存条件不适宜，肉长时间储存在较高温度下，即使组织内部没有细菌存在，也会引起组织自行分解，这种现象称为肉的自溶。自溶肉质具有肌肉松弛、缺乏弹性、无光泽、有酸味、肉质湿润发黏、散发轻微的臭味、肉的边缘显出棕褐色等特点。自溶肉需经炖、煮等高温处理才可食用，如局部变色、变味严重，须将这部分废弃后方可食用。肉类的腐败是自溶过程的继续，动物死后由于自身防御机能丧失，吞噬细菌的作用也停止了，自溶产生的低分子产物为腐败微生物的生长繁殖提供了良好的营养条件。当环境适宜时，微生物大量繁殖，并分解肉产生大量低分子物质，从而导致肉的腐败。腐败的肉表面发黏，肉色变暗，肉质变软，失去弹性，有腐败气味。

腐败肉不仅感官性质改变了，营养成分被破坏了，而且其分解的产物可能对人体有害，微生物的代谢产物也可能形成有毒物质，从而对人体健康造成损害。腐败肉会引起食物中毒或疾病，因此不能食用。

（2）人畜共患传染病

① 炭疽。是由炭疽杆菌引起的烈性传染病，对人畜危害很大。炭疽杆菌在未形成芽孢前，对外界环境的抵抗力很弱，在 55℃时经 10 分钟～15 分钟即可被杀死，但形成芽孢以后，抵抗力增强，在 140℃时经 30 分钟干热或在 100℃时蒸汽 5 分钟才能被杀灭。炭疽杆菌在土壤中可存活 15 年以上。

炭疽主要是牛、羊和马等牲畜的传染病。猪一般患局部炭疽。人感染炭疽的主要方式是皮肤接触或空气吸入，也可由被污染的食品感染胃肠型炭疽。发现炭疽后，必须在 6 小时内立即采取措施，进行隔离消毒。病畜应就地用 5% 的氢氧化钠或 5% 的甲醛消毒，不放血焚烧或在两米以下深坑加生石灰掩埋，不准食用，以防传播。

② 鼻疽。是马、骡、驴比较多发的一种烈性传染病，人亦会被感染。病原体为鼻疽杆菌，可经消化道、呼吸道及损伤的皮肤和结膜感染。患鼻疽病牲畜的肉尸可见鼻腔、喉头和气管有粟粒状大小结节以及高低不平、边缘不齐的溃疡，肺、肝和脾有粟粒至豌豆大结节。肉尸的处理同炭疽病。

③ 口蹄疫。病原体为口蹄疫病毒。以牛、羊等偶蹄动物最易感染，猪和人也会感染此病。病畜的主要表现是体温升高，口腔黏膜、齿龈、舌面鼻翼边缘出现水疱，水疱破裂后形成烂斑，口角流涎呈线状，蹄冠、蹄叉也发生水疱，这是口蹄疫的典型体征。

凡患口蹄疫的牲畜，应立即屠宰，同群牲畜也应全部屠宰。体温升高的病畜肉、内脏应高温处理；体温正常的病畜的去骨肉及内脏经后熟处理。后熟作用本身具有杀灭细菌的功能，经过一定时间的存放，如在 0℃～6℃、48 小时，或大于 6℃、30 小时，或 10℃～12℃、24 小时存放后方可食用。屠宰场所、工具和衣服应进行消毒。

④ 猪瘟、猪丹毒及猪出血性败血症。这些是猪的三大常见传染病。猪丹毒可经皮肤传染给人；猪瘟和猪出血性败血症都不感染人，但猪患上述病时，全身抵抗力下降，其肌肉和内脏往往伴有沙门菌继发感染。人会因食入病肉引起沙门菌食物中毒。

畜肉有显著病变时，应作为工业用或销毁。有轻微病变时，应在 24 小时内经高温处理，方可作为食用肉。病变畜的血液应作工业用或销毁，脂肪炼制后可食用。

⑤ 结核。由结核杆菌引起人畜共患传染病。牛、羊、猪和家禽等均会感染，特别是牛型和禽型结核杆菌会传染给人。患畜表现为消瘦、贫血、咳嗽、呼吸音粗糙、有啰音。局部病灶有大小不一的结节，呈半透明或白色，也可呈干酪样钙化或化脓等。如结核杆菌侵犯淋巴结，可见肿大化脓，切面呈干酪样。患全身性结核时，脏器及表面淋巴结可同时呈现病变。

病畜肉的处理原则是：全身性结核且消瘦的病畜全部销毁，不消瘦者则将病变部分切除销毁，其余部分经高温处理后可食用。个别淋巴结或脏器有结核病变时，局部废弃，肉尸不受限制。

（3）人畜共患寄生虫病

① 绦虫病。绦虫是畜肉中常见的寄生虫，其幼虫是囊虫。所谓"米猪豆"就是带有猪囊虫的猪肉。猪囊虫肉眼可见，白色、绿豆大小、半透明的水泡状包囊，包囊一端为乳白色不透明的头节，头节中有吸盘和钩。由于囊虫散在猪肉中似米粒，所以叫"米猪肉"。

人因生吃或食用未煮熟的"米猪肉"而被感染，猪囊虫在人的小肠部位发育成绦虫。可导致感染者出现贫血、消瘦，感到酸痛、僵硬；如侵入眼中，可影响视力，甚至失明；寄生于脑内，则因脑组织受到压迫而出现神经症状，会引起抽搐、癫痫、瘫痪等症状。

病畜肉凡在 40cm² 肌肉上发现囊尾蚴少于 3 个，可用－12℃冷冻或盐腌法处理；发现 4 个～5 个时，采用高温处理；发现 6 个～10 个时，禁止作为食用，可作工业用或销毁。

② 旋毛虫病。旋毛虫病是由旋毛虫寄生于人的骨骼肌所致的人畜共患的寄生虫病。人因生食或食用未熟含有旋毛虫幼虫包囊的猪肉或其他动物肉类而感染。轻度感染常无

临床症状;重度感染有发热、眼睑浮肿等过敏反应以及肌肉剧烈疼痛、乏力等症状。

人患旋毛虫病在临床诊断和治疗上均比较困难,故必须加强对肉类食品的安全管理。取病畜横膈膜肌脚部的肌肉,在低倍显微镜下观察。在24块切片中,旋毛虫不超过5个,肉经高温处理后可食用;超过5个不能食用;脂肪和内脏无旋毛虫寄生,可供食用。

各类食品都有可能受寄生虫污染,特别是畜肉类、水产品、蔬菜等。为了防止寄生虫疾病的发生,除从环境卫生、个人卫生等多方面防止病原体传播外,烹饪加工时,生、熟要分开,食物和刀具、砧板等用具要清洗干净,防止交叉感染;烹制要熟透,不吃生的食物至关重要。食物一定要在确认未被病原菌、寄生虫污染的情况下才能食用,确保食品安全。

(4)宰前死因不明

首先应检查肉尸是否放过血,如放过血就是活宰;如未放过血,则为死畜肉。死畜肉的特点是肉色暗红,肌肉毛细血管间淤血,切开肌肉按压时,可见暗紫色淤血由毛细血管溢出;切面呈豆腐状,含水分较多。死畜禽肉可来自病死、中毒或外伤死亡。如为一般疾病或外伤死亡,又未发生腐败变质,经高温处理后可食用,内脏废弃;如是中毒死亡,则应根据毒物的种类、性质、中毒症状及毒物在体内的分布情况决定处理方法;确定为人畜共患传染病的死畜禽肉不能食用;死因不明的死畜禽肉,一律不准食用。

(5)残留的兽药和饲料添加剂。给动物滥用兽药及在饲料中添加抗生素、激素、瘦肉精等物质造成食品污染,是近年来出现的危害人体健康的新问题。

(6)掺伪。《中华人民共和国食品安全法》第二十八条规定,禁止生产经营掺假掺杂的食品。但有不法商贩往老牛身上注射番木瓜酶促进肌纤维软化,冒充小牛肉卖高价;给圈养的鸡饲以砷饲料,宰杀后鸡皮发黄冒充散放鸡卖高价;还有人给畜禽肉注水加大重量等,应加以鉴别和剔除。

凡掺过水的新鲜肉或冻肉,在放肉的场地上把肉移开,下面显得特别潮湿,甚至积水,将肉吊挂起来会往下滴水。注水肉看上去肌纤维突出明显,肉发肿、发胀,表面湿润,新切面稍停一会儿即可见有渗水,注水肉不具正常猪肉的鲜红色和弹性,而呈粉红色,肉表面光亮;正常猪肉的皮下脂肪和板油质地洁白,而注水肉的皮下脂肪和板油轻度充血,呈粉红色,新鲜切面的小血管有血液流出;肺部明显肿胀,表面光滑,呈浅红色,切面有大量淡红色的水流出;肝脏严重淤血、肿胀,边缘增厚,切面有大量鲜红色的水流出;胃肠的黏膜充血,呈砖红色,胃肠壁增厚。

2. 肉品质量分类

经过兽医安全检验,肉品质量分为三类。

(1)良质肉。指健康畜肉,食用不受限制。

(2)条件可食肉。指必须经过高温、冷冻或其他有效方法处理,达到食品安全要求,人食无害的肉。如体温正常的患口蹄疫的猪的肉和内脏,经后熟产酸无害化处理后可食用;体温升高的则需经高温处理。

（3）废弃肉。指烈性传染病如炭疽、鼻疽的肉尸，严重感染囊尾蚴的肉品，死因不明的死畜肉，严重腐败变质的肉等，应进行销毁或化制，不准食用。

3．肉类食品的安全标准

我国食品安全标准，对鲜猪肉、鲜羊肉、鲜牛肉、鲜兔肉以及各类肉制品均制定有卫生标准。见表 4-2 和表 4-3。

表 4-2　猪肉卫生标准

	鲜 猪 肉	冻 猪 肉
1．感官指标		
色泽	肌肉有光泽，红色均匀，脂肪乳白色	肌肉有光泽，红色或稍暗，脂肪白色
组织状态	纤维清晰，有坚韧性，指压后凹陷立即恢复	肉质紧密，有坚韧性，解冻后指压凹陷恢复较慢
黏度	外表湿润，不粘手	外表湿润，切面有渗出液，不粘手
气味	具有鲜猪肉固有的气味，无异味	解冻后具有鲜猪肉固有的气味，无异味
煮沸后肉汤	澄清透明，脂肪团聚于表面	澄清透明或稍有浑浊，脂肪团聚于表面
2．理化指标		
挥发性盐基总氮（mg/100g）	≤20	
汞（以 Hg 计）（mg/kg）	≤0.05	

表 4-3　牛肉、羊肉、兔肉卫生标准

	鲜牛肉、羊肉、兔肉	冻牛肉、羊肉、兔肉
1．感官指标		
色泽	肌肉有光泽，红色均匀，脂肪乳白色或微黄色	肌肉有光泽，红色或稍暗，脂肪洁白或微黄色
组织状态	纤维清晰，有坚韧性	肉质紧密，坚实
黏度	外表微干或湿润，不粘手，切面湿润	外表微干或有风干膜或外表湿润不粘手，切面湿润不粘手
弹性	指压后凹陷立即恢复	解冻后指压凹陷恢复较慢
气味	具有鲜牛肉、羊肉、兔肉固有的气味，无臭味，无异味	解冻后具有鲜牛肉、羊肉、兔肉固有的气味，无臭味
煮沸后肉汤	澄清透明，脂肪团聚于表面，具特有香味	澄清透明或稍有浑浊，脂肪团聚于表面，具特有香味
2．理化指标		
挥发性盐基总氮（mg/100g）	≤20	
汞（以 Hg 计）（mg/kg）	≤0.05	

二、蛋类食品的营养与安全

　　蛋类包括鸡蛋、鸭蛋、鹅蛋、鹌鹑蛋等,营养价值非常高。尤其鸡蛋是人类已知营养最完善的食品之一。鸡蛋提供极为均衡的蛋白质、脂类、碳水化合物、矿物质和维生素,但同时也存在食品安全问题。蛋类的主要成分含量见表 4-4。

表 4-4　禽蛋的主要营养素含量(100g)

食物名称	蛋白质 (g)	脂肪 (g)	糖类 (g)	维生素 A (μg RE)	硫胺素 (mg)	核黄素 (mg)	烟酸 (mg)	维生素 E (mg)	钙 (mg)	铁 (mg)	锌 (mg)	磷 (mg)	硒 (μg)
鸡蛋(白皮)	12.7	9.0	1.5	310	0.09	0.31	0.2	1.23	48	2.0	1.00	176	16.55
鸡蛋白	11.6	0.1	3.1	微	0.04	0.31	0.2	0.01	9	1.6	0.02	18	6.97
鸡蛋黄	15.2	28.2	3.4	438	0.33	0.29	0.1	5.06	112	6.5	3.79	240	27.01
鸭蛋	12.6	13.0	3.1	261	0.17	0.35	0.2	4.98	62	2.9	1.67	226	15.68
鸭蛋白	9.9	微	1.8	23	0.01	0.07	0.1	0.16	18	0.1	—	—	4.00
鸭蛋黄	14.5	33.8	4.0	1 980	0.28	0.62	—	12.72	123	4.9	3.09	55	25.00
松花蛋(鸡)	14.8	10.6	5.8	310	0.02	0.13	0.2	1.06	26	3.9	2.73	263	44.32
松花蛋(鸭)	14.2	10.7	4.5	215	0.06	0.18	0.1	3.05	63	3.3	1.48	165	25.24
咸鸭蛋	12.7	12.7	6.3	134	0.16	0.33	0.1	6.25	118	3.6	1.74	231	24.04
鹅蛋	11.1	15.6	2.8	192	0.08	0.30	0.4	4.50	34	4.1	1.43	130	27.24

(一)蛋类的营养价值

1.蛋白质

　　蛋类的蛋白质含量在 13%～15% 之间,蛋白中的蛋白质含量为 10%～12%,蛋黄中的蛋白质含量为 15%～17%。蛋类所含的蛋白质为优质蛋白质,含有的必需氨基酸的种类齐全、比例合适,非常适合人体需要,易于消化吸收,其生物价高达 94,是最理想的天然优质蛋白质。在评价食物的蛋白质营养质量时,常以鸡蛋作为参考蛋白质。

2.脂类

　　脂类含量约为 11%～15%,几乎全部存在于蛋黄中,由于颗粒细小,故极易被消化吸收。每 100g 蛋黄中含胆固醇 1 510mg(每 100g 全蛋中含胆固醇 585mg),还含有丰富的卵磷脂。由于卵磷脂有乳化作用,可协助胆固醇代谢,所以不能单纯以蛋黄中胆固醇的含量来考虑对心血管等疾病的影响,而应全面考虑蛋类的营养价值。因此,吃鸡蛋应适量,每人每日吃 1～2 个鸡蛋,对血清胆固醇水平既无明显影响,又可发挥禽蛋的营养作用。

3.维生素

　　蛋类的维生素几乎全部集中在蛋黄内,其中维生素 A、维生素 D、维生素 E、维生素 B_2 等含量丰富,维生素 B_1 和尼克酸相对较少。

4. 矿物质

蛋类是钙、磷、锌、硒等矿物质的良好来源。蛋类平均含钙 56mg/100g，含铁 2.0mg/100g。但是铁的吸收率受卵黄高磷蛋白的干扰，吸收率仅达 3%。

（二）蛋类的特殊功效和烹调方法

鸡蛋具有养心安神、补血、滋阴润燥的功效。能养血安胎，对热病烦闷、燥咳声哑、目赤咽痛、胎动不安、产后口渴、下痢、烫伤有一定食疗效果。其中蛋清重在清肺利咽、清热解毒；蛋黄重在滋阴润燥、养血熄风。鸡蛋可补脑、健脑及延缓衰老。

鹌鹑蛋具有补气益血、强筋壮骨的作用。适于久病或老弱体衰、心悸失眠、健忘、头晕目眩、体倦食少、筋骨酸软等症。鹌鹑蛋还可提高机体的抗病能力，加速红细胞的生长和发育，并有降脂、降压的作用。

蛋类适宜煎、煮、炒等，还可腌制。

（三）蛋类的食品安全问题及管理

1. 蛋类主要的食品安全问题

鲜蛋主要的食品安全问题是致病菌和引起腐败变质的微生物污染。由于饲养的原因，禽类常带有沙门氏菌，蛋壳表面极易受污染，而且蛋黄、蛋清也可能带有沙门氏菌。为了防止沙门氏菌引起的食物中毒，不允许用水禽蛋（鸭蛋、鹅蛋等）作为糕点原料。水禽蛋必须煮十分钟以上才可食用。其他微生物如细菌、霉菌也可通过蛋壳的气孔进入蛋的内部，特别是环境温度变化、蛋壳表面有水凝结或机械损伤时，蛋的污染更加严重，腐败变质速度加快。

蛋类不可生食，要烹调成熟方可食用。一方面是因为蛋受到沙门氏菌和其他微生物的污染，食用生蛋易引起食物中毒或传染性疾病；另一方面是蛋清中的抗生物素蛋白和抗胰蛋白酶对人体的不良影响。烹调加热可杀死微生物和破坏抗生物素蛋白和抗胰蛋白酶，消除它们的不良影响。适度加热可使蛋白质变性，提高其消化吸收率。但也不宜过度加热，否则会使蛋白质过度变性，反而影响消化吸收。

2. 蛋类的食品安全要求

新鲜鸡蛋的蛋壳要清洁完整，灯光透视时整个蛋呈微红色，蛋黄不见或略见阴影，打开蛋后蛋黄凸起完整并有韧性，蛋白澄清透明，稀稠分明。

3. 蛋类的储藏

蛋类在冷藏前要经过严格挑选，淘汰其中的次劣蛋。入库冷藏的蛋越新鲜，蛋壳越整洁，其耐藏性越高。

蛋壳表面有一层薄膜，可保护蛋不受微生物入侵，防止蛋内水分蒸发，应轻拿轻装，暂时不用时，勿用水洗。

　　蛋在冷藏前必须先冷却。如果将较高温度的蛋直接放入冷藏库,冷库内的热量会突然增加而加大制冷负荷,还会加快腐败。冷却温度应比蛋温低 2℃～3℃,相对湿度为 75%～80%,每隔 1 小时～2 小时库温降低 1℃,当蛋温降到 1℃～2℃时,移入冷藏间,冷却要在 24 小时～48 小时内完成。冷藏温度为 −2.8℃～−3℃,最低不能低于 −3.5℃,相对湿度为 85%～90%,每隔 1 个月～2 个月翻动一次。冷藏时间一般不宜超过 6 个月。

　　在储存过程中,应尽可能保持恒温,避免温度变动幅度过大,否则蛋壳表面会有小水滴凝集,会溶解半透膜,使微生物大量侵入。冷库空气不能过分干燥,否则易使鲜蛋内水分蒸发,蛋的气室增大,微生物随空气进入,造成污染。

三、乳类的营养与安全

　　乳类是一种营养成分齐全、组成比例适宜、易于消化吸收、营养价值很高的天然食品。除牛乳外,还有羊乳和马乳及其制品。牛乳被称为"最接近理想的食品",牛乳中含有生长和保持健康所需要的全部营养素。乳类可提供优质的蛋白质、维生素 A、维生素 B_2 和丰富的钙。常见乳类营养素的含量见表 4-5。乳类非常适合微生物生长繁殖,一旦受到微生物污染,很容易腐败变质。

表 4-5　常见乳类营养素的含量(100g)

种类	蛋白质 (g)	脂肪 (g)	糖类 (g)	维生素 B_1 (mg)	维生素 B_2 (mg)	维生素 A (μg RE)	维生素 C (mg)	钙 (mg)	磷 (mg)	铁 (mg)	锌 (mg)
牛乳	3.0	3.2	3.4	0.03	0.14	24	1	104	73	0.3	0.42
人乳	1.3	3.4	7.4	0.01	0.05	11	5	30	13	0.1	0.28
羊乳	1.5	3.5	5.4	0.04	0.12	84	—	82	98	0.5	0.29

(一)乳类的营养价值

1. 蛋白质

　　鲜乳的蛋白质含量在 3%～4% 之间,其中 85% 是酪蛋白。乳类蛋白质的生物价为85,高于畜禽肉,仅次于蛋类;乳类蛋白质含有人体需要的各种氨基酸,是一种优质蛋白质,特别是赖氨酸含量较多,是粮谷类食物的良好的天然互补食品。由于牛乳的蛋白质含量约是人乳汁的 2 倍～3 倍,所以用牛乳喂养婴儿必须将牛乳稀释 3 倍,使牛乳的蛋白质含量降至与母乳近似,否则会引起婴儿消化不良。

2. 脂类

　　牛乳的脂类与人乳相近,在 3%～4% 之间,脂肪颗粒较小,呈高度分散稳定状态,有利于消化吸收,消化吸收率高达 98%;而人乳中含有脂肪酶,几乎可全部被消化吸收。此外,牛乳中还有少量卵磷脂和胆固醇。

3. 碳水化合物

牛乳中的碳水化合物主要是乳糖,其含量比人乳少,所以饮牛乳时可适量加糖。牛乳中的乳糖对促进肠胃蠕动和消化液的分泌以及钙的吸收都有重要作用。乳糖需经乳糖酶分解成葡萄糖和半乳糖后方能被人体吸收利用。乳糖酶在婴幼儿时期含量较多,随着年龄的增长,乳糖酶的含量逐渐减少,有些成人长期不吃牛乳制品,体内缺乏乳糖酶,偶尔吃牛乳后,由于乳糖不能被分解而出现腹泻、腹痛等症状,称为乳糖不耐症。如果在乳制品加工中,预先将乳糖分解,可预防乳糖不耐症的发生,并可促进乳糖的消化吸收和增加乳制品的甜度。

4. 矿物质

牛乳中的矿物质的含量约为 0.7%～0.75%,主要有钙、磷、镁、钾、硫等。特别是钙,每 100g 牛乳中的钙含量约为 104mg,其不仅含量丰富,吸收率也很高,是人体钙的良好来源。但铁含量较低,约为 0.3mg/100g,故牛乳属于高钙低铁食品。因此,用牛乳喂养满4 个月的婴幼儿时,应适当补充含铁丰富的食品,如肉末、肝泥等。

5. 维生素

牛乳中含有多种维生素,尤其是在有青饲料的放牧季节,牛乳中的维生素 A、D、B_2 含量较多,其他维生素也有一定的含量。应注意的是,乳中的维生素 B_2 多为游离型,日光照射会将其破坏,因此,乳类应避光存放。

乳类食品除鲜乳外,还有奶酪、奶粉、酸奶等乳制品,其营养价值一般要高于鲜乳,尤其是应提倡饮用强化了铁和某些维生素的乳制品。酸奶是一种重要的乳制品,是鲜乳经乳酸菌等有益菌发酵而成,其营养价值略高于鲜乳。由于微生物的发酵作用,酸奶中的蛋白质、B 族维生素均有增加,产生的乳酸不仅有利于消化吸收,而且还能抑制肠道中有害菌的生长。同时酸奶还避免了鲜乳易发生肠胀气的缺点,所以饮用酸奶比鲜乳更有利一些。

(二)乳类的特殊功效

牛乳有补虚损、益肺胃、生津润肠之功用。对虚弱劳损、反胃噎嗝、消渴、便秘有一定的食疗效果。牛乳有稳定血压的作用,对患高血压病的人有益。牛乳脂肪中含有少量的特种脂肪酸,可在预防血癌、乳癌、大肠癌、卵巢癌及前列腺癌方面发挥作用,多喝全脂牛乳有助于预防癌症。

(三)乳类的食品安全问题及管理

1. 乳类主要的食品安全问题

乳类主要的食品安全问题是微生物污染和有毒、有害物质的污染。

(1)腐败变质。乳类富含多种营养素,适宜微生物的生长繁殖。当微生物入侵后,在乳中大量繁殖并分解营养成分,使乳类腐败变质。

一般情况下,刚挤出的乳中有少量细菌,细菌来自乳腺管、腔、乳头管、挤乳人的手及外界环境。但是刚挤出的生乳中含有溶菌酶,能抑制微生物的生长。生乳抑制微生物作用的时间与乳中细菌的数量和温度有关。在 0℃时可保持 48 小时,10℃时可保持 24 小时,25℃时可保持 6 小时,30℃时仅可保持 3 小时。

(2)致病菌污染。乳类致病菌的来源主要是动物本身的致病菌,通过乳腺进入乳中。常见的致病菌有牛型结核杆菌、布氏杆菌、口蹄疫病毒、炭疽杆菌和能引起牛乳房炎的葡萄球菌等,均能引起人畜共患疾病。致病菌的另一来源是挤乳过程中和挤乳后的污染。污染的致病菌有伤寒杆菌、副伤寒杆菌、白喉杆菌、痢疾杆菌及溶血性链球菌等。

(3)有毒、有害物质残留。病乳畜应用抗生素、饲料中霉菌及其毒素、残留农药、重金属等对乳类的污染。乳中的这些有毒、有害物质可对人体健康造成损害。

2.乳类的食品安全标准

(1)巴氏杀菌乳的食品安全标准

感官指标:呈乳白色或微黄色;具有牛奶固有的香味,无异味;呈均匀一致液体,无凝块,无沉淀,无正常视力可见异物。

理化指标:蛋白质(g/100g):牛乳≥2.9,羊乳≥2.8;比重 1.028~1.032;脂肪(g/100g)≥3.1%;非脂乳固体(g/100g)≥8.1;酸度(0T):牛乳 12~18,羊乳 6~13;黄曲霉毒素 M_1≤0.5μg/kg。污染物限量符合《食品中污染物限量》GB 2762-2005 要求。

微生物限量:菌落总数(cfu/mL):n 为 5、c 为 2,m 为 50 000、M 为 100 000;大肠菌群(cfu/mL):n 为 5、c 为 2,m 为 1、M 为 5;金黄色葡萄球菌:n 为 5、c 为 0,m 为 0/25g,M 为100;沙门氏菌:n 为 5、c 为 0,m 为 0/25g。

(2)乳粉

感官性状:色泽呈均匀一致的乳黄色;滋味、气味具有纯正的乳香味;组织状态呈干燥均匀的粉末。

理化指标:蛋白质/(%)≥ 非脂乳固体的 34%,非脂乳固体(%)=100%−脂肪(%)−水分(%);脂肪/(%)≥ 26.0;水分/(%)≤ 5.0。污染物限量应符合 GB 2762 的规定,真菌毒素限量应符合 GB 2761 的规定。

微生物限量:菌落总数(cfu/mL):n 为 5、c 为 2,m 为 50 000、M 为 200 000;大肠菌群(cfu/mL):n 为 5、c 为 2,m 为 10、M 为 100。致病菌不得检出。菌落总数(cfu/mL)≤5 000 个/g;大肠菌群 MPN≤40 个/100g;金黄色葡萄球菌:n 为 5、c 为 2,m 为 10,M 为100;沙门氏菌:n 为 5、c 为 0,m 为 0/25g。

(3)发酵乳。色泽均匀一致,呈乳白色或微黄色;具有发酵乳特有的滋味、气味;组织细腻、均匀,允许有少量乳清析出;风味发酵乳具有添加成分特有的组织状态。酸牛奶在出售前应储存在 2~8℃的仓库或冰箱内,储存时间不应超过 72 小时。当酸奶表面生霉、有气泡和大量乳清析出时,不得出售和食用。

（4）奶油。色泽呈均匀一致的乳白色、乳黄色或相应辅料应有的色泽;应具有奶油或相应辅料应有的滋味和气味,无异味;组织状态呈均匀一致,允许有相应辅料的沉淀物,无正常视力可见的异物。

四、水产品的营养与安全

水产动物包括各种鱼类和其他水产动物,如虾、蟹、贝类等。水产动物可提供优质蛋白,多不饱和脂肪酸,多种维生素,如维生素 A、维生素 D、维生素 E、维生素 B$_2$、烟酸等,还含有多种矿物质如钙、磷、硒、铁、锌等。水产品不但具有较高的营养价值,很多还具有药用价值。海鱼中含碘丰富,有利于预防治疗甲状腺肿;有些水产品含钙很高,如虾皮,是天然优质的补钙食品。

（一）鱼类的营养价值

1. 营养价值

（1）蛋白质。鱼肉中的蛋白质含量约为 15%～20%,平均 18% 左右。鱼类的蛋白质大部分分布于肌浆中,这部分蛋白质的氨基酸组成较平衡,唯色氨酸含量偏低,属于优良蛋白质。少部分蛋白质分布于结缔组织和软骨组织中,由胶原蛋白质和弹性蛋白质构成,属于非优良蛋白质。鱼肉蛋白质消化率高达 85%～95%,生物价为 83,高于一般畜禽肉类。鱼肉中水分含量较大,肌肉纤维短细,结缔组织少于畜肉类。因此,鱼肉比畜禽肉细嫩,更易被消化吸收,是蛋白质的良好来源。

（2）脂肪。鱼类脂肪含量差异较大,一般为 1%～10%。不同鱼种脂肪含量有较大差异,一般白肉鱼脂肪含量较低,如鳕鱼脂肪含量不到 1%;而红肉鱼脂肪含量较高,如河鳗脂肪含量高达 10.8%。鱼类的脂肪构成与畜禽类不同,不饱和脂肪酸约占脂肪酸总量的 80%,而且长碳链不饱和脂肪酸的比例较大,故对预防动脉硬化症和冠心病有显著作用。鱼肉中胆固醇含量较低,每 100g 鱼肉的胆固醇含量一般在 100mg 以下,属于低胆固醇食品,但鱼子中胆固醇含量较高。鱼类脂肪多呈液态,熔点很低,易被消化吸收,其消化率在 95% 左右。鱼类脂肪所含的不饱和脂肪酸中以油酸最多,易氧化酸败。

（3）维生素。鱼类维生素含量较为丰富,主要含维生素 A、B 族维生素。鱼肉中含有丰富的核黄素和尼克酸,但所含的硫胺素易被鱼体中的硫胺素酶破坏,离水时间越长,则破坏越多。鱼的肝脏中含大量的维生素 A 和维生素 D。

（4）矿物质。鱼类的矿物质含量为 1%～2%,磷的含量最高,约占总灰分的 40%,此外,钙、钠、氯、钾、镁等含量也较多,其中钙的含量多于畜禽类,为钙的良好来源。鱼类还有一突出特点即碘的含量较多,是治疗碘缺乏症的天然良好食物。

（5）含氮浸出物。鱼类的含氮浸出物较多,有别于畜禽肉,滋味鲜美独特。含氮浸出

物约占鲜鱼肉的 $2\%\sim3\%$，含氮浸出物种类较多，是鱼类的主要呈味物质，如肌酸、三甲胺和氧化三甲胺、核苷酸及游离的氨基酸等。鱼类的鲜味主要来自于核苷酸、游离的氨基酸及氧化三甲胺等，三甲胺是鱼腥味的主要来源。

2．鱼类的特殊功效和烹调方法

鱼类具有补气、开胃、强筋骨的作用，还可润肤、美容、益智。对脾虚食少、消化不良、脚气湿痹等症有一定疗效。由于各种鱼类的品种不同，其性味、功能和食疗效果也有不同。

由于鱼类含有丰富的钙、磷，有助于骨骼和大脑的发育，可补充机体钙、磷的不足，对防治佝偻病、骨质疏松有良好的效果。部分鱼含铁量较高，是婴幼儿和贫血者的补铁佳品。海鱼含碘丰富，对防治甲状腺肿大有好处。鱼肉中的多种不饱和脂肪酸具有降胆固醇的作用，尤其是海鱼中含有较高的二十二碳六烯酸（DHA），对人的大脑的发育十分重要。

鱼类的烹调方法很多，可红烧、干烧、清蒸、干炸、糖醋。

（二）其他水产品的营养价值与特殊功效和烹调方法

1．虾

虾分为淡水虾和海虾两大类。虾肉富含蛋白质，鲜虾的蛋白质含量在 18% 左右，脂肪含量低于鱼类，一般在 1% 以下，属于高蛋白低脂肪食品。矿物质与维生素含量丰富，特别是钙含量很高，是补钙的良好食品。虾可补肾壮阳，通脉下乳。适于肾阳不足，阳痿早泄，体虚乏力或产后气血虚弱、乳汁缺乏者食用。虾肉质嫩味鲜，适于烧、炸、油焖、炒等烹调方法。

2．蟹

蟹可分为河蟹、海蟹、湖蟹等。蟹肉蛋白质含量较高，如河蟹蛋白质含量为 17.5%；脂肪含量低，为 $2.6\%\sim5.6\%$；矿物质中钙和硒含量较高；维生素 A、维生素 D 含量丰富。蟹有清热、散血、通筋络的作用。蟹肉质地极细嫩，味极鲜。最适宜蒸、煮，还可采用炸、炒、醉、糟等方法烹制。河蟹的组氨酸含量丰富，死后体内的组氨酸会迅速分解为有毒的组胺，食后中毒，故死河蟹不可食用。

3．牡蛎

牡蛎中蛋白质含量为 5.3%，脂肪为 2.1%，矿物质中钙、锌、硒含量较为丰富。牡蛎可调节人体的免疫功能，提高抗病能力，有利于胰岛素的分泌和利用，使肿瘤细胞对放射线的敏感性增强，并能提高白细胞水平。牡蛎中还含有丰富的牛磺酸，有明显的保肝利胆作用。牡蛎适宜蒸、煮、烧、爆、炒等烹调方法。

4．鲍鱼

鲍鱼为名贵海产品八珍之一，肉质紧密，味道极其鲜美，且营养丰富。每 100g 干鲍鱼中含蛋白质 54.1g,脂肪 5.6g,还含有钙、磷、铁、硒、锌、碘和维生素 A、维生素 C 和 B 族维生素。鲍鱼具有滋阴清热、养肝、养血、益精明目、通络之功效。鲍鱼还有抑制癌细胞、细菌及病毒的作用。可用蒸、烧、焖、扒、爆、炒等方法烹制。

5. 海参

海参的种类繁多,常见的品种有刺参、梅花参、大乌参等。海参的营养价值较高,被誉为"海中人参"。每 100g 海参的蛋白质含量 16.5g,脂肪为 0.2g,钙、硒、碘的含量极为丰富,胆固醇含量很低。海参具有补肾益精、养血润燥的功效。海参含有海参素,具有抑制某些癌细胞生长的作用,对中风导致的痉挛性麻痹有治疗作用。所含的刺参酸性多糖有抗放射损伤、促进造血功能、降血脂和抗凝血作用。海参还有延缓衰老的功效。海参适宜红烧、葱烧、白扒等烹调方法。

6. 甲鱼

甲鱼又称鼋鱼、鳖、团鱼、王八。为滋补佳品,可入药。具有高蛋白、低脂肪、多胶质的特点。每 100g 甲鱼含蛋白质为 17.8g,脂肪为 4.3g,并有多种矿物质和维生素。甲鱼具有滋阴凉血、补虚疗损、壮阳气、健骨的功效。甲鱼含有抑制癌细胞生长、提高机体免疫功能的物质。食用甲鱼有助于解除疲劳,还可增强耐力,用脑过度者适用。甲鱼体内含组氨酸较多,死后体内的组氨酸迅速分解成有毒的组胺,食用后可引起中毒,故死甲鱼不可食用。甲鱼适于烧、炖、煨、蒸等烹调方法,常用红烧和清蒸。

7. 海蜇

每 100g 海蜇皮含蛋白质 3.7g,脂肪 0.3g,并含有丰富的钙、铁、碘及多种维生素。海蜇具有扩张血管、降低血压、清热解毒、治疗糖尿病及动脉硬化的功能。海蜇多用于凉拌。

8. 鱼翅

鱼翅是鲨鱼和鳐的鳍加工制成的,以背鳍质量最好。鱼翅为"海八珍"之一,是海味中的珍品和宴席上的名贵菜肴。每 100g 干鱼翅中约含蛋白质 83.5g,脂肪 0.3g,还含有钙、磷、铁。但是,鱼翅所含的蛋白质多为胶原蛋白,必需氨基酸的组成不合理,属于非优质蛋白质,其营养价值并不高。鱼翅具有补气、开胃、补虚的功效。胶原蛋白质可滋养皮肤。鱼翅可用烧、扒、烩、煨等方法烹制成菜。

(三)水产品的食品安全问题及管理

1. 水产品主要的食品安全问题

水产品营养价值很高,容易消化吸收,同时也易引起腐败变质。水产品可传播人畜共患疾病,有些种类还存在固有毒素,所以,应注意水产品原料的安全问题。

(1)腐败变质。由于水产品体内酶的活性强,含水分较多,pH 值较高,以及在捕获和销售环节易污染微生物,所以比其他动物性原料容易变质。

水产动物体内的酶在较低的温度环境下就具有活力,当被捕获而离开水域后,陆上较高的气温环境,会使其体内的酶活力增加。水产动物体内酶活性的适宜温度范围在0℃~50℃之间,在此温度范围内,温度每升高 10℃,酶的活力便增强 2 倍~3 倍,除个别种类的酶在温度升高到 30℃后活力回降外,一般酶在 40℃~50℃时活力最强。所以,水产品在室温下很容易发生变质。

水产动物体内含水分较多,含水量一般都在 80%以上,非常适合腐败菌的生长。

水产动物体的 pH 值较高。除淡水鱼和红色肌肉的海鱼的鱼体 pH 值较低,与陆地动物的 pH 值相近外,一般白色肌肉的海水鱼的 pH 值都在 7.0 以上,虾类的 pH 值还要高,在 6.5~7.5 之间,蟹类的 pH 值高达 8.0 以上。这样的 pH 值范围,非常适合腐败菌的生长。

水产品从捕获到销售等过程中会接触很多未经消毒的物品和设备,如甲板、船舱、鱼箱、鱼筐、地面、车厢、摊柜等,会污染海洋细菌和陆上细菌,如不能及时冷冻就会快速变质。

鱼类在捕获之后,绝大多数很快死亡,活鱼死后皮肤腺中会分泌较多的黏液,覆盖在整个体表,新鲜鱼的黏液透明,随着微生物的作用,黏液被分解而变得混浊并有臭味出现。

鱼类死后鱼体也会出现僵直、自溶和腐败等变化。僵直一般发生在死后十几分钟至4 小时~5 小时。僵直首先从背部肌肉开始,而后遍及全身,僵直持续时间比畜类要短,有的只持续数十分钟。僵直的鱼体表明其新鲜度良好。鱼体内蛋白酶的活性比畜肉要高,所以自溶发生的速度较快,鱼体变软,失去弹性。自溶为微生物繁殖提供了条件,从而会加速腐败进行,降低耐储藏性。自溶阶段鱼体鲜度已经开始下降,不宜保存,应迅速加工处理。鱼体腐败变质是腐败菌在鱼体内生长繁殖并分解鱼体组织的结果。鱼体腐败后,不但蛋白质会被分解,降低了营养价值,而且还会产生有毒物质。如果食用腐败鱼肉,会引起食物中毒。鱼类脂肪的酸败,会产生致癌性物质。所以,不能食用腐败的鱼类。

（2）寄生虫病。由于食用鱼类等水产品而造成的寄生虫病在我国主要有华支睾吸虫病（肝吸虫病）和肺吸虫病两种。人感染肺吸虫病主要是因为生食或食用了未煮熟的含肺吸虫囊尾蚴的螃蟹等水产品,症状为低烧、食欲不振、荨麻疹等。华支睾吸虫病由食用不熟或生食含华支睾吸虫的囊尾蚴的鱼虾引起,感染者有食欲不振、腹胀痛、腹泻等胃肠症状及肝脏不适、肝肿大等症状。所以,不生食鱼、虾、蟹等水产品至关重要。为保证食品安全,水产品要烹调成熟才可食用。

（3）化学物质污染。水产品的化学物质污染主要来自工业"三废"、化学农药的污染,从而使水产品体内残留砷、汞等重金属及化学农药。

（4）食物中毒。有些水产品本身含有某种天然有毒成分,如河豚和麻痹性贝类含天然毒素;或由于储存条件不当产生毒素,如甲鱼、河蟹死后组氨酸分解产生有毒的物质（组胺）,人食用后会引起中毒。

2. 水产品的食品安全要求

(1)鱼类。新鲜的鱼体表有光泽,鳞片完整且紧贴鱼体,不易脱落,黏液无浑浊,肌肉组织致密有弹性;鳃丝清晰,色鲜红或暗红,无异臭味;眼球饱满,角膜透明;肛门紧缩或稍有凸出。

不新鲜的鱼体表黯淡无光,黏液污秽,鳞易脱落,肌肉松软无弹性,易与骨刺分离;腮呈褐色至灰白色,有浑浊黏液,有异味;眼球塌陷,角膜浑浊;腹部不完整,膨胀破裂或变软凹下。

(2)虾类。新鲜虾虾体完整,外壳透明,有光泽;头胸节与腹节连接紧密;体表洁净,触之有干燥感;肉质紧密,有弹性,无异味。

不新鲜的虾头胸节末端的内脏易腐败分解,与腹节易发生脱落;外壳失去光泽,浑浊,体表有黏液,触之有滑腻感;肉质柔软,无弹性;甲壳和虾体分离,从头部起逐渐变红,有氨臭味。

(3)蟹类。活河蟹动作灵活,能爬行,仰放后易翻身,腹面甲壳较硬,脐盖与蟹壳之间突起明显。垂死者不愿爬行,将其仰卧时,不能翻身。我国《水产品卫生管理办法》规定,禁止生产经营死河蟹。

海蟹离开海水后会很快死亡,这类蟹通常称为死鲜蟹,但在保存过程中易发生腐败。

鲜蟹体表纹理清晰,有光泽,脐上部无胃印;步足与躯体连接紧密,提起蟹体时步足不松弛下垂;鳃丝清晰,白色或微褐色;蟹黄凝固不流动;肌肉纹理清晰、有弹性,不易剥离。具有海蟹的固有气味,无任何异味。

不新鲜蟹壳纹理不清,腹脐上方出现黑印,蟹黄变为半流动状;蟹脚下垂并易脱落,体轻有异味。

(4)贝壳类。新鲜贝类体大质肥,颜色新鲜有光泽,受刺激时贝壳紧闭,两贝壳相撞时发出实响。

不新鲜贝类色泽暗淡,贝壳易张开,贝壳破缺,相撞时发出空响,壳揭开后水汁混浊而略带微黄色。

3. 水产品在储存和烹调中的食品安全管理

(1)水产品的储藏保鲜。水产品储存不当容易发生腐败变质,腐败后会产生组胺、脂类过氧化物等有毒、有害物质,食用后对健康有害,所以水产品的保鲜非常重要。水产品常采用冷藏、冷冻和盐腌等方法保鲜。

(2)合理烹调加工。要严格加强食品安全管理,腐败变质的水产品原料不得用于烹饪加工。黄鳝、甲鱼、乌鱼、河蟹及各种贝类应鲜活烹调食用,死亡的均不得烹饪加工;含有自然毒素的水产品如鲨鱼等必须除去肝脏,方可加工食用;河豚虽肉质细嫩,味道鲜美,但在其卵、卵巢、肝脏和血液中含有河豚毒素,河豚毒素是一种剧毒的神经毒素,若不合理加工处理,会引起急性中毒而死亡。该毒素理化性质较稳定,一般的烹调方法不能破坏它,所以餐饮企业不得加工烹制河豚,千万不要"拼死吃河豚"。有些水产动物易感染肺吸虫和肝吸虫,若未经充分加热将其彻底杀灭,可使人感染,引起食物中毒。因此在烹调加工时须烧熟煮透,不生吃水产品。

第三节　植物性原料的营养与安全

一、谷类的营养与安全

谷类主要包括小麦、大米以及一些杂粮,如玉米、高粱、大麦、燕麦、荞麦、小米等。谷物在我国的膳食结构中占有突出地位,是蛋白质与能量的主要来源,一些矿物质及 B 族维生素也来源于谷物食品,谷类是中国人的主食。

(一)谷类的营养价值

1. 谷类的结构和营养素分布

谷类种子的形态、大小因品种不同而有所差异,但其结构基本相似,都是由谷皮、胚乳、胚芽三个主要部分组成。

谷皮为谷粒的外壳,主要由纤维素、半纤维素等组成,并含有一定量的蛋白质和脂肪。介于谷皮与胚乳之间的是糊粉层,含有丰富的维生素及矿物质,有重要的营养意义,但在碾磨加工时,多与谷皮同时脱落,随糠麸一起被丢弃。

胚乳是谷类的主要部分,占谷粒重量的 $83\% \sim 87\%$,含大量淀粉和一定量的蛋白质、脂类,而矿物质、维生素和纤维素等含量很低。蛋白质主要分布在胚乳的外围部分,越向胚乳中心靠近,含量越低。

胚芽占谷粒重量的 $2\% \sim 3\%$,位于谷粒的一端,富含脂肪、蛋白质、矿物质、B 族维生素和维生素 E。胚芽质地比较软而有韧性,不易被粉碎,在加工时因易与胚乳分离而损失掉。

2. 谷类的营养价值

(1)蛋白质。谷类的蛋白质含量一般在 $7\% \sim 14\%$ 之间,其蛋白质主要是醇溶蛋白和谷蛋白。一般谷类蛋白质必需氨基酸组成不平衡,赖氨酸含量少,苏氨酸、色氨酸、苯丙氨酸、蛋氨酸偏低,因此谷类蛋白质的营养价值低于动物性食物。如大米蛋白质的生物价为 77,小麦为 67,大麦为 64,高粱为 56,小米为 57,玉米为 60。虽然谷类蛋白质属于非优质蛋白质,但由于谷类作为主食,在每日膳食供给中占主要地位,人体每日所需蛋白质的 50% 以上是由谷类提供,因此提高谷类蛋白质的营养价值,对改善我国居民的膳食结构,促进人们的身体健康非常重要。常采用赖氨酸强化,或谷类食品与大豆或动物性食品混合食用,利用蛋白质互补作用,可使其生物价明显提高。

（2）碳水化合物。谷类的碳水化合物主要为淀粉，集中在胚乳部分，含量在 70% 以上，另外，还含有少量的糊精、葡萄糖和果糖等。淀粉是人类最理想、最经济的能量来源。我国居民膳食中 50%～70% 的能量来自谷类碳水化合物。

（3）脂肪。谷类脂肪含量低，大米、小麦约为 1%～2%，玉米和小米可达 4%。主要集中在糊粉层和胚芽，在谷类加工时易转入副产品中。玉米和小麦胚中含有大量油脂，其不饱和脂肪酸占 80% 以上，其中亚油酸约为 60%，具有降低血液胆固醇、防治动脉粥样硬化、防治冠心病的作用，并有防治脂肪肝的效果。

（4）矿物质

谷类含有丰富的磷，此外钙、铁、锌、镁、铜、钼等含量也比较高。主要集中在谷皮和糊粉层中，谷类加工的精度越高，矿物质损失就越多。其中磷、钙由于多以植酸盐形式存在，较难被吸收、利用。但通过酵母发酵，可降低其干扰作用，从而提高吸收率。

（5）维生素

粮谷主要含有 B 族维生素，如硫胺素、核黄素、尼克酸等，集中在胚、糊粉层中。谷类加工的精度越高，保留的胚芽和糊粉层越少，维生素损失就越多。粮谷类不含维生素 C、维生素 D 和维生素 A，只有黄色玉米和小米含有少量胡萝卜素。尽管在粮谷加工过程中维生素丢失较多，但粮谷仍是我国居民硫胺素和尼克酸的主要食物来源。

（二）谷类原料的营养价值与特殊功效和烹调方法

1. 大米

大米可分为籼米、粳米、糯米。按加工精度又可分为特等米和标准米。

籼米米质较疏松，含直链淀粉多，米饭胀性大而黏性差，较易被消化吸收。粳米米质较紧密，含支链淀粉多，米饭胀性小而黏性强，食味比籼米好，但较籼米难消化。糯米淀粉全部是支链淀粉，黏性强，较难消化。

大米的蛋白质含量较其他谷类低，平均 8% 左右，但氨基酸组成较接近人体的需要，利用率较其他谷类高，生物价达 77。

大米具有补中益气、健脾和胃、滋养强壮的作用。糙米含较高的膳食纤维、B 族维生素和维生素 E，不仅有预防脚气病的作用，对维持人体血糖平衡也有重要作用，近年发现糙米能抑制肝癌和结肠癌的生长，并能阻止皮肤癌的转移。

大米为我国居民的两大主食之一，可蒸饭和煮粥。

2. 黑米

在我国云南、陕西、江苏、贵州等地种植一种紫黑米，因其果皮呈黑色和紫色，故又称"红米"、"血米"、"紫米"、"黑米"等。黑米为米中珍品，有"黑珍珠"的美誉。

黑米的营养价值比普通大米高，蛋白质的含量为 9.4%，是普通大米的 1.27 倍；赖氨酸含量为 357mg/100g，是普通大米 1.55 倍。各种维生素比普通大米高 1 倍左右，黑米中铁、钙等矿物质含量较高。黑米具有显著的食疗功效,具有滋阴补肾、明目活血、健胃、补血及治疗腰腿酸软、神经衰弱等功效,民间视之为滋补食品。据近年来研究,紫黑米含有血红素,对治疗和预防贫血有显著作用。

黑米可蒸饭和煮粥。

3．小麦粉

小麦粉营养价值的高低与其加工精度密切相关。按照小麦粉的筋力强度和食品加工适应性分为强筋小麦粉、中筋小麦粉和弱筋小麦粉三类。按加工精度分为四个等级,即1、2、3、4级。随着加工精度的提高,营养素的含量降低。1级粉加工精度最高,维生素和矿物质损失也最多,但是1级粉色白,含脂肪少,易保存,用1级粉制作的食品口感较好。而且由于1级粉植酸及纤维含量较少,消化吸收率比标准粉高。小麦粉的蛋白质含量在谷类中是比较高的,但赖氨酸含量更低,生物价为67,不如大米高。

面粉为两大主食之一,可制作馒头、面条、各种饼类等多种面食及面包、饼干和各种糕点等食品。

4．玉米

玉米的蛋白质中缺乏赖氨酸和色氨酸,生物价仅为60,其蛋白质的营养价值较低,应与大豆或肉类混合食用,以提高其营养价值。玉米中所含的尼克酸多为结合型,不能被人体吸收利用,这是以玉米为主食的地区易发生癞皮病的主要原因。玉米胚中脂肪含量丰富,为优质食用油,人体吸收率达97%以上,其不饱和脂肪酸含量占85%左右,其中亚油酸占47.8%,经常食用可降低人体血液中胆固醇的含量,对冠心病、动脉硬化症有辅助疗效。玉米油中还含有丰富的维生素E,有抗脂肪氧化作用,对延缓衰老有功效。玉米中富含镁,有防癌、抗癌作用;近年发现玉米中有一种长寿因子——谷胱甘肽。所以,玉米的保健功能应受到重视。

玉米粉可制作主食或煮粥。

5．小米

小米又名粟,分为粳、糯两种类型。粳小米多作主食,糯小米可制各式糕点,也可做粥。小米中营养素的种类及含量均多于大米,各种营养素在人体内的消化吸收率也较高,蛋白质的消化吸收率为83.4%,脂肪为90.8%,碳水化合物为99.4%;但蛋白质中赖氨酸含量低,生物价只有57,应与大豆或肉类混合食用。

小米不但气味香、营养好、易于消化吸收,而且具有独特的保健作用。小米具有健脾和胃、滋养肾气、补虚清热、促进食欲的功效,对小儿消化不良有一定疗效,是产妇、病人、婴幼儿的理想食品。

小米常煮粥,也可做成米饭。

6．荞麦

荞麦又称三角麦,营养价值较高。荞麦的蛋白质含量为9.3%,赖氨酸的含量约比小麦和大米高 2 倍,还含有矿物质如钙、磷、铁和 B 族维生素、维生素 E、尼克酸及丰富的膳食纤维;另外,荞麦还含有"芦丁"等有益成分。

荞麦具有防治糖尿病、降低血脂和胆固醇、防治高血压和心血管疾病和抗衰老的作用。一般荞麦制粉食用,有良好的适口性,可制面条、凉粉、糕饼等。

7. 燕麦

燕麦的营养价值很高,其蛋白质和脂肪的含量明显高于一般谷类食物。燕麦蛋白质中含有人体需要的全部必需氨基酸,特别是富含赖氨酸;脂肪中含有大量亚油酸,易被消化吸收。燕麦含有可溶性的燕麦纤维,容易被人体吸收,有降血脂的作用;还含有皂苷,有降低血清胆固醇的功能。燕麦对预防和治疗心脏病、高血压、糖尿病有一定作用,并有抗衰老的作用。

8. 薏米

薏米又称薏仁米、薏苡仁等,营养价值较高。每 100g 薏米中蛋白质含量为 12.8g、碳水化合物 71.1g、脂肪 3.3g。另外还含有薏苡素、薏苡酯、生物碱等有益成分。

薏米是很好的滋补保健食品,具有强筋骨、健脾胃、消水肿、去风湿、清肺热、抗癌等功效。

(三)加工对谷类营养价值的影响

由于谷类营养素分布不均匀,除淀粉主要集中在胚乳外,其他营养素如维生素、矿物质和蛋白质集中在胚乳的外围部分及胚中,越向胚乳中心靠近,含量越低。因此加工精度与谷类营养素的保留程度有密切的关系,见表 4-6。

表 4-6 不同加工精度的大米和面粉主要营养素含量　　　　单位:g/100g

营养成分	出 米 率			出 粉 率		
	92%	94%	96%	72%	80%	85%
水分	15.5	15.5	15.5	14.5	14.5	14.5
粗蛋白	6.2	6.6	6.9	8~13	9~14	9~14
粗脂肪	0.8	1.1	1.5	0.8~1.5	1.0~1.6	1.5~2.0
矿物质	0.6	0.8	1.0	0.3~0.6	0.6~0.8	0.7~0.9
维生素	0.3	0.4	0.6	微量~0.2	0.2~0.35	0.4~0.9

加工精度越高,营养素损失越大,特别是 B 族维生素和矿物质的损失变化最为明显。

在谷类的加工过程中,如何既能保持产品的良好感官性状,促进消化吸收和利用,又能最大限度地保留各种营养成分,非常重要。若过分强调在谷类加工过程中保存营养素,则加工就过于粗糙,虽然营养素损失较少,但产品的感官性状较差,消化吸收率也相应下降。由于出粉率较高的谷类产品,纤维素与植酸含量较多,会影响机体对矿物质、维生素等营养素的吸收利用。相反如果过分追求谷类制品的感官性状,长期食用精米白面,则易导致维生素和矿物质的缺乏症,如脚气病、口舌唇发炎、癞皮病等。

(四) 谷类原料的食品安全问题及管理

1. 谷类原料主要的食品安全问题

谷类原料主要的食品安全问题有霉菌及其毒素的污染、农药残留、有害毒物的污染、仓储虫害和其他污染。

(1) 霉菌及其毒素的污染。谷类原料主要受到霉菌污染,当储存环境温度高、湿度大时,霉菌就会在谷类中生长繁殖并分解营养成分,使谷类原料发生霉变。霉变的谷类原料不但感观性状发生改变,出现异味,加工性能和营养价值降低,而且会产生霉菌毒素,对人体健康造成危害。污染谷类原料的霉菌主要有曲霉、青霉、毛霉和根霉等。

(2) 农药残留。为了除草、杀虫而喷洒的农药对农作物、周围环境的水、空气和土壤都有污染。农药可通过各种途径进入农作物并经食物链进入人体,引起急性或慢性中毒。

(3) 有害毒物污染。工业"三废"及生活污水中常含有害物质,如重金属、酚、氰化物等。这些物质如果没有经过处理就直接排放,会直接或间接地污染粮食,对人体健康造成损害。

(4) 仓储害虫污染。谷类仓储害虫的种类很多,主要有甲虫(大谷盗、米象、黑粉虫等)损害米、麦、豆类等原料;螨类损害面粉;蛾类损害稻谷。这些害虫在库温18℃～21℃、相对湿度65%以上时,极易繁殖,常把粮豆蚀空,并在粮豆上排泄粪便和各种分泌物,促使粮豆霉烂变质,降低了粮豆的质量。

(5) 异物夹杂污染。收割农作物时,常混入一些有害的植物种子,食用混有有害种子的粮食会引起机体中毒。无机物夹杂污染有金属、泥土和砂石等。

2. 谷类原料的食品安全管理

虽然谷类原料比较耐储存,但是餐饮企业的谷类原料的库存量也不可过多,尤其是在高温、潮湿的季节更应控制存储量,缩短存放时间,防止在储存过程中发生霉变和虫害。

为了防止霉变和虫害、降低谷类本身的代谢活动,必须将水分控制在12%～14%的"安全线"以下,并控制储藏室的温度和湿度,经常通风换气,保持储藏室干燥;注意防潮、防鼠、防虫,库内不得存放有害、有毒物品。建立严格的原料进出库的验收、登记制度,坚持"先进先出、质次先出"的原则;做好仓库的消毒和清洁工作。

二、豆类及其制品的营养与安全

豆类的种类很多,可分为大豆和其他豆类。大豆包括黄豆、黑豆、青豆等,含有丰富的蛋白质和脂肪,碳水化合物含量较低。其他豆类包括豌豆、绿豆、蚕豆、赤豆等,蛋白质含量较大豆低,而碳水化合物含量高,脂肪含量也较低。豆制品是用大豆、绿豆或其他豆类等原料生产的制品,如豆腐、豆浆、豆芽、腐乳、豆豉等。豆类蛋白质含量高,尤其是大豆类,其蛋白质的含量是谷类的 3 倍～5 倍,有"植物肉"和"绿色牛奶"的美誉。因此,豆类及其制品是我国居民膳食中蛋白质的最经济的来源。充分利用、开发豆类食品对改善我国居民的膳食与营养状况,具有重要意义。

(一) 豆类的营养价值

1. 大豆的营养价值

大豆含有丰富的蛋白质和脂肪,并有较多的矿物质,B 族维生素的含量也多于谷类。

(1) 蛋白质。大豆的蛋白质含量一般为 35% 左右,是植物性食品中蛋白质含量最多的食品。大豆蛋白质的氨基酸组成和比例接近人体需要,具有较高的营养价值。大豆蛋白质中蛋氨酸含量略低,而赖氨酸含量丰富,是谷类蛋白质互补的天然理想食品来源。由于蛋氨酸较少,大豆的生物价只有 64,如果与蛋氨酸含量高而赖氨酸缺乏的谷物食品混合食用,可显著提高蛋白质的利用率。

(2) 脂类。大豆平均含脂肪 16% 左右,是一般粮谷类脂肪含量的 10 倍左右。其中不饱和脂肪酸含量高达 85%,亚油酸占 52.9% 以上,磷脂约占 1.64%,高于鸡蛋磷脂的含量,常被推荐为防治冠心病、高血压、动脉粥样硬化等疾病的理想食品。

(3) 碳水化合物。大豆的碳水化合物的含量为 34.2%,其组成较为复杂,其中只有一半左右为淀粉、蔗糖等可消化吸收的碳水化合物;另一半多为纤维素,不能被人体吸收利用,在肠道细菌的作用下可分解为二氧化碳和氨,引起腹部胀气。大豆被加工成豆腐或豆浆后,这种难以消化的成分明显减少,其营养价值也随之提高。

(4) 矿物质。大豆含有丰富的矿物质,如钙、铁、磷的含量高于粮谷类及其他豆类。

(5) 维生素。大豆中 B 族维生素的含量明显高于粮谷类,并含有一定的胡萝卜素和维生素 E。每 100g 黄豆中含维生素 E 18.90mg,高于一般蔬果类,可抑制油脂氧化,有抗衰老作用。大豆具有益气养血、清热解毒、宽中下气、润燥消水等功效,并有抗衰老、清除胆固醇、健脑益智和防治冠心病、高血压、动脉粥样硬化等作用。由于大豆营养价值高,又有非常好的保健作用,所以我国有"可一日无肉,不可一日无豆"之说法。《中国居民膳食指南》鼓励人们常吃大豆或其制品,建议每人每天摄入 30g～50g 大豆或相当量的豆制品。

2. 其他豆类的营养价值

其他豆类的碳水化合物含量达 50%～60%,蛋白质含量为 20%～25%,脂肪含量为 1% 左右,维生素和矿物质含量也很丰富。其他豆类的主要营养成分见表 4-7。

表 4-7　豆类的主要营养成分（100g）

食物名称	蛋白质(g)	脂肪(g)	膳食纤维(g)	糖类(g)	胡萝卜素(μg)	硫氨素(mg)	核黄素(mg)	烟酸(mg)	维生素E(mg)	钙(mg)	铁(mg)	锌(mg)	磷(mg)	硒(μg)
黄豆	35.0	16.0	15.5	34.2	220	0.41	0.20	2.1	18.9	191	8.2	3.34	465	6.16
绿豆	21.6	0.8	6.4	62.0	130	0.25	0.11	2.0	10.95	81	6.5	2.18	337	4.28
小豆	20.2	0.6	7.7	63.4	80	0.16	0.11	2.0	14.36	74	7.4	2.20	305	3.80
豌豆	20.3	1.1	10.4	65.8	250	0.49	0.14	2.4	8.47	97	4.9	2.35	259	1.69

（1）绿豆。绿豆含有丰富的碳水化合物、蛋白质、多种维生素和矿物质,绿豆蛋白质中赖氨酸含量高,而含硫氨基酸含量低,与大豆极相似。

绿豆具有清热解毒、清热解暑、利水消肿、润喉解渴、明目的功效。绿豆能降低血脂和胆固醇,有保肝解毒的作用。长期食用可减肥、养颜、增强细胞活性;还有降低血压、预防心血管疾病发生的作用。

绿豆是人们喜爱的药、食兼用的食品,可煮粥、煮汤。

（2）赤豆(小豆、红豆)。赤豆蛋白质中赖氨酸含量较高,宜与谷类混合食用。具有通便、利尿、消肿解毒的作用,可治疗水肿、脚气病、黄疸等症,对心脏病、肾病有辅助疗效。但因其利水性易伤津液,不宜多食。

一般制成豆沙做馅或做甜食,也可煮粥。

（3）豌豆。豌豆蛋白质中氨基酸组成与其他豆类相似。豌豆含丰富的磷、铁和B族维生素及少量胡萝卜素。豌豆具有健脾和胃、生津止渴、利尿的功效。用青豌豆煮熟淡食或将其嫩苗捣烂取汁服用,可治疗糖尿病、高血压、心脏病等疾病。但不宜过多食用。

与其他原料配用,采用炒、烧、焖、炖、煮等方法烹制各式菜肴。

3. 大豆中的抗营养因子

大豆中含有一些抗营养因子,会影响人体对大豆中各种营养素的消化吸收。在烹调加工过程中,采用合理的处理方法,去除或减少抗营养因子的影响,会提高豆类的营养价值。

（1）蛋白酶抑制剂。豆科植物中含有能抑制胰蛋白酶、胃蛋白酶等蛋白酶类的物质,统称蛋白酶抑制剂,其中最为常见的是胰蛋白酶抑制剂(又称抗胰蛋白酶因子),对人体中的胰蛋白酶的活性有抑制作用,会影响蛋白质的消化吸收。加热可破坏大豆中的胰蛋白酶抑制剂。

（2）豆腥味。大豆及其制品具有的豆腥味,影响了对大豆的利用。脂肪氧化酶是产生豆腥味及其他异味的主要酶类。在95℃以上加热10分钟~15分钟,或用乙醇处理后减压蒸发,使大豆脂肪氧化酶钝化,可部分除去豆腥味。

（3）胀气因素。大豆中近一半的碳水化合物是无效糖,不能被人体吸收利用。这些半纤维素类物质可被肠道微生物发酵产气,故称为胀气因素。大豆经过加工制成豆腐或豆浆后,这些难以消化的成分明显减少,其营养价值也随之提高。

(4)植酸。大豆中存在的植酸会与锌、铁、钙、镁等螯合,形成不溶性的植酸盐,影响机体对矿物质的吸收利用。豆腐和菠菜一起烹调,从营养学的角度来讲是不科学的。将大豆发芽,可分解植酸,从而提高大豆中矿物质的利用率。

(5)植物红细胞凝血素。豆类含有的植物红细胞凝血素,是能凝集人和动物血红细胞的一种蛋白质,可影响动物生长,加热即可破坏。

大豆的营养价值较高,但受抗营养因子的影响,其蛋白质消化率只有 65%。但是通过用水浸泡、磨浆、加热等加工处理,其消化吸收率可明显提高,如豆浆的消化吸收率为85%,豆腐为 92%~96%。

豆类的食品安全问题及其管理与谷类基本相同,不再赘述。

(二)豆制品的营养与安全

1. 豆制品的营养价值

大豆经过一系列加工处理,减少了豆制品中的抗营养因子,从而使豆制品的消化利用率和营养价值有明显提高。

(1)豆腐。豆腐是我国居民喜爱的一种豆制品,由于豆制品的特殊营养保健功能,其越来越受到人们的重视。豆腐蛋白质容易被消化吸收,其消化率为 90%以上,是膳食中蛋白质的良好来源。同时也提高了矿物质的利用率,是钙、镁等矿物质的良好来源。

(2)豆浆。豆浆的营养成分含量受其浓度的影响。豆浆蛋白质含量为 1.8%,消化率达 90%。豆浆含铁量为 0.5mg/100g,高于含铁为 0.3mg/100g 的牛奶。豆浆的脂肪及碳水化合物含量低于牛奶,但豆浆中不含胆固醇与乳糖,特别适合高血脂症、动脉硬化症及乳糖不耐症患者饮用。应引起注意的是,豆浆中含抗营养因子,必须彻底煮开后方可食用,否则饮用后易引起食物中毒。

(3)发酵豆制品。常见的发酵豆制品有豆豉、豆瓣酱、臭豆腐、腐乳等。大豆蛋白质经霉菌发酵后,蛋白质部分发生分解,更容易被消化吸收,某些营养素含量也有所增加,如核黄素等,并产生多种特殊的风味物质。

(4)豆芽。豆芽有黄豆芽、绿豆芽等。豆类出芽后,酶的活性明显提高,在酶的作用下,蛋白质水解成多肽和氨基酸,淀粉转化成单糖等,分解后的营养素易于被消化吸收。而且胰蛋白酶抑制剂等影响豆类消化吸收的因素部分被除去,使豆芽的蛋白质利用率较黄豆提高 5%~10%。在发芽过程中,植酸被酶作用而分解,提高了矿物质的吸收利用率。此外,在发芽过程中维生素 C 含量明显增加。

2. 豆制品的食品安全问题及管理

(1)豆制品的主要食品安全问题。①微生物污染。由于豆制品含有丰富的蛋白质、脂肪、碳水化合物等营养物质,水分含量较高,是微生物生长繁殖的理想基质。所以豆制品很容易因污染微生物而腐败变质,如果污染致病菌会引起食物中毒和肠道传染病。②添加剂和化肥的残留。在生产豆制品时要使用凝固剂、消泡剂、漂白剂、防腐剂、色素等食品添加剂,如果超范围、超剂量使用,会危害人体健康。虽然豆芽生产过程要求禁止使用化肥,但仍有不法生产商在生产豆芽时使用化肥催发豆芽。

（2）豆制品的食品安全管理。新鲜豆制品应该具有其正常的色、香、味、形,不酸、不黏,无异味、无杂质、无霉变。豆制品在储存过程中产生酸味,表面发黏,色泽发生变化如变黄、变红、无光泽等现象是腐败变质的显著特征。在豆芽生产中禁止使用化肥、农药催发豆芽。凡是豆芽出现粗壮发水,色泽灰白,根短、无根或少根,豆粒发蓝,将豆芽折断后断面有水分冒出,有氨味等现象,就可能是使用化肥或农药生产的豆芽,不能食用。

豆制品一般不耐储存,不宜久存,最好当天采购、当天用完,当天没有使用完的豆制品应采用低温冷藏。

三、蔬菜和水果类的营养与安全

蔬菜和水果是人们膳食中的重要食品,在膳食结构中占有较大比例。蔬菜和水果在营养特点上,有许多相似之处,都含有大量水分,矿物质和维生素含量丰富,同时还是膳食纤维素的重要来源,而蛋白质和脂肪含量很低。蔬菜和水果还含有一些非营养素的物质,如芳香物质、各种有机酸和色素等,赋予蔬菜和水果良好的感官性状,对提高食欲、促进消化有重要意义。

（一）蔬菜、水果的营养价值

1. 多种维生素的重要来源

蔬菜和水果中含有丰富的维生素,其中最重要的有维生素 C、胡萝卜素、核黄素等,维生素 A 和维生素 D 在蔬菜中的含量不高。

维生素 C 是人体所必需的重要营养素。膳食中的维生素 C 主要由蔬菜、水果来提供,其他食品中含量很少。蔬菜类食物一般以各种绿叶菜含维生素 C 最为丰富,根茎类次之,瓜类最少。在普通蔬菜中,如辣椒、小白菜、菠菜、大白菜、苋菜、芹菜、甘蓝、花椰菜等每 100g 可食部分中维生素 C 含量大都在 40mg 左右;蒜苗、韭菜、黄瓜、藕、茴香、番茄、白萝卜等每 100g 可食部分中维生素 C 含量约为 20mg 左右;有些蔬菜如黄瓜、番茄等可以生食,不会因烹饪加工而破坏维生素 C,因而其利用率比较高;有的辣椒品种的维生素 C 含量可高达 196mg/100g;维生素 C 含量较低的蔬菜有南瓜、冬瓜、茄子、洋葱、大蒜、莴苣、大葱、芋头、丝瓜等,每 100g 可食部分中维生素 C 含量大都不超过 15mg。

水果中的维生素 C 含量非常丰富,每 100g 鲜枣含维生素 C 达 243mg、番石榴为 68mg、中华猕猴桃为 62mg、山楂为 53mg、草莓为 47mg、鲜桂圆为 43mg、橙子为 33mg;苹果、葡萄、梨、李子、无花果、杏等每 100g 中含量一般在 5mg 左右。

胡萝卜素是人体所必需的一种脂溶性维生素,常与其他色素共存。绿色、橙色、紫色和红色蔬菜中含胡萝卜素较多,如生菜的胡萝卜素含量为 1 790μg/100g、胡萝卜为 4 010μg/100g、菠菜为 2 920μg/100g、西蓝花为 7 210μg/100g、南瓜为 890μg/100g。水果以杏、芒果、柿、枇杷、柑橘等含量较多,其中芒果为 8 050μg/100g、橘子为 1 660μg/100g、杏为 450μg/100g。蔬菜中含核黄素相对较多的有雪里蕻、油菜、菠菜、青蒜、四季豆等,其中大部分每 100g 中大约含核黄素 0.1mg 左右。

2. 矿物质的主要来源

蔬菜、水果含矿物质较多,如钙、镁、钾、钠、铁、铜等,人体内所需的钙和铁大部分来自蔬菜、水果。

蔬菜中含钙比较多的主要有雪里蕻、菠菜、油菜、苋菜、蕹菜、芫荽、苜蓿、荠菜等;含铁量比较高的主要有黄花菜、荠菜、芹菜、芫荽、小白菜等绿叶蔬菜;含钾比较多的蔬菜主要有鲜豆类蔬菜、辣椒、榨菜、蘑菇、香菇等;含锌相对比较多的蔬菜有大白菜、萝卜、茄子、南瓜、马铃薯等。虽然大多数蔬菜含有比较多的矿物质,但由于蔬菜中含有较高的草酸及膳食纤维,影响了矿物质的消化吸收,营养价值不高。在选用蔬菜时,不能只考虑矿物质的含量,还应注意其草酸含量,并在加工时采用"先焯后炒"的加工方法,使部分草酸溶于水,可减少食物中草酸的含量,对增加膳食中矿物质的吸收是很有效的。

3. 碳水化合物

蔬菜、水果中所含的碳水化合物包括淀粉、糖、纤维素和果胶。

根茎类蔬菜中含淀粉较多,如土豆、山药、藕等碳水化合物的含量可达到 10%~25%;而一般蔬菜中淀粉的含量只有 2%~3%;胡萝卜、番茄、甜薯等一些有甜味的蔬菜含有少量的糖。

水果含糖比蔬菜多,但因其种类和品种不同,所含糖的种类和数量有较大差异。苹果、梨等仁果类水果以果糖为主,因而口感比较甜;浆果类水果如葡萄、草莓、猕猴桃等以葡萄糖和果糖为主;桃、杏等核果类以及柑橘类水果蔗糖的含量较高。

蔬菜、水果可供给人体所必需的食物纤维、果胶等促进人体消化功能的物质。叶类和茎类的蔬菜中含有比较多的纤维素与半纤维素,而南瓜、胡萝卜、番茄等则含有一定量的果胶;水果中的膳食纤维主要以果胶类为主。

4. 有机酸、酶、色素和芳香物质

水果中含有柠檬酸、酒石酸、苹果酸等多种有机酸,有机酸能刺激人体消化液的分泌,增进食欲,有利于食物的消化;另外,有机酸使食物保持一定的酸度,对维持维生素 C 的稳定性具有保护作用。

蔬菜、水果中还含有一些酶类、杀菌物质和具有特殊功能的生理活性成分。如萝卜中含有淀粉酶;菠菜和无花果、木瓜等含有蛋白酶,生食可促进消化;大蒜中含有植物杀菌素和含硫化合物,具有抗菌消炎、降低血清胆固醇的作用;苹果、洋葱、甘蓝、西红柿等含有生

物类黄酮,为天然抗氧化剂,能维持微血管的正常功能,保护维生素 C、维生素 A、维生素 E 等不被氧化破坏;南瓜、苦瓜有明显的降低血糖的作用。

蔬菜中含有多种色素,如胡萝卜素、叶绿素、花青素、番茄红素等,使得蔬菜的色泽五彩缤纷,对食欲具有一定的调节作用,在烹饪过程中还便于配菜。

蔬菜中含有多种芳香物质,主要成分为醇、酯、醛、酮、烃等。芳香物质赋予食物香味,能刺激食欲,有利于人体的消化吸收。

蔬菜、水果中蛋白质的含量很低,约为 1‰~3‰,几乎不含脂肪。

(二) 常见蔬菜类的营养价值与特殊功效和烹调方法

1. 叶菜类

叶菜类蔬菜以叶片和叶柄作为食用部位。常见品种有大白菜、菠菜、芹菜、韭菜等。

(1) 大白菜。大白菜又称白菜、黄芽菜、结球白菜、包心白菜等,是我国蔬菜之王,尤为北方冬季的"看家菜"。

俗话所说"白菜豆腐保平安"是有其科学道理的。大白菜维生素 C 和胡萝卜素含量丰富,还含有钙、磷、锌、钼、铁等矿物质,钼具有抑制人体对亚硝胺的吸收与合成作用,因而常食大白菜有防癌作用。大白菜还富含膳食纤维,可促进胃肠道蠕动,预防和治疗便秘。大白菜具有清热止咳、通便利尿、养胃解毒、抗癌、减肥、美容等作用。

大白菜可炒、烧、烩、涮、拌、扒等,也可做馅。

(2) 菠菜。菠菜又名波斯草、赤根菜等。菠菜含有丰富的胡萝卜素、维生素 C,铁的含量也较高。

菠菜具有补血、养血、止渴润肠的功效,常吃菠菜可抗衰老,增强机体免疫力,促进消化,增进食欲,促进生长发育,对糖尿病、高血压、便秘、头痛、目眩等有食疗作用。但菠菜含草酸较高,会影响钙、铁等矿物质的吸收,通过水焯大部分草酸可以除掉。

菠菜吃法多样,可炒、做汤、凉拌,也可做菜肴的配料和馅心。

(3) 芹菜。芹菜又称旱芹、药芹、香芹,分空心和实心两种。

芹菜营养丰富,钙、磷含量较高,维生素 C、胡萝卜素、烟酸含量丰富,还含有芹菜苷、甘露醇等有益成分。芹菜有消炎、降压、镇静、清热止渴、健胃、利尿、降低血中胆固醇等作用,是高血压、高血脂、动脉硬化症患者的良好保健食品。

芹菜可炒、烩、拌或做荤菜配料,也可做馅。

(4) 韭菜。韭菜又称长生韭、起阳草等。胡萝卜素和维生素 C 含量非常高,还含有挥发油、硫化物、纤维素等成分。具有补肾助阳、温补肝肾的功效,可降血脂,并对腰膝酸痛、阳痿遗精、便秘等症有一定疗效。但阴虚火旺者不宜多吃,而且韭菜粗纤维的含量较多,不易消化,因而一次不宜多食。

韭菜具有特殊的香味和辛辣味,色、香、味俱佳,深受人们的喜爱,既可用于调味,也可炒、做汤,特别是做馅甚佳。

(5) 苋菜。苋菜营养丰富,尤以夏季时节的苋菜营养最佳,民间有"六月苋,当猪肝"之说。苋菜中蛋白质、钙、铁、胡萝卜素及维生素 C 的含量比一般绿叶菜高,钙、铁的含量比菠菜高,而且不含草酸,是钙和铁的良好来源。苋菜含有丰富的赖氨酸,可以补充谷物中氨基酸的组成缺陷,提高食物蛋白质的营养价值,尤其对老人的健康长寿、青少年的生长发育有重要意义。所以,我国民间将苋菜称为"长寿菜"。

苋菜具有清热解毒、清肝明目、补血止血等功效,对治疗咽喉炎、扁桃腺炎、急性肠炎、尿血、尿道炎、痔疮发炎等症有一定的作用。

苋菜既可炒食、凉拌、煮食,又可做馅食用。

(6) 荠菜。荠菜又称菱角菜、护生草等,荠菜味道极为鲜美,历来为人们所喜食。

荠菜营养丰富,维生素 C、胡萝卜素以及钙、磷、铁的含量较高,还含有具有抗癌作用的物质。人们称荠菜为"护生草"概括了它的保健作用。"三月三,荠菜当灵丹",每逢阳春三月荠菜开花时节,其营养最佳。荠菜可增强机体的免疫功能,还有降血压、健胃消食、解毒消肿、利水、明目等作用。

荠菜可炒、炝、拌,也可做馅。

(7) 蕹菜。蕹菜又名空心菜等,新鲜的蕹菜微香、爽脆而滑、味道鲜美、十分可口。

蕹菜营养丰富,富含蛋白质、钙、铁及维生素 C、胡萝卜素等,紫色蕹菜中还含有胰岛素样成分,能降低血糖。因而,蕹菜是高血压、冠心病、糖尿病、便秘患者的理想保健蔬菜。蕹菜还具有消肿、解毒、止痛的作用。

蕹菜生熟食用均宜,荤素皆美,可凉拌、做汤、炒食等。

(8) 茼蒿。茼蒿含维生素 C 和胡萝卜素丰富,还含有挥发性精油及胆碱等物质,具有开胃、健脾、降压、补脑等功效。

茼蒿常用炒或凉拌。

2. 茎菜类

茎菜类是以嫩茎或变态茎作为食用部位的蔬菜。如马铃薯、藕、荸荠、洋葱、芦笋、竹笋、大蒜等。

(1) 马铃薯。马铃薯又称土豆、山药蛋、洋芋。马铃薯既是蔬菜,也是世界五大食用作物之一,营养丰富,每 100g 马铃薯含碳水化合物 16.5g,维生素 C、硫胺素含量丰富,还含有多种矿物质,特别是钾含量高达 342mg/100g。

马铃薯富含膳食纤维,有促进胃肠道蠕动和加速胆固醇在肠道内代谢的功效,因而有通便和防止胆固醇增高的作用。有关医学研究表明,土豆对消化不良和小便不利有特效,也是胃病、糖尿病及心血管病患者的优质保健蔬菜。

马铃薯具有健脾益气、和胃调中、强身益肾、活血消肿等功效,对食欲不振、神疲乏力、胃溃疡、筋骨损伤、习惯性便秘等病有一定治疗作用。

马铃薯的吃法很多,既可蒸、烤、煮、焖,当作主食;也可采用炒、烧、炸、煎、拔丝、色拉等方法烹制出荤素菜肴佐餐下饭。

应禁食腐烂、发芽土豆,以免食物中毒。

(2)山药。山药又称薯药,干制品可入药,称淮山药。

山药营养丰富,含碳水化合物 11.6％,还含维生素 C 等多种维生素及钙、磷、铁等矿物质。山药所含的黏液蛋白能预防心血管系统的脂肪沉积,保持血管弹性,防止血管硬化,并能减少皮下脂肪,有一定的健美作用。山药还含有皂苷、胆碱、精氨酸、甘露聚糖、淀粉酶等营养成分,对病后康复、体虚多病、年老体弱有一定的滋补作用,也是糖尿病患者的良好保健食品。

山药具有健脾、补肺、滋肾固精、开胃等功效,对治疗身体虚弱、精神倦怠、食欲不振、消化不良、腹泻、虚劳咳嗽、肺结核、遗精盗汗、妇女白带、糖尿病及夜尿多患者有一定的作用。常年食用有抗衰老之功用,是中、老年人强身防衰、延年益寿的滋补保健食品。

山药可炒、蒸、煮、烧、烩、炸、拔丝食用,山药泥可做馅,与动物性食物共炖风味和营养更佳,如山药炖鸡、山药炖排骨等。

(3)洋葱。洋葱又称葱头、圆葱。含有较丰富的维生素 A、维生素 B_1、维生素 B_2、维生素 C 及铁、钙、磷等矿物质。洋葱含有能降低胆固醇的环蒜氨酸和含硫化合物的复合物,并含有前列腺素样的物质,这些物质能降低血脂、舒张血管、降低冠状动脉的阻力,促进钠盐排泄、降低血压;洋葱还含有降低血糖的物质,有明显的降糖作用;洋葱中含有一种植物杀菌素,有较强的杀菌作用;洋葱还具有抗癌和提高机体免疫功能的作用。因而,洋葱是高血脂症、冠心病、高血压及糖尿病患者的保健蔬菜。

洋葱可生食,也可与肉类或鸡蛋炒食或做菜肴的配菜。在欧美国家中,洋葱是当家菜,无论炒、烧、焖、做汤都离不开它。

(4)蒜。蒜又称大蒜,有紫皮、白皮两种。大蒜含有丰富的维生素 C、维生素 B_1、维生素 B_2 及钙、磷、铁、硒、镁等矿物质。还含有挥发油、蒜氨素、大蒜素等有益物质。

大蒜中所含的大蒜素是一种广谱抗菌素,具有很强的杀菌能力,对痢疾杆菌、脑膜炎双球菌、肺炎球菌、链球菌、白喉杆菌、结核杆菌、葡萄球菌、霍乱弧菌、大肠杆菌、伤寒杆菌、副伤寒杆菌、炭疽杆菌等细菌具有杀灭作用,甚至也可杀灭有抗药性的葡萄球菌。大蒜在预防痢疾,治疗流行性脑膜炎、肺结核、百日咳等方面均有作用。

大蒜中的某些成分能与蛋白质结合,有利于蛋白质的消化、吸收;大蒜能促进神经系统的新陈代谢正常进行,可防治神经痛;大蒜还能预防中风、心肌梗死及冠状动脉硬化。

大蒜中含有硒,并且大蒜能够抑制胃内亚硝胺的形成,具有明显的抗癌作用。并能预防放射性物质对人体的危害。食用大蒜还可增强人体免疫系统的功能。大蒜素还有降低血脂和血糖的作用。

大蒜不仅是一种很好的佐餐佳品,也是人体不可缺少的滋补强壮剂。它具有广泛的保健、防病功效,是很值得推荐的健身佳品。但因大蒜刺激性较强,食用要适量,不宜过多,以防胃肠不适。

大蒜在烹调中主要做调料。可炒、炖、焖、生食,也可腌渍糖蒜、醋蒜、泡蒜等。

(5)竹笋。竹笋为禾本科植物毛竹等多种竹的幼苗。竹笋品种繁多,按时节分为春笋、夏笋、冬笋;其中以冬笋品质最佳,春笋次之,夏笋为末。

冬笋因于冬腊月从土中挖出,笋质幼嫩清脆,故成为人们餐桌上的山珍。每100g冬笋含蛋白质4.1g、纤维素0.8g、维生素 B_1 0.08mg、维生素 B_2 0.08mg、烟酸0.6mg、碳水化合物5.7g、钙22mg、磷56mg,还含有铁、胡萝卜素、维生素C等营养素。竹笋中还富含粗纤维,可促进肠道蠕动排出大便,并加速胆固醇的代谢,有防治便秘和预防结肠癌的作用,对心血管系统亦有一定的益处。竹笋中还富含多糖物质,具有抗癌作用。

竹笋具有清热解毒、消食下气、利尿消肿、化痰等功效,对糖尿病、积食、咳嗽、水肿、便秘、疮疡等病症有较好的治疗作用。竹笋含草酸较多,尿道、肾、胆结石的患者不宜多吃;竹笋性寒,含粗纤维多,故脾胃虚寒、年老体弱、消化不良者及婴幼儿应慎食。

竹笋具有特殊的鲜美滋味,是良好的配菜,可炒、熘、炖、煮,还可做汤。除鲜食外,还可加工成“笋脯”、“笋干”、“玉兰片”以及罐头等。其中用嫩笋制成的“玉兰片”,色白如玉兰花,味道鲜美,清香脆嫩,可烹饪多种美味佳肴。

(6)莴笋。莴笋又称莴苣、莴菜。富含维生素和微量元素,对维持人体的新陈代谢十分有益。莴笋是高钾低钠蔬菜,对高血压、心脏病、肾病患者有良好的保健作用。莴笋含一定量的锌,能促进青少年生长发育,增进智力,提高机体免疫力。莴笋对癌有较强的抑制作用。

莴笋主要食用茎部,可炒、拌、炝。莴笋叶营养丰富,叶中维生素的含量比茎高5倍~6倍,食用时不要把嫩叶丢去,凉拌或炒食都可以,其味清香爽口。

(7)芦笋。芦笋又称石刁柏、龙须菜,为百合科植物石刁柏的地下茎抽出的嫩芽。

芦笋营养丰富,每100g鲜品中含蛋白质1.4g、脂肪0.1g、碳水化合物4.9g、钙10mg、磷42mg、胡萝卜素100μg、维生素 B_1 0.04mg、维生素 B_2 0.05mg、尼克酸0.7mg、维生素C45mg。还含有叶酸、核酸、天门冬氨酸、芦丁、甘露聚糖等。食用芦笋可增强机体活力,有助于消除机体的疲劳、降低血压、改善心血管功能。同时对防治心脏病、肠胃病、神经痛、视力衰退和白血病有一定的疗效。芦笋对癌症有一定的疗效。

芦笋营养丰富,味道芳香,是理想的营养保健食品。在欧美市场属高档蔬菜之一,素有“蔬菜之王”美称。芦笋可用凉拌、炒、炸、蒸、煮、煲等烹饪方法做成佳肴,还可榨成鲜汁饮用。

(8)莲藕。莲藕又称藕,为睡莲科植物莲的根茎,是水生蔬菜。

莲藕富含淀粉,维生素C、钙、铁含量也较多,还含有氧化物酶和过氧化物酶等酶类,可以减缓不饱和脂肪酸的氧化。因而,中、老年人常食莲藕,有抗衰老、祛褐斑、轻身益寿的保健作用。

生藕有益气健胃、解渴生津、清热凉血的功效;熟藕有养血生肌、健脾止泻、开胃消食的功效。

莲藕营养丰富,口味也好,鲜嫩的莲藕可生食,嫩脆爽口;老藕可灌糯米制成点心,糯香可口;不老不嫩的莲藕可烹调成多种菜肴,可炒、炸、烧、凉拌,还可糖渍。

(9)荸荠。荸荠又称马蹄,素有"果中之蔬"的美称。

荸荠具有清热解毒、生津凉血、消食除胀、通便利尿等功效,对治疗痢疾、黄疸、口燥咽干、大便秘结、停食腹胀、肺热咳嗽、痰脓黄稠、小儿麻疹等病有一定的作用。

荸荠可鲜食,也可熟食。荸荠为水生蔬菜,鲜食前一定要洗净,最好用盐水浸泡后再食用,以免患姜片虫病。

(10)百合。百合又称菜百合、百合蒜。每100g百合含蛋白质3.2g、脂肪0.1g、碳水化合物38.8g,还含有多种维生素及钙、磷、铁等矿物质。百合中还含有百合苷、秋水碱等多种生物碱。具有润肺止咳、清心安神、抗衰老、抑制癌细胞生长的作用。

百合的食用方法很多,既可烹制菜肴,也可做羹、汤、粥等。

3. 根菜类

根菜类是以膨大的变态根作为食用部位的蔬菜。根菜种类很多,有萝卜、胡萝卜、牛蒡、山芋等。

(1)萝卜。新鲜萝卜富含多种维生素、矿物质。所含的木质素能提高体内巨噬细胞对癌细胞的吞噬杀灭能力;所含的干扰素诱生剂,可刺激机体产生干扰素,从而发挥抗病毒、抗癌的作用。但干扰素诱生剂不耐热,遇热会失去作用,故以生食为佳。萝卜所含的芥子油、挥发油及多种酶类,可刺激肠胃蠕动,帮助消化,促进脂肪代谢,可避免脂肪在皮下堆积,有减肥功用。因而常食萝卜有轻身、抗癌、延年的保健作用。民间有"冬吃萝卜夏吃姜,不劳医生开药方","萝卜上市,医生还乡"之说,充分说明了萝卜防病、治病的功效。

萝卜具有健胃消食、止咳化痰、通气行气、利尿止渴等功效,对治疗感冒、咽喉炎、痰嗽失音、食积胀满、胸膈满闷、糖尿病、痢疾、肥胖症等病有一定的作用。

萝卜味道甘美,既可生吃,也可当炒、拌、烧、炖、做汤,可做馅,还可腌渍。

(2)胡萝卜。胡萝卜有很高的营养价值和保健作用,素有"小人参"之称。它含有人体必需的氨基酸、钙、磷、铁和膳食纤维、胡萝卜素、维生素C等多种成分。胡萝卜素的含量很高,每100g胡萝卜含胡萝卜素4 130μg,不但能保护视力、养颜美容、促进儿童生长发育,还具有防癌、提高机体免疫力、延缓人体细胞衰老、降血压、降血脂等作用。

胡萝卜可生食,也可炒、煮、蒸、烧、焖、拌、色拉,还可腌渍、做馅。

4. 果菜类

果菜类是以植物的果实为食用对象的蔬菜,常见的有黄瓜、冬瓜、南瓜、苦瓜、丝瓜、茄子、番茄、辣椒等。

（1）黄瓜。黄瓜又称胡瓜、王瓜。具有丰富的营养价值，是铁、钾、维生素 A 和维生素 C 的良好来源。黄瓜香气清新、甘甜适口，它可以充饥，但不使人发胖；糖尿病人食用，不会使血糖升高。黄瓜具有利尿、解毒、抗癌、生津解渴、提高免疫力的作用，并具有减肥、美容养颜之功效。

黄瓜可生吃，可拌、烩、炒、色拉、做汤，可榨汁饮用，还可用糖、盐、醋腌渍。

（2）苦瓜。苦瓜中维生素的含量非常丰富，每 100g 苦瓜中含维生素 C 高达 56mg、胡萝卜素 $100\mu g$，可提高机体的免疫功能；钾的含量高达 256mg/100g，钠的含量仅为 2.5mg/100g，属于典型的高钾低钠食品；苦瓜还有类似胰岛素物质，有明显的降血糖作用。苦瓜可消暑、解热、明目、解毒。近年发现苦瓜还具有抗癌作用。

苦瓜味苦，适于煸炒、拌等烹调方法。

（3）冬瓜。冬瓜含有多种维生素和矿物质，还含丙醇二酸，可防止人体发胖，并且冬瓜的热能很低，是良好的减肥食品，而且肾脏病、糖尿病患者食之大有益处。冬瓜还有利水、消痰、清热、解毒的作用。

适于烧、扒、烩、酿或做汤。

（4）番茄。番茄中含多种营养成分，每 100g 番茄中含蛋白质 0.9g、脂肪 0.2g、维生素 C19mg、胡萝卜素 $550\mu g$、钾 163mg。

番茄是理想的低热量果蔬，有减肥作用，有助消化和利尿功能。番茄含有多种有机酸，如柠檬酸、苹果酸等，这些酸可使维生素 C 稳定而不易被破坏，同时有分解脂肪的作用。番茄还含有谷胱甘肽和番茄红素，具有抗癌、抗衰老作用。同时番茄对高血压和肾脏病人有良好的辅助治疗作用。

番茄肉厚汁多，酸甜可口，可作为水果生食，可做凉菜、沙拉，也可与鸡蛋、肉片等同炒食或做汤。

（5）茄子。茄子含蛋白质、碳水化合物、多种矿物质和维生素，特别是含有丰富的维生素 E。茄子中芦丁含量丰富，具有增强血管弹性的功用；维生素 E 具有抗氧化功能和预防癌症的作用；茄子纤维中的皂苷，能降低血液中的胆固醇含量。因此，茄子是动脉硬化、高血脂、高血压、冠心病患者的良好食品。茄子还具有清热解毒、活血消肿的作用。

茄子多用炒、烧、拌、炖、酿等烹调方法，也可制作馅心。

过度老熟的茄子茄碱含量过多，易导致人体中毒，不宜食用。

（6）柿子椒。柿子椒又称甜椒、灯笼椒、青椒等。含有丰富的维生素，特别是维生素 C、胡萝卜素含量较高，每 100g 柿子椒含维生素 C 达 72mg，胡萝卜素为 $340\mu g$。还含有尼克酸及钙、磷、铁等矿物质。柿子椒具有开胃、消食和增强人体免疫功能的作用。

柿子椒适于炒、拌、烩、酿等烹调方法。

5. 花菜类

花菜类是以花器部位为食用对象的蔬菜。种类很多，如花椰菜、黄花菜、韭菜花等。

（1）花椰菜。又称菜花、花菜。维生素 C 的含量为 61mg/100g,还含其他维生素和多种矿物质。维生素 C 可增强机体的免疫功能,增强肝脏的解毒功能,促进生长发育。花椰菜还具有补肾、健脑、治疗健忘和发育迟缓的作用。花椰菜含吲哚衍生物,具有防癌作用。

花椰菜适于炒、烩、烧、拌等烹调方法。

（2）黄花菜。黄花菜又称金针菜。富含胡萝卜素。具有止血、消炎、利尿、健胃、安神等功效。还具有增强人体免疫功能和健脑益智的作用。

黄花菜色泽金黄,香味浓郁,可炒、烧、炖。但是,鲜黄花菜含有秋水仙碱,烹调时一定要加热彻底,且食用量不可过多,以防食物中毒。

（三）常见果品类的营养价值与特殊功效

1. 苹果

苹果含碳水化合物较高,每 100g 苹果中碳水化合物的含量为 12.3g,还含有多种维生素和矿物质。具有生津、润肺、解暑、开胃、醒酒、降血压、降血脂、抗癌等功效。

2. 梨

梨含有多种维生素和矿物质。具有润肺、消痰、止咳、降火、清心的作用,并可降血压、保肝护肝、助消化、促进食欲。但梨不宜过多食用,否则伤脾胃。

3. 柑橘类

柑橘类富含多种维生素,特别是胡萝卜素、维生素 C 含量丰富,钙、钾等矿物质含量也较多。柑橘类具有助消化、增进食欲、降血压、防止血管硬化、防止冠心病等功效。

4. 猕猴桃

猕猴桃中维生素 C 的含量为 62mg/100g,并含有其他多种维生素和矿物质。猕猴桃可清热、生津、利水解毒。猕猴桃可阻断亚硝胺在胃中合成,具有防癌作用。此外,猕猴桃还具有明显的降血压、降血脂、增强机体免疫力的作用。

5. 桃

桃含有较多的有机酸和纤维素,可增进食欲、有利于消化。桃具有生津、润肠、活血之功效。

6. 草莓

草莓中维生素 C 的含量为 47mg/100g,铁的含量也较多,还含有多种有机酸。草莓可增强机体免疫力,对胃肠和贫血等病症具有一定的滋补和调理作用。

7. 龙眼

龙眼为名贵水果,被称为"益寿神品",自古以来就被视为滋补佳品,营养价值较高。含有多种维生素和矿物质,维生素 C、尼克酸含量丰富。具有开胃益脾、养血、安神、增强记忆、抗衰老之功效,可治疗失眠、健忘、惊悸。经常食用龙眼可使人身体强壮、增强智力、美容养颜、延年益寿,特别适宜产后虚弱的产妇食用。儿童、青少年、身体强壮者不宜多食,多食易出鼻血。内热、痰多者忌食。

8. 荔枝

荔枝富含维生素 C、尼克酸和 B 族维生素,还含多种有机酸。荔枝可补气养血,有生精养颜、益智等功效,适于缓解贫血、虚弱、失眠健忘等症。

9. 香蕉

香蕉含碳水化合物较高,每 100g 香蕉含碳水化合物 20.8g,钾的含量高达 256mg,而钠只有 0.8mg,镁为 43mg,硒的含量也较高,还含有果胶等膳食纤维。香蕉具有清热、润肠、降血压的功效。但胃寒、便泻者不宜食用。

10. 山楂

山楂的营养很丰富,每 100g 山楂含维生素 C 53mg、胡萝卜素 100μg、维生素 E 7.32mg、钙 52mg、硒 1.22mg,还含其他维生素和磷、铁、锌等矿物质,营养价值很高。

山楂具有消食开胃、利尿、活血化瘀、镇神清脑之功效,还具有增强心肌收缩力、防止冠心病之作用。山楂能增加胃中酶类的分泌,起到开胃消食、健脾、化积、增加食欲、帮助消化的作用;山楂含有的不饱和脂肪酸和黄酮类化合物,有明显的软化血管、降血脂、降血压、降胆固醇等作用,对防癌、防冠心病、减肥有良好的辅助作用。

11. 核桃

核桃有"营养宝库"、"百岁子"、"长寿果"之美称。核桃脂肪含量很高,每 100g 干核桃仁含脂肪为 58.8g、蛋白质为 14.9g、维生素 E 为 43.2mg、钙为 56mg、铁为 2.7mg、磷为 294mg、硒为 4.6mg。此外,核桃还含有磷脂。核桃所含的脂肪主要由亚油酸、亚麻酸和油酸组成,能促进胆固醇代谢,降低血浆胆固醇。适于动脉硬化、冠心病、高血压、高血脂患者食用。同时,核桃富含维生素 E,具有抗衰老、抗癌的作用。核桃还具有补肾固精、健脑益智、壮阳等作用,经常适量食用可延年益寿。但由于脂肪含量较高,食用量不宜过多。

12. 花生

花生有"长生果"、"长寿果"之称,说明其营养价值之高。花生富含蛋白质和脂肪,每 100g 花生仁含脂肪 44.3g、蛋白质 25g、碳水化合物 16g 及多种维生素和钙、磷、铁等矿物质,还含有丰富的磷脂。花生蛋白质中含有赖氨酸,可与谷类食品互补,提高蛋白质的利用率。花生可促进脑细胞发育,增强记忆力,并具有软化血管、预防和辅助治疗心脏病、增强机体活力的作用。还可促进消化、增加食欲、抗菌消炎、提高免疫力、增强体质。

13. 红枣

红枣中含有蛋白质、碳水化合物、膳食纤维、钙、磷、铁等矿物质及多种维生素,尤其维生素 C 的含量很高。红枣能补脾和胃、养血安神、益气生津、解药毒,还可提高机体免疫力。对脾胃虚弱、气血不足、肺虚咳嗽、体倦乏力等均有防治效果。

14. 枸杞

枸杞含有胡萝卜素、维生素 C、B 族维生素及钙、磷、铁、硒等多种矿物质和微量元素。

枸杞可以提高机体免疫功能,增强机体抗衰老作用,还有抗肿瘤、降血脂和消除自由基及健脑、美容、明目等功能。

15．杏仁

杏仁中各种营养素的含量都非常丰富,每 100g 杏仁含脂肪为 45.4g、蛋白质为 22.5g、纤维素 8.0g、核黄素 0.56mg、维生素 C 为 26mg、维生素 E 为 18.5mg、钙为 97mg、铁为 2.2mg、锌 4.3mg、硒 15.65mg。

杏仁具有宣肺祛痰、止咳平喘、养颜润肤、抗衰老、抗癌的作用。

16．栗子

栗子营养丰富,每 100g 栗子中含碳水化合物 78.4g、蛋白质 5.3g、脂肪 1.7g、维生素 C 25mg、铁 1.2mg、锌 1.32mg 及其他维生素和矿物质。

栗子具有养胃健脾,补肾强筋,活血止血,预防和治疗高血压、冠心病、动脉硬化,壮阳补肾的功能。

17．莲子

每 100g 干莲子中含碳水化合物 64.2g、蛋白质 17.2g、脂肪 2.0g、钙 97mg、铁 3.6mg、锌 2.78mg、磷 550mg、硒 3.36mg 及多种维生素。莲子含有莲心碱,有强心和降压的作用,还具有养心、益肾、强筋骨的功能,对食欲不振、心慌失眠、高血压、遗精有一定疗效。

（四）蔬菜、水果的食品安全及管理

1．蔬菜、水果主要的食品安全问题

（1）腐败变质。蔬菜、水果不耐储存,容易腐败变质。这是因为蔬菜、水果含水量较高,蔬菜一般含水量为 65%～95%,水果为 60%～95%,易于微生物生长。另外,蔬菜、水果的组织脆弱,易损伤,从而会导致组织溃破和微生物性腐烂。蔬菜、水果采收后生命活动仍很旺盛,在代谢中会产热、产水,组织易被分解,为微生物的生长繁殖创造了条件,如果储存不当,极易发生腐败变质。蔬菜、水果的腐败变质是其本身所含酶和污染微生物共同作用的结果。

（2）生活污水和工业废水污染。生活污水及工业废水虽可增加水源和肥源,但生活污水中常有大量寄生虫卵和多种致病菌。因此生活污水必须先经发酵无害化处理,杀灭微生物和虫卵后才能使用。工业废水常含有酚、氰化物、有害重金属、强酸、强碱等有毒、有害物质,所以工业废水不允许用于农田、果园灌溉。

（3）农药污染。农药可以消灭蔬菜和水果的病虫害,促进果蔬增产。由于农药使用量较多,其农药残留较严重。特别是蔬菜生长期短,植株的大部分或全部均可食用;有的果蔬食用前不能去皮,仅经洗涤后即烹调食用,甚至生食。因此,对蔬菜和水果的农药残留的管理更应严格一些。应严格执行有关农药施用的规定,严禁施用高毒农药于蔬菜和

水果,严格控制农药的使用次数、使用计量和安全间隔期。

(4) 肠道致病菌和寄生虫卵污染。由于施用人畜粪便和生活污水灌溉菜地,所以蔬菜被肠道致病菌和寄生虫卵污染的情况较严重。因此,制作凉菜或生吃蔬菜时要特别注意加工食品的安全控制,既要杀灭肠道致病菌与寄生虫卵,又要尽可能地保存营养。最好先用水彻底洗净,然后在沸水中进行极短时间的热烫。叶菜类洗净后可以除菌 82.5%,根茎类可减少 97.7%,而在 80℃的水中浸烫 10 秒即可杀灭伤寒杆菌。

水果在收获运输过程中,常污染肠道致病菌。表皮破损的水果中的大肠菌及其他腐败菌的含量增高,所以,严格运输、销售环节的食品安全控制和管理非常重要。

2. 蔬菜、水果的食品安全管理

(1) 感官要求。

① 蔬菜的感官质量要求。优质蔬菜:鲜嫩、无黄叶和烂斑、无伤痕、无病虫害。次质蔬菜:蔬菜的梗硬、老叶多、枯黄、有少量的病虫害、烂斑和空心,挑选后可食用。变质蔬菜:严重霉烂、有腐臭气味、亚硝酸盐含量增多、有毒或严重虫伤菜,不可食用。

② 水果的感官质量要求。优质水果:表皮色泽光亮、肉质鲜嫩、清脆、有固有的清香味。次质水果:表皮较干、光泽不够丰满、肉质鲜嫩度差、营养减少、清香味减退、略有小烂斑点、有少量虫蛀,去除腐烂虫伤部分仍可食用。变质水果:严重腐烂、虫蛀、变味的水果,不可食用。

(2) 食品安全管理

餐饮企业在选购蔬菜、水果时,要选择新鲜、无污染或少污染的原料。蔬菜、水果一般不耐储存,容易腐败变质,所以新鲜的蔬菜、水果最好不要长期保藏。特别是幼嫩的叶菜类、柔嫩多汁的浆果类,应当天采购当天加工、食用,不宜储存。

在烹调加工的各环节,应保持蔬菜、水果的新鲜度,凋零、叶片变黄、长霉、软化、腐烂、变色等都是败坏现象,不宜加工、食用。在加工制作凉菜或生吃蔬菜时,要特别注意操作卫生的控制和管理,既要杀灭肠道致病菌与寄生虫卵,又要尽可能地保存营养。生吃蔬菜应进行短时煮烫或药物消毒,在消毒前必须预先洗涤干净。水果削皮后应立即加工或食用,不可在外暴露过长时间。

有些原料如黄花菜、四季豆等本身含有毒物质,烹调时一定要加热彻底,且食用量不可过多,以防食物中毒。有些原料在储存过程中可产生毒素,如土豆由于储存不当,发芽或表皮变成黑绿色后,会产生龙葵素,不能食用,以免食物中毒。

较耐储存的蔬菜、水果原料在储存时,应剔除有外伤的,保持其外形完整,并根据不同原料的生理特性,采用不同温度进行低温保藏,控制其生命活力,既要防止储存温度偏高,使蔬菜、水果生命活力高,腐败变质;又要防止储存温度过低,导致蔬菜、水果受冻害,发生腐烂。常见蔬菜、水果采用的储存条件见表 4-8。

表 4-8　常见蔬菜、水果的储存条件

品种	储存温度(℃)	相对湿度(%)	保存期
苹果	−1～0	85～90	3～5 月
香蕉	15～22	85～90	5～10 日
梨	−1～1	85～90	3～5 月
葡萄	−1～3	85～90	1～4 月
土豆	10～13	85～90	2～4 月
西红柿	7～10	85～90	3～7 日
黄瓜	7～10	90～95	10～14 日
茄子	7～10	85～90	3～7 日

四、食用菌和藻类的营养与安全

（一）食用菌的营养与安全

1. 食用菌的营养价值与特殊功效和烹调方法

食用菌是一种可供食用的大型真菌。种类很多,常见的有蘑菇、香菇、木耳、银耳等。食用菌营养丰富,味道鲜美,具有高蛋白、低脂肪的特点,很多食用菌有保健功效。

（1）香菇。香菇又称香蕈、冬菇,是一种优质真菌,营养丰富,味道鲜美,香气沁人,素有"菇中之王"的美称。

香菇是一种高蛋白、低脂肪的"健康食品",还富含多种矿物质和维生素。香菇中还含有三十多种酶,有抑制血液中胆固醇升高和降低血压的作用。香菇中含有干扰素诱生剂,从而会抑制病毒的繁殖。香菇中有香菇多糖,具有抗癌和提高机体免疫功能的作用。香菇中含有腺嘌呤、胆碱,可降压、降低胆固醇、降血脂、预防心血管病和肝硬化。香菇中还含香菇精、月桂醇、乌苷酸等芳香物质,具有浓郁的香味。

香菇适于炒、烧、炖等烹调方法。

（2）金针菇。金针菇又称金菇,因其干品形似金针菜(黄花菜),故名金针菇。

由于金针菇含有丰富的精氨酸和赖氨酸,对儿童智力发育和健康成长特别有益,因此被称为"增智菇"。此外,金针菇含有一种金针菇素,有显著的抗癌作用。

金针菇适于凉拌、炒食,可做汤和菜肴的配料。

（3）蘑菇。蘑菇的营养素含量丰富,但其干制品与鲜制品营养素含量相差很大。

蘑菇中含有多糖类物质,具有抗癌和提高机体免疫功能的作用,对传染性肝炎和白细胞减少症有明显疗效。蘑菇还具有抗菌作用,能抑制葡萄球菌、伤寒杆菌及大肠杆菌的生长。蘑菇可刺激人体产生干扰素,对病毒增殖有抑制作用。蘑菇还具有降血压、降血脂、降低血液胆固醇、减肥的作用。蘑菇中蛋白质、铁、钾、硒、钙含量丰富,每 100g 干蘑菇含蛋白质 12.1g、脂肪 1.5g、胡萝卜素 100μg、维生素 E 11.34mg、钙 247mg、钾 757mg、铁 97mg、硒 3.72μg，并含游离的氨基酸、5-鸟苷酸、谷氨酸，从而使蘑菇具有特有的鲜味。

蘑菇适于炒、烧、炖等烹调方法。

（4）猴头菌。猴头菌又名猴头蘑、刺猬菌，是稀有的野生名贵食用菌，人们常以"山珍猴头，海味燕窝"来赞誉猴头菌，并把猴头菌、熊掌、燕窝、海参并列"四大名菜"。

猴头菌含有人体所需要的八种必需氨基酸。每 100g 干品含蛋白质 26.3g、脂肪 4.2g、碳水化合物 44.9g、膳食纤维素 6.4g、核黄素 1.89mg、尼克酸 30.7mg、磷 856mg、铁 18mg。

猴头菌有助消化、滋补身体的功效。猴头菌所含的多糖类和多肽类物质有显著的抗癌作用，对胃及十二指肠溃疡、慢性胃炎等也有治疗作用。

猴头菌肉质脆嫩，适于炒、烧、烩、炖等。

（5）竹荪。竹荪又名竹参、竹蕈、竹菌，为寄生在竹根腐部真菌，是珍贵而稀有的食用菌，有菌中"皇后"之称。

竹荪营养价值较高，含有人体所需要的十九种氨基酸，谷氨酸含量多，是竹荪味道鲜美的原因。此外，竹荪中还含多种酶和多糖。竹荪有降血压、降血脂、减肥、抗癌和提高机体免疫功能的作用。

竹荪味道清香，滑嫩可口，适于炒、烧、焖、扒、烩、酿、涮或做汤。

（6）黑木耳。黑木耳又称木耳。每 100g 干品中含蛋白质 12.1g、脂肪 1.5g、碳水化合物 35.7g、膳食纤维素 29.9g、钙 247mg、铁高达 97.4mg、锰 8.86mg、锌 3.18mg、磷 292mg、硒 3.72mg，并含有多种维生素。黑木耳含有磷脂、脑磷脂、植物固醇，具有补脑益智、降低血液中胆固醇的作用。黑木耳含铁很高，是补血食品。黑木耳中含有水溶性物质腺苷，有抑制血小板凝集、降低血液黏稠度、减少动脉粥样硬化、抗血栓形成等功能；黑木耳还含有一种植物胶质，可清除人体消化道的有害物质，减少环境污染对人体的损害，被称为体内"清道夫"。由于黑木耳有润肺和清涤胃肠的作用，可作为从事化纤、纺织、理发、养路、教学等职业人群的保健食品。

黑木耳既可以做主料，又可做配料，能与多种原料搭配。可炒、烩、炝、烧等。

（7）银耳。银耳又名白木耳，营养价值及药用价值均很高。每 100g 银耳中含蛋白质 10g、脂肪 1.4g、碳水化合物 36.9g、膳食纤维素 30.4g、钙 36mg、铁 4.1mg、锌 3.03mg、磷 369mg、硒 2.95mg，并含有多种维生素。还含银耳多糖、植物胶质等有益成分。银耳具有滋阴润肺、强精补肾、补脑提神、益气补血、美容润肤、消除疲劳的作用，还具有增强机体免疫力和抗癌的作用，促进骨髓造血功能，促进蛋白质合成，可用于防治高血压、血管硬化、白细胞减少症和防治肿瘤等。

银耳多用于制作甜菜、甜汤、甜羹，还可制作凉菜。

（8）冬虫夏草。冬虫夏草又名虫草、冬虫草等，是名贵滋补强壮药。每 100g 冬虫夏草中含蛋白质 20.9g、脂肪 4.7g、碳水化合物 41.5g、膳食纤维素 20.1g、钾 595mg、钙 197mg、铁 66.5mg、锌 4.87mg、磷 95mg、硒 1.4mg、镁 84mg、锰 0.86mg,以及多种维生素。冬虫夏草还富含缬氨酸、精氨酸等多种氨基酸和虫草酸,是著名的药用菌和食用菌。

冬虫夏草可滋肺补肾、止咳化痰,对肺结核、咳嗽、贫血、阳痿、遗精、身体虚弱等疾病有一定疗效。还具有降血压、抗菌、镇静、提高机体免疫力和抗癌作用。该菌的药用效果和滋补作用可与人参媲美。

冬虫夏草的营养及药用价值均很高,多用于食疗。适于蒸、煮、煨、炖等烹调方法。可煮汤,虫草与鸡、鸭炖食,有极好的快速滋补强身效果。

2. 食用菌的食品安全问题

食用菌不但味道鲜美,还具有很好的营养保健作用,但食用菌同样存在着食品安全问题。

(1) 食用菌受微生物的污染而发生霉变和腐败变质;还会受到农药、工业"三废"、栽培肥料的污染。

(2) 毒蘑菇引起食物中毒。蘑菇的种类很多,大多数蘑菇可以食用,但少数有毒,称为毒蘑菇或毒蕈。我国现已发现的食用真菌约 300 多种,毒菌约 80 多种,其中能威胁人生命的约 20 多种,有剧毒能致死的有 10 多种。毒菌所占比例虽然不高,但危害严重,死亡率高。

应广泛宣传毒蘑菇中毒的危害性,不采购不认识或未吃过的蘑菇,提高鉴别能力,防止误食中毒。

(二) 藻类的营养价值与特殊功效和烹调方法

藻类种类很多,绝大多数生长在海水、淡水中,少数生长在潮湿的地面上,部分生长在土壤、岩石和树上。常食用的蓝藻有葛仙米、发菜,褐藻有海带、鹅肠菜、裙带菜,红藻有紫菜、石花菜等。

藻类具有较高的营养价值,含有蛋白质、碳水化合物、脂类、矿物质、多种维生素。有些藻类含有较多的蛋白质,如干制紫菜中含有 26.7％的蛋白质,发菜含蛋白质 22.8％。海藻还含有多种矿物质,特别是碘含量非常高,还含有大量的微量元素,如硼、钴、铜、锰、锌等,及多种维生素如维生素 D、维生素 E 和维生素 K。

1. 海带

海带又名海带菜、昆布等,是生长在海水中的大型褐色藻类。海带具有较高的营养价值,尤其富含矿物质。每100g 干海带含碘 36.24mg、钙 348mg、铁 4.7mg、硒 5.84mg、胡萝卜素 240μg,而脂肪含量却很低,仅为 0.1g。海带中钙的含量高于一般蔬果类,甚至是豆腐含钙量的 3 倍还多。碘含量高于其他海藻类食物,是人们日常膳食中碘的重要来源之一。

海带中的碘可预防和治疗甲状腺肿大,促进机体的生长发育,对预防乳腺癌也有作用;海带含有褐藻酸钠,有预防白血病和骨癌的作用;海带中所含的甘露醇可降压、利尿、消肿、降低血液黏稠度。海带还含有多糖,可降低血液中胆固醇的含量,预防冠心病。总之,海带具有预防甲状腺病变、促进机体生长发育、降血压、降血脂、利尿、减肥、止咳化痰、抑制癌症、提高机体免疫力的作用,并利于糖尿病和动脉硬化的治疗。

海带质脆滑爽,可凉拌、炒、炖,也可做汤。

海带储存一段时间或受潮后再干燥时,表面可形成一层白霜,为甘露醇,无毒无害。海带中砷的含量相对较高,食用前应充分经水漂洗,以减少砷的含量。

2. 紫菜

紫菜属红藻,蛋白质的含量较多,每100克紫菜含蛋白质达26.7mg,其氨基酸组成中精氨酸和赖氨酸含量较多,对婴幼儿的智力及生长发育有益。紫菜中碘、钙、磷、铁、硒含量都非常高。还含有多种维生素,胡萝卜素含量为1 370μg/100g,B族维生素的含量也较多,超过粮谷类、豆类及一般的蔬果类。其营养素的全面性、合理性是蔬果类等植物性原料所不及的。

紫菜可用于治疗水肿、甲状腺肿、夜盲症等,还可治疗贫血、头皮生屑、瘙痒、龋齿等,还具有降低血液胆固醇含量、降血压、提高记忆力的作用。

紫菜常用于做汤。

第四节　其他食品原料的营养与安全

一、食用油脂的安全及管理

油脂是油和脂的统称,常温下呈液态的称为油,呈固态的称为脂。食用油脂按其来源可分为动物脂肪和植物油两大类。动物脂肪包括猪油、牛油、羊油、奶油等;植物油有豆油、花生油、芝麻油、菜籽油、棉籽油、玉米油等。

油脂不但是必需的营养物质,还是烹调的重要原料。油脂在烹调中可作为传热介质,使原料成熟;还具有改善食物的色、香、味、形等感官性状,增加食欲的作用。油脂的营养作用已在第二章做了论述,在此只讨论食用油脂的食品安全及管理问题。

(一) 食用油脂主要的食品安全问题

1. 油脂酸败

油脂或油脂含量较高的食品在加工和储藏过程中,受空气、阳光、微生物、酶、高温的作用,发生一系列的化学变化,产生令人不愉悦的气味,出现苦涩味,甚至具有毒性,这种现象称为油脂酸败。

油脂酸败的过程很复杂,但造成油脂酸败的原因主要有两个方面。一方面是由油脂残渣中动植物组织的酶和食品中污染微生物的酶所引起的油脂水解反应。另一方面是化学变化过程,即在空气、阳光和水等因素的作用下,油脂发生的水解反应和不饱和脂肪酸的自动氧化反应。这两种反应往往是同时发生的,结果使油脂分解成游离脂肪酸,生成过氧化物及醛、酮类物质,产生不良气味,使油脂的感官性状发生改变,降低了油脂的食用及营养价值。

油脂酸败对食品质量影响很大,不仅使油脂风味变坏,而且油脂的营养价值也降低,甚至产生有毒、有害的物质。油脂酸败后,油脂中的不饱和脂肪酸被氧化破坏,必需脂肪酸减少;油脂中的脂溶性维生素被破坏而失去活性;用酸败油脂进行烹调加工时,也会使其他食物中某些对氧不稳定的维生素受到破坏;油脂酸败产生的氧化产物具有毒性,会影响机体正常代谢,并对一些酶系统有破坏作用,会引起癌症。因此,防止油脂酸败具有重要的卫生学意义。预防措施有以下五个方面。

(1) 提高油脂纯度。在生产加工过程中,应尽量避免动植物残渣及微生物的污染,这是防止油脂在储藏期间发生酸败变质的重要措施。

(2) 控制油脂中的水分含量。水是微生物生长繁殖的条件,又能促进酶的作用,是加快油脂酸败的重要因素。

(3) 密闭、低温储藏。在油脂储存中,较高的温度将为微生物的繁殖和酶的作用提供有利条件,特别是脂肪自动氧化的速度随温度和空气中氧分压的增加而增加。脂肪分子中有不饱和双键,能强烈吸收紫外光,紫外光是引起链式反应的因素,但其更重要的作用,是加速过氧化物的分解。长期储存的油脂,应使用遮光性容器,在低温下密封保存。

(4) 避免与金属离子接触。金属元素铁、铜、铬、镍、铅等对脂肪氧化过程有催化作用,故在加工、储存中所用的机械设备和容器都应控制金属离子污染,以防油脂酸败。

(5) 添加抗氧化剂。添加抗氧化剂能阻止或延缓油脂的氧化,常用的有丁基羟基茴香醚(BHT),最大使用量为 0.2g/kg;二丁基羟基甲苯(BHT),最大使用量为 0.2g/kg;没食子酸丙酯(PG),最大使用量为 0.1g/kg;还可在油脂中加入维生素 E 胶丸(每 500g 放入一粒,刺破后滴入,充分搅拌)。

2. 高温加热对油脂的影响

烹调中常采用高温油炸工艺,油脂经过高温长时间反复使用,不但营养素破坏非常大,还会产生一些有毒物质。

(1) 高温对油脂营养价值的影响。在一般烹调中,油脂受热温度不高,时间较短,对其营养价值影响并不显著。但是,经过高温反复加热后,油脂中的维生素 A、维生素 E、胡萝卜素等被破坏,高温氧化作用还会破坏必需脂肪酸;高温氧化油脂在体内产生的热量降低,只有原来热能的 1/3 左右。

(2) 油脂在高温下发生聚合和分解反应。油脂在 200℃ 以上的高温作用下,发生聚合反应,黏度增大。热聚合程度因油的种类、使用次数不同而有差异。若加热过于剧烈,还会产生有毒的环状物如 3,4-苯并芘。油脂在高温作用下还会发生分解作用,产生低分子化合物,形成油烟。油烟刺激眼、咽喉、鼻黏膜等,使人眼睛流泪、咽喉疼痛、食欲降低。

（3）对人体的危害。高温长时间加热油脂，不但营养素受到破坏，还可形成具有毒性的聚合体。有人用含高温加热油脂的饲料饲养动物，发现动物生长停滞、肝脏肿大，甚至出现癌变的现象。

因此，油炸过程中油的温度不宜过高，应控制在 170℃～200℃。尽量减少煎炸油重复使用的次数，在重复使用油脂时，每次应添加新鲜油，以减少有害聚合物的产生，并清除漂浮的食物碎渣和底部沉淀物。

3. 油脂污染和天然有害物质

（1）霉菌毒素的污染。油料种子被霉菌及其毒素污染后，榨出的油中含有毒素。如花生容易被黄曲霉污染，并产生大量黄曲霉毒素。我国规定一般食用油中黄曲霉毒素 B_1 的含量不能超过 $10\mu g/kg$，花生油中不得超过 $20\mu g/kg$。

（2）化学性污染。化学农药、工业"三废"污染油料作物后，易使苯并芘的含量增加。植物油常采用浸出法制油，不纯的溶剂中含有有害物质，如苯并（a）芘、多环芳烃，给食用油带来食品安全问题。

（3）芥子苷。油菜籽中含量较多。芥子苷在酶的作用下发生分解，有些分解产物毒性很强，使动物生长受抑制甚至死亡。分解物可阻断甲状腺对碘的吸收，从而导致甲状腺肿大。

（4）芥酸。芥酸是一种不饱和脂肪酸，存在于菜籽油中。芥酸会使动物心肌中的脂肪积聚，导致心肌纤维化。为了预防芥酸对人体的危害，欧洲共同体规定食用油脂的芥酸含量不得超过 5%。

（5）棉酚。棉酚存在于不经蒸炒加热直接榨取的棉籽油中，食用后可引起中毒。预防的根本方法就是不食用粗制生棉籽油，生棉籽油须经精炼除去棉酚后，方可食用。我国规定棉籽油中游离棉酚的含量不得超过 0.02%。

（二）食用油脂的食品安全指标

1. 感官要求

具有产品正常的色泽、透明度、气味和滋味，无焦臭、酸败及其他异味。

2. 理化指标

酸价（KOH）≤3mg/g；过氧化值≤0.25mg/100g；浸出油溶剂残留≤50mg/kg；棉籽油中游离棉酚≤0.02%；总砷（以 As 计）≤0.1mg/kg；铅（以 Pb 计）≤0.1mg/kg；黄曲霉毒素 B_1：花生油、玉米油≤20$\mu g/kg$，其他油≤10$\mu g/kg$；苯并（a）芘 g≤10$\mu g/kg$；农药残留按 GB 2768 规定执行。

二、常见调味品的营养与安全

调味品不但可改善菜肴的感官性状，使菜肴美味可口，而且可促进机体分泌消化液，增加食欲,还具有一定的营养功能。

(一) 食盐

根据来源不同,食盐可分为海盐、井盐、池盐、矿盐等;根据加工精度可分为粗盐、精盐;按用途可分为普通盐、风味盐(海鲜盐、麻辣盐)、营养盐(碘盐、锌强化盐)。食盐的主要成分是氯化钠,同时含有少量的钾、钙、镁等元素,海盐中还含有碘。

食盐中的钠和钾对维持细胞内外正常的水分分布、促进细胞内外物质交换起重要作用。钠过多或过少都会直接影响细胞正常的生理功能。氯是胃酸的主要原料,如体内缺氯,就会引起胃酸分泌减少、食欲不振、消化不良。由于出汗和排尿,体内每日都有一定量盐分排出体外,因此正常人每天都必须补充盐。

在烹调加工中,食盐主要起增强风味或调味作用。咸味是菜肴的主味之一,有"百味之王"之称,具有提鲜、增甜、去腥、解腻的作用。用盐腌制食物,可防止食物腐败变质,延长保质期。

钠盐摄入过量对心、肾将产生不良后果。钠盐摄入量的多少与高血压发病率有直接关系。如日本北部居民每天摄入食盐26g,高血压发病率高达40%,爱斯基摩人每天摄入食盐仅4g,高血压病例很少。所以,低盐饮食是防治高血压病发生的措施之一。人体对钠的生理需要量较少,以NaCl折算每天尚不到1g。

目前,我国居民食盐的摄入量过多,平均值是世界卫生组织建议值的两倍以上。世界卫生组织建议每人每日食盐用量不超过5克为宜。膳食钠的来源除食盐外还包括酱油、咸菜、味精等高钠食品及含钠的加工食品等。应从幼年就养成吃少盐膳食的习惯。当人体出汗过多或腹泻、呕吐后,体内钠和氯损失过多,可适当增加食盐的供给量。高血压、糖尿病、心脏病、肾脏病及肝病患者应限制食盐的摄入。但是不能对所有人都无区别地提倡低盐饮食,尤其是对健康人。

(二) 食醋

食醋按加工方法不同分为酿造食醋和配制食醋两大类。酿造食醋是以粮食及其副产品为原料,经酿造制成。主要有米醋、陈醋、熏醋、麸醋、红曲老醋、香醋、糖醋、白醋、果醋等。配制食醋是以发酵法工艺制成的食用醋酸经兑制而成的产品。

食醋的主要化学成分是醋酸,醋酸的含量一般在3.5%以上,此外还含有少量乳酸、苹果酸、柠檬酸、琥珀酸等有机酸。醋在发酵过程中,少量酒精与有机酸反应形成芳香酯类,故发酵醋有一定香味。醋在发酵过程中还可产生少量糖,使醋有淡甜味,原料中的蛋白质在发酵过程中被分解成氨基酸,使醋具有鲜味。

食醋是烹饪中必不可少的调味佳品,具有较强的去腥解腻的作用。醋中的有机酸与料酒中的醇类发生酯化反应,生成具有芳香气味的酯类,可增加菜肴的香气。醋还能促使含骨类原料中钙的溶出,生成可溶性的醋酸钙,增加人体对钙的吸收。食醋可帮助消化、增进食欲。食醋还有防治某些疾病及保健的作用,具有防腐杀菌的作用,尤其是对流感病毒有良好的杀灭作用。此外,经常食用食醋可以降低血压、软化血管、减少血液胆固醇,可防治心血管疾病。因此食醋不仅具有调味的作用,还具有调节人体生理活动、祛病保健的功能。

食醋具有一定的腐蚀性,不应储于金属容器或不耐酸的塑料包装材料中,以免有害物质溶出。在气温较高的季节,醋会受到酵母菌污染,在液面上形成一层白醭,产生不良气味和滋味,造成食醋败坏。食醋还会受到醋虱和醋鳗的污染,会严重影响食醋的质量。

食醋应具有正常食醋的色泽、气味和滋味,不涩,无其他不良气味与异味,无浮物,不混浊,无沉淀,无异物,无醋鳗、醋虱。食醋中不得有游离矿酸,砷含量(以 As 计)≤0.5mg/L,铅含量(以 Pb 计)≤1mg/L,黄曲霉毒素含量 B_1≤5μg/L;菌落总数(cfu/mL)≤10 000,大肠菌群(MPN/100mL)≤3,致病菌不得检出。

(三) 酱油

酱油是烹调中不可缺少的调味品之一,按生产工艺可分为酿造酱油和配制酱油两大类。酿造酱油是以大豆和(或)脱脂大豆、小麦和(或)麸皮为原料,经微生物发酵制成的具有特殊色、香、味的液体调味品。配制酱油是以酿造酱油为主体,与酸水解植物蛋白调味液、食品添加剂等配制而成的液体调味品。

酱油含蛋白质、多肽、多种人体必需氨基酸及多种矿物质如钙、磷、铁,还含有碳水化合物、维生素、有机酸。酱油中的食盐含量超过 15%,可抑制微生物的繁殖。

酱油在烹调中起提味、调色的作用,是色、香、味俱佳的调味品。酱油可以减少原料的异味,增加香味和鲜味,并使原料上色,变得红润美观。

酱油按用途可分为烹调用酱油和佐餐用酱油,两者的食品安全指标是不同的,所含菌落总数也不同。佐餐用酱油可直接入口,安全指标要求更高,也可用于烹调,而烹调用酱油则不能用于凉拌菜等不经烹调加热直接食用的食品。我国国家标准规定,酱油标签上必须注明是"酿造"还是"配制",是用于烹调还是用于佐餐。

酱油应具有正常酿造酱油的色泽、气味和滋味,无不良气味,不得有酸、苦、涩等异味和霉味,不混浊,无沉淀,无异味,无霉花浮膜。氨基酸态氮≥0.4g/100mL,总酸(以乳酸计)≤2.5g/100mL,总砷含量(以 As 计)≤0.5mg/L,铅含量(以 Pb 计)≤1mg/L,黄曲霉毒素含量 B_1≤5μg/L;菌落总数(cfu/mL)≤30 000,大肠菌群(MPN/100mL)≤30,致病菌不得检出。酱油的颜色并不是越深越好,正常的酱油色应为红褐色,品质好的颜色会稍深一些,但如果酱油颜色太深了,则表明其中添加了焦糖色,香气、滋味相比会差一些。其他理化指标与食醋安全质量标准相同。

（四）味精

味精又称味素，是以粮食及其制品为原料经发酵提纯的谷氨酸钠产品。在烹调中主要起增鲜提味的作用。

谷氨酸一钠盐是味精（MSG）的主要成分，其水溶液有强烈鲜味，0.03%的溶液仍有鲜味。在与食盐共存时其鲜味更为显著，食盐是味精的助鲜剂。味精可使菜肴味道鲜美，使无味或味淡的原料增加滋味，还具有抑制不良气味、刺激食欲等作用。

味精的鲜味与离解度有关，在 pH 为 3.2（等电点）时，鲜味最低，pH 为 6 时几乎全部离解，鲜味最高，在 pH 为 7 以上时形成二钠盐，鲜味消失。所以，味精在酸性或碱性介质中鲜味都降低。味精的水溶液加热到 120℃ 以上，或长时间加热，会发生分子内失水，形成焦性谷氨酸，鲜味消失且对人体有害，所以，味精使用应在烹调出锅时加入。味精用量，一定要恰当，不能压抑菜肴的主味，而且在味浓厚或本味鲜的菜肴中应少用或不用味精。

味精吸湿性强，易溶于水，在储存保管中应置于干燥通风处，防止潮解、结块。

除味精之外，常用的鲜味调味料还有强力味精和鸡精。强力味精或者叫核苷酸味精，其鲜度是味精的数倍到几十倍，是核苷酸类物质与氨基酸类物质的复合物，主要成分是 $5'$-肌苷酸二钠（IMP）、$5'$-鸟苷酸二钠（GMP）和味精（MSG）；目前最常用的鸡精是以鸡肉（或鸡骨）的粉末或其浓缩抽提物、味精、食盐、呈味核苷酸二钠（简称 IMP＋GMP）等为原料，添加或不添加香辛料和（或）食用香精等增味、增香剂经混合、干燥加工而成，具有鸡的鲜味和鸡的香味的复合调味料。

味精具有单纯的鲜味，除了增添食物的鲜味以外，不会影响食物的原有风味，适合于具有较好风味但鲜味不足的食物的烹调，加入适量的味精可以使其鲜味增加，但不会影响其特有风味，使其口感更完美。

强力味精则具有更强劲的调味功能，除了具有味精的单纯鲜味以外，还可以赋予食物肉类的鲜味和菇类的鲜味，其原因是核苷酸味精中含有肌苷酸二钠和鸟苷酸二钠成分，前者具有肉类鲜味，后者具有菇类鲜味。因此，普遍适合于一般肉类及蔬菜类食物的加工。它在衬托食物固有风味的同时，能赋予食物一个均衡的鲜味；另外，由于其鲜度大，调味时加入量少，因此，不会出现味精调味时可能出现的口干感觉。

鸡精的鲜味特性与核苷酸味精类似，但鲜味强度比核苷酸味精低。主要区别是鸡精含有粉状肉类水解物或酵母水解物等，这些物质具有固有风味，作为调味料加入食物中，将或多或少地赋予食物这些风味，因此，鸡精具有使清水变成肉汤的功能，除了赋予食物鲜味以外，还给予食物厚实的口感，特别适用于蔬菜类食物的加工或作为上汤调味料。但如果用于肉类或海鲜类食物加工时，可能会掩盖这些食物特有的风味，应该少用。

三种鲜味调料各有自己的特点，应根据不同类型的食物原料进行适当选择，才能发挥其最佳效果，使菜肴味道更加鲜美。

三、转基因食品及其安全性

随着生物技术的发展,转基因食品陆续出现,如转基因大豆及其产品、玉米、番茄、马铃薯、油菜、柿子椒等。转基因食品具有产量高、富于营养、抗病虫害、在不利气候条件下可获得丰收等优点,显示出强大的市场潜力。但与此同时,转基因食品的安全性也成为国际社会关注的焦点。

(一)转基因食品的概念与种类

保持生物生命特征的物质是细胞核中的基因(DNA)。所谓转基因食品是指利用分子生物学手段,将某些生物的基因转移到其他生物物种上,使其出现原物种不具有的性状或产物,以转基因生物为原料加工生产的食品就是转基因食品。例如,把从杀虫细菌中提取的基因片段植入玉米中,使玉米作物产生抗病虫害的能力,以提高玉米的产量。像玉米一样,含有转基因成分的食品就是转基因食品。

转基因食品包含植物性转基因食品、动物性转基因食品、转基因微生物食品及转基因特殊食品。

(二)转基因食品的优点

转基因技术突破了自然资源的限制,大幅度提高了农作物的产量和品质,带来了全球农业的深刻革命。转基因食品具有如下优点:解决粮食短缺问题;减少农药使用,避免环境污染;节省生产成本,降低食物售价;增加食物营养,提高附加价值;增加食物种类,提升食物品质;提高生产效率,带动相关产业的发展。

(三)转基因食品的安全问题

目前的转基因技术可以准确地将 DNA 分子切断和拼接,进行基因重组,但是异源DNA 片段被导入一个生物体后,对受体基因的影响程度不能事先完全地、精确地预测到,受体基因的突变过程及对人类的危害同样是无法预料的,从而产生了转入遗传物质后的食品是否安全的问题。

关于转基因产品的安全性问题一直存在争议,至今尚无定论。维护环境的绿色和平组织是反对转基因食品最坚决的团体之一。但世界卫生组织表示,在广泛销售转基因食品的国家中,还没有出现转基因食品对人类健康有不良影响的报告。

围绕转基因食品的安全性问题,欧美两方长期以来争执不下。长期以来,在欧盟,转基因作物受到严格的控制。1998 年 10 月以来,欧盟以转基因产品的安全性不能得到科学证明为由,冻结了新的转基因产品的上市。2003 年 7 月 22 日,欧盟农业部长理事会通过了新的转基因产品条例,为取消欧盟四年多来对转基因产品"事实上的禁令"铺平了道路。当然,在转基因食品争议的背后,还有巨大的经济利益之争。据有关报道,仅转基因玉米一种产品每年就可获得 40 亿美元的利润。

1. 有关转基因工程危害性的争论

对有关转基因工程所带来的危害性存在激烈的争论。克隆羊"多利"诞生所引起的轩然大波,使人们进一步认识到开展生物伦理学研究的必要性。现在已有的转基因蔬菜能抗病毒,个头也大,目前还未发现其对人体有害,但过若干年后其是否会危害人类健康,人们不得而知。因此,反对者认为转基因食品对人类的危害有待于研究,不可盲目投入市场。欧洲有关政府的态度是,转基因食品不安全,需要让科学证明其安全性。有的社会团体和组织呼吁在科学家确认转基因食品的安全性之前暂停种植转基因作物。美国的转基因开发商坚称转基因食品是科技的创新,转基因的本质是运用生物科技来加速自然选择过程,因此转基因食品是很安全的。美国最大的转基因产品开发和销售商——孟山都的首席生物技术专家在位于英国的实验基地遭到袭击后说,反对转基因食品的人丝毫不了解这种技术的能力,生物技术是一种新的高效益的生产方式。还有人认为目前亟须制订一项全面的、不采用专业用语的普及基因改性知识的计划,以确保这一新技术不会因无知而遭到拒绝。

据报道,已有试验证明,某些转基因食品导致婴儿过敏反应。英国科学界的最高机构英国皇家学会认为,转基因食品完全有可能对人体造成潜在危害。有资料披露英国研究员发现实验鼠吃了转基因马铃薯后,免疫系统变弱,肾脏、胸腺和脾脏等器官也出现缩小或发育不当,多个重要器官也遭破坏,实验鼠的脑部也缩小了。中国科学院的《科学新闻》曾发表的一篇文章,将转基因食物"可能"对人类健康造成的危害总结为三点:某些毒素会引起人类中毒;某些转基因作物会引起人的过敏反应;转基因产品的营养成分发生变化,使人的营养结构失衡。

也有科学家对转基因食品的安全性表示乐观。他们认为,十多年来,转基因产品在一些国家,特别是在美洲一直都公开销售,至今尚未发现这些产品对人体造成任何不良影响。批准上市的转基因食品基本上已经通过了十分严格的安全性审查,可以认为是安全的。但是,这些说法都是一家之言,国际科学界至今还没有对转基因食品的安全性达成共识。因此,如何评价转基因食品的安全问题和营养学问题,是摆在我们面前的难题和挑战。

2. 关于转基因作物对环境危害的争论

转基因作物的环境危害远远大于食品本身的危害,因为它直接改变了生态环境,所以更应该引起重视。核心问题是转基因作物释放到田间后,是否会破坏自然生态环境,是否产生抗药性的农作物、产生具有传染性或抗药性的微生物,是否会将插入的基因漂移到野生植物中或传统植物中,是否会打破原有生物种群的动态平衡等问题。

转基因农作物对病虫害具有抵抗力,是因为增加了一种从杀虫细菌中提取的基因。

目前这种杀虫细菌在农田里被广泛使用,但是若广泛种植基因改性的农作物则可能导致产生对这种杀虫细菌有抵抗力的害虫。这是一个严重的问题,整个农业界可能因失去杀除害虫的有力武器,而不得不重新开始更经常、更频繁、更大量地使用毒性更大的杀虫剂,这必将对人类的健康和环境造成十分不利的影响。

有人担心转基因作物中可能含有抗生素基因,突变基因如跨越种群或转移至细菌,可产生抗生素细菌,细菌抗药性的问题已引起严重后果,全球原已下降的结核病及白喉的发病率,如今又急剧回升。抗药菌的出现甚至使简单感染的治疗也变得十分困难。另外,突变基因可能会导致新的疾病。英国政府顾问委员会成员、利兹大学微生物学家约翰·荷瑞泰吉博士表达了自己对转基因作物的担忧,他认为虽然产生新病种的可能性很小,但如出现无法治疗并会广泛传播的对生命造成严重威胁的疾病时,其后果将不堪设想。

转基因作物可能会污染远亲野生植物。美国加州大学的科学家在研究生长在墨西哥瓦卡山麓的野生玉米后发现,这种野生玉米中竟然含有包括苏云金杆菌(一种能产生抗病虫毒素的细菌)基因在内的转基因作物的基因。这表明转基因作物的基因可传播转移到野生植物中,从而对天然植物的遗传多样性构成威胁。

(四) 转基因食品的安全控制

关于转基因食品是否有害健康,多年来国际社会还没有定论。因此,世界各国对它们的进口管理也非常谨慎,不少国家都明确表示不欢迎转基因食品进口。为了便于识别,国际上通常采取的办法是要求在转基因食品包装上注明其品质。欧盟、日本、韩国、澳大利亚、意大利各国都已经或将要采取这种做法。

1. 安全性评估

事实上,许多食物都含有有毒物质或引起过敏的物质。因此,必须科学而认真地研究转基因食品的毒性和过敏性问题。1993年经济合作和发展组织(OECD)提出了食品安全性分析的"实质等同性"原则,即转基因植物及其产品作为食品、食品添加剂或饲料时,应与市场出售的同类常规产品作"实质等同性"比较。比较的重点是:天然有毒物质含量的变化;营养成分及抗营养因子的改变;过敏原及过敏性反应的变化;农艺性状表达及导入基因的稳定性;标记基因的安全性等。用作动物饲料时,必须对所使用的转基因植物的重点部位做有毒物质、营养有效成分检测,并进行饲喂试验。

世界很多国家都对转基因食品的安全性进行强制性的评估和认证。美国较注重转基因产品的监管,2001年1月出台《转基因食品管理草案》,强制性地要求制造商必须在转基因食品进入市场前至少120天,向美国食品与药品管理署(FDA)提出申请,以确认此类食品与相应的传统产品相比具有同等的安全性。欧共体在转基因技术刚开始运用于物种改良时就明确规定了安全性控制和管理,要求重视其对健康和环境的影响。英国政府于 1992 年制定了具体的相关行政法规,要求关注转基因和转基因生物对人类健康和安全的影响,并且要求对涉及转基因和转基因生物的活动进行人类卫生和环境风险的评估。

我国是转基因作物研究的大国,国家非常重视对转基因作物和转基因产品的管理。2001 年 5 月 23 日国务院出台的《农业转基因生物安全管理条例》是我国对转基因作物和转基因产品管理的核心法规,国务院建立农业转基因生物安全管理部际联席会议制度,对农业转基因生物安全实行分级管理评价制度、安全评价制度、实行标识制度,对研究与试验、生产与加工、经营、进出口、监督与检查、罚则等做了详细的规定。

由于转基因食品是把一种外源的基因转移到物体本身去,因此便有可能存在着一些潜在的风险,这些风险在短时间内往往不易被发现,因此加强监管和审批是完全必要的。

2. 转基因食品的标识

转基因食品是现代科技的产物,但由于它对人体健康和安全的影响至今尚无科学定论,所以在销售这类产品时必须进行标识。

欧盟规定于 1998 年起食品零售商必须在标签上标明食品中是否含转基因成分。而英国在此基础上进一步规定了餐馆和咖啡厅等出售的食物中如果含转基因成分也必须在菜单上注明。澳大利亚和新西兰规定于 2003 年 5 月起转基因食品必须在标签上加以标注。美国政府已经提出了在转基因食品的包装上加注标签的要求,但并不要求含有转基因成分已加工成植物油、番茄酱和土豆泥等食品配料进行转基因成分的标注。有关人士认为美国在食品安全的监控方面存在漏洞。

2002 年 1 月 5 日,我国农业部签发了三个农业法令——《农业转基因生物安全评价管理办法》、《农业转基因生物进口安全管理办法》和《农业转基因生物标识管理办法》。要求从 2002 年 3 月 20 日起,含有转基因成分的大豆、番茄、棉花、玉米、油菜五种农作物及其产品(如大豆油)需要标明转基因成分才能加工和销售。卫生部针对"转基因加工食品"的标识问题,2002 年 4 月 8 日出台了《转基因食品卫生管理办法》,要求对"以转基因动植物、微生物或者其直接加工品为原料生产的食品和食品添加剂"必须进行标识。由此可见,对转基因食物进行标识是强制性的。

我国一方面采取一系列政策措施,鼓励、支持、推动包括转基因技术在内的生物技术的研究及产业化开发;另一方面对生物安全性问题的广泛性、潜在性、长期性、严重性也予以了高度重视和严格管理。

四、无公害食品、绿色食品、有机食品

(一)无公害食品

1. 无公害食品的概念

无公害食品是指产地环境、生产过程和产品质量符合国家有关标准和规范的要求,经

认证合格获得认证证书并允许使用无公害农产品标志的食品。无公害食品在生产过程中允许限量、限品种、限时间地使用人工合成的安全的化学农药、兽药、渔药、肥料、饲料添加剂等。无公害农产品必须达到以下要求：①产地的生态环境质量必须达到农产品安全生产要求；②必须按照无公害食品管理部门规定的生产方式进行生产；③产品必须对人体安全,符合有关卫生标准；④必须取得无公害食品管理部门颁发的标志或证书；⑤使用无公害食品标志。

2．无公害食品的特征

无公害食品指有害、有毒物质控制在安全允许范围内的产品。具有安全性、优质性、高附加值三个明显特征。

（1）安全性

无公害食品严格参照国家标准,执行省、地方标准,具体有三个保证体系：①生产全过程监控生产环节严格把关,发现问题及时处理、纠正,直至取消无公害食品标志,实行综合检测,保证各项指标符合标准；②实行归口专项管理,对无公害农产品基地的环境质量进行监测和评价；③实行抽查复查和标志有效期制度。

（2）优质性

无公害食品在初级生产阶段严格控制化肥、农药用量,禁用高毒、高残留农药,建议施用生物肥药及具有环保认证标志的肥药及有机肥,严格控制农用水质。因此生产的食品无异味,口感好,色泽鲜艳；在加工食品过程中无有毒、有害添加成分。

（3）高附加值

无公害食品是由省农业环境监测机构认定的标志产品,在省内具有较大影响力,价格较同类产品高。无公害农产品是绿色食品和有机食品发展的基础,绿色食品和有机食品是在无公害农产品基础上的进一步提高。

（二）绿色食品

1．绿色食品的概念

绿色食品是指遵循可持续发展原则,按照特定生产方式生产,经专门机构认定,许可使用绿色食品标志,无污染的安全、优质、营养类食品。绿色食品必须满足下列条件：①产品或产品原料的产地必须符合绿色食品的生态环境标准；②农作物的种植、畜禽养殖、水产养殖及食品加工必须符合绿色食品的生产操作规程；③产品必须符合绿色食品卫生标准；④产品外包装必须符合国家食品标签通用标准,符合绿色食品特定的包装、装潢和标签规定。

绿色食品分 A 级和 AA 级两个等级。A 级绿色食品是指生产地的环境质量符合《绿色食品产地环境质量标准》(NY/T 391)要求,生产过程中严格按照绿色食品生产资料使用准则和生产操作规程要求,限量使用限定的化学合成生产资料,产品质量符合绿色食品产品标准,经专门机构认定,许可使用 A 级绿色食品标志的产品。AA 级绿色食品是指生产地的环境质量符合《绿色食品产地环境质量标准》(NY/T 391)要求,生产过程中不使用化学合成的农药、兽药、肥料、食品添加剂、饲料添加剂和其他有害于环境和身体健康的物质,按有机生产方式生产,产品质量符合绿色食品产品标准,经专门机构认定,许可使用 AA 级绿色食品标志的产品。

2. 绿色食品的特征

(1) 产品出自最佳生态环境。绿色食品生产从原料产地的生态环境入手,通过对原料产地及其周围的生态环境因子的严格监测,判定其是否具备生产绿色食品的基础条件,而不是简单地禁止生产过程中使用化学物质。

(2) 对产品实行全程质量控制。绿色食品实行"从土地到餐桌"全程质量控制。通过产前环节的环境监测和原料检测,产中环节具体生产、加工的落实,以及产后环节产品质量、卫生指标、包装、保鲜、运输、储藏、销售控制,确保绿色食品的整体产品质量,并提高整个生产过程的技术含量。而不是简单地对最终产品的有害成分含量和卫生指标进行测定,从而在农业和食品生产领域树立了全新的质量观。

(3) 对产品依法实行标志管理。政府授权专门机构管理绿色食品标志,这是一种将技术手段和法律手段有机结合的生产组织和管理行为。绿色食品标志是一个质量证明商标,属知识产权范畴,受《中华人民共和国商标法》保护。

(三) 有机食品

1. 有机食品的概念

有机食品是指来自有机农业生产体系,根据有机农业生产要求和相应的标准生产加工的,并通过独立的有机食品认证机构认证的一切农副产品及其加工品。有机农业是遵照一定的有机农业生产标准,在生产中不采用基因工程获得的生物及其产物,不使用化学合成的农药、化肥、生长调节剂、饲料添加剂等物质,遵循自然规律和生态学原理,协调种植业和养殖业的平衡,采用一系列可持续发展的农业技术以维持持续稳定的农业生产体系的一种农业生产方式。

2. 有机食品的基本要求

有机食品必须符合以下几个要求。

(1) 有机食品的原料必须是自己建立或正在建立的有机农业生产体系生产的或采用有机方式采集的野生天然产品。

(2) 产品在整个生产过程中严格遵循有机食品的生产、加工、包装、贮藏、运输标准,禁止使用化学合成的农药、化肥、激素、抗生素、食品添加剂等,禁止使用基因工程技术及该技术的产物及其衍生物。

(3) 有机食品生产、加工和流通过程中必须建立严格的质量管理体系、生产过程控制体系、追踪体系和完整的生产、销售档案。

（4）必须通过独立的有机食品认证机构认证，使用有机食品标志。

（四）无公害食品、绿色食品、有机食品的区别

无公害食品、绿色食品、有机食品都是安全食品，安全是这三类食品突出的共性，它们从种植、收获、加工生产、储藏到运输都采用了无污染的工艺技术，实行了从土地到餐桌的全程质量控制，保证了食品的安全性。但是，它们又有不同点。

1. 标准不同

无公害食品的标准是有毒、有害物质控制在一定的范围之内；绿色食品对有毒、有害物残留的限量标准较严；有机食品在生产过程中不允许使用任何人工合成的化学物质，而且需要三年的过渡期，过渡期生产的产品为"转化期"产品，有机食品，是纯天然食品。

2. 内在品质不同

无公害食品主要强调的是安全性，是最基本的市场准入标准；绿色食品、有机食品在强调安全的同时，还强调优质、营养。

3. 运作方式不同

无公害食品是靠政府推动的，某种程度上是一种强制性行为，是强制性标准；绿色食品、有机食品是推荐性标准，政府引导，市场运作。

本 章 小 结

食品营养价值的高低应从食品所含营养素种类、数量、质量等方面进行综合评价。

肉类营养价值很高，可提供优质的蛋白质。动物内脏中脂肪含量较少，而蛋白质、维生素、矿物质含量较高。内脏中胆固醇含量较高，高血脂及动脉粥样硬化患者不宜过多食用。

肉类容易腐败变质，还可传播人畜共患传染病和寄生虫，引起食物中毒，因此应加强肉类的食品安全管理，提高鉴别肉类质量的能力。

鸡蛋蛋白质是最理想的天然优质蛋白质。蛋黄中含胆固醇较高，但由于卵磷脂的乳化作用，可协助胆固醇代谢，应全面考虑蛋类的营养价值。蛋类还是钙、磷、锌等矿物质的良好来源。蛋类不可生食，要烹调成熟方可食用。

乳类被称为"最接近理想的食品"。乳类蛋白质是一种优质蛋白质，赖氨酸含量较多，是粮谷类食物的良好的天然互补食品。乳类钙的含量丰富，吸收率很高，是人体钙的良好来源。乳类适宜微生物的生长繁殖，易发生腐败变质，乳类还会污染致病菌及抗生素残留、霉菌及其毒素、农药残留、重金属等。

水产动物可提供优质蛋白质、不饱和脂肪酸、多种维生素和矿物质。水产品不但具有较高的营养价值，而且很多还具有药用价值。海鱼含碘丰富，可预防治疗甲状腺肿，有些

水产品含钙很高,是天然的优质补钙食品。水产品容易发生腐败变质,黄鳝、甲鱼、乌鱼、河蟹及各种贝类应鲜活烹调食用,死亡的均不得烹饪加工;含有自然毒素的水产品,如鲨鱼等必须除去肝脏,方可加工食用;河豚含有河豚毒素,餐饮企业不得加工烹制河豚。有些水产动物易感染肺吸虫和肝吸虫,在烹调加工时须烧熟煮透,不生吃水产品。

谷物在我国的膳食结构中占有突出地位,是蛋白质与热能的主要来源。将谷类食品与大豆、动物性食品混合食用,生物价可明显提高。谷类加工的精度越高,营养素损失就越多。谷物中的磷、钙多以植酸盐形式存在,消化吸收较差,通过酵母发酵可提高吸收率。玉米、高粱、大麦、燕麦、荞麦、小米等杂粮具有特殊的营养价值,应适当加以食用。谷类原料主要的食品安全问题是霉菌及其毒素的污染、农药残留、有害毒物的污染、仓储虫害和其他污染。

豆类及其制品是我国居民膳食中蛋白质最经济的来源。充分利用、开发豆类食品,对改善我国居民的膳食与营养状况具有重要意义。

大豆中蛋白质的含量较高,其氨基酸的组成和比例接近人体需要,具有较高的营养价值。大豆脂肪中不饱和脂肪酸含量很高,还含有磷脂,不含胆固醇,是防治冠心病、高血压、动脉粥样硬化等疾病的理想食品。在烹调加工中,采用合理的处理方法,去除抗营养因子的影响,可提高豆类的营养价值。

蔬菜和水果含有丰富的矿物质和维生素,同时还是膳食纤维素的重要来源。蔬菜、水果不耐储存,容易腐败变质。腐败变质后亚硝酸盐的含量明显增加。生吃蔬菜应进行清洗、消毒。

食用菌和藻类营养丰富,味道鲜美,很多食用菌具有抗癌、提高机体免疫功能、补脑益智、降血压、降血脂、降低胆固醇等保健功效。但有些蘑菇有毒,应提高鉴别能力,不采购不认识或未吃过的蘑菇,防止误食中毒。

油脂在加工和储藏过程中易发生酸败。油脂酸败对食品质量影响很大,防止油脂酸败具有重要的卫生学意义。烹调加工中应控制油炸的温度和时间,避免长时间高温油炸。

食盐是重要的调味品,但过多摄入食盐会导致高血压,应限制食盐食用量。食醋不仅具有调味的作用,还具有调节人体生理活动、祛病保健的功能。酱油分为烹调用酱油和佐餐用酱油,两者的卫生指标不同,烹调用酱油不能用于凉拌菜等不经加热直接食用的食品。味精主要起增鲜提味的作用,烹调中应在出锅时加入,防止形成对人体有害的焦性谷氨酸。

转基因食品是否有害健康国际社会没有定论。我国对销售的转基因食物强制进行标识。

无公害食品、绿色食品、有机食品都是为保证食品安全生产的食品,它们从种植、收获、加工生产、储藏到运输的过程中都采用了无污染的工艺技术,实施了从土地到餐桌的全程质量控制,保证了食品的安全性。

主 要 概 念

能量密度：是指某人摄入一定量食物（100g）所提供的能量与其能量推荐摄入量的比值。

营养素密度：是指某人摄入一定量食物（100g）所提供的某营养素量与该营养素参考摄入量的比值。

营养质量指数（INQ）：是营养素密度与能量密度之比。

含氮浸出物：是指在烹煮时溶出的一类能溶于水的含氮物质的总称，包括核苷酸、肌苷、肌酸、游离氨基酸、嘌呤碱等。

良质肉：指健康畜肉，食用不受限制。

条件可食肉：指必须经过高温、冷冻或其他有效方法处理，达到食品安全要求，人食无害的肉。

废弃肉：指烈性传染病如炭疽、鼻疽的肉尸，严重感染囊尾蚴的肉品，死因不明的死畜肉，严重腐败变质的肉等，应进行销毁或化制，不准食用。

油脂酸败：油脂或油脂含量较高的食品在加工和储藏过程中，受空气、日光、微生物、酶、高温的作用，发生一系列的化学变化，产生令人不愉悦的气味，出现苦涩味，甚至具有毒性，这种现象称为油脂酸败。

转基因食品：是指利用分子生物学手段，将某些生物的基因转移到其他生物物种上，使其出现原物种不具有的性状或产物，以转基因生物为原料加工生产的食品就是转基因食品。

无公害食品：是指产地环境、生产过程和产品质量符合国家有关标准和规范的要求，经认证合格获得认证证书并允许使用无公害农产品标志的食品。

绿色食品：是指遵循可持续发展原则，按照特定生产方式生产，经专门机构认定，许可使用绿色食品标志，无污染的安全、优质、营养类食品。

有机食品：是指来自有机农业生产体系，根据有机农业生产要求和相应的标准生产加工的，并通过独立的有机食品认证机构认证的一切农副产品及其加工品。

思 考 题

1. 影响烹饪原料营养价值的因素有哪些？
2. 评定食品营养价值与安全的意义是什么？
3. 比较猪肉、牛肉、羊肉、兔肉、鸡肉的营养特点、特殊功效和适宜的烹调方法。
4. 肉类主要存在哪些食品安全问题？对不同的食品安全问题如何管理？

5．为什么在烹调时应使用成熟期的肉而不宜用僵直期的肉作烹饪原料？

6．肉的自溶与腐败有何不同？

7．用感官如何鉴别肉的新鲜度？

8．用感官如何鉴别注水肉？

9．一种观点认为"鸡蛋的营养价值很高应大量食用"；另一种观点认为"鸡蛋中胆固醇含量很高应严格限制食用"。你是如何看待这一问题的？

10．蛋类主要存在哪些食品安全问题？如何处理这些问题？

11．为什么提倡要常食奶类？

12．水产品有哪些营养特点和特殊功效？

13．水产品易腐的原因是什么？

14．怎样判定鱼、虾、蟹的鲜度？

15．水产品在烹调中应注意哪些食品安全问题？

16．谷类原料有哪些营养特点？为何提倡粗细搭配？

17．谷类原料存在哪些主要的食品安全问题？如何储存谷类原料？

18．为何提倡经常食用豆类及其制品？

19．大豆中存在哪些抗营养因子？如何减少抗营养因子的影响？

20．蔬菜、水果的营养作用是什么？

21．比较叶菜、茎菜、根菜、果菜、花菜的营养特点。

22．蔬菜、水果容易腐败变质的原因是什么？腐败变质后对人体有何危害？

23．怎样鉴别蔬菜、水果的感官质量？

24．餐饮企业如何做好蔬菜、水果的食品安全管理？

25．食用菌和藻类有哪些营养特点？

26．如何做好食用菌的食品安全管理？

27．油脂酸败的危害有哪些？

28．如何防止油脂酸败？

29．在烹调加工中为什么应避免长时间高温油炸？

30．如何对待转基因食品？

31．无公害食品、绿色食品、有机食品的特征和区别是什么？

第 五 章

平衡膳食与营养食谱设计

【学习目标】

☆ 理解合理营养与平衡膳食的概念；
☆ 了解平衡膳食的具体措施；
☆ 领会营养食谱设计的原则；
☆ 掌握营养食谱设计的方法。

第一节　平 衡 膳 食

一、合理营养与平衡膳食的概念

（一）合理营养

能量和各种营养素是维持机体正常生理功能和健康的物质基础,营养是获取食物中的营养物质满足生理需要的过程,所以合理的营养对维持机体正常生理功能和健康非常重要。

所谓合理营养是指所摄入的能量和各种营养素的种类、数量、比例关系能全面满足机体的生理需要和维持机体健康的营养。

合理营养对机体很重要。合理的营养可以维持机体正常的生理功能,保证和促进机体的生长发育,增强机体免疫力,延缓机体衰老,提高人们的工作效率和劳动能力。如果营养不合理,无论营养素过剩或缺乏还是营养不平衡,都会影响机体健康,导致与营养有关的疾病的发生。

（二）平衡膳食

合理营养为机体健康提供物质基础,而平衡膳食是实现合理营养的途径。

机体所需的能量和各种营养素主要来源于食物。而机体需要的营养素有多种,每一种食物都含有人体所需要的营养素,但自然界没有一种单一食物能够提供人体所需的全部营养素,没有"十全十美"的食物。只有将多种食物经过合理搭配,组成平衡膳食才能实现合理营养。

所谓平衡膳食就是能够满足合理营养的膳食,是指选择多种食物,经过合理搭配与加工,所提供的能量及营养素与机体的需要保持平衡的膳食。平衡膳食应具有三层含义:①通过合理搭配多种原料,使膳食中所含的营养素种类齐全、数量适当、比例适宜;②通过合理烹饪,使膳食的色、香、味、形俱佳,促进食欲,易于消化吸收;③膳食中不含会对人体造成任何危害的因子,保证食品安全。

平衡膳食是一个综合性概念,它既要通过搭配膳食来提供满足人体生理需要的能量和各种营养素,又要考虑合理的膳食制度和烹调方法,以利于各种营养物质的消化吸收与利用。此外,还应避免膳食构成的比例失调、某些营养素摄入过多或在烹调过程中营养素损失及有害物质生成。

二、平衡膳食的具体措施

平衡膳食要满足安全性、营养性、多样性原则的要求。安全性是指膳食应对人体无毒、无害、无任何副作用,具有安全性,这是平衡膳食的最根本要求;营养性是指膳食所提供的能量和各种营养素,应满足机体新陈代谢、生长发育和调节生理功能的需要;多样性是指食物种类要多样化、烹调方法要多样化、菜肴口味要多样化,以促进食欲,有助于消化吸收,满足机体对营养素种类、数量及比例关系的要求。

要满足平衡膳食的要求,就要做好以下几个方面的工作。

(一)制定合理的膳食制度

合理的膳食制度是指合理地安排每天的餐次、两餐之间的间隔时间和每餐的数量及质量。膳食制度要根据人们的年龄、生理状态、工作性质、生活习惯、作息时间来制定。例如,婴幼儿的消化功能还没有发育完全,消化能力弱,胃的容积小,而婴幼儿单位体重所需的营养物质却很高,这就要采用少食多餐的方法来解决。随着年龄的增长,两餐的间隔时间逐步延长。对我国一般成年人而言,每日三餐较为合理。一般,混合食物在胃中停留的时间约为 4 小时~5 小时,所以两餐的间隔时间为 4 小时~6 小时较为合理。此外,三餐要定时,这样可形成条件反射,有利于产生旺盛的食欲,有利于消化吸收。各餐的数量分配要适应劳动需要和生理状况。比较合理的能量分配为:早餐占全天总能量的 25%~30%,午餐占 40%,晚餐占 30%~35%。或早餐占 30%,午餐占 40%,晚餐占 30%。

不可忽视早餐的重要性。因为前一天的晚餐与次日清晨间隔十余小时,而且上午一般都是重要的工作、劳动、学习时间,故早餐的数量不应太少。同时由于早晨刚起床,食欲差,应该食用营养密度高的食物,提高早餐的质量。早餐除食用粮食类食品外,还应搭配蛋白质含量高的食品,如鸡蛋、火腿、瘦肉、豆腐干、牛奶、豆浆等,以保证上午有充沛的精力来完成工作或学习任务。

午餐应营养平衡且比重稍多。午餐既要补偿上午的能量消耗,又要供给下午活动所需要的能量,所以在三餐中应占较大比例,蛋白质及脂肪食品可稍多一些。在主食之外,应配以新鲜蔬菜和优质蛋白质食品组成合理的、营养平衡的午餐。

晚餐应是营养平衡而清淡的一餐。晚餐的能量不宜过高,因为夜间活动少,能量消耗不大。所以,晚餐不宜吃得过饱,并且肉类和油腻的食物要少吃,避免因增加胃肠负担而影响睡眠。夜间营养过剩易于发胖,血脂易于在血管壁上沉淀。合理的晚餐应有适量的谷物食品和豆制品、少量动物性的食物以及丰富的新鲜蔬菜。

(二)科学编制食谱

食谱是指为了合理调配食物以达到营养需求而安排的膳食计划。食谱的基本内容包括每天进食食物的种类、数量及饭菜的名称。编制食谱是为了能使人体有计划地得到所需要的能量和各种营养素。食谱一般分为一日食谱和一周食谱等,根据不同需要来制定。

(三)合理选料与初加工

合理选料与初加工是具体实施平衡膳食的重要环节。它除了对菜肴的质与量、感官性状、生产成本有重要影响外,对菜肴的营养安全也有着密切的关系。

1. 原料要符合食品安全要求,保证新鲜度

所选原料必需符合食品安全要求,不得选用已腐败变质或污染严重的原料,对轻度变质或污染的原料可视情况决定取舍,并做特殊处理。例如,对稍有异味的肉,要经过长时间高温处理如红烧或卤制后方可食用。水产品是最易被微生物污染而发生腐败变质的一类原料,烹调时对其新鲜度要求很高,我国禁止龙虾、河蟹、甲鱼等死后上市。要选择新鲜的蔬菜,不新鲜的蔬菜维生素的含量减少,并且易产生亚硝酸盐。原料中可能有寄生虫卵、传染病菌、农药残留物等,要认真浸泡和清洗。

2. 初加工中要尽可能减少营养素损失

原料在正式烹饪之前要经过清洗、切配等初加工。在保证原料安全的前提下,尽可能减少在水中浸泡的时间;原料一般要先洗后切,不要切碎后再清洗,以免造成水溶性营养素的流失。切割时要尽可能切长段、大块,切的不要过小、过碎,现烹现切,切后即烹,不要放置过长时间,以减少营养素损失。

冷冻原料要注意解冻的方法,否则会影响原料的质地、口感,并使营养素损失过多。冰冻原料应在10℃左右的温度下解冻,不能用热水浸泡或烘烤等方法解冻,更不应将冰冻原料切成片、丝、小块后再放入水中解冻,这样会使营养素损失很多。

（四）合理烹饪

合理烹饪就是根据烹饪原料的性质和营养特点，采用合理的烹饪方法，使烹制成的菜肴尽可能多地保存原有的营养素，符合食品安全要求，具有色、香、味、形、质俱佳的感官性状，以维持或提高食物的营养价值和食用价值，达到刺激食欲、促进消化吸收、使食用者的生理和心理都得到满足的目的。概括地说，就是通过烹饪使食物满足营养、安全、美感三方面的要求。

（五）良好的进餐环境

进餐环境包括餐厅的建筑外观、内部装饰、家具陈设、色彩、光照、音响、餐厅的环境卫生、用餐器具的造型，以及服务人员的个人卫生、服务态度和服务质量等。进餐环境会影响人的精神情绪和食欲，从而影响对食物的消化、吸收。创造清洁卫生、优美舒适的进食环境，改善服务态度，提高服务质量，可使进餐者心情舒畅、消除疲劳、促进食欲、提高对食物的消化吸收，在用餐的同时给人以美的享受。

第二节　营养食谱设计

设计营养食谱是实现平衡膳食的措施之一，是实现平衡膳食原则达到合理营养的具体体现，是原料选配、烹制加工的依据。设计合理的食谱，不仅可以提高餐饮企业菜点的产品质量和经济效益，而且可以满足用餐者的生理和心理需求。

一、营养食谱设计的依据

营养食谱的设计应以中国居民膳食营养素参考摄入量（DRIs）、中国居民膳食指南和平衡膳食宝塔、营养平衡理论、食物成分表等作为依据，进行科学设计。

（一）中国居民膳食营养素参考摄入量（DRIs）

中国居民膳食营养素参考摄入量（DRIs）是营养食谱设计中能量和营养素数量确定的依据。设计营养食谱时首先需要以各营养素的推荐摄入量（RNI）为依据确定需要量，一般以能量需要为基础。食谱完成初步设计后，还需再以各营养素的 RNI 为参考评价食谱设计是否合理，如果初步设计的食谱与 RNI 相差比较大，就需要重新调整食谱，直到符合要求。

每日能量、蛋白质摄取量允许的浮动范围在 DRIs 规定值的±10%，每周为 DRIs 的±2%，其他营养素的每日摄取量应为 DRIs 的±20%，每周为 DRIs 的±10%。

（二）中国居民膳食指南和平衡膳食宝塔

膳食指南本身就是合理膳食的基本规范，其目的就是合理营养、平衡膳食，促进健康。膳食指南的原则就是食谱设计的原则，营养食谱的制定需要根据膳食指南考虑食物种类、数量的合理搭配。平衡膳食宝塔还提出了实际应用时的具体建议，如同类食物互换的方法，对制定营养食谱具有实际的指导作用。食谱完成初步设计后，还需再以膳食指南为依据评价膳食结构是否合理。

（三）营养平衡理论

在营养食谱设计中，不但要保证营养素的种类和数量满足机体需要，还要考虑营养素之间的相互平衡关系。

1. 膳食中蛋白质、脂肪和碳水化合物的平衡

这三种营养素的共同特点是提供人体所必要的能量。在膳食中，这三种产能营养素之间应保持适宜的比例关系，才能保证膳食平衡。年龄、生理状态、劳动强度、体重、工作性质等不同，产能营养素之间的比例关系也不同。若按各营养素提供能量占总能量的百分比计，一般情况下，蛋白质占 10%～15%，脂肪占 20%～30%，碳水化合物占 55%～65%。在设计食谱时，应根据具体情况确定各营养素所占的具体比例。

2. 膳食中优质蛋白质与一般蛋白质的平衡

动物性蛋白质多为优质蛋白质，所含必需氨基酸的种类齐全、数量充足、比例适合人体需要，可以维持生命和健康，促进生长发育，是优质蛋白质。而一般植物性蛋白质所含必需氨基酸的种类和比例不能完全满足人体需要，必须将多种食物混合食用，发挥蛋白质之间的互补作用，提高蛋白质的营养价值。大豆也归于优质蛋白质。

在设计食谱中要注意动物性蛋白质、一般植物性蛋白质和大豆蛋白质的合理搭配，膳食中应保证有一定比例的优质蛋白质。一般要求动物性蛋白质和大豆蛋白质应占膳食总蛋白质的 30%～50%。其中，动物性蛋白质占总蛋白质含量的 20%～30% 为好。

3. 饱和脂肪酸、单不饱和脂肪酸和多不饱和脂肪酸的平衡

饱和脂肪酸可使血胆固醇升高，不饱和脂肪酸特别是必需脂肪酸以及鱼贝类中的二十碳五烯酸（EPA）和二十二碳六烯酸（DHA）具有多种有益的生理功能。因此，必须保证膳食中多不饱和脂肪酸的比例。植物油中不饱和脂肪酸的含量及亚油酸、亚麻酸等必需脂肪酸的含量高，烹调时应选择植物油。

（四）食物成分表

食物成分表是营养食谱设计必不可少的工具。食物中营养成分含量的计算、食物数量的确定、食谱营养核算等工作离不开食物成分表。

二、营养食谱设计的原则

营养食谱设计是依据平衡膳食理论,根据人体生理的基本需要,结合季节、年龄、劳动强度、个人经济状况和饮食习惯等特点,选择适宜的食物,科学编制食谱。在设计营养食谱时应遵循以下原则。

(一)保证营养平衡

食谱首先要保证营养平衡,提供符合营养需要的平衡膳食。

1. 满足人体能量与营养素的需求

设计食谱时要了解用膳者的年龄、性别、职业、劳动强度、生理状态等情况,按照《中国居民膳食指南》的要求,满足其能量和各种营养素的需要,食谱要符合《中国居民膳食营养素参考摄入量(DRIS)》标准,既要满足用餐者的营养需要又要防止过量。

2. 各营养素之间的比例要适宜

蛋白质、脂肪、碳水化合物三种产能营养素之间应保持适宜的比例关系;要注意动物性蛋白质、植物性蛋白质和大豆蛋白质的合理搭配,保证有一定比例的优质蛋白质;烹调时应选择植物油;还应考虑产能营养素与维生素(如维生素 B_1、B_2、B_6 等)之间的平衡、矿物质与其他营养素之间的平衡、可消化多糖与膳食纤维之间的平衡。

3. 食物搭配要合理

食物搭配应符合营养学原理,有利于发挥营养素之间的协同作用、互补作用,减少相互抑制作用,促进营养素的消化吸收。注意主食与副食、杂粮与精粮、荤与素等食物的平衡搭配。

4. 三餐要合理

三餐要合理是指三餐的能量和食物分配要合理,能量分配午餐应占全天总能量的40%,早、晚各占 30%,或者早餐占 25%~30%,晚餐占 30%~35%。三餐定时定量进餐。根据年龄、生理、作息时间等实际情况确定每日进餐次数。

提倡每日四餐。一种是上午加餐,对于上午工作时间较长的人,或处于发育阶段青少年,可于早餐、中餐之间加餐;另一种加餐是晚间加餐,对于晚间继续工作或学习 3 小时~4 小时以上者,则需加夜宵。加餐能量约占全日总能量的 10% 左右,加餐不应影响正餐。

(二)照顾饮食习惯,饭菜要适口

一个合理的食谱,决不是各种营养素的罗列和拼凑,还应根据用膳者的民族、地域、饮食要求、饮食习惯、口感喜好、文化情趣、饮食嫌忌等实际情况,确定食物的品种和烹调方法,菜肴应色、香、味俱佳,口味多样、品种多样,以满足个人的生理和心理需求。

（三）结合用餐标准和当地条件

根据用餐者的消费水平和当地条件，确定所用原料的种类、品质档次。经济条件好、消费水平高者，可选用高档原料；而消费水平低者，应选择一般性的原料，但不论消费水平高低，所设计的食谱必须满足用餐者的营养需求。

（四）考虑季节性和市场供应情况

根据不同季节和市场供应情况选购原料，以保证低成本、高营养，而且还要根据不同季节来调节饮食结构，不断改善食谱，以维持膳食平衡。

三、配菜时应注意的问题

（一）原料选择要多样化

平衡膳食必须由多种食物组成，才能满足人体的各种营养需要。每日膳食中选用的食物应包括谷类及薯类、动物性食物、豆类及其制品、蔬菜水果类和纯热能食物五大类，而在每一大类食物中还应选择多个品种，以保证食物的多样性，以达到平衡膳食的要求。每天应选择三种以上的谷物类食物作为主食，并注意粗细搭配，经常吃一些粗粮、杂粮等。应选择六种以上的蔬菜、一种到两种水果，注意叶、茎、花薹、茄果、鲜豆、食用蕈藻类合理搭配，应优先选用红、黄、绿等深色蔬菜和红、黄色水果，一半以上应为绿叶蔬菜。每天应摄入奶类、豆类及其制品，提高蛋白质摄入量，防止过多食用肉类带来的不利影响，应大力提倡食用大豆及其制品。动物性原料应选择三种以上，鱼、禽、蛋、瘦肉等动物性食物是优质蛋白质、脂溶性维生素和矿物质的良好来源，应多选择水产类原料及禽类和蛋类，减少猪肉的进食比例，并适当选用动物的肝脏。烹调应选择植物油，少用动物油脂，食盐不宜过多。

（二）对易损失、易缺乏的营养素要多配

原料中的某些营养素在加工中容易损失，还有些原料中的营养素不易被机体消化吸收，利用率很低，如维生素特别是水溶性维生素在加工中容易被分解破坏，植物性原料中的铁、钙等矿物质吸收率很低。为了补偿损失和保证人体需要，在设计食谱时应注意多留有余量，多选择含维生素 C、维生素 B_2、维生素 A 较多的蔬菜。

（三）合理搭配烹饪原料

1. 营养搭配

营养搭配是配菜的基本出发点，通过科学搭配，可以发挥各种原料的互补作用，使菜

肴的营养更加全面。

（1）各种原料的搭配要有利于营养素的保存和利用。如富含铁的原料应与富含维生素C、蛋白质、氨基酸而草酸、植酸、磷酸含量低的食物相配。富含胡萝卜素的原料宜与油脂或动物性食物相配合，如胡萝卜烧牛肉等。缺赖氨酸的粮谷可与富含赖氨酸的食物如豆类相配。

（2）荤素要搭配。荤食（动物性食物）与素食（植物性食物）搭配有利于营养素间相互取长补短。动物性食物中绝大部分的蛋白质为优良蛋白质，而植物性食物（大豆除外）所含的蛋白质为非优良蛋白质，氨基酸组成不平衡。动物性食物中钙、磷、铁、脂溶性维生素的含量优于植物性食物，而植物性食物中不饱和脂肪酸、维生素C、胡萝卜素、膳食纤维的含量又高于动物性食物。因此，荤素搭配可使菜肴营养全面，以满足平衡膳食的要求。应尽量减少单一原料菜，多配荤素搭配的混合菜。

2．数量搭配

数量搭配是指菜肴中主料、辅料搭配的数量。菜肴中的主料、辅料的数量搭配有三种形式。

（1）单一原料的菜肴。这种菜肴是由一种原料构成。如"烤鸡"、"糖醋鱼"等不加配料，按定额配置就可以了。

（2）有主、辅料的菜肴。主料多于辅料，突出主料，辅料是对主料的色、香、味、形、营养的调剂、烘托和补充。如"辣子鸡丁"、"葱烧海参"等。

（3）几种原料的菜肴。由几种原料构成，无主、辅料之分，各种原料的数量大致相同。如"烧三素"、"爆三样"等。

3．味的搭配

菜肴的味是评价菜肴质量的重要指标。不同的原料具有不同的味道，有的烹制后味道鲜美，有的味淡或无味，有的则有令人不愉快的味道。新鲜的鸡、鱼、虾、蟹等味道鲜香纯正，配菜时应注意保存基本味；海参、鱼翅、熊掌等味道清淡，配菜时要用辅料和调味料来弥补主料口味的不足，用鲜汤、肉汤来增加其鲜味；有些原料如一些动物性原料配菜时要适当配些蔬菜，以减少主料的油腻感。

4．质地搭配

原料的质地有软、嫩、脆、韧之分，配菜时应合理搭配。一般遵循"脆配脆"、"嫩配嫩"、"软配软"的原则。

5．色泽搭配

在保证菜肴营养、味道的同时，还要考虑原料色泽的搭配，使菜肴色泽协调、美观，刺激食欲。有主、辅之分时应突出主料。色泽搭配有顺色搭配和异色搭配两种。顺色搭配要求两种或两种以上原料在色泽上尽可能保持一致，如"糟熘三白"由鸡片、鱼片、笋片配成，成菜后均为白色。异色搭配要求两种或两种以上原料色泽不同，如"芙蓉鸡片",主料是白色的鸡片,配以绿色的菜心和红色的火腿等辅料,加以衬托,显得鲜艳协调。

6. 形的搭配

菜肴形的搭配不仅关系到菜肴的外观,还关系到菜肴的质地。分同形搭配和异形搭配两种。同形搭配要求原料形态、大小一致,如丁配丁、片配片、丝配丝、条配条、块配块等。异形搭配就是主料、配料形状不同、大小不一,辅料的形状应小于主料,以突出主料。

(四)选择合理的烹调方法

烹调方法的选择原则是:既要满足烹饪工艺的要求,又要符合营养学原理。所选用的烹调方法应尽可能减少对原料中营养素的破坏,烹调出的菜肴应具有良好的感官性状,色、香、味、形俱佳,并有利于食物中的营养素消化、吸收,不产生对人体有害的物质。关于烹调方法对营养素的影响及保护措施,将在第八章"合理烹饪"部分讨论,在此仅从营养学的角度,对烹饪方法的选择进行论述。

选择烹调方法时,除应结合厨房的设备条件和厨师技术水平的实际情况进行选择外,还应注意以下几个方面。

1. 根据原料所含的营养素和质地选择烹饪方法

如原料质地脆嫩,所含营养素容易被破坏,应选择旺火、快速成菜的烹调方法,如炒、爆、熘、凉拌、滑等方法。缩短加热时间,减少对营养素的破坏,使菜肴口感脆嫩、清香。如质地脆嫩的蔬菜,富含维生素 C,烹调方法可选用炒,用旺火快速成菜,既减少了对维生素 C 的破坏,菜肴口感又脆嫩、清香。如果原料质地老硬,所含营养素较不容易被破坏,或经过较长时间加热更有利于消化吸收,可选择炖、焖、烧、煮、蒸、煨、烩、卤等烹调方法。如质地较老的牛肉、鸡、鸭等富含蛋白质、脂肪,可选用上述方法烹调,由于加热时间较长,蛋白质和脂肪部分分解,有利于消化吸收,且肉质熟烂、汤汁味道香美。

2. 根据用餐者的生理特点和健康状况选择烹饪方法

对于不同的生理状况应选择不同的烹调方法烹制食物。对老年人来说,可选用清蒸、炖、炒、煮等烹调方法,这样烹调出来的食物清淡、软嫩、酥烂、水分含量高,适合老年人咀嚼困难及消化吸收功能降低的生理特点,应避免采用煎、炸等使食物过于油腻的烹调方法。幼儿的胃肠功能尚未发育完全,消化能力不是很强,在菜肴品种及烹调方法上应掌握碎、软、细烂、新鲜、清洁的原则,避免食用粗糙、大块、油腻食品。例如,"清炖鸡"特别适于老年人及产妇、乳母食用。"糖醋排骨"在制作过程中加醋作辅料,增加了骨头中钙离子的析出,有利于钙的吸收利用,而且酸甜适口,适合于正在生长发育的儿童和青少年。

对于不同的健康状况应选择不同的烹调方法。如对高血压、糖尿病患者以采用氽、煮、炖、拌等少油、少盐的烹调方法为主。患肝脏疾病的患者应选择使食物清淡、易消化的烹调方法,不宜食用过分油腻的食物。

总之,烹调方法的选择应根据厨房的设备条件、厨师的技术水平、所用原料的性质及用餐者的喜好选择多种烹调方法,以满足食用者对色、香、味、形、质的要求,避免单调,增进食欲。

四、营养食谱设计方法

(一) 计算法

1. 确定能量需要量

人们每日摄入食物量的多少主要由每天需要的能量多少来决定。劳动强度大,能量消耗多,进食量就多。健康人的能量需要量主要是根据用餐者的性别、年龄、劳动强度等因素来确定。常用的能量需要量的确定方法有两种。

(1) 查表法

即查《中国居民膳食营养素参考摄入量(DRIs)》表,根据用餐者的性别、年龄、劳动强度、生理状态等来确定所需能量的数量,这是最常用、方便的一种方法。《中国居民膳食营养素参考摄入量(DRIs)》推荐的能量需要量是对群体而言,可以满足绝大多数人的需要。但个体之间的能量需要量还是有差异的,应根据具体情况加以调整。特别是当体重与参考体重(我国参考体重男为 65kg,女为 58kg)相差比较大时,应进行适当调整。

(2) 计算法

简单和广泛应用的计算方法是用基础代谢率(BMR)乘以体力活动水平(PAL)来计算人体的能量需要量或消耗量。

$$能量需要量或消耗量 = BMR \times PAL$$

具体计算参看第二章第四节“能量”部分内容。

2. 确定蛋白质、脂肪、碳水化合物所提供的能量

$$营养素提供能量 = 能量 \times 该营养素所占百分比$$

根据平衡膳食的原理确定蛋白质、脂肪、碳水化合物在每日膳食中所占的比例。一般每人每天的膳食组成为蛋白质占 10%～15%,脂肪占 20%～30%,碳水化合物占55%～65%。

例 1:计算某 50 岁男司机一天蛋白质、脂肪、碳水化合物提供的能量。

解:司机属于中等体力劳动,查《中国居民膳食营养素参考摄入量(DRIs)》表可知,50 岁男司机每天能量摄入量应为 2 600kcal。根据平衡膳食原理,司机蛋白质占总能量的比例设为 13%,脂肪为 25%,碳水化合物为 62%。那么,每日蛋白质、脂肪、碳水化合物提供的能量为

根据营养素提供能量 ＝ 能量×该营养素所占百分比

蛋白质提供能量 ＝ 2 600kcal×13％ ＝ 338kcal

脂肪提供能量 ＝ 2 600kcal×25％ ＝ 650kcal

碳水化合物提供能量 ＝ 2 600kcal×62％ ＝ 1 612kcal

答：50 岁男司机一天蛋白质、脂肪、碳水化合物提供的能量分别为 338kcal、650kcal、1 612kcal。

3. 确定蛋白质、脂肪、碳水化合物每天或每餐的需要量

每日某营养素需要量 ＝ 每日该营养素提供的能量÷该营养素的能量系数

每餐某营养素需要量 ＝ 每日该营养素需要量×每餐能量分配百分比

蛋白质、碳水化合物的能量系数为 4kcal/g，脂肪的能量系数为 9kcal/g。

每餐能量分配百分比一般为午餐占全天总能量的 40％，早、晚各占 30％，或者早餐占 25％～30％，晚餐占 30％～35％。

例 2：计算上例中 50 岁司机每天和每餐蛋白质、脂肪、碳水化合物需要量。

解：根据某营养素需要量＝该营养素提供的能量÷该营养素的能量系数，那么，

（1）每天蛋白质、脂肪、碳水化合物需要量为

蛋白质需要量 ＝ 338kcal÷4kcal/g ＝ 85g

脂肪需要量 ＝ 650kcal÷9kcal/g ＝ 72g

碳水化合物需要量 ＝ 1 612kcal÷4kcal/g ＝ 403g

（2）设该司机三餐能量分配比例为：午餐占全天总能量的 40％，早、晚各占 30％，那么每餐蛋白质、脂肪、碳水化合物需要量为

早餐、晚餐蛋白质、脂肪、碳水化合物需要量为

蛋白质需要量 ＝ 85g×30％ ＝ 25.5g

脂肪需要量 ＝ 72g×30％ ＝ 21.6g

碳水化合物需要量 ＝ 403g×30％ ＝ 120.9g

午餐蛋白质、脂肪、碳水化合物需要量为

蛋白质需要量 ＝ 85g×40％ ＝ 34g

脂肪需要量 ＝ 72g×40％ ＝ 28.8g

碳水化合物需要量 ＝ 403g×40％ ＝ 161.2g

答：（略）

4. 确定主食的品种和数量

由于粮谷类是碳水化合物的主要来源，所以主食的品种和数量主要根据各类主食原料中碳水化合物的含量确定。根据我国居民的膳食习惯，主食由大米和面粉组成，另外可适当增加一些杂粮和粗粮。

主食量 ＝ 主食提供碳水化合物量÷每百克该主食所含碳水化合物量

例 3：已知某人早餐中应含有碳水化合物 108.2g，如果本餐只吃面包一种主食，试确定所需面包的质量。

解：查食物成分表得知，面包中碳水化合物含量为 53.2%。则，

$$所需面包量 = 108.2g \div 53.2\% = 203.4g$$

答：早餐所需面包数量为 203.4g。

为了使食物多样化，午餐、晚餐的主食品种应在两种以上，可根据饮食习惯分配各种主食所占的比例，例如南方人喜欢米饭，大米占的比例可多一些，面粉占的比例少一些，还可增加一些杂粮。

例 4：某人午餐应含碳水化合物 144g，要求以米饭、馒头（富强粉）为主食，并分别占 50% 的碳水化合物，试计算午餐所需的大米和面粉量。

解：查食物成分表得知，大米含碳水化合物为 77.9%，富强粉含碳水化合物为 75.2%。则

$$所需大米量 = 144g \times 50\% \div 77.9\% = 92.0g$$
$$所需富强粉量 = 144g \times 50\% \div 75.2\% = 95.7g$$

答：所需大米质量为 92.0g，富强粉质量为 95.7g。

例 5：晚餐应含碳水化合物 108.2g，要求以烙饼、小米粥、馒头为主食，并分别提供 40%、10%、50% 的碳水化合物，试确定各自的数量。

解：查食物成分表得知，烙饼含碳水化合物为 51%，小米粥含碳水化合物为 8.4%，馒头含碳水化合物为 43.2%，则

$$所需烙饼量 = 108.2g \times 40\% \div 51\% = 84.9g$$
$$所需小米粥量 = 108.2g \times 10\% \div 8.4\% = 128.8g$$
$$所需馒头量 = 108.2g \times 50\% \div 43.2\% = 125.2g$$

答：（略）

5. 确定副食的种类与数量

蛋白质主要来源于主食和肉、禽、蛋、乳、鱼等动物性原料和豆制品等副食。所以，副食的品种和数量主要根据各类副食原料中蛋白质的含量确定。

计算步骤如下：

（1）计算主食中含有的蛋白质量。

（2）用应摄入的蛋白质量减去主食中的蛋白质量，即为副食应提供的蛋白质量。

（3）设定副食中的蛋白质 2/3 由动物性食物供给，1/3 由豆类及其制品供给，计算各自蛋白质的供给量。

（4）查食物成分表并计算各类动物性食物及豆制品的供给量。

（5）确定蔬菜的品种和数量。《中国居民膳食指南》推荐我国成年人每人每天吃蔬菜 300g～500g，深绿色蔬菜占一半，水果 200g～400g。一般早餐食用 100g 左右的蔬菜水

果,午餐、晚餐至少要食用 200g 以上的蔬菜水果。

例 6:已知午餐应含蛋白质 30.0g,主食食用馒头(富强粉 150g),副食食用鸡胸脯肉,计算鸡胸脯肉的质量。

解:(1)查食物成分表得知,富强粉含蛋白质 10.3%,鸡胸脯肉含蛋白质 19.4%。则

$$主食中蛋白质含量 = 150g \times 10.3\% = 15.45g$$

(2)副食中蛋白质含量=应摄入的蛋白质量-主食中蛋白质量

$$=30.0g-15.45g=14.55g$$

(3)鸡胸脯肉量 $=14.55g \div 19.4\%=75.0g$

答:午餐鸡胸脯肉的量为 75.0g。

例 7:已知午餐应含蛋白质 36.0g,主食食用馒头(富强粉 90g)和米饭(粳米 100g),副食食用猪里脊和北豆腐,计算里脊和豆腐量。

解:(1)查食物成分表得知,富强粉含蛋白质 10.3%,粳米含蛋白质 8.0%,里脊含蛋白质 20.2%,北豆腐含蛋白质 12.2%。则

$$主食中蛋白质含量 = 馒头中蛋白质含量 + 米饭中蛋白质含量$$
$$=90g \times 10.3\% + 100g \times 8.0\% = 17.27g$$

(2)副食中蛋白质含量=36.0g-17.27g=18.73g

(3)副食中蛋白质的 2/3 由动物性食物供给,1/3 由豆制品供给,因此

$$动物性食物应含蛋白质量 = 18.73g \times 2/3 = 12.49g$$
$$豆制品应含蛋白质量 = 18.73g \times 1/3 = 6.24g$$

(4)猪里脊量 $=12.49g \div 20.2\%=61.8g$

$$北豆腐量 =6.24g \div 12.2\%=51.1g$$

6. 确定烹调用油量

按平衡膳食要求,烹调用油应选择植物油。

$$烹调用油量 = 脂肪需要量 - (主食中脂肪含量 + 副食中脂肪含量)$$

7. 合理配菜与选择烹调方法

按平衡膳食要求,将原料进行合理组合搭配,编制出食谱。通过科学搭配,可以发挥各种原料的协同作用、互补作用,减少相互抑制作用,并注意原料的色彩搭配,使菜肴不但营养合理,还具有美感,提高食欲。

例 8:小学三年级学生,一天的能量需要量为 1 800kcal,午餐主食有大米、面粉、玉米粉;副食有鸡胸肉、猪肉(后臀),请你设计出午餐主、副食带量食谱。(保留一位小数)

解:(1)根据全天能量需要量计算午餐能量需要量。

已知三年级学生一天的能量需要量为 1 800kcal,午餐占全天总能量的 40%,那么,

$$午餐能量需要量 = 1 800 \times 40\% = 720kcal$$

(2)根据午餐的能量需要量计算出午餐中碳水化合物、蛋白质、脂肪提供的能量。

设碳水化合物提供的能量占总能量的 60%、蛋白质占 15%、脂肪占 25%,那么,

午餐碳水化合物提供的能量 = 720kcal × 60% = 432kcal

午餐中蛋白质提供的能量 = 720kcal × 15% = 108kcal

午餐中脂肪提供的能量 = 720kcal × 25% = 180kcal

(3) 根据午餐中碳水化合物、蛋白质、脂肪提供的能量,计算出午餐提供碳水化合物、蛋白质、脂肪的质量。

午餐提供碳水化合物量 = 432kcal ÷ 4kcal/g = 108g

午餐提供蛋白质量 = 108kcal ÷ 4kcal/g = 27g

午餐提供脂肪量 = 180kcal ÷ 9kcal/g = 20g

(4) 根据午餐碳水化合物的需要量,设计主食品种和数量。

设定午餐主食为米饭和金银卷(面粉占 60%,玉米面占 40%),查食物成分表得知:大米每百克含碳水化合物 77.6g,玉米面每百克含碳水化合物 66.1g,面粉每百克含碳水化合物 75.8g。设米饭提供碳水化合物占午餐总碳水化合物的 57%、金银卷占 43%。那么

米饭提供碳水化合物量 = 午餐提供碳水化合物量 × 米饭占总碳水化合物百分比

= 108g × 57% = 62.0g

午餐米饭所需大米量 = 米饭提供碳水化合物量 ÷ 每百克大米碳水化合物含量

= 62.0g ÷ 77.6% = 80.0g

金银卷提供碳水化合物量 = 108g − 62.0g = 46.0g

制作金银卷面粉占 60%,玉米面占 40%,面粉和玉米面的质量分别为

面粉量 = 46g × 60% ÷ 75.8% = 36.4g

玉米面量 = 46g × 40% ÷ 66.1% = 27.8g

(5) 根据午餐蛋白质的需要量,设计副食的品种和数量

① 计算出午餐主食中蛋白质的含量。查食物成分表得知,面粉每百克含蛋白质 9.5g,大米每百克含蛋白质 8.0g,玉米面每百克含蛋白质 9.2g。那么,

主食中蛋白质的含量 = 面粉含蛋白质量 + 大米含蛋白质量 + 玉米含蛋白质量

= 36.4g × 9.5% + 80g × 8.0% + 27.8g × 9.2% = 12.4g

② 求出副食提供蛋白质的量

午餐副食提供蛋白质的量 = 午餐提供蛋白质量 − 午餐主食中蛋白质的含量

= 27g − 12.4g = 14.6g

③ 设定午餐的动物性食物选用鸡胸肉和猪后臀肉,其中鸡胸肉占 60%、猪肉占 40%。查食物成分表得知,鸡胸肉每百克含蛋白质 19.4g,猪后臀肉每百克含蛋白质 14.6g,则鸡胸肉、猪后臀肉的质量分别为

14.6g × 60% ÷ 19.4% = 45.2g

$$14.6g \times 40\% \div 14.6\% = 40.0g$$

④ 根据科学配餐的要求午餐应该搭配 200g 以上的蔬菜水果,设定午餐吃鸡肉三丁、肉末白菜、葡萄。

(6) 根据午餐脂肪的需要量,设计烹调用油的品种和数量。

① 计算主食所含脂肪量

查食物成分表得知,大米每百克含脂肪 0.6g,玉米面每百克含脂肪 3.1g,面粉每百克含脂肪 1.1g。则

$$主食中含脂肪量 = 80g \times 0.6\% + 27.8g \times 3.1\% + 36.3g \times 1.1\% = 1.8g$$

② 计算副食所含脂肪量

查食物成分表得知,鸡胸肉每百克含脂肪 5.0g,猪后臀肉每百克含脂肪 30.8g。则

$$副食中含脂肪量 = 45.9g \times 5.0\% + 40.0g \times 30.8\% = 14.6g$$

③ 计算主、副食所含脂肪量

$$主、副食所含脂肪量 = 1.8g + 14.6g = 16.4g$$

④ 计算烹调用油质量

$$午餐烹调用油量 = 午餐提供脂肪量 - 午餐主副食所含脂肪量$$
$$= 20g - 16.5g = 3.6g$$

设计用花生油 3.6g

答:午餐带量食谱如下:

主食:米饭(大米 80g)、金银卷(富强粉 36.3g、玉米面 27.8g)

副食:鸡肉三丁(鸡胸肉 45.9g、土豆 20g、胡萝卜 20g、黄瓜 20g)、肉末白菜(猪后臀肉 40g、白菜 100g)

葡萄 50g

烹调用油(花生油 3.6g)。

8. 食谱评价与调整

(1) 食谱评价的概念。食谱评价就是通过计算所设计的食谱或提供的膳食中所含的能量及各种营养素的数量与质量,分析判断食谱是否符合平衡膳食的要求,是否能够满足用餐者的营养需求,是否科学合理,如果食谱偏离营养需要比较大,就要对其进行调整,以满足平衡膳食的要求。

(2) 食谱评价内容。食谱评价内容主要包括:①膳食结构;②能量、营养素摄入量;③食谱中三种产能营养素(蛋白质、脂肪、碳水化合物)的供能比例;④蛋白质食物来源,优质蛋白质所占比例;⑤三餐能量分配等内容。

(3) 食谱评价的依据。依据中国居民平衡膳食宝塔对膳食结构进行评价。依据《中国居民膳食营养素参考摄入量(DRIs)》对食谱营养素、能量摄入量结果进行分析和评价。

计算食谱所提供的能量和各种营养素数量,与 DRIs 进行比较,以判断摄入量是否符合要求。依据《中国居民膳食指南》及平衡膳食理论对食谱中三种产能营养素(蛋白质、脂肪、碳水化合物)的供能比例、优质蛋白质所占比例、三餐的能量分配进行评价。

　　下面举例说明食谱评价的过程和方法。

　　例 9:28 岁的王先生在某国际知名公司做总经理助理。给王先生设计的一日食谱见表 5-1。

表 5-1　王先生(28 岁、轻体力劳动)一日食谱

进餐时间	菜肴名称	原料名称	原料重量(g)
早餐	牛奶	牛乳	200
		绵白糖	8
	大饼鸡蛋	鸡蛋	50
		小麦粉	120
	炝拌芹菜	芹菜茎	50
		花生油	6
午餐	蒸米饭	稻米	150
	羊肉蒜薹	羊肉	50
		蒜薹	100
	炖鸡翅	鸡翅	50
	素炒青椒	柿子椒	100
	桃	久保桃	100
		色拉油	18
晚餐	蒸二米饭	大米	60
		小米	60
	炖鱼汤	草鱼	40
		豆腐	100
		油菜	50
	素炒蔬菜	圆白菜	100
	水果	红富士苹果	100
		玉米油	10

（1）膳食结构评价

膳食结构是指各类食物的种类和数量在膳食中所占的比例。膳食结构评价的依据是中国居民平衡膳食宝塔。

评价方法：将食谱中的各种原料，按平衡膳食宝塔对食物原料的分类统计各类食物的摄入总量，将之与平衡膳食宝塔建议的不同能量水平膳食的各类食物摄入量进行比较；分析判断各类食物摄入量是否满足人体需要及满足的程度。

中国居民平衡膳食宝塔建议的不同能量水平膳食的各类食物摄入量见表 5-2。

表 5-2　平衡膳食宝塔建议不同能量水平膳食的各类食物摄入量　　单位：g/日

能量水平	6 700kJ 1 600kcal	7 500kJ 1 800kcal	8 350kJ 2 000kcal	9 200kJ 2 200kcal	10 050kJ 2 400kcal	10 900kJ 2 600kcal	11 700kJ 2 800kcal
谷类	225	250	300	300	350	400	450
大豆类	30	30	40	40	40	50	50
蔬菜	300	300	350	400	450	500	500
水果	200	200	300	300	400	400	400
肉类	50	50	50	75	75	75	75
乳类	300	300	300	300	300	300	300
蛋类	25	25	25	50	50	50	50
水产类	50	50	75	75	75	100	100
烹调油	20	25	25	25	30	30	30
食盐	6	6	6	6	6	6	6

注：建议量均为食物可食部分的生重量。

将食谱中各类食物归类计算、填入表 5-3，并与平衡膳食宝塔建议量进行比较，从两方面分析评价：一是食物种类是否齐全，是否多样化；二是各类食物的消费量是否充足。

表 5-3　王先生食谱各类食物摄入量与平衡膳食宝塔建议量比较　　单位：g

食物类别	谷类	大豆类	蔬菜	水果	肉类	乳类	蛋类	水产类	烹调油
摄入量	390	23	400	200	100	200	50	40	34
宝塔建议量	350	40	450	400	75	300	50	75	30

豆制品的数量应折合成大豆数量然后再进行比较。王先生摄入 100g 豆腐，每百克豆腐含蛋白质为 8.1g，大豆含蛋白质为 35.0%，折合成大豆为 8.1g÷35.0%＝23g。

评价：王先生的食谱原料种类齐全、多样，符合要求。但谷类、肉类、烹调用油稍多。而豆类、水果、乳类、水产类略显不足，可以适当减少肉类而增加水产类，水果、蔬菜、乳类还可以再增加一些。

需要注意的是,中国居民平衡膳食宝塔建议的各类食物摄入量是一个平均值。每天的膳食中应尽可能包含膳食宝塔中的各类食物。但不需要每天都严格按照膳食宝塔建议的各类食物的量吃。

（2）计算各种营养素的摄入量

计算食谱中每一种食物各种营养素的含量,将不同种类食物中同一营养素的含量相加得到摄入的各类食物中各营养素的总含量。

食物中某种营养素含量＝［食物量(g)×可食部分百分比］×每百克食物中营养素含量

每日食谱中某营养素供给量的计算公式为

$$Z_i = \sum_{j=1}^{n} Y_{ij} \times X_j$$

其中,Z_i为食谱中某营养素含量,Y_{ij}为某种原料中该营养素的含量;X_j为该原料用量;n为所用原料种数。

例如牛奶中各主要营养素计算如下。

查食物成分表,100g牛奶中各种主要营养素含量见表5-4。

表 5-4 100g牛奶中各种主要营养素含量

原料	食部(%)	蛋白质(g)	脂肪(g)	糖类(g)	维生素A(μgRE)	硫胺素(mg)	核黄素(mg)	维生素C(mg)	钙(mg)	铁(mg)	锌(mg)	硒(mg)
牛奶	100	3.0	3.2	3.4	24	0.03	0.14	1	104	0.3	0.42	1.94

200g牛奶含主要营养素量为

蛋白质量＝［食物量(g)×可食部分百分比］×每百克食物中蛋白质含量
＝200g×100％×3.0％＝6.0g

脂肪量＝［食物量(g)×可食部分百分比］×每百克食物中脂肪含量
＝200g×100％×3.2％＝6.4g

碳水化合物量＝［食物量(g)×可食部分百分比］×每百克食物中碳水化合物含量
＝200g×100％×3.4％＝6.8g

维生素A量＝［食物量(g)×可食部分百分比］×每百克食物中维生素A含量
＝200g×100％×24％＝48μgRE

同样可以计算出所有原料的各种营养素含量,见表5-5。

（3）计算食谱提供的能量

通过营养素计算,王先生一日食谱提供的蛋白质为87.0g,脂肪为65.8g,碳水化合物378.1g。

表 5-5　王先生食谱各种营养素含量计算

原料	能量 (kcal)	蛋白质 (g)	脂肪 (g)	糖类 (g)	维生素 A (μgRE)	硫胺素 (mg)	核黄素 (mg)	维生素 C (mg)	钙 (mg)	铁 (mg)	锌 (mg)	硒 (mg)
牛奶		6.0	6.4	6.8	48	0.06	0.28	2	208	0.6	0.84	3.88
绵白糖		0	0	9.9	0	0	0	0	1	0	0.01	0.04
鸡蛋		6.7	4.4	1.4	117	0.06	0.14	0	28	1	0.55	7.17
小麦粉		13.4	1.8	88.3	0	0.34	0.1	0	37	4.2	1.97	6.43
芹菜茎		0.5	0.1	4.4	344	0.02	0.01	6.5	16	0.5	0.12	0.32
花生油		0	7	0	0				1	0.2	0.03	0
早餐		26.6	19.7	110.8	509	0.48	0.53	8.5	291	6.5	3.52	17.84
稻米		11.1	1.2	116.8	0	0.17	0.07	0	20	3.5	2.55	3.35
羊肉		9.8	1.7	0.1	4	0.03	0.1	0	3	1.4	1.09	2.25
蒜薹		2	0.1	15.4	80	0.04	0.1	1	19	4.2	1.04	2.17
鸡翅		8.7	5.9	2.3	34	0.01	0.06	0	4	0.7	0.56	5.49
柿子椒		1	0.2	5.4	57	0.03	0.03	72	14	0.8	0.19	0.38
久保桃		0.6	0.1	10	0	0.04	0.04	0	10	0.4	0.14	0.1
色拉油		0	18	0	0	0	0	0	3	0.30	0.04	0
午餐		33.2	27.2	150	175	0.32	0.37	81	73	11.3	5.61	13.74
大米		4.4	0.5	46.7	0	0.07	0.03	0	8	1.4	1.02	1.34
小米		5.4	1.9	45.1	10	0	0.06	0	25	3.1	1.12	2.84
草鱼		6.6	2.1	0	4	0.02	0.04	0	15	0.3	0.35	2.66
豆腐		8.1	3.7	4.2	0	0.04	0.03	0	164	1.9	1.11	2.3
油菜		0.9	0.2	1.9	52	0.02	0.06	18	54	0.6	0.17	0.4
圆白菜		1.5	0.2	4.6	12	0.03	0.03	40	49	0.6	0.25	0.96
苹果		0.7	0.4	11.7	10	0.01	0	2	3	0.7	0	0.98
玉米油		0	9.9	0.1	0	0	0	0	0	0.1	0.03	0
晚餐		27.6	18.9	114.3	88	0.39	0.25	60	318	8.7	4.05	11.48
合计	2 454	87.4	65.8	375.1	772	1.19	1.15	150	682	26.5	13.18	43.06
DRIs	2 400	75			800	1.4	1.4	100	800	15	15	50
比较(%)	102	117			96	85	82	150	85	177	88	86

蛋白质提供能量 = 蛋白质量(g)×4kcal/g = 87.4g×4kcal/g = 349.6kcal

脂肪提供能量 = 脂肪量(g)×9kcal/g = 65.8g×9kcal/g = 592.2kcal

碳水化合物提供能量 = 碳水化合物量(g)×4kcal/g = 378.1g×4kcal/g
= 1 512.4kcal

　　需要说明的是,由于《中国食物成分表 2002》中的碳水化合物是食物中的总碳水化合物,包含可利用的碳水化合物和膳食纤维两大类。膳食纤维的能量系数为 8.4kJ/g(2kcal/g)。

所以,准确计算碳水化合物提供能量的公式为:

碳水化合物提供能量 ＝可利用碳水化合物量(g)×4kcal/g＋膳食纤维量(g)×2kcal/g

　　　　　　　　 ＝(碳水化合物量－膳食纤维量)(g)×4kcal/g＋膳食纤维量(g)

　　　　　　　　　　×2kcal/g

由于动物性原料一般不含膳食纤维,绝大多数植物性原料膳食纤维的含量也不高,所以,膳食纤维对碳水化合物提供能量影响不大,不需要精确计算时,可忽略其影响,直接用碳水化合物量×4kcal/g 计算碳水化合物能量。如果食物中膳食纤维含量较多,就应分别计算可利用碳水化合物提供能量和膳食纤维提供能量。

一日食谱提供的能量 ＝蛋白质提供能量＋脂肪提供能量＋碳水化合物提供能量

　　　　　　　　　＝349.6kcal＋592.2kcal＋1 512.4kcal

　　　　　　　　　＝2 454kcal

一日食谱提供的能量与 DRIs 比较:

食谱提供的能量占能量推荐量％ ＝食谱提供能量÷能量推荐量×100％

　　　　　　　　　　　　　　＝2 454÷2 400×100％＝102％

评价:根据平衡膳食理论,每日能量摄取量允许的浮动范围在 DRIs 规定值的±10％,每周为 DRIs 的±2％。本食谱提供能量为102％,非常符合要求。

(4) 计算三种产能营养素提供能量占总能量的百分比

营养素供能百分比 ＝(该营养素提供能量÷总能量)×100％

蛋白质供能百分比 ＝349.6kcal÷2 454kcal×100％＝14.2％

脂肪供能百分比 ＝592.2kcal÷2 454kcal×100％＝24.1％

碳水化合物供能百分比 ＝1 512.4kcal÷2 454kcal×100％＝61.7％

评价:从计算出的结果来看,来源于蛋白质的能量比例为14.2％,来源于脂肪的能量比例为24.1％,来源于碳水化合物的能量比例为61.7％。根据平衡膳食理论,各营养素提供能量占总能量的百分比为蛋白质占10％～15％,脂肪占20％～30％,碳水化合物占55％～65％。本食谱提供的三种产能营养素提供的能量占总能量的百分比符合平衡膳食的要求。

(5) 计算三餐提供能量比例

早餐提供能量＝早餐蛋白质提供能量＋早餐脂肪提供能量＋早餐碳水化合物提供能量

　　　　　　＝26.6kcal×4＋19.7kcal×9＋110.8kcal×4＝723.7kcal

午餐提供能量＝午餐蛋白质提供能量＋午餐脂肪提供能量＋午餐碳水化合物提供能量

　　　　　　＝33.2kcal×4＋27.2kcal×9＋150kcal×4＝977.6kcal

晚餐提供能量＝晚餐蛋白质提供能量＋晚餐脂肪提供能量＋晚餐碳水化合物提供能量

　　　　　　＝27.6kcal×4＋18.9kcal×9＋114.3kcal×4＝737.9kcal

$$早餐占全天总能量\% = 723.7\text{kcal} \div 2\,454\text{kcal} = 30\%$$
$$午餐占全天总能量\% = 977.6\text{kcal} \div 2\,454\text{kcal} = 40\%$$
$$晚餐占全天总能量\% = 723.7\text{kcal} \div 2\,454\text{kcal} = 30\%$$

评价：依据《中国居民膳食指南》，建议午餐提供能量占全天总能量的 40%，早餐、晚餐各占 30%，或者早餐占 25%～30%，晚餐占 30%～35%。本食谱非常符合要求。

（6）食谱营养素评价

通过计算营养素，得到食谱所提供的各种营养素数量见表 5-3。将食谱中每一种营养素的含量与 DRIs 进行比较并作出评价。

$$营养素占 \text{DRIs}\% = 食谱中该营养素提供量 \div 该营养素 \text{DRIs} \times 100\%$$

例如，食谱蛋白质占 DRIs% = 87.4g ÷ 75g × 100% = 117%

同理可将其他营养素与 DRIs 比较，计算结果见表 5-3。

评价：根据平衡膳食理论，每日蛋白质摄取量允许的浮动范围在 DRIs 规定值的 ±10%，每周为 DRIs 的 ±2%，其他营养素每日摄取量应为 DRIs 的 ±20%，每周为 DRIs 的 ±10%。本食谱提供的各营养素可以满足营养需要，只是蛋白质为 116% 略显多一点；维生素 C 为 150%，虽超过了范围，但考虑维生素 C 在烹调加工中容易被破坏，可以适当提高比率；铁为 177%，但铁有较大部分来自于粮谷类食物，吸收率较低，且铁是易缺乏的营养素，应该适当提高；硫胺素为 85%、核黄素为 82%、钙为 85%，虽达到要求范围，但还可以提高一些。

（7）计算蛋白质的食物来源

通过计算，谷物、水果、蔬菜等植物性食物提供的蛋白质为 41.5g，豆类提供的蛋白质为 8.1g，动物性食物提供的蛋白质为 37.8g。

$$优质蛋白质量 = 动物性蛋白质 + 豆类蛋白质 = 37.8g + 8.1g = 45.9g$$
$$优质蛋白质所占比例\% = 优质蛋白质量 \div 总蛋白质 \times 100\%$$
$$= 45.9g \div 87.4g \times 100\% = 52\%$$

评价：根据平衡膳食理论要求，优质蛋白质应占膳食总蛋白质的 30%～50%。本食谱可以满足要求。

9. 食谱保存、归档管理

设计好食谱后，应将食谱进行保存、归档管理，收集用餐者和厨师的反馈意见，以便改进设计，不断完善食谱，使食谱更加科学合理，满足用餐者的需要。

（二）食物交换份法

用计算法设计营养食谱比较准确，但计算工作量较大。而食物交换份法是一种简单易行、易于被非专业人员掌握的方法。

　　食物交换份法是将常用食物按所含营养素的特点归类,计算出每类食物每份所含的营养素值,按类列出各种食物每交换份的质量,同类食物每交换份所含能量和营养素量相似,可任意交换。然后根据不同的能量需要,按蛋白质、脂肪和碳水化合物的分配比例,计算出各类食物的交换份数,并按每份食物的等值交换表选择食物。具体方法如下。

　　1. 食物分类

　　将常用食物按所含营养成分的特点大致划分为以下几类。

　　(1)富含碳水化合物的食物:谷类、薯类。

　　(2)富含矿物质、维生素和食用纤维的食物:蔬菜类和水果类。

　　(3)富含蛋白质的食物:肉、禽、蛋、鱼、豆制品等。

　　(4)富含钙、磷、维生素 B_2 和蛋白质的食物:乳类。

　　(5)纯能量食物:油脂类、食糖类。

　　2. 计算出各类食物每单位交换份中所含的营养成分

　　按每类食物中的常用食物和常用量计算其所含的能量、蛋白质、脂肪和碳水化合物。为了便于记忆,营养值均以整数表达。每单位食物交换份的营养成分见表5-6。

表 5-6　每单位交换份食物的营养价值

食品类别	每份质量(g)	能量(kcal)	蛋白质(g)	脂肪(g)	碳水化合物(g)
谷薯类	25	90	2.0	—	20.0
蔬果类	甲种蔬菜(食部)400~600		5.0		17.0
	乙种蔬菜(食部)100~350	90		—	
水果类	200(市品)		1.0		21.0
肉蛋类	50	90	9.0	6.0	
豆类	25		9.0	4.0	4.0
奶类	160	90	5.0	5.0	6.0
油脂类	10		—	10	—
坚果	15	90	4.0	7.0	3.0
食糖	22		—	—	22

　　3. 列出各类食物每单位交换物质量

　　表5-7~表5-12为谷薯类食物,蔬菜、水果类食物,肉、蛋类食物,豆制品,乳类食物,供热食物的等值交换表。

表 5-7　谷薯类每份食物等值交换表

食　品　名　称	质量(g)	食　品　名　称	质量(g)
大米、小米、糯米、薏米	25	油条、油饼、苏打饼干	25
高粱米、玉米渣	25	面条	35
面粉、米粉、玉米面	25	烧饼、烙饼、馒头	35
混合面	25	咸面包、窝窝头	35
燕麦片、莜麦面	25	慈姑	100
荞麦面、苦荞面	25	土豆(食部)、甘薯(食部)	130
各种挂面、龙须面	25	荸荠(食部)	150
杂豆	25	鲜玉米(1个,带棒心)	200

注：每份谷薯类食品提供蛋白质 2g、碳水化合物 20g、能量 376kJ(90kcal)。根茎类一律以净食部分计算

表 5-8　蔬菜、水果类每份食物等值交换表

含糖 1%～3% 的蔬菜(食部)		质量(g)	含糖 4%～10% 的蔬菜(食部)		质量(g)
叶类	大白菜、圆白菜、油菜、韭菜、菠菜等	400～600	瓜果类及鲜豆类	倭瓜、柿子椒、茄子	350
				鲜红豆、扁豆	250
根茎类	芹菜、莴笋等			鲜豌豆	100
瓜类	西葫芦、西红柿、冬瓜、黄瓜、苦瓜、茄子、丝瓜等		根茎类	萝卜	350
				胡萝卜、蒜苗	200
			其他类	水浸海带	650
其他类	绿豆芽、茭白、冬笋、菜花、鲜蘑菇、龙须菜等		水果类	橘子、橙子、苹果、鸭梨、桃、葡萄、李子、柿子	200～250
				西瓜	350

注：每份蔬菜类食品提供蛋白质 5g、碳水化合物 17g、能量 376kJ(90kcal)。每份蔬菜一律以净食部分计算。每份水果提供蛋白质 1g、碳水化合物 21g、能量 376kJ(90kcal)。每份水果一律以市品质量计算。

表 5-9　肉、蛋类每份食物等值交换表

食　品　名　称	质量(g)	食　品　名　称	质量(g)
热火腿、香肠	20	鸡蛋(1大个 带壳)	60
肥瘦猪肉	25	鸭蛋、松花蛋(1大个 带壳)	60
熟叉烧肉(无糖)、午餐肉	35	鹌鹑蛋(6个带壳)	60
熟酱牛肉、熟酱鸭、大肉肠	35	鸡蛋清	150
瘦猪、牛、羊肉	50	带鱼	80
带骨排骨	50	草鱼、鲤鱼、甲鱼、比目鱼	80
鸭肉	50	大黄鱼、黑鲢、鲫鱼	80
鹅肉	50	对虾、青虾、鲜贝	80
兔肉	100	蟹肉、水发鱿鱼	100
鸡蛋粉	15	水发海参	350

注：每份肉类食品提供蛋白质 9g、脂肪 6g、能量 376kJ(90kcal)。除蛋类为市品重量,其余一律以净食部分计算。

表 5-10　豆制品每份食物等值交换表

食品名称	质量(g)	食品名称	质量(g)
腐竹	20	豆腐丝、豆腐干、油豆腐	50
大豆	25	北豆腐	100
大豆粉	25	南豆腐(嫩豆腐)	150
豆腐皮	25	豆浆	400

注：每份大豆及其制品提供蛋白质 9g、脂肪 4g、碳水化合物 4g、能量 376kJ(90kcal)。

表 5-11　奶类每份食物等值交换表

食品名称	质量(g)	食品名称	质量(g)
奶粉	20	牛奶	160
脱脂奶粉	25	羊奶	160
乳酪	25	无糖酸奶	130

注：每份奶类食物提供蛋白质 5g、碳水化合物 6g、能量 376kJ(90kcal)。

表 5-12　油脂类、食糖类每份食物等值交换表

名称	质量(g)	名称	质量(g)
各种油类 1 汤匙	10	南瓜子(市品)	30
花生米(约 30 粒)	15	芝麻酱	15
核桃(2 个)(食部)	15	白糖	22
杏仁(约 10 个)(食部)	15	红糖	22
葵花子(市品)	15		

注：上表食物按每份供热量约 376kJ(90kcal)、油脂类含脂肪量 10g、纯糖类含糖量约 22g 计算。

4．列出不同能量所需的各类食物交换份数

根据每个人全日能量的摄入量的不同,按照产能营养素的能量供给量的比例,安排等值交换的数量,即可选择食物。

现举例说明不同能量所需的各类食物交换份数的计算方法。

某人每日需要的能量为 2 000kcal,其中蛋白质、脂肪、碳水化合物分别占总热量的 14％、26％和 60％。计算其每天各类食物的交换份数和总的交换份数。

解：(1)首先确定乳类、水果、蔬菜的交换份数

根据《中国居民膳食指南》,建议每天应摄入牛奶 300g 左右、蔬菜 300g～500g、水果 200g～400g。根据表 5-4 可知,每份牛奶的质量为 160g,所以,每天乳类的交换份数为 1.5 份,每天蔬菜、水果各 1 份。

(2)根据能量计算全天提供碳水化合物、蛋白质、脂肪的质量

$$碳水化合物提供量 = 2\ 000kcal \times 60\% \div 4kcal/g = 300.0g$$
$$蛋白质提供量 = 2\ 000kcal \times 14\% \div 4kcal/g = 70.0g$$

$$脂肪提供量 = 2\,000kcal \times 26\% \div 9kcal/g = 57.8g$$

（3）根据碳水化合物的提供量，计算谷薯类交换份数

已由牛奶、蔬菜、水果提供碳水化合物量为 1.5 份×6g/份＋1 份×17g/份＋1 份× 21g/份＝47g，应由谷薯类提供的碳水化合物为 300g－47g＝253g，谷薯类每交换份提供碳水化合物为 20g，所以每日需谷薯类的交换份数＝253g÷20g/份＝12.7 份≈12.5 份

（4）根据蛋白质的提供量，计算肉蛋类、豆类交换份数

全日提供蛋白质量为 70g，已由牛奶、蔬菜、水果、谷薯类提供的蛋白质为 1.5 份× 5g/份＋1 份×5g/份＋1 份×1g/份＋12.5 份×2g/份＝38.5g。那么，肉蛋类提供的蛋白质为 70g－38.5g＝31.5g，肉蛋类每交换份提供蛋白质 9g，所以每日需肉蛋类交换份数＝ 31.5g÷9g/份＝3.5 份

（5）根据脂肪的提供量，计算油脂类交换份数

全日提供脂肪量为 57.8g，已由牛奶、肉蛋类提供的脂肪为 1.5 份×5g/份＋3.5 份× 6g/份＝28.5g，应由油脂类提供的脂肪为 57.8g－28.5g＝29.3g，油脂每交换份提供脂肪 10g，所以每日油脂类交换份数＝ 29.3g÷10g/份＝2.9 份≈3 份

所以，全日需牛奶交换份数为 1.5 份、水果蔬菜 2 份、谷类 12.5 份、瘦肉类 3.5 份、油脂类 3 份，共计 22.5 交换份。

不同能量所需的各类食物交换份数见表 5-13。

表 5-13　不同能量所需的各类食物交换份数

全日能量摄入 [MJ(kcal)]	总交换 (份)	谷类 (份)	菜果类（份） 蔬菜	水果	肉蛋鱼豆类 （份）	乳类（份）	油脂、食糖类 （份）
6.70(1 600)	17.5	9.5	1	1	2.5	1.5	2.0
7.10(1 700)	19.5	10.5	1	1	3.0	1.5	2.5
7.53(1 800)	20.0	11.0	1	1	3.0	1.5	2.5
7.94(1 900)	21.0	12.0	1	1	3.0	1.5	3.0
8.36(2 000)	22.5	12.5	1	1	3.5	1.5	3.0
8.80(2 100)	24.0	13.5	1	1	4.0	1.5	3.0
9.20(2 200)	24.5	14.0	1	1	4.0	1.5	3.0
9.62(2 300)	26.0	15.0	1	1	4.0	1.5	3.5
10.04(2 400)	27.0	15.5	1	1	4.0	1.5	3.5
10.46(2 500)	28.5	16.5	1	1	4.5	1.5	4.0
10.87(2 600)	29.5	17.0	1	1	5.0	1.5	4.0
11.30(2 700)	30.5	18.0	1	1	5.0	1.5	4.0
11.7(2 800)	31	18.5	1	1	5.0	1.5	4.0

注：表中食物份数是按蛋白质占总能量的 12%～15%、脂肪占 20%～25%、碳水化合物占 60%～65% 的分配比例计算而得。本表不是固定模式，可以适当调整。

5. 食物交换份法编制营养食谱

在编制营养食谱时，要根据不同年龄、性别、劳动强度，从《中国居民膳食营养素参考摄入量（DRIs）》查出每日所需的能量，根据所需能量，查表 5-13 得出各类食物的交换份数，再根据表 5-7～表 5-12 确定每日具体的食物质量，并合理地将这些食物分配到一日三餐中，即可设计出合理的营养食谱。

例如，我们为一名 45 岁的男教师设计一日食谱。教师的工作劳动强度为轻体力活动，查《中国居民膳食营养素参考摄入量（DRIs）》，其每日所需的能量为 10.04MJ，查表 5-13 可知其需交换份数为 27 份，其中谷类 15.5 份，蔬菜水果类各 1 份，肉、蛋、豆制品为 4.5 份，乳类为 1.5 份，油脂、食糖类为 3.5 份。根据食物交换表，全日各类食物原料可选择为：

谷物：面包 4.5 份（150g）、6 份大米（150g）、4 份小麦粉（100g）、1 份小米（25g）。

肉、蛋、豆制品：瘦肉 1 份（50g）、鱼 1 份（50g）、鸡肉半份（25g）、鸡蛋 1 个（60g）、北豆腐 1 份（100g）。

乳类：牛奶 300g。

蔬菜、水果：大白菜 100g、芹菜 100g、番茄 100g、柿子椒 100g、冬瓜 100g、海带 50g、鸭梨 100g、橘子 100g。

油脂、食糖：植物油 3 份（30g）、白砂糖 0.5 份（10g）。

将所选各类食物分配到一日三餐中，定出一日食谱，见表 5-14。

表 5-14　一 日 食 谱

餐次	食 物 名 称	原料组成	质量（g）	烹调方法
早餐	牛奶	牛奶	300	煮
		白砂糖	10	
	面包	面包	150	烤
	拌海带丝	海带	50	拌
		香油	2	
	煎鸡蛋	鸡蛋	1个	煎
		烹调油	3	
午餐	米饭	大米	150	蒸
	肉丝炒青椒	鸡肉	25	炒
		柿子椒	100	
		烹调油	5	

续表

餐次	食物名称	原料组成	质量(g)	烹调方法
午餐	炒芹菜	芹菜	100	炒
		瘦肉	25	
		烹调油	5	
	白菜豆腐汤	白菜	100	煮
		豆腐	100	
		番茄	50	
		烹调油	3	
晚餐	馒头	面粉	100	蒸
	小米粥	小米	25	煮
	清炖鱼	鱼	50	炖
		烹调油	8	
		糖	10	
	炒冬瓜	冬瓜	100	炒
		瘦肉	25	
		番茄	50	
		烹调油	4	
加餐		鸭梨	100	生吃
		橘子	100	生吃

(三) 用营养计算软件设计与分析评价食谱

在食谱设计和分析评价过程中,有大量烦琐的计算工作。单靠手工计算,工作量较大,费时费力。借助营养计算软件,可以方便、准确、高效地完成食谱设计和评价工作,特别是在食谱营养分析、评价方面非常方便、实用。营养计算软件还具有能量和营养素摄入量查询、食物营养成分比较和查询、食谱数据库、数据输出等功能。

初学者在利用营养计算软件设计食谱时,由于掌握不好各种原料的用量,往往盲目多次试选原料数量,效率不高,效果不好。如果将营养计算软件与食物交换份法结合使用,即用食物交换份法初步选择食物种数和数量,再用营养计算软件进行精确核算并根据需要适度调整,可以快速、准确地完成食谱设计。现以 45 岁的男教师为例说明用营养计算软件设计营养食谱并对其进行分析评价的过程和方法。

如图 5-1 所示,首先根据用餐者的年龄、性别、劳动强度设置食谱设计的基本参数,确定能量和各种营养素的推荐摄入量。

首先设计早餐。根据食物交换份法,男教师一天大概需要谷类 15.5 份,早餐占 30%,约

4.5份,若选择食用面包,重量为150g左右。将面包数量录入软件。食物选择、录入见图5-2。

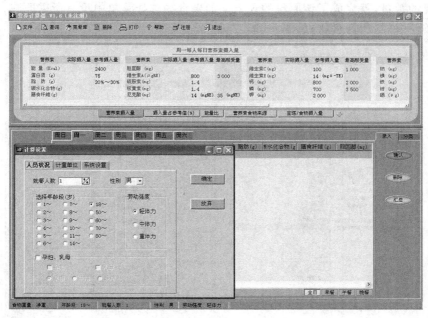

图 5-1 用餐者基本参数设置

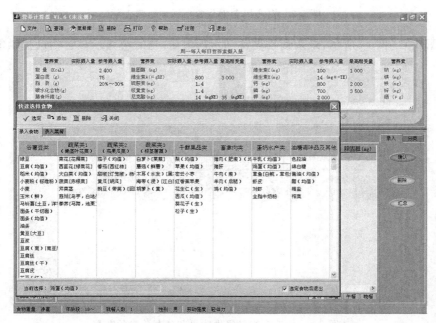

图 5-2 食物选择、录入

单击【录入】按钮就会出现图 5-2 食物选择、录入菜单,用鼠标双击所选择的食物,并输入需要的数量,就完成了该原料的录入。如果食物选择菜单中没有所需原料,可以单击【添加】按钮,添加所需食物(见图 5-3)。

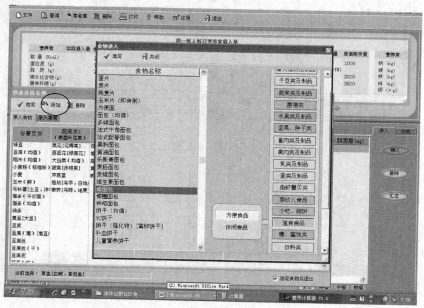

图 5-3　在选择食物菜单中添加所需食物

如图 5-4～图5-5所示,录入食物名称和所需数量。这时会显示该食物已提供能量和各

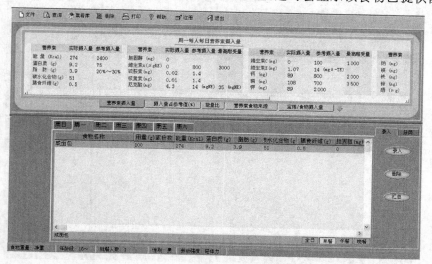

图 5-4　所选食物已提供能量和各营养素的数量

营养素的数量及所占比例。

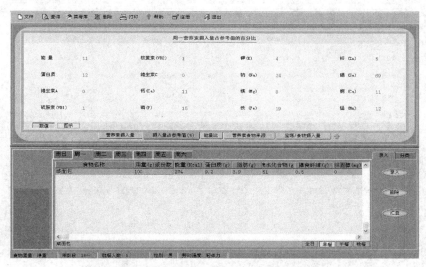

图 5-5　所选食物提供能量和营养素占参考值的百分比

可以确定的早餐食物还有牛奶 1.5 份 300g、鸡蛋 60g、海带丝 50g,分别录入数据(见图 5-6)。注意观察录入数据的变化(见图 5-7),判断食物是否满足早餐能量的需要、产能营养素的比例是否合理,并进行调整(见图 5-8)。

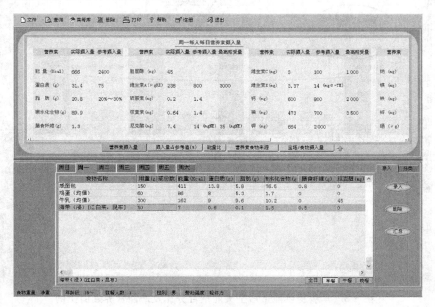

图 5-6　早餐所需食物录入

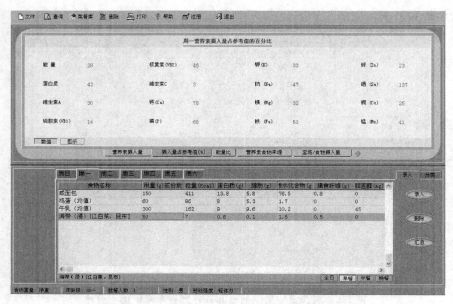

图 5-7　早餐提供能量和营养素占参考值的百分比

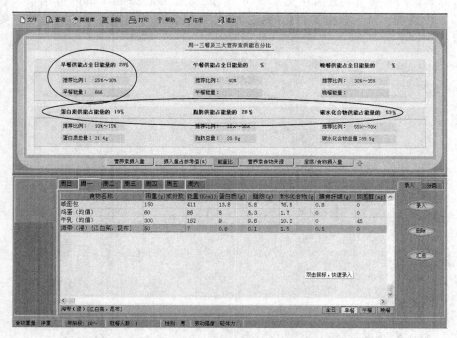

图 5-8　早餐提供能量占全天能量百分比及产能营养素的比例

　　从图5-8可以看出蛋白质所占比例高达19%，应适当减少富含蛋白质食物的量，将鸡蛋改为50g，牛奶改为250g。录入植物油5g、食用糖10g，并观察数据是否满足需要，根据需要作出调整（见图5-9）。

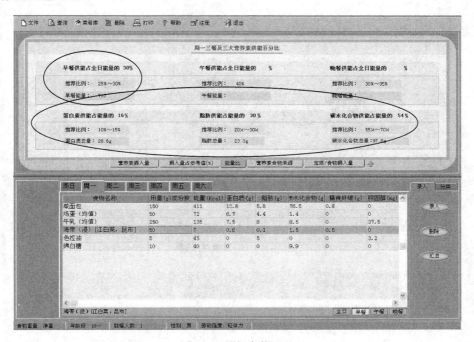

图5-9　早餐食物调整

　　从图5-9可看到，经修改后，早餐提供能量为710kcal，占总能量的30%，蛋白质、脂肪、碳水化合物的比例分别为16%、30%和54%，初步判断，基本符合要求。

　　同理可设计午餐和晚餐食谱。午餐所选食物原料见图5-10，午餐提供能量占全天能量百分比及产能营养素的比例见图5-11。

　　晚餐所选食物原料见图5-12，晚餐提供能量占全天能量百分比及产能营养素的比例见图5-13。

　　初步设计的一日食谱是否合理，需要对其进行分析评价。

　　（1）分析评价膳食结构是否合理

　　如图5-14所示，单击【宝塔/食物摄入量】按钮，将所设计食谱与中国居民平衡膳食宝塔进行比较，分析膳食结构是否合理。从图5-14可看出，与中国居民平衡膳食宝塔比较，本食谱各类食物种类齐全，数量符合宝塔建议范围，膳食结构比较合理。

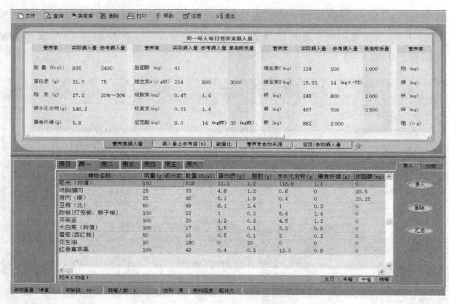

图 5-10　午餐食物选择

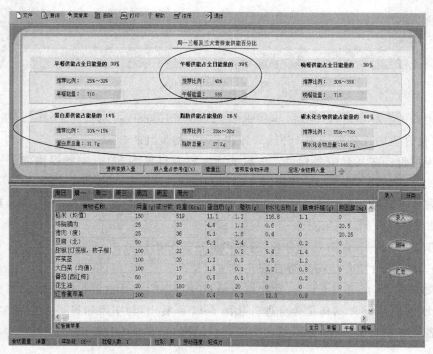

图 5-11　午餐提供能量占全天能量百分比及产能营养素的比例

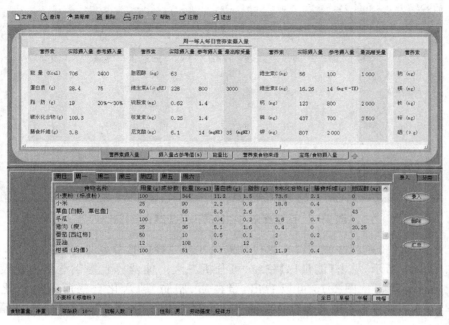

图 5-12 晚餐所选食物

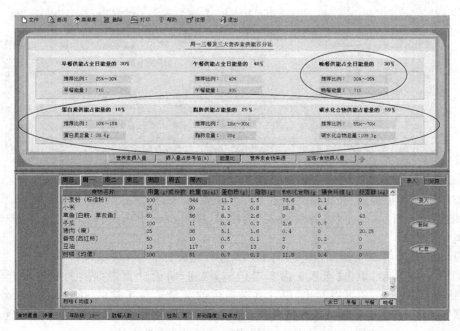

图 5-13 晚餐提供能量占全天能量百分比及产能营养素的比例

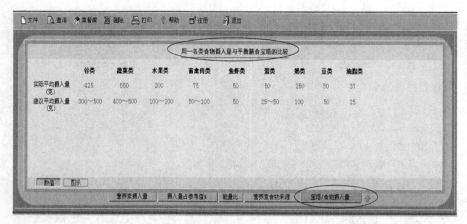

图 5-14　设计食谱与中国居民平衡膳食宝塔比较

（2）分析评价三种产能营养素提供能量占比及三餐能量分配是否合理

如图 5-15 所示，单击【能量比】按钮，可分析三大产能营养素提供能量占比及三餐能量分配是否合理。从图 5-15 可以看出，蛋白质、脂肪、碳水化合物所占能量比分别为 15％、27％和 58％，三餐能量分配为早餐 30％、午餐 40％、晚餐 30％。符合平衡膳食理论的要求。

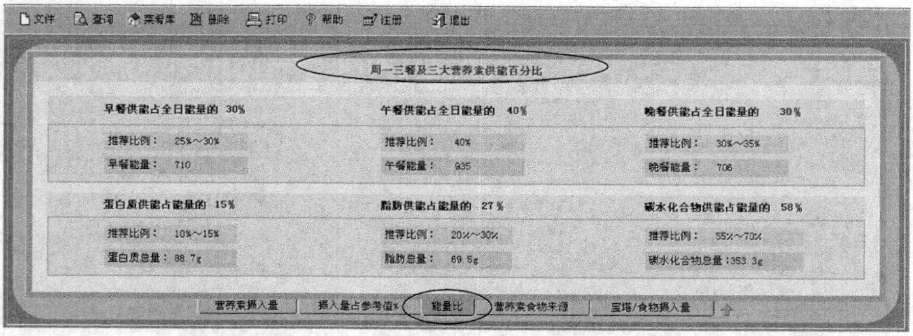

图 5-15　设计食谱三大营养素供能百分比及三餐能量分配

（3）分析判断能量、营养素是否符合 DRIs 要求

如图 5-16 所示，单击【营养素摄入量】按钮，即可统计出所设计食谱提供的能量及营养素量。

设计食谱提供的能量和营养素与 DRIs 进行比较。

如图 5-17 所示，单击【摄入量占参考值％】按钮，将设计食谱提供的能量和营养素与 DRIs 比较。从图 5-17 可以看出，设计食谱提供的能量达参考值的 98％；除锌以外，其他营养素基本符合要求。应调整食物种类，选择含锌丰富的原料，以增加锌的供给量。通过软件的营养素查询功能，查找适合的含锌丰富的原料（见图 5-18）。

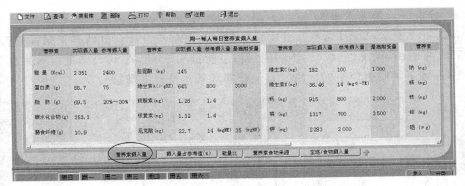

图 5-16 设计食谱提供能量及营养素量

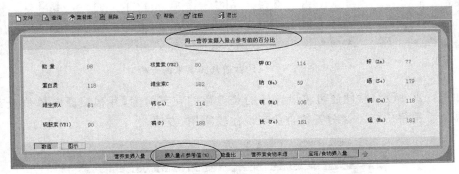

图 5-17 设计食谱提供能量及营养素与 DRIs 比较

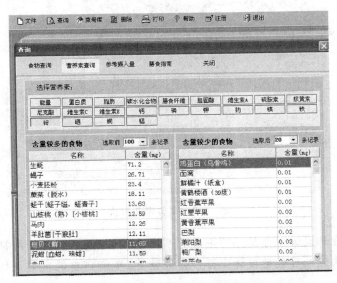

图 5-18 查询含锌丰富的食物

（4）分析评价营养素来源

如图 5-19 所示，单击【营养素食物来源】按钮，可分析设计食谱营养素来源是否合理。从图 5-19 可看出，动物性食物提供的能量占总能量的 15％，有 40％的蛋白质来自于动物性食物，保证了优质蛋白质的供给。其他营养素基本符合平衡膳食要求。

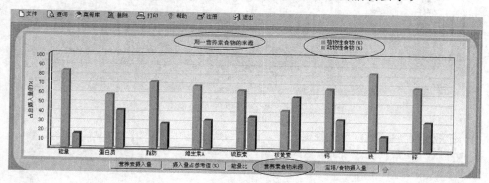

图 5-19　设计食谱营养素来源分析

如图 5-20 所示，软件还可将设计好的菜肴存储在菜肴库，并根据原料单价及菜肴毛利计算菜肴销售价格。这对餐饮企业来说比较实用、方便。

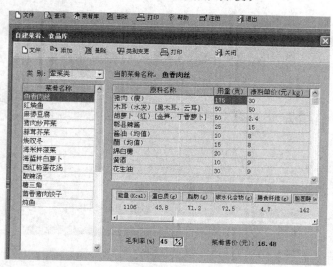

图 5-20　菜肴库及售价

总之，营养食谱设计工作是一项细致而严谨的工作，需要用科学精神多加实践，方可熟练掌握，从而快速而准确地设计出符合合理营养、平衡膳食的食谱，以满足用餐者的营养需求。

本 章 小 结

合理营养与平衡膳食是维持机体健康的保证。营养不足或过剩,都会对人体健康产生严重的危害。平衡膳食既要满足安全性、营养性、多样性的要求,还要有合理的膳食制度、设计合理的食谱、合理选择原料与切配、合理烹饪、营造良好的进餐环境等。

设计营养食谱时,应利用平衡膳食的理论,根据人体生理卫生的基本要求,结合季节、年龄、劳动强度、个人经济状况和饮食习惯等特点,选择适宜的食物,科学编制食谱,并通过合理的烹调方法,使人体获得营养丰富的平衡膳食。

常用的设计营养食谱的方法有计算法和食物交换份法两种。

用营养软件设计食谱方便、准确、高效。

主 要 概 念

合理营养:是指所摄入的能量和各种营养素的种类、数量、比例关系能够全面满足机体生理需要、维持机体健康的营养。

平衡膳食:即能够满足合理营养的膳食,是指选择多种食物,经过合理搭配与加工,所提供的能量及营养素与机体需要保持平衡的膳食。

合理膳食制度:是指合理地安排每天的餐次、两餐之间的间隔时间和每餐的数量及质量。

食谱:是指为了合理调配食物以达到营养需求而安排的膳食计划。基本内容包括每天食物的种类、数量及饭菜的名称。

合理烹饪:就是根据烹饪原料的性质和营养特点,采用合理的烹饪方法,使制成的饮食成品尽可能多地保存原有的营养素,符合食品安全要求,具有色、香、味、形、质俱佳的感官性状,以维持或提高食物的营养价值和食用价值,达到刺激食欲、促进消化吸收、使食用者的生理和心理都得到满足的目的。概括地说,就是通过烹饪使食物满足营养、安全、美感等三方面的要求。

思 考 题

1. 合理营养与平衡膳食的概念与意义是什么?
2. 怎样才能做到平衡膳食?
3. 营养食谱设计的理论依据有哪些?
4. 设计营养食谱依据的原则是什么?

5. 怎样才能做到合理配菜？

6. 如何选择烹调方法？

7. 膳食营养分析与评价的内容和依据是什么？

应 用 题

1. 某公司经理，男，年龄 30 岁。请分别用计算法和食物交换份法为其设计一日营养食谱。

2. 为自己设计一周营养食谱。

实 训 题

菜单营养调查

1. 目的：根据平衡膳食的要求，对某餐饮企业现有菜单的食物种类选择、原料搭配、烹调方法及相关因素进行调查并作出适当调整，从而加强对理论知识的理解，并将理论应用于实践，提高知识的综合应用能力，增强分析问题、解决问题的能力。

2. 要求：

选择一份宴席菜单或其他套餐菜单进行综合评价并写出调查报告。

(1) 分析整席或整套食物品种的选择和搭配是否符合平衡膳食的要求。

(2) 分析每道菜的原料搭配是否符合营养学的要求。

(3) 计算并分析三大产能营养素所占比例是否适宜。

(4) 计算并分析动物性蛋白质与植物性蛋白质、动物性脂肪与植物性脂肪的比例是否适宜。

(5) 分析加工和烹调方法是否符合平衡膳食的要求。

(6) 进餐环境是否符合要求。

(7) 通过综合评价找出存在的问题并提出调整方案，提交调查报告。

第六章

不同生理状况的人群的营养与膳食

　　不同生理状况的人群，所需要的营养素是不相同的。所以应了解不同生理状况的人群的生理特点和营养需要，针对不同生理状况的人群合理配餐，制订食谱，以更好地满足特定人群的营养需要。

第一节　孕妇的营养与合理膳食

　　妇女在妊娠期间，由于种种生理变化，对能量及营养素的需要有所改变。因为胎儿生长发育所需的各种营养素均来自于母体，孕妇本身也需要为分娩和分泌乳汁储备一定的营养，所以，如果孕期营养不良不仅会影响其本身的健康，而且还会影响下一代的生长发育。

一、孕妇的生理特点

　　妊娠是一个特殊的生理时期，妊娠期间孕妇的生理发生了一系列变化，需进行一系列生理调整，以适应胎儿在体内生长发育和本身的生理变化。

（一）代谢改变

　　妊娠期间孕妇的某些激素分泌增加，促进了与妊娠有关的组织和器官的发育，使得合成代谢和基础代谢率增加。甲状腺分泌旺盛，也是基础代谢率增加的一个原因。合成代谢和基础代谢率的增加，使得能量和蛋白质、脂肪、碳水化合物、矿物质、维生素等各种营养素的需要量增加。

（二）消化系统功能改变

胃酸分泌减少,胃肠蠕动降低,常出现胃肠胀气及便秘。孕早期常有恶心、呕吐等妊娠反应。食物在肠道停留的时间延长,对某些营养素如钙、铁、维生素等的吸收率增加。

（三）血容量增加

正常非孕妇女血浆容量约为 2.6 升,孕妇约增加 50%。由于血容量的增加幅度较红细胞的增加幅度大,因此常出现生理性贫血。

（四）体重增加

孕期体重平均增加 12.5kg,孕中、后期增长速度较快,每周稳定增加约 350g～400g。

另外,由于不论母体摄入营养素多少,胎儿皆从母体吸收大量营养素以供本身生长发育的需要,所以孕妇一旦摄入营养素不足,必将增加胎儿营养不足的程度,还会导致孕妇营养缺乏病及妊娠合并症的发生。当孕妇摄入钙少而体内又无钙储存时,只能母体脱钙以供应胎儿,导致母体将患骨质软化症。由此可见,孕期应增加能量和各种营养素的供给,以满足孕妇生理变化的需要,增强抵抗能力,防止合并症的发生。

二、孕期营养不良对胎儿的影响

（一）营养不良对胎儿的影响

胎儿生长发育所需的各种营养素均来自于母体,所以孕妇营养不良,必将导致胎儿营养不良。①营养不足会导致新生儿死亡率增高;②低出生体重发生率增加,低出生体重是指出生体重小于 2 500g。低出生体重婴儿成年后高血压、糖耐量异常、冠心病发病率高;③神经系统发育异常,婴儿体质和智力发育迟缓。

（二）营养不良对孕妇的影响

营养缺乏会导致孕妇患营养性贫血、骨质软化症、营养不良性水肿。但营养过剩也会带来不利影响,营养过剩会使孕妇体重过重、行动不便、胎儿生长过速导致体重过重,造成难产。

三、孕期的营养需要

妊娠期可分为孕早期、孕中期、孕后期三个阶段。孕早期,即受孕后至怀孕 3 个月时。这个阶段胎儿发育较慢,一般不需额外增加营养。孕中期,即怀孕 4 个月～6 个月。胎儿生长较快,应增加营养。孕后期,即怀孕 7 个月～9 个月。胎儿生长迅速,需消耗和储备大量营养素。

(一) 能量

由于胎儿及母体组织的生长,孕期体重增加,蛋白质、脂肪储存,基础代谢率升高,所以孕期能量需要量增加。世界卫生组织建议,如果孕期仍保持孕前的体力活动水平,则平均总能量需增加 335MJ(80 000kcal),孕期 280 天,平均每天增加能量为 335÷280＝1.2MJ(288kcal);如果孕妇活动减少,应减少到每日增加 0.84MJ(200kcal)。

需要的能量受个体差异、体力活动大小、环境温度等影响,所以孕妇的能量消耗应以体重增加值来评价。妊娠前体重正常者,中、后期增重应在 0.4kg/周,妊娠前体重低者每周增重可稍高,约 0.5kg,妊娠前超重者,每周增重 0.3kg 为宜。妊娠前体重大者,孕期不宜减肥。

《中国居民膳食营养素参考摄入量(DRIs)》建议孕妇于妊娠四个月起每日增加能量为 0.84MJ(200kcal)。

(二) 营养素

孕妇对蛋白质的需要量增加,增加的蛋白质主要用于胎儿组织的合成和孕妇本身组织的发育需要,以及储备足够的蛋白质以应对分娩过程中的损失和产后的消耗,有利于乳汁的分泌。

《中国居民膳食营养素参考摄入量(DRIs)》建议孕期蛋白质推荐摄入量(RNI)为孕早期每日增加 5g,孕中期每日增加 15g,孕后期每日增加 20g。

(三) 脂肪

孕期需 3kg～4kg 的脂肪积累以备产后泌乳,磷脂及长链多不饱和脂肪酸对胎儿脑—神经系统和视网膜等的发育有重要的作用。磷脂是脑细胞分裂加速的前提,而长链多不饱和脂肪酸如花生四烯酸(ARA,C20：4,n-6)、二十二碳六烯酸(DHA,C22：6,n-3)是脑磷脂合成所必需的。妊娠中、后期膳食脂肪以占总能量的 25％～30％ 为宜。

(四) 矿物质

(1) 钙。胎儿骨骼、牙齿的钙化需大量的钙,孕妇钙摄入不足,易患骨质软化症。《中国居民膳食营养素参考摄入量(DRIs)》建议孕期钙适宜摄入量(AI)为孕中期每日为 1 000mg,孕后期每日为 1 200mg。同时注意维生素 D 的补给。

(2) 铁。孕妇需铁量较大,既要满足母体血容量的增加和储备一定量铁以补偿分娩时失血而损失的铁,同时又要满足胎儿和胎盘迅速增长及肝脏储备一定量的铁,供出生后

4 个月~6 个月的消耗。由于膳食中铁的吸收率较低和孕妇偏食,孕妇易发生贫血。所以,在补充铁的同时,还应注意维生素 C 和叶酸的摄入,以促进铁的吸收。《中国居民膳食营养素参考摄入量(DRIs)》建议孕期铁适宜摄入量(AI)为孕中期每日为 25mg,孕后期每日为 35mg。

(3) 锌。锌摄入充足可促进胎儿的生长发育和预防先天性畸形,孕期应增加锌的摄入量。胎盘胎儿每日锌的需要量为 750μg。《中国居民膳食营养素参考摄入量(DRIs)》建议孕期锌推荐摄入量(RNI)为孕中、后期每日为 16.5mg。

(4) 碘。碘可促进蛋白质合成,促进胎儿生长发育,对大脑和神经系统的正常发育非常重要。孕期甲状腺功能活跃,碘需要量增加,容易发生缺碘,应注意碘的供给。《中国居民膳食营养素参考摄入量(DRIs)》建议孕期碘推荐摄入量(RNI)为 200μg/d。

(五) 维生素

(1) 维生素 A。由于胎儿发育和胎儿肝脏储备的需要以及母体为泌乳而做的必要储备,孕妇对维生素 A 的需要量有所增加,但其摄入量也不宜过多,过多的维生素 A 不仅会引起中毒,而且有导致先天性畸形的可能。《中国居民膳食营养素参考摄入量(DRIs)》建议孕期维生素 A 推荐摄入量(RNI)为孕早期每日为 800μgRE,孕中、后期每日为 900μgRE,维生素 A 可耐受最高摄入量(UL)为 2 400μg。

(2) 维生素 D。维生素 D 可促进钙吸收和钙在骨骼中的沉积,对骨骼和牙齿形成极其重要。孕妇如经常接触充足的阳光并平衡膳食,一般不易发生维生素 D 缺乏。过量摄入维生素 D 会引起中毒,孕期补充维生素 D 亦需慎重。《中国居民膳食营养素参考摄入量(DRIs)》建议孕期维生素 D 推荐摄入量(RNI)为孕中、后期每日为 10μg,可耐受最高摄入量(UL)为 20μg。

(3) 维生素 B_1 和 B_2。孕妇新陈代谢增强,能量消耗增加,维生素 B_1 和 B_2 的需要量亦应随之增加。《中国居民膳食营养素参考摄入量(DRIs)》建议孕期维生素 B_1 推荐摄入量(RNI)为 1.5mg/d,维生素 B_2 为 1.7mg/d。

(4) 叶酸。叶酸摄入不足会导致出生低体重、神经管畸形、巨细胞性贫血。因此,在怀孕前就应开始补充叶酸,摄入量为 400μg~600μg/日。

(5) 维生素 C。维生素 C 可促进铁的吸收,减少缺铁性贫血的发生,提高机体的抵抗力。孕妇对维生素 C 的需要量增加,以满足母体和胎儿需要。《中国居民膳食营养素参考摄入量(DRIs)》建议孕期维生素 C 推荐摄入量(RNI)为孕中、后期每日为 130mg。

四、孕妇的合理膳食

为适应孕妇的特殊生理需要,保障胎儿的正常发育,孕妇的膳食应在妊娠前平衡膳食的基础上加以适当的调整,以更好地适应孕妇不同时期的需要。

（一）孕妇不同时期的合理膳食

1. 孕早期的合理膳食

孕早期胎儿生长发育速度比较慢,孕妇所需的营养素与孕前的需要量基本相同,但因常有恶心、呕吐、厌食、偏食、嗜酸等妊娠反应,发生妊娠反应时,首要的问题是考虑提高食欲,应选择清淡、清香、酸口、水分多、易消化的食品,少吃多餐。在不妨碍健康的前提下,尽量适应孕妇的胃口,提供孕妇所喜好的食物;应增加含矿物质和维生素丰富的新鲜蔬菜、水果。即使发生比较严重的妊娠反应,每日碳水化合物的摄入量至少应在150g以上,以免因饥饿导致血液中酮体蓄积,出现代谢性酸中毒,影响胎儿的大脑发育。同时应尽量食用含优质蛋白质的食物,如鱼、肉、蛋、奶等食物。

2. 孕中期的合理膳食

孕中期妊娠反应已过,食欲明显好转。胎儿生长发育速度加快,至第28周时,一般胎儿体重已达1 000g。孕妇对能量和营养素的需要量明显增加,应选择营养丰富的食物,如蛋类、瘦肉、乳类、鱼类、豆类等,以增加优质蛋白质的供给,应增加含矿物质、维生素和膳食纤维多的蔬菜、水果,膳食纤维可促进肠蠕动,以防止便秘的发生。

3. 孕后期的合理膳食

孕后期胎儿体重快速增长,为胎儿生长最快的时期。同时胎儿体内要储存一定量的营养素为出生后利用;母体也要储存大量营养素,为分娩和哺乳做准备。这一时期应注意选择奶类、蛋类、瘦肉、动物内脏、海产品、核桃仁等食物,以满足胎儿和孕妇对优质蛋白质、磷脂、必需脂肪酸、矿物质和维生素的需要。孕后期常有孕妇出现贫血和缺钙的现象,因此在膳食调配中要增加含铁丰富、吸收率高的食物和富含钙质的奶类、大豆、虾皮、海带等。但在这一时期也应注意避免引起肥胖。妊娠期如果摄入营养过量,加之妊娠后期活动受限,活动量减少,则易引起肥胖,肥胖的孕妇易患妊娠中毒症和糖尿病等。

（二）孕妇膳食应注意的问题

1. 注意选择含优质蛋白质丰富的动物性食物

注意选择含优质蛋白质丰富的动物性食物,如畜禽肉类、蛋类、鱼类、动物内脏等,对保证孕妇所需的蛋白质质量、数量非常重要。动物肝脏还可同时提供丰富的维生素A、维生素D及矿物质如铁、锌等。奶类是钙的良好食物来源,对满足孕妇和胎儿钙的需要很重要。家禽、鱼类含丰富的不饱和脂肪酸,其脂肪较易被消化吸收,适合孕妇胃肠道功能减弱的特点。

2. 注意选择含维生素、纤维素丰富的蔬菜、水果类

蔬菜、水果可以为孕妇提供丰富的维生素、矿物质,且果蔬中的膳食纤维可以增强胃肠蠕动,提高消化功能,果蔬中的有机酸可刺激食欲。

3. 注意选择海产品

海产品含丰富的碘、钙、锌等矿物质,是孕妇所需矿物质的很好的食物来源。

第二节　乳母的营养与合理膳食

乳母要分泌乳汁、哺育婴儿,还要逐步补偿由于妊娠、分娩所损耗的营养素储备。所以乳母应供给足够的营养,以保证婴儿和乳母的健康。

一、乳母营养对母体及乳汁的质和量的影响

如果营养素摄入量不足,加之体内的分解代谢增加,乳母的体重会减轻,会出现营养缺乏病的症状。

乳母的营养状况直接影响乳汁的质与量,且对量的影响更敏感。营养不足,首先影响泌乳量;补充营养后,泌乳量增加。能量摄入相同时,蛋白质增加,可增加泌乳量。营养不足时还会影响乳汁的质量。乳母营养不足,乳中蛋白质、脂肪含量降低,蛋氨酸、赖氨酸减少,维生素受膳食影响很大。

二、乳母营养需要量

(一)能量

乳母分泌乳汁要消耗能量。产后 1 个月～6 个月乳母泌乳量平均为 750g/d,乳汁能量含量为 2.9kJ(0.69kcal)/g,能量生乳效率为 80%。因此,每日泌乳需要消耗的能量＝750×0.69÷0.8＝647kcal(2.7MJ)。由于乳母在孕期储存的脂肪会在哺乳期被消耗提供能量,每日由储存脂肪提供的能量为 165kcal(0.7MJ)。所以,每日需从膳食中增加的能量为 500kcal(2.1MJ)。《中国居民膳食营养素参考摄入量(DRIs)》建议乳母每日增加能量为 2.1MJ(500kcal)。

(二)营养素

1. 蛋白质

乳母膳食中蛋白质的多少直接影响乳汁蛋白质的质量,对泌乳量影响更大。每日分泌的乳中蛋白质的含量约为 7g～10g 左右,膳食蛋白质转变为乳汁蛋白质的有效率为

70%,每日需要的膳食蛋白质为 10g～15g,考虑到母体恢复和母体本身需要额外补充蛋白质,《中国居民膳食营养素参考摄入量(DRIs)》建议乳母每日应增加蛋白质 20g。

2. 脂肪

脂肪与婴儿脑发育有关,尤其对中枢神经系统发育特别重要。膳食中能量、蛋白质、脂肪的高低,影响乳汁中的脂肪含量。乳汁中脂肪酸的组成与膳食脂肪酸组成类似,如果膳食中不饱和脂肪酸较多,则乳汁中亚油酸含量也较多。乳母摄入脂肪热比为 27%时乳脂含量正常。

3. 矿物质

(1)钙。乳汁中钙的含量比较稳定,受膳食钙影响较小,如果乳母的钙供应不足,就会动用体内的储备钙。乳母由于泌乳钙排出量很大,100mL 乳汁中钙的含量为 30mg～34mg,所以乳母应增加钙的摄入量。《中国居民膳食营养素参考摄入量(DRIs)》建议乳母每日钙的适宜摄入量(AI)为 1 200mg。

(2)铁。母乳中铁的含量很低,且受膳食中铁量影响小。而且妊娠期间,胎儿肝脏储存了相当数量的铁,可供婴儿 4 个月～6 个月的消耗。4 个月～6 个月后婴儿需从辅助食品中补充铁。为了乳母本身的健康,防止贫血和促进产后恢复,饮食中仍应多供应富含铁的食物。《中国居民膳食营养素参考摄入量(DRIs)》建议乳母每日铁的适宜摄入量(AI)为 25mg。

4. 维生素

哺乳期各种维生素均需增加,脂溶性维生素受膳食影响较小。乳汁中维生素 D 含量较低,婴儿应补充维生素 D 或多晒太阳;维生素 B_1 有促进乳汁分泌的作用,当乳母缺乏维生素 B_1 时不仅乳汁减少,而且乳汁中维生素 B_1 的含量也明显降低。水分的摄入量与乳腺的分泌有密切关系,水分不足时,直接影响乳汁分泌量。因此,乳母除每天饮水外,还应多吃流质食品,以补充乳汁中的水分。《中国居民膳食营养素参考摄入量(DRIs)》建议乳母每日维生素 A 的推荐摄入量(RNI)为 1 200μgRE,维生素 D 为 10μg,维生素 B_1 为 1.8mg,维生素 B_2 为 1.7mg,维生素 C 为 130mg。

三、乳母的合理膳食

为保证乳母健康和乳汁分泌充足,在膳食中应选用营养价值较高的食品,并注意合理调配,以达到合理膳食的目的。

乳母膳食应选择蛋白质、钙含量丰富的食物,如鱼、肉、蛋、奶、豆类等多种食品,以及充足的新鲜水果、蔬菜,保证维生素及矿物质的供给。多食用牛奶、排骨汤、水产品等以补充钙的供给,食用紫菜和海带可增加碘的供给,对婴儿的生长发育有益。

产能营养素的能量分配比例要合理。蛋白质占总能量的 13%～15%、脂肪为 27%、碳水化合物为 58%～60%时较为合理。

　　为促进乳汁的分泌,每日餐次增加到 4 餐~5 餐,烹调方法应多用炖、煮、熬,少用油炸;注意多喝汤如鲫鱼汤、鸡汤、猪蹄汤、骨头汤等,这些汤味道鲜美,可提供充足的水分,以利泌乳;不宜多食刺激性食品,不宜饮酒,以免通过乳汁影响婴儿;对一些性味偏凉寒的食品如柿子、梨、西瓜、黄瓜、绿豆、螃蟹、鳖等,应忌食或少吃。

　　乳母过度劳累、精神紧张和情绪激动等,都会抑制乳汁的分泌,保持心情舒畅有利于乳汁分泌。

第三节　婴幼儿的营养与合理膳食

　　婴幼儿时期发育速度最快,以体重计婴儿需要的营养素比成人高得多。但其消化系统尚未发育成熟,如喂养不当,易引起消化功能紊乱、营养不良,会影响其健康和生长。

一、婴儿的营养与合理膳食

(一)婴儿的生理特点

1. 婴儿体格发育的特点

　　(1)体重。婴儿期是一生中生长发育最快的时期。前 6 个月的婴儿,体重平均每月增长 0.6kg,接下来 6 个月平均每月增长 0.5kg,1 岁时达到出生时的 3 倍。

　　(2)身长。身长是反映骨骼系统生长的指标,为从头顶至足底的垂直长度。新生儿出生时平均身长 50cm,1 岁时达到出生时的 1.5 倍(75cm)。

2. 婴儿消化系统发育的特点

　　新生儿的消化器官发育未成熟,功能未健全,唾液分泌较少,唾液中淀粉酶含量低,不利于消化淀粉。到 3 个月~4 个月时唾液中的淀粉酶逐渐增加,6 个月起唾液的作用增强。

　　新生儿的胃容量较小,胃肠中消化酶的活力较差,消化吸收较差。

(二)婴儿的营养需要

1. 能量

　　能量需要包括基础代谢、体力活动、食物热效应(食物的特殊动力作用)、能量储存及排泄耗能、生长发育的能量需要。《中国居民膳食营养素参考摄入量(DRIs)》建议 1 周岁内能量 AI 为 0.40MJ(95kcal)/(kg·bw)。

2. 营养素

　　(1)蛋白质。婴儿生长迅速,需要更多优质蛋白质。所需必需氨基酸的比例较成人大。《中国居民膳食营养素参考摄入量(DRIs)》建议婴儿蛋白质 RNI 为 1.5g/(kg·d)~3.0g/(kg·d)。

（2）脂肪。EPA（C20∶5,n-3）、DHA（C22∶6,n-3）对婴儿神经、智力及认知功能发育有促进作用。《中国居民膳食营养素参考摄入量（DRIs）》建议 6 月龄内婴儿每日膳食中脂肪提供的能量占总能量的比例为 45%～50%,6 月龄～1 岁为 35%～40%。

（3）碳水化合物。人乳喂养碳水化合物的主要成分是乳糖。3 个月的婴儿缺乏淀粉酶,对淀粉消化能力差,所以,淀粉类食物应在 3 个月～4 个月后添加。碳水化合物一般占总能量的 40%～50%。

（4）矿物质

婴儿生长速度快,对矿物质的需求也大,容易缺乏的矿物质主要有钙、铁、锌、碘等。

① 钙。人乳钙吸收率高,出生后前 6 个月的全母乳喂养婴儿并不会明显的缺钙。牛乳中的钙量是母乳的 2 倍～3 倍,但钙磷比例不适合婴儿需要,且吸收率较低。

② 铁。足月新生儿体内的铁储备可防止出生后 4 个月～6 个月内的铁缺乏。早产儿及低出生体重儿的铁储备相对不足,易出现铁缺乏。牛乳中的铁含量低于人乳,且吸收率低。婴儿在 4 个月～6 个月后急需从膳食中补充铁,可通过强化铁的配方奶、米粉、肝泥及蛋黄等予以补充。

③ 锌。人乳中的锌含量相对不足,但母乳喂养的婴儿在前几个月内因利用体内储存的锌而不易缺乏。在 4 个月～6 个月后需要从膳食中补充。肝泥、蛋黄、婴儿配方食品是较好的锌的来源。

④ 碘。婴儿期碘缺乏会引起以智力低下、体格发育迟缓为主要特征的不可逆性智力损害。大部分天然食品及水中含碘较低,孕妇和乳母应食用碘强化食品,否则新生儿及婴儿较容易出现碘缺乏病。

婴儿期矿物质参考摄入量（RNI 或 AI）见表 6-1。

表 6-1　婴儿期矿物质参考摄入量（RNI 或 AI）

年龄（岁）	钙 AI（mg）	磷 AI（mg）	钾 AI（mg）	钠 AI（mg）	镁 AI（mg）	铁 AI（mg）	碘 RNI（μg）	锌 RNI（mg）	硒 AI（μg）	铜 AI（mg）	氟 AI（mg）	铬 AI（μg）
0～0.5	300	150	500	200	30	0.3	50	1.5	15	0.4	0.1	10
0.5～1	400	300	700	500	70	10	50	8.0	20	0.6	0.4	15

（5）维生素

母乳中的水溶性维生素含量受乳母的膳食和营养状态的影响。膳食均衡的乳母,其乳汁中的维生素一般能满足婴儿的需要。用非婴儿配方奶喂养婴儿时,则应注意补充各种维生素。

① 维生素 A。用母乳和配方奶粉喂养的婴儿一般不需额外补充。牛乳中的维生素 A 仅为母乳含量的一半,用牛乳喂养的婴儿需要额外补充 150μg/d～200μg/d 维生素 A。用浓缩鱼肝油补充维生素 A 时应适量,过量补充会导致维生素 A、维生素 D 中毒,出现呕

吐、昏睡、头痛、骨痛、皮疹等症状。

② 维生素 D。人乳及牛乳中的维生素 D 含量均较低,从出生 2 周到 1 岁半应添加维生素 D。富含维生素 D 的食物较少,适量补充富含维生素 A、维生素 D 的鱼肝油或维生素 D 制剂及适当户外活动(晒太阳),可以预防维生素 D 缺乏所致的佝偻病。

③ 维生素 E。早产儿和低出生体重儿容易发生维生素 E 缺乏。牛乳中维生素 E 的含量远低于人乳。

④ 维生素 K。新生儿肠道内的正常菌群尚未建立,肠道细菌合成维生素 K 较少,容易发生维生素 K 缺乏症。

⑤ 维生素 C。母乳喂养的婴儿可从乳汁获得足量的维生素 C。纯牛乳喂养儿应补充富含维生素 C 的果汁。

婴儿期维生素参考摄入量(RNI 或 AI)见表 6-2。

表 6-2　婴儿期维生素参考摄入量(RNI 或 AI)

年龄 (岁)	维生素 A AI (μgRE)	维生素 D RNI (μg)	维生素 E AI (mgα-TE)	硫胺素 AI (mg)	核黄素 AI (mg)	维生素 B_6 AI (mg)	维生素 C RNI (mg)	泛酸 AI (mg)	叶酸 AI (μgDFE)	烟酸 AI (mgNE)
0～0.5	400	10	3	0.2	0.4	0.1	40	1.7	65	2
0.5～1	400	10	3		0.3	0.3	50	1.8	80	3

(6) 水。年龄越小,需水量越大;进食量大,食物含蛋白质、无机盐多,水需要量增加;人工喂养,需水量增加。婴儿每日水供给量应为 150mL/kg 体重。

(三) 婴儿的喂养

1. 母乳喂养

母乳是 4 个月～6 个月内婴儿最适合的天然食物,也是最能满足婴儿生长发育需要的食物,是其他任何食物无法与之相提并论的。母乳喂养的优点有以下四个方面。

(1) 母乳的营养成分最适合婴儿需要,消化吸收率高。母乳的营养特点:①人乳含蛋白质比牛奶少,但以易于消化吸收的乳清蛋白为主。胱氨酸含量高于牛乳,胱氨酸是新生儿及早产儿的必需氨基酸。牛磺酸含量较多,牛磺酸为婴儿大脑及视网膜发育所必需的物质。②人乳的脂肪数量和种类都比牛乳多,在能量上也高于牛乳,这适应了婴儿对能量的特别需要。人乳的脂肪酸构成包括短链、中链及长链脂肪酸,尤其含必需脂肪酸亚油酸和 α-亚麻酸及其衍生物 DHA 等。人乳含有丰富的脂酶,使人乳中的脂肪比牛乳脂肪更易于消化与吸收。③人乳中的乳糖含量约 7%,高于牛乳。乳糖不仅提供能量,而且它在肠道中被乳酸菌利用后产生乳酸。乳酸在肠道内可抑制大肠杆菌的生长,同时亦可促进钙的吸收。④婴儿肾脏的排泄和浓缩能力较弱,食物中的矿物质过多或过少都不适应婴儿的肾脏及肠道对渗透压的耐受能力,会导致腹泻或对肾造成过高的负荷。人乳中的钙含量比牛乳低,但钙磷比例恰当,为 2:1,有利于钙的吸收。铁的含量人乳与牛乳接近,但人乳中铁的吸收率达 50%,而牛乳仅为 10%。人乳中的锌、铜含量远高于牛乳,有利于婴儿的生长发育。⑤水溶性维生素和维生素 A 受乳母的营养状况的影响,营养良好的乳母的乳汁中的维生素能满足 1 个月～6 个月婴儿的需要,而不需要额外补充维生素。但维生素 D 例外。

(2) 母乳含有丰富的免疫活性物质,增强婴儿抗感染能力。如前 3 个月～4 个月的母乳中含有白细胞和淋巴细胞。母乳特别是初乳中含有抗体,母乳含有乳铁蛋白、溶菌酶、补体。母乳还含其他抗感染物质,如初乳中的纤维结合素能促进吞噬细胞的吞噬作用;双歧因子;抗氧化物质如胡萝卜素等具有抗炎症反应和抗氧化作用;干扰素具有抗病毒等作用。母乳中所含的多种免疫物质,构成婴儿的防御系统,从而保护婴儿免受感染。

(3) 母乳喂养可增进母子交流,有助于智力发育。母乳喂养过程也是母子感情交流的过程,有利于婴儿心理、智力的发育。

(4) 母乳喂养经济、方便、安全,不易引起过敏。母乳喂养十分方便,既经济又安全。用牛奶喂养婴儿可能有过敏发生,而母乳喂养极少发生过敏。母乳喂养的儿童很少发生肥胖症、糖尿病等疾病。

所以,母乳喂养是最科学、最有效的喂养方法,应大力鼓励、支持、保护、帮助母乳喂养。应尽可能保证婴儿吃到 8 个月～12 个月的母乳。

2. 人工喂养

因各种原因无法用母乳喂养时,可采用牛乳、羊乳或其他代乳品喂养婴儿。这种用非母乳喂养婴儿的方法即为人工喂养。

代乳品容易滋生细菌,应注意低温冷藏。代乳品配制后应煮沸消毒。喂养前将乳液温度调至接近体温,并排除乳嘴里的空气,以免烫伤和吸入空气。婴儿食品配好后应立即喂养,配好后在 30℃ 以上室温放置超过 2 小时的应废弃。奶瓶、奶头及其他调配食具每次使用后应彻底洗净消毒。

3. 混合喂养

当母乳不足,用其他代乳品补充喂养婴儿时称混合喂养。母乳不足,也应坚持按时给婴儿喂奶,让婴儿吸空乳汁,有利于刺激乳汁的分泌。如母亲不能按时喂奶时,可用代乳品或收集的母乳代替喂养一次。乳母应将多余的乳汁及时挤出或吸空,这样既可以维持乳汁的分泌,也方便在不能按时喂奶时用奶瓶收集,低温储存,然后煮沸后调至接近体温喂给婴儿。

(1) 代乳品要求。代乳品必须具备各种营养成分及能量,尽可能与母乳相似,易于消化吸收,安全。

（2）常用代乳品

① 牛乳。由于牛乳的营养成分与人乳有较大差异,需要适当配制后才适宜给婴儿喂养。新生儿期采用 2 份牛奶加 1 份水稀释,以后过渡到 3 份奶加 1 份水、4 份奶加 1 份水,第二个月可以吃全奶。牛乳中的乳糖含量仅为人乳的 60%,牛乳稀释后还需加 5%~8% 的葡萄糖或蔗糖。配好的牛乳在喂给婴儿之前应煮沸 3 分钟~4 分钟以杀死细菌,另外也可使牛乳的蛋白质变性以有助于婴儿消化。但煮沸的时间不宜过长。婴儿平均每千克体重需 95kcal/d 能量。牛乳能量约为 55kcal/100mL。婴儿平均每天每千克体重需 2:1 +5% 糖的牛奶 170mL,或 3:1+5% 糖的牛奶 155mL,或 4:1+5% 糖的牛奶 150mL。每天分 6 次~8 次喂养。

② 配方奶粉。又称母乳化奶粉,它是为了满足婴儿的营养需要,在普通奶粉的基础上加以调配的奶制品。不能喂养母乳时,应首选婴儿配方奶粉。配方奶粉降低了牛乳中蛋白质的总量,以减轻肾负荷;调整了蛋白质的构成,提高乳清蛋白的比例(60%),减少酪蛋白至 40%,以利于消化吸收;添加牛磺酸和肉碱;脱去部分或全部富含饱和脂肪的奶油,代之以富含多不饱和脂肪的植物油,并调配其脂肪酸的构成和比例,使之接近母乳,如调整 n-3 和 n-6 系列脂肪酸的比例,并添加有助于大脑发育的长链多不饱和脂肪酸,如二十二碳六烯酸(DHA),使脂肪成分更接近于母乳;降低矿物质总量,调整钙/磷比例 (1.3~1.5):1,增加铁、锌及维生素 A 和维生素 D 的含量。婴儿配方奶粉一般按容积比 1:4,即 1 平匙奶粉加 4 平匙水或按重量比 1:8 配制。

配方奶粉可分为:a. 起始配方奶粉,适合 1 个月~6 个月的婴儿;b. 后继配方奶粉,适合 6 个月以上的婴儿;c. 医学配方奶粉,用于特殊的生理需要,如在产、先天性代谢缺陷、对牛奶过敏等。

③ 全脂奶粉。用水按容积比 1(奶粉):4(水)或重量比 1:8 溶解后成分类似鲜牛奶,再按上述鲜牛奶的配置方法进一步稀释、加糖、煮沸,冷却后即可喂养婴儿。

④ 豆制代乳粉(豆基配方粉)。指以大豆为主体蛋白的代乳制品,其特点是不含乳糖,适合对牛乳过敏或乳糖酶活性低下的婴儿食用。

（四）断奶食品及辅助食品

1. 添加辅助食品的科学依据

（1）满足婴儿的营养需求。营养良好的乳母平均泌乳量为 700 mL/d~800mL/d。这一数量能满足 6 个月内婴儿的全面营养需要。6 个月的婴儿每天需要能量约 700kcal ~900kcal,以母乳量分泌 800mL 计,约提供 520kcal 的能量,仅能满足此时婴儿需要量的 57%~74%,所以要补充其他食物。此外,孕期婴儿储备的铁,4 个月龄时已用尽,此时婴儿需铁约 6mg/d~10mg/d,800mL 母乳所提供的铁不到 1mg,必须要以食物补充铁。

（2）学习吃食物，为断奶做准备。断奶期是一个很长的过程，是一个继续保持母乳喂养的过程，也称为断奶过渡期。一般在母乳喂哺的 4 个月～6 个月以后开始，使婴儿逐步地认识并适应母乳以外的食物，进行咀嚼和吞咽的训练等，时间可延长到孩子 1 岁甚至以上。

（3）适应婴儿消化系统以及心理发育的需要。4 个月～6 个月以后的婴儿消化系统逐步成熟，对食物的质和量也有新的要求。如随着齿龈黏膜的坚硬及以后乳牙的萌出，以软的半固体食物喂养婴儿，有利于乳牙的萌出和训练婴儿的咀嚼功能。在喂养工具上，从用奶瓶逐步改变为用小茶匙、小杯、小碗，以利于婴幼儿的心理成熟。过早添加淀粉类高碳水化合物的食物，容易使婴儿肥胖，而辅助食品添加太迟，则会影响婴儿的咀嚼和吞咽功能及乳牙的萌出。

（4）培养良好的饮食习惯。断奶过渡期正确地添加辅助食物，使婴儿接触、尝试和感受各种成人的食物，这对培养儿童正确的饮食习惯是必要的。可减少儿童期和成年后挑食、偏食的不良习惯。

2. 添加辅助食品的原则

添加辅助食品的原则：适时添加，从一种到多种，由稀到稠、由细到粗，由少量到多量。

（1）适时添加。通常情况下，4 个月～6 个月时应逐步添加辅助食品，但因婴儿存在个体差异，开始添加辅食并没有一个严格的时间规定。一般有下列情形时可以开始添加辅食：①婴儿体重已达到出生时的 2 倍；②婴儿在吃完约 250mL 奶后不到 4 小时又饿了；③婴儿可以坐起来了；④婴儿在 24 小时内能吃完 1000mL 或以上的奶；⑤婴儿月龄达 6 个月。辅助食品应在婴儿身体健康、消化功能正常的时候添加。

（2）从一种到多种。添加的辅助食品应从一种到多种，逐步适应后再添加另一种。一种辅食应经过 5 天～7 天的适应期，再添加另一种食物，然后逐步扩大添加的辅食的品种。第一个应添加的辅食是米粉类，因为大米蛋白质很少会造成过敏。每种新的食物可能要尝试多次才会被婴儿接受。

（3）由稀到稠、由细到粗。辅助食品添加应由液体到半固体再到固体，由稀到稠。刚开始添加米粉时可冲调稀一些，使之更容易吞咽。当婴儿习惯后就可以逐步变稠。食物的质地开始要制成泥或汁，以利吞咽；当乳牙萌出后可以适当粗一些和硬一点，以训练婴儿的咀嚼功能。

（4）由少量到多量。开始添加少量辅助食品，适应后再逐步加量，直至断奶。

（5）刚开始添加的辅助食品要求选择精细的食物，避免粗糙，否则会影响婴儿的消化功能。

3. 辅助食品添加顺序。添加辅助食品的顺序见表 6-3。

表 6-3　婴幼辅助食品添加顺序

月龄	添加的辅助食品种	供给的营养素
2～3	鱼肝油(户外活动)	维生素 A、维生素 D
4～6	米粉糊、麦粉糊、粥等淀粉类	能量(训练吞咽功能)
	蛋黄、无刺鱼泥、动物血、肝泥、奶类、大豆蛋白粉或豆腐花或嫩豆腐	蛋白质、铁、锌、钙等矿物质、B 族维生素
	叶菜汁(先)、果汁(后)、叶菜泥、水果泥	维生素 C、矿物质、纤维素
	鱼肝油(户外活动)	维生素 A、维生素 D
7～9	稀饭、烂饭、饼干、面包、馒头等	能量(训练咀嚼功能)
	无刺鱼、全蛋、肝泥、动物血、碎肉末、较大婴儿配方奶粉或全脂奶粉或全脂牛奶、大豆制品	蛋白质、铁、锌、钙等矿物质、B 族维生素
	蔬菜泥、水果泥	维生素 C、矿物质、纤维素
	鱼肝油(户外活动)	维生素 A、维生素 D
10～12	稠粥、烂饭、饼干、面条、面包、馒头等	能量
	鱼肝油(户外活动)	维生素 A、维生素 D

二、幼儿的营养与合理膳食

(一) 幼儿的生理特点

1 周岁到满 3 周岁之前为幼儿期。幼儿胃的容量增加,但牙齿的数目有限,胃肠道消化能力远不如成人。幼儿期也是生长发育的重要阶段,大脑皮质的功能进一步完善,语言表达能力也逐渐丰富,模仿性增强,智能发育快,要求增多,能独立行走、活动,见识范围迅速扩大,接触事物增多,但仍缺乏自我识别能力。

1. 幼儿体格发育特点

(1) 体重。1 岁后增长速度减慢,全年增加 2.5kg～3.0kg,平均每月增长约 0.25kg,至 2 岁时体重约 12kg,为出生时的 4 倍。2 岁以后的体重增长变慢,每年增长 1.5kg～2.0kg。

(2) 身长。幼儿期身长增长的速度减慢,1 岁～2 岁全年增加约 10cm,2 岁～3 岁平均增加约 5cm,在整个幼儿期共增长 25cm,因此,3 岁时身长约为 100cm,为出生时身长的 2 倍。

2. 消化系统发育

1 岁时萌出上下左右第一乳磨牙,2 岁时共出 18 颗～20 颗牙,全部 20 颗乳牙出齐应不迟于 2.5 岁。到 2.5 岁时乳牙仍未出齐属于异常,如克汀病、佝偻病、营养不良等患儿出牙较晚。2 岁内乳牙数的计算：乳牙数＝月龄－6。由于幼儿的牙齿还处于生长过程，故咀嚼功能尚未发育完善，这个时期的幼儿容易发生消化不良及某些营养缺乏病。

（二）幼儿的营养需要

1．能量

幼儿的营养需要包括基础代谢、生长发育、体力活动以及食物的特殊动力作用的需要。基础代谢率高于成年人，男女孩之间的差别不大。每增加 1g 新的体内组织，约需要 4.4kcal～5.7kcal 的能量。《中国居民膳食营养素参考摄入量（DRIs）》建议 1 岁～2 岁、2 岁～3 岁、3 岁～4 岁的幼儿能量 RNI 男孩分别为 1 100kcal/d、1 200kcal/d、1 350kcal/d，女孩分别为 1 050kcal/d、1 150kcal/d、1 300kcal/d。

2．营养素

（1）蛋白质。幼儿对蛋白质的需要不仅量相对比成人多，而且质量要求也比成人高。蛋白质所供能量应占膳食总能量的 13%～15%，一半应是优质蛋白。《中国居民膳食营养素参考摄入量（DRIs）》建议 1 岁～2 岁、2 岁～3 岁、3 岁～4 岁的幼儿蛋白质的 RNI 分别为 35g/d、40g/d、45g/d。动物性食物、豆类和硬果类的蛋白质含量高，质量较好。

（2）脂肪。《中国居民膳食营养素参考摄入量（DRIs）》建议 1 岁～2 岁、2 岁～4 岁的幼儿脂肪提供能量的百分比 AI 分别为 35%～40%、30%～35%。应食用植物油。

（3）碳水化合物。幼儿已能产生消化各种碳水化合物的消化酶，但 2 岁以下的幼儿，过多依靠淀粉和糖供能会降低食物的营养密度及总能量的摄入。2 岁以后可逐渐增加来自淀粉类食物的能量，同时相应地减少来自脂肪的能量。2 岁以下的幼儿应该避免选择含有太多膳食纤维和植酸盐的食物，以免影响营养素的吸收利用。

（4）矿物质。矿物质在幼儿期具有极其重要的作用，各种矿物质的参考摄入量（RNI 或 AI）见表 6-4。

表 6-4　幼儿期矿物质参考摄入量（RNI 或 AI）

年龄（岁）	钙 AI（mg）	磷 AI（mg）	钾 AI（mg）	钠 AI（mg）	镁 AI（mg）	铁 AI（mg）	碘 RNI（μg）	锌 RNI（mg）	硒 RNI（μg）	铜 AI（mg）	氟 AI（mg）	铬 AI（μg）
1～3	600	450	1 000	650	100	12	50	9.0	20	0.8	0.6	20

（5）维生素。幼儿期各种维生素的参考摄入量（RNI 或 AI）见表 6-5。

表 6-5　幼儿期维生素参考摄入量（RNI 或 AI）

年龄（岁）	维生素 A AI（μgRE）	维生素 D RNI（μg）	维生素 E AI（mgα-TE）	硫胺素 RNI（mg）	核黄素 RNI（mg）	维生素 B_6 AI（mg）	维生素 C RNI（mg）	泛酸 AI（mg）	叶酸 RNI（μgDFE）	烟酸 RNI（mgNE）
1～3	400	10	4	0.6	0.6	0.5	60	2.0	150	6

（三）幼儿合理膳食

1. 幼儿食物选择

（1）粮谷类及薯类。粮谷类应逐渐成为幼儿的主食。大米、面制品为主，加入适量的杂粮和薯类。加工应粗细合理，加工过精，B族维生素、蛋白质和矿物质损失较大；加工过粗，存在大量的植酸盐及纤维素，会影响钙、铁、锌等矿物质的吸收利用。

（2）乳类。奶类提供优质的蛋白质、钙、维生素 B_2、维生素 A 等营养素。奶类钙含量高、吸收好，可促进幼儿骨骼健康生长。奶类富含赖氨酸，是粮谷类蛋白的极好补充物。

（3）鱼、肉、禽、蛋及豆类。提供丰富的优质蛋白，是维生素 A、维生素 D 及 B 族维生素和大多数微量元素的主要来源。豆类蛋白质含量高，是动物蛋白的较好的替代品，但微量元素（如铁、锌、铜、硒等）低于动物类食物，应进食适量的动物性食品。幼儿的每周食谱中应至少安排一次动物肝、动物血及一次海产品，以补充视黄醇、铁、锌和碘。

（4）蔬菜、水果类。是维生素 C、β-胡萝卜素的重要来源。一般深绿色叶菜及深红、黄色水果、蔬菜等含维生素 C 和 β-胡萝卜素最多。蔬菜、水果可促进小儿食欲，防治便秘。

（5）油、糖、盐等调味品及零食。提供必需脂肪酸、调节口感，但过多摄入对身体无益。食用应适量。

2. 幼儿膳食的基本要求

（1）营养齐全、搭配合理。幼儿膳食应包括上述五类食物。蛋白质、脂肪、碳水化合物占总能量比分别为 13%～15%、30%～35%、50%～60%。每天进食粮谷类 100g～150g。为了保证优质蛋白质的供给，动物蛋白（或加豆类）应占总蛋白质的 50%。牛奶是首选食品，每天保证供给 350mL～500mL，瘦肉 25g～50g，鸡蛋一个，肝脏 1 次～3 次/周，常食豆制品。蔬菜、水果类 150g～250g。注意选择多种食物，使膳食多样化，达到均衡营养的目的。

（2）合理加工与烹调。幼儿乳牙逐渐出齐，咀嚼消化能力增强，但胃肠功能尚未发育完全，在饮食品种及烹调方法上应掌握碎、软、细烂、新鲜、清洁的原则，避免食用粗糙、大块、油腻食品。幼儿膳食应单独制作，质地应细、软、碎、烂，避免食用刺激性强和油腻的食物。选择合适的烹调方法，使菜肴色、香、味、营养俱佳，经常变换烹调方法，使菜肴多样化，促进食欲。

（3）合理安排进餐。幼儿的胃容量相对较小，活泼好动，容易饥饿，故幼儿每天进餐的次数要相应增加。1 岁～2 岁每天可进餐 5 次～6 次，2 岁～3 岁时可进餐 4 次～5 次，每餐时间相隔 3 小时～3.5 小时。一般可安排早、中、晚三个正餐及午点和晚点两次点心即三餐两点。

（4）良好的进餐环境。要有安静、舒适的进餐环境，专心进食。不要边用餐边看电视，这样会转移幼儿的注意力，并使其情绪兴奋或紧张，从而抑制食物中枢，影响食欲与消化。就餐时或就餐前不应责备或打骂孩子,以免降低幼儿食欲,影响消化吸收。餐桌、餐椅、餐具要适合幼儿的身体特点,以方便进餐。

第四节　儿童和青少年的营养与合理膳食

儿童期分为学龄前期(3 岁~6 岁)和学龄期(6 岁~12 岁)两个阶段。学龄前儿童、学龄儿童和青少年(12 岁~18 岁)正处于生长发育阶段,除维持新陈代谢外,还需要保证其生长发育的需要。因此,能量和各种营养素的需要量按每千克体重计均高于成人。不同年龄阶段、不同性别其生理特点、生长发育速度有明显的差异,其营养需求也不相同。因此,营养素的供给应根据具体情况适当进行调整,以适应各年龄段的营养需要。

一、学龄前儿童的营养与合理膳食

(一)学龄前儿童的生理特点

学龄前儿童仍处于迅速生长发育之中,体重年增长约 2kg,身高年增长约 5cm。个性上活泼好动,心理上具有好奇、注意力分散、喜欢模仿等特点而使其具有极大的可塑性,是培养良好的生活习惯、良好道德品质的重要时期。

儿童生长发育存在个体差异。生长发育受遗传、性别等内在因素,及营养、教育、训练等环境因素影响。此外,疾病也会影响其生长。疾病引起营养素消耗增加,影响儿童的食欲和营养素摄入,患儿的体重、身高会明显低于同龄儿童。当疾病等阻碍其生长发育的不良因素被克服后,会出现加速生长,即"赶上生长",也称"生长追赶"。要实现"赶上生长"需要在疾病恢复期的较长一段时间内为儿童做好营养准备,即供给蛋白质、钙、铁和维生素含量丰富的食物。

3 岁儿童 20 颗乳牙会出齐,6 岁时第一颗恒牙可能萌出。但咀嚼能力仅达到成人的40%,消化能力有限,尤其是对固体食物需要较长时间适应,不能过早进食成人膳食,以免导致消化吸收紊乱,造成营养不良。

5 岁~6 岁儿童具有短暂控制注意力的能力,时间约 15 分钟。但注意力分散仍然是学龄前儿童的行为表现特征之一。这一特征在饮食行为上的反应是不专心进餐,吃饭时边吃边玩,使进餐时间延长,食物摄入不足而导致营养素缺乏。

学龄前儿童生活基本能自理,主动性强,好奇心强。在行为方面表现为独立性和主动性。变得不那么"听话"了,什么事都要"自己来",在饮食行为上的反应是自我做主,对父母要求其进食的食物产生反感甚至厌恶,久之导致挑食、偏食等不良饮食行为和营养不良。3 岁~6 岁儿童模仿能力极强,家庭成员,尤其是父母的行为常是其模仿的主要对象。家庭成员应有良好的饮食习惯,为儿童树立榜样。

（二）学龄前儿童的营养需要

1. 能量

儿童生长速度快，基础代谢旺盛，活泼好动，所需能量较多，而且年龄越小，单位体重所需的能量越高。儿童对能量不足极为敏感，能量供应不足，会导致其生长发育迟缓，消瘦，抵抗能力差，发生营养不良性疾病；但能量供应过多，则会导致肥胖。《中国居民膳食营养素参考摄入量（DRIs）》建议 3 岁～6 岁儿童能量 RNI 为 1 300kcal/d～1 700kcal/d。

2. 营养素

（1）蛋白质。儿童机体蛋白质处于正氮平衡状态，蛋白质需要量较高，以维持正常代谢和满足生长发育的需要。学龄前儿童每增加 1kg 体重约需 160g 的蛋白质积累。学龄前儿童摄入的蛋白质主要是满足细胞、组织的增长，因此对蛋白质的质量，尤其是必需氨基酸的种类和数量有一定的要求。《中国居民膳食营养素参考摄入量（DRIs）》建议 3 岁～6 岁儿童蛋白质 RNI 为 45g/d～55g/d。蛋白质供能为总能量的 14%～15%。要注意选择优质蛋白质，优质蛋白质应占 50%。

（2）脂肪。提供生长发育所需的能量、维持免疫功能及脑和神经发育都需要脂肪，特别是必需脂肪酸。学龄前儿童的胃的容量相对较小，而需要的能量又相对较高，其膳食脂肪供能比高于成人，占总能量的 30%～35%，建议使用含有 α-亚麻酸的大豆油、菜籽油或脂肪酸比例适宜的调和油为烹调油，在选择动物性食品时，也可多选用鱼类等富含 n-3 长链多不饱和脂肪酸的水产品。

（3）碳水化合物。学龄前儿童基本完成了从以奶和奶制品为主到以谷类为主的过渡。碳水化合物应占总能量的 50%～60%，但不宜食用过多的食糖和甜食，而应以含有复杂碳水化合物的谷类为主，如大米、面粉和红豆、绿豆等各种豆类。适量的膳食纤维是学龄前儿童肠道所必需的。粗麦面包、麦片粥、蔬菜、水果是膳食纤维的主要来源。但不宜过量，否则易引起胃肠胀气、不适或腹泻，影响食欲和营养素的吸收。

（4）矿物质。儿童对矿物质尤其是钙、磷、铁的需要量很大，碘、锌等对儿童生长发育非常重要。足够的钙、磷能促进骨骼、牙齿的生长和保证其正常的坚硬度。缺钙会影响生长发育，甚至导致佝偻病、骨质软化症。儿童缺铁易引起缺铁性贫血，影响其生长发育的速度，并对智力发育和神经、消化、免疫功能产生不良影响。儿童缺碘会引起发育迟缓，影响智力。锌可增强儿童食欲，促进生长发育。3 岁～6 岁儿童矿物质参考摄入量见表 6-6。

（5）维生素。维生素 A 和 D 与生长发育关系密切，其他维生素如维生素 C、硫胺素、核黄素、尼克酸也必须满足需要。3 岁～6 岁儿童各种维生素参考摄入量（RNI 或 AI）见表 6-7。

表 6-6　3 岁～6 岁儿童矿物质参考摄入量（RNI 或 AI）

年龄（岁）	钙 AI（mg）	磷 AI（mg）	钾 AI（mg）	钠 AI（mg）	镁 AI（mg）	铁 AI（mg）	碘 RNI（μg）	锌 RNI（mg）	硒 RNI（μg）	铜 AI（mg）	氟 AI（mg）	铬 AI（μg）
3～4	600	450	1 000	650	100	12	50	9.0	20	0.8	0.6	20
4～5	800	500	1 500	900	150	12	90	12	25	1.0	0.8	30
5～6	800	500	1 500	900	150	12	90	12	25	1.0	0.8	30

表 6-7　3 岁～6 岁儿童维生素参考摄入量（RNI 或 AI）

年龄（岁）	维生素 A AI（μgRE）	维生素 D RNI（μg）	维生素 E AI（mgα-TE）	硫胺素 RNI（mg）	核黄素 RNI（mg）	维生素 B_6 AI（mg）	维生素 C RNI（mg）	泛酸 AI（mg）	叶酸 RNI（μgDFE）	烟酸 RNI（mgNE）
3～4	400	10	4	0.6	0.6	0.5	60	2.0	150	6
4～5	500	10	5	0.7	0.7	0.6	70	3.0	200	7
5～6	500	10	5	0.7	0.7	0.6	70	3.0	200	7

（三）学龄前儿童的合理膳食

学龄前儿童的生长发育仍属迅速增长阶段，消化器官的功能较婴儿时期更加完善，咀嚼能力增强，但胃肠功能并未发育完全，咀嚼及消化能力仍有限，不能与成人相比。学龄前儿童的营养素需要量相对高于成人，其膳食应与成人有所不同。有的儿童缺乏良好的饮食习惯，如进餐时注意力不集中、无心用餐，造成进食量不足。此外，偏食、挑食等也常于此期间形成，会导致能量、蛋白质、钙、维生素 A、核黄素与抗坏血酸摄入量不足，产生缺铁性贫血、佝偻病等营养缺乏症以及低体重、低身高的病症。所以，学龄前儿童的膳食在原料选择、搭配和烹调方法上应适应其生理、心理特点，以利于营养素的吸收利用。

1. 提高膳食质量

每日膳食中应有一定量牛奶、瘦肉、鱼及豆制品等营养价值高的食物。其中优质蛋白以占总蛋白的 50% 以上为宜。建议适当摄入一定量的动物肝脏，多食用各种绿叶蔬菜和水果，以保证矿物质和维生素的供给。合理安排产能营养素的比例，蛋白质占总能量的13%～15%，脂肪为 30%～35%，碳水化合物为 50%～60%。

建议每日供给 300mL～600mL 牛奶，一个鸡蛋，100g 无骨鱼或禽肉、瘦肉及适量的豆制品，150g 蔬菜和适量水果，谷类已取代乳类成为主食，每日约需 150g～200g。每周应进食一次富含铁的动物肝脏以及一次富含碘、锌的海产品。

2. 合理烹调

配菜时要注意荤素搭配、粗细搭配。合理选择烹调方法，除应保证营养素的供给外，菜肴还应具有良好的色、香、味、形和保证食物品种的多样性。儿童好奇心很强，菜肴感官性状良好，花色品种多样，可促进儿童食欲。避免油炸、油腻、质硬或刺激性强的食品。

3. 合理安排每日餐次

学龄前儿童胃容积较小,肝脏中储存的糖原不多,体内碳水化合物的储备相对较少,而儿童活泼好动,容易饥饿,基础代谢率高,能量的消耗高于成人。因而应增加餐次,少吃多餐,可在三餐之外,增加1次~2次副餐。加餐食物应为体积小、易消化、营养丰富的食物,避免给儿童食用纯能量性食物,如糖果、冷饮、油炸食品等。同时注意每餐的能量分配,如果采用"三餐一点",早餐为25%~30%,午餐为35%,晚餐为25%~30%,加餐为10%。

4. 培养良好的饮食习惯

应培养儿童良好的饮食习惯,不挑食、不偏食、不厌食,并鼓励儿童进食各种不同的食物。进食时要细嚼慢咽、专心进食,不边吃边玩、说笑、看书、看电视等;进餐要定时定量,不暴饮暴食,不吃零食。不少营养性疾病与偏食及常吃零食有关。少吃食糖,否则易引起龋齿,注意培养儿童养成良好的卫生习惯。

5. 良好的进餐环境

良好的进餐环境也是合理膳食应具备的条件。进餐时应营造一种愉快、欢乐的气氛。在进餐时打骂、指责孩子,对其心理健康、食物的消化吸收都将产生不良影响。

二、学龄儿童的营养与合理膳食

(一)学龄儿童的生理特点

儿童期身高和体重快速增长,在学龄期体重每年可以增加2kg~2.5kg,身高每年可以增加4cm~7.5cm,学龄期儿童除生殖系统外,其他系统的发育接近成人水平,可以接受大部分的成人膳食。学龄期儿童活泼好动,而且进入有规律的作息时间,大脑活动量有所增加。膳食营养的好坏直接影响儿童的身体、智力发育和学习成绩。因此,针对学龄儿童要根据供给量标准和他们生长发育的速度提供合适的膳食。

(二)学龄儿童的营养需要

1. 能量

学龄儿童处于生长发育期,基础代谢旺盛,活泼好动,大脑活动量增加,所需能量较多。《中国居民膳食营养素参考摄入量(DRIs)》建议6岁~12岁儿童能量RNI为1 600kcal/d~2 400kcal/d。男女生能量需要量的差距逐渐拉大。

2. 营养素

(1)蛋白质。《中国居民膳食营养素参考摄入量(DRIs)》建议6岁~12岁儿童蛋白质RNI为55g/d~80g/d。男女生蛋白质需要量基本一致。蛋白质供能为总能量的13%~15%。优质蛋白质应占50%。

(2)脂肪。6岁~7岁儿童脂肪供能占总能量的30%~35%,7岁~12岁脂肪供能占总能量的 25％～30％。烹调用油注意选择含不饱和脂肪酸多的植物油。

（3）碳水化合物。学龄儿童碳水化合物应占总能量的 55％～65％为宜。

（4）矿物质。6 岁～12 岁儿童矿物质参考摄入量见表 6-8。

表 6-8　6 岁～12 岁儿童矿物质参考摄入量（RNI 或 AI）

年龄（岁）	钙 AI（mg）	磷 AI（mg）	钾 AI（mg）	钠 AI（mg）	镁 AI（mg）	铁 AI（mg）	碘 RNI（mg）	锌 RNI（mg）	硒 RNI（mg）
6～7	800	500	1 500	900	150	12	90	12.0	25
7～11	1 000	700	1 500	1 000	250	12	90	13.5	35
11～12	1 000	1 000	1 500	1 200	350	16（男）、18（女）	120	18（男）、15（女）	45

（5）维生素。维生素 A 和 D 与生长发育关系密切，其他维生素如维生素 C、硫胺素、核黄素、尼克酸也必须满足需要。6 岁～12 岁儿童各种维生素参考摄入量（RNI 或 AI）见表 6-9。

表 6-9　6 岁～12 岁儿童维生素参考摄入量（RNI 或 AI）

年龄（岁）	维生素 A AI（μgRE）	维生素 D RNI（μg）	维生素 E AI（mgα-TE）	硫胺素 RNI（mg）	核黄素 RNI（mg）	维生素 B₆ AI（mg）	维生素 C RNI（mg）	泛酸 AI（mg）	叶酸 RNI（μgDFE）	烟酸 RNI（mgNE）
6～7	600	10	5	0.7	0.7	0.6	70	3.0	200	7
7～11	700	10	7	0.9	1.0	0.7	80	43.0	200	9
11～12	700	10	10	1.2	1.2	0.9	90	5.0	300	12

（三）学龄儿童的合理膳食

1. 能量分配要合理

学龄儿童由于年龄和性别不同，其每日能量供给量为 1 600kcal～2 400kcal。三餐能量分配为早餐摄入的能量占全日总能量的 30％，午餐占 35％～40％，晚餐占 30％～35％。若三餐摄入能量不能满足需要，可在上午 10 点左右加课间餐，加餐约占总能量的 10％，早餐可减为 25％，午餐为 35％，晚餐为 30％。同时应防止能量供给过量，避免造成儿童体重超重或肥胖，保持良好的健康状态。

2. 保证早餐质量和数量

学龄儿童上午的学习十分紧张，若早餐蛋白质和能量供给不足，临近中午时，血糖浓度下降，儿童的注意力难以集中，会明显影响学习的效率和效果，长期下去会引起消化不良及胃病。对一般学龄儿童，早餐应供给适量的蛋白质和能量；在考试期间尤其应注意提高膳食质量，增加优质蛋白质和维生素的供给，以补充复习考试期间神经系统紧张而导致的特殊消耗。

儿童早晨起床后往往食欲比较差,应选择能引起食欲的食品,选择体积小且高能量、高蛋白质的食物。牛奶、鸡蛋、牛肉等是良好的早餐食品,还要合理搭配谷物食品如面包、蛋糕、小馒头、包子、花卷等食品。

3. 营养搭配应合理

食物选择应多样化,首先要保证蛋白质的质和量,应选择优质蛋白质如肉、鱼、奶、蛋及一定量的新鲜蔬菜。建议每天保证供给不低于 300mL 的牛奶,鸡蛋 1 个~2 个,其他动物性食物如瘦肉、鱼、家禽等为 100g~150g,豆制品 100 克,蔬菜 500g,粮食 350g~500g,保证蛋白质、钙、铁及维生素 A、维生素 C 的供给。

4. 定期更换食谱,使菜肴品种多样化

食谱的安排在保证各种营养素得到供给的前提下,应使菜肴品种多样化,以促进儿童及青少年的食欲,同时还应注意粗细搭配、软硬搭配及干稀搭配适度。

5. 培养良好的饮食习惯

定时定量摄食,不暴饮暴食,更不应偏食、挑食,少吃零食。过多的糖果和甜食易引起龋齿,应重视口腔卫生和牙齿保健。

三、青少年的营养与合理膳食

(一)青少年的生理特点

12 岁~18 岁的年龄段一般称为青少年期或青春期,这个时期正是体格和智力发育的关键时期。在青春期体重每年增长 4kg~5kg,身高每年可增加 5cm~7cm,青春突增期后生长速度再次减慢,女孩约在 17 岁~18 岁,男孩 20 岁~22 岁身高停止增长。

青春期从体格生长突增开始,到骨骼完全融合、躯干停止生长、性发育成熟结束。青春期第二性征迅速发育,男女两性的形态差别也更为明显。同年龄男生和女生在儿童时期对营养素需要的差别很小,从青春期生长开始,男生和女生的营养需要出现较大差异。

由于遗传、性别、环境、营养以及社会等因素的影响,青春发育期体格增长存在着相当大的个体差异。生长突增开始的年龄、增幅大小及持续时间因性别而异,体格突增年龄女孩约在 9 岁~11 岁,男孩约在 11 岁~13 岁,增长幅度男孩也比女孩大,男孩身高每年可增 7cm~9 cm,最多可达 10cm~12cm,女孩每年约增长 5cm~7cm,最多达 9cm~10cm,到成年,男性身高比女性平均高 10cm 左右。

(二)青少年的营养需要

青春期在生理和心理上都将发生一系列变化。身体生长发育速度加快,处于生长发育的第二高峰期,各器官逐渐发育成熟,思维活跃,是一生中长身体、长知识的最重要时期。因此,充足的营养是此时期体格迅速生长发育、增强体魄、获得知识的物质基础。

1. 能量

青少年时期生长发育速度很快,身高和体重增长迅速,食欲旺盛,所以对能量需要量迅速增加。能量需要男孩多于女孩,男孩每日需能量 10.04MJ～12.13MJ,女孩每日需 9.20MJ～10.04MJ。

2. 营养素

(1) 蛋白质。蛋白质是青少年身高和体重增长的物质基础,对生长发育非常重要。如果蛋白质经常供给不足,青少年的身体会出现发育迟缓、抵抗力弱、病后不易康复等现象。尤其是女孩,由于其生长发育速度较男孩快,加上内分泌变化和其他因素的影响,蛋白质的营养作用更为重要。男孩每日需蛋白质约为 75g～85g,女孩每日需蛋白质约为 75g～80g。蛋白质提供的能量应占膳食总能量的 13%～15%。

(2) 脂肪。青少年的脂肪适宜摄入量应占总能量的 25%～30%。注意选择含必需脂肪酸的植物油。

(3) 碳水化合物。碳水化合物的适宜摄入量占总能量的 55%～65%。主要来源是谷类和薯类,水果、蔬菜也含有一定量的碳水化合物。注意避免摄入过多的低分子糖。

(4) 矿物质。为满足骨骼迅速生长发育的需要,《中国居民膳食营养素参考摄入量(DRIs)》建议青少年每日钙适宜摄入量(AI)为 1 000mg。由于血容量的增加,男孩每日铁适宜摄入量(AI)为 16mg～20mg,伴随第二性征的发育,女孩月经初潮,铁供给不足会引起青春期缺铁性贫血,女孩每日铁适宜摄入量(AI)为 18mg～25mg。每日碘推荐摄入量(RNI)为 120μg～150μg。

(5) 维生素。青少年对维生素的需要量一般高于成年人,尤其是与能量代谢有关的 B 族维生素如硫胺素、核黄素、尼克酸以及有助于保护视力的维生素 A、促进铁吸收的维生素 C 等,必须供应充足。

(三) 青少年的合理膳食

青少年的膳食安排应符合其生长发育快、对能量和蛋白质及其他营养素要求高的特点。

1. 能量分配要合理

三餐的能量分配要合理,早餐摄入的能量占全日总能量的 30%,午餐占 35%～40%,晚餐占 30%～35%。蛋白质占总能量的 13%～15%,脂肪占 25%～30%,碳水化合物占 55%～65%为宜。

2. 合理的膳食组成

谷类是青少年膳食中的主食,粗粮、细粮应搭配合理,适当选择杂粮及豆类。每日主食摄入量一般为 400g～500g。为保证蛋白质供给,应选择优质蛋白质含量丰富的动物性食品如鱼、禽、肉、蛋、奶及豆类,优质蛋白质的供给应占蛋白质总量的 50%以上。同时,还应补充含碘、锌、铁高的食品,如动物内脏、海带、紫菜和菌藻类食物。注意选择新鲜的蔬菜、水果,以保证胡萝卜素、维生素C等维生素及矿物质、膳食纤维的供给,其中有色蔬菜尤其是绿叶蔬菜富含胡萝卜素、维生素C,宜尽量选用。每日蔬菜的总供给量约为500g,其中绿叶蔬菜类不低于300g。

3.膳食品种多样

要适当增加食品的花色品种,使膳食丰富多彩,做到粗细搭配、干稀搭配。合理烹调,既有利于营养,又美味可口。

4.良好的饮食习惯

青少年应养成良好的饮食习惯,有规律地作息和摄食,不暴饮暴食、偏食、挑食,少吃零食,不吸烟喝酒。鼓励青少年多参加体力活动,增进身体健壮。对超重或肥胖的青少年,应鼓励他们通过体育锻炼和合理饮食来减肥,不宜采用单纯限食等方式减肥,以免影响青少年的生长发育。

第五节 老年人的营养与合理膳食

世界卫生组织将60岁以上定为老年。衰老是人体不可避免的自然规律,进入老年期后,基础代谢率逐渐下降,各种器官的功能亦逐步衰退,对疾病的抵抗力下降,各种老年性慢性病的发生率增加,这种机体细胞及器官随着年龄的增长而衰退的过程,称为生理性老化。但环境因素也会影响机体老化的进程,通过加强老年保健、延缓衰老进程、防治各种老年常见病,可达到健康长寿和提高生命质量的目的。其中营养是极为重要的因素,合理的营养有助于延缓衰老的进程。

一、老年人的生理特点

根据人的生长发育特点,身体形态和功能的衰老一般是从40岁~50岁逐步开始的,随着年龄的增加,其生理机能发生了一系列的改变。

(一)机体组成成分的改变与脏器的萎缩

代谢性不活跃的脂肪成分随年龄增高而增加,人体含量最多的水分减少。骨组织中的矿物质减少,尤其是钙减少,因而出现骨密度降低。因此老年人易发生不同程度的骨质疏松症,易骨折。细胞数量减少导致脏器萎缩。

(二)代谢功能降低

老年人的基础代谢下降,一般较青壮年大约降低10%~15%。老年人的合成代谢降低,分解代谢增高,造成合成与分解代谢失去平衡,引起细胞功能下降。

（三）消化系统改变

老年人体内的消化液、消化酶及胃酸分泌量减少，致使食物的消化和吸收受影响。胃扩张能力减弱，肠蠕动及排空速度减慢，易发生便秘。多数老人会因牙齿脱落而影响食物的咀嚼和消化。

二、膳食营养因素对机体衰老的影响

有关人体衰老的机制有多种学说，目前尚未明确，但几种有关衰老的学说均与营养有关。

（一）代谢机能失调学说

这种学说认为，机体代谢机能失调将导致衰老。某些营养素的缺乏或过多都可导致体内代谢紊乱，加速机体衰老，而合理营养和平衡膳食有助于防止或改善代谢失调，延缓衰老。

（二）自由基学说

人体组织的氧化反应可产生自由基，自由基活性高，不稳定，可与体内的生物大分子作用生成过氧化物，引起细胞和组织功能受损，从而造成机体的衰老。

人体具有清除自由基和抗氧化作用的物质分为两大类，即抗氧化剂和抗氧化酶，这些物质都与饮食和营养有关。如维生素 E、维生素 C、胡萝卜素、辅酶 Q、生物类黄酮、半胱氨酸、谷胱甘肽等抗氧化剂都可直接从食物中获得。而膳食中铜、锌、锰和硒等元素的含量可直接影响抗氧化酶类如超氧化物歧化酶（SOD）、谷胱甘肽过氧化物酶等酶的活性。

另外，在许多动物实验中已得到证实，限制进食量可延缓衰老过程，但在人类尚无资料证实。良好的生活环境尤其是合理的营养可使衰老过程延缓，有利于健康长寿。

三、老年人的营养需要

合理营养是加强老年保健、延缓衰老进程、防治各种老年常见病、健康长寿和提高生命质量的必要条件。营养不良或营养过盛、紊乱则有可能加速衰老的速度。

（一）能量

老年人的基础代谢率下降，体力活动减少，体内脂肪组织比例增加，使其能量需要量相对减少，因此每日膳食能量的供给应相应降低，以免摄入过多能量，在体内转变成脂肪而引起肥胖。

老年人的日常活动量和体内的代谢状况的个体差异较大。能量摄入是否恰当，最好

的方法是测量体重,根据体重调整能量摄入量。老年人的理想体重可按下列公式计算:

$$老年男性理想体重(kg) = 身高(cm) - 105$$
$$老年女性理想体重(kg) = 身高(cm) - 100$$

实际体重在理想体重±10%以内为正常,±10%~20%为超重或消瘦,±20%以上为肥胖或严重消瘦。

也可用体质指数(BMI)衡量体重是否正常。

$$体质指数(BMI) = 体重(kg)/身高的平方(m^2)$$

世界卫生组织推荐 BMI 在 18.5~24.9 为正常,17~18.4 为轻度消瘦,16~16.9 为中度消瘦,<16 为重度消瘦,>25 为超重,>30 为肥胖。但亚洲人的体形不同于欧美人,亚洲人的 BMI 在 18.5~22.9 为正常,>23 为超重,>30 为肥胖。中国肥胖问题工作组建议中国人的 BMI 在 18.5~23.9 为正常,>24 为超重,≥28 为肥胖。此外,还应根据活动量的大小适当调整能量摄入量。老年人每日能量摄入量约为 7.10MJ~9.20MJ(1 700kcal~2 200kcal)。

(二)蛋白质

老年人由于体内蛋白质利用率下降,且分解代谢大于合成代谢,为维持机体的正常生理功能,食物中应有足够的蛋白质以补偿机体蛋白质的消耗,所以,老年人的食物中蛋白质的供给量标准应高于成年人。老年人每日蛋白质的摄入量以每千克体重 1.27g 为宜,由蛋白质提供的能量以占总能量的 14%~15% 较合适。但老年人肝、肾功能下降,过多的蛋白质会加重肝、肾负担。应注意选择生物利用率高的优质蛋白质,每日应摄入适量的蛋、奶、肉、鱼等动物蛋白质,豆类蛋白质可适当多食用,每日优质蛋白质应占总蛋白质的50%。《中国居民膳食营养素参考摄入量(DRIs)》建议老年人蛋白质每日推荐摄入量(RNI)为男性75g,女性65g。

(三)脂肪

老年人的脂肪摄入量以占总能量的 20%~25% 为宜。膳食中应减少动物性脂肪,尽量选用含不饱和脂肪多的植物性油脂,如含亚油酸丰富的豆油、玉米油及芝麻油等。胆固醇摄入量不得超过 300mg/d。已患有高胆固醇血症及冠心病者胆固醇摄入量宜小于 200mg/d。老年人应尽量少吃胆固醇含量过多的食品,如动物的脑、肾、蛋黄、鱼卵等,但也不宜过分限制,限制太严将影响其他营养素的摄入。

(四)碳水化合物

食物中的碳水化合物是人体最重要的能量来源。老年人年龄越大,需要的能量就越少。而且老年人胰岛素分泌减少,对血糖的调节作用减弱,糖耐量降低。应控制碳水化合物的供给总量,特别要减少食糖摄入量。一些疾病如动脉硬化、糖尿病等老年性多发病的发生与糖的食用量有很大关系。

一般每日膳食碳水化合物的能量比在 55%～65% 左右为宜,且应注意选择富含纤维素的一些食物,如粗粮、果蔬、薯类及豆类等。

(五)维生素

维生素对增强抵抗力、调整机体代谢和防止衰老有一定的作用,因此老年人需要充足的维生素。但由于老年人摄食量减少,限制食用某些食物,容易造成维生素缺乏。

1. 维生素 A

一般膳食中富含维生素 A 的食品如动物肝脏、蛋黄、奶油等同时含胆固醇量也非常高,由于老年人膳食限制了高胆固醇食物的摄入,同时就降低了维生素 A 的摄入量,所以老年人应多摄入含胡萝卜素较多的黄绿色蔬菜,以保证维生素 A 的充分供给。维生素 A 的推荐摄入量(RNI)为 $800\mu gRE$。

2. 维生素 E

维生素 E 是一种有效的抗氧化剂,能抑制脂质过氧化,稳定细胞膜结构,清除自由基,阻止过氧化物的形成,防止细胞受到损害,从而延缓衰老,并具有增强机体免疫力和抗癌的作用。而且,老年人膳食中摄入含不饱和脂肪酸的脂肪较多,对维生素 E 的消耗增加,应注意适量增加。老年人维生素 E 适宜摄入量(AI)为 $14mg/d$。

3. 维生素 D

维生素 D 对促进钙、磷代谢,预防老年性骨质疏松症有重要作用。由于老年人户外活动减少,易出现维生素 D 缺乏而影响钙、磷吸收。所以,老年人应多晒太阳,以防止维生素 D 的缺乏。老年人维生素 D 的推荐摄入量(RNI)为 $10\mu g/d$。

4. 维生素 C

维生素 C 可促进组织胶原蛋白的合成,保持毛细血管的弹性,减少脆性,防止老年人血管硬化,并能延缓衰老、预防癌症、改善脂质代谢、降低血中胆固醇、缓解动脉粥样硬化、增强机体的免疫能力。老年人维生素 C 的推荐摄入量(RNI)为 $100mg/d$。

5. B 族维生素

以前认为老年人能量消耗减少,维生素 B_1、维生素 B_2 的需要量也应随之减少。现在认为老年人维生素 B_1、维生素 B_2 的需要量较高,应保持在同性别成年人的供给量水平,而不能减少。老年人维生素 B_1 的推荐摄入量(RNI)男性为 $1.4mg/d$,女性为 $1.3mg/d$;B_2 的推荐摄入量(RNI)男性为 $1.4mg/d$,女性为 $1.2mg/d$。

(六)矿物质

(1)钙。老年人的胃肠功能降低,胃酸分泌减少,使钙的吸收率下降,加上户外活动减少致使人体自身维生素 D 的合成下降,影响钙的吸收。由于老年人对钙的利用及存储能力较差,故易发生钙的负平衡。钙长期摄入不足易使老年人的骨矿物质减少,易发生骨质疏松症,易骨折。当然骨质疏松并不仅仅单纯由于食物钙供给量少所引起,还与老年人的内分泌水平和体内蛋白质代谢及机体的活动量有关,所以不能单纯增加食物钙的供给量,供给高钙食物要注意高血钙和肾结石的发生。因此,防治老年性骨质疏松应采取综合措施,如适宜的体育活动、多晒太阳及合理的膳食组成等,同时要注意选择优质蛋白质及钙含量丰富且易吸收利用的食物,如大豆制品、奶制品等。老年人钙适宜摄入量(AI)为 1 000mg/d。

(2)铁。老年人对铁的吸收利用能力下降,造血功能减退,血红蛋白含量减少,因此缺铁性贫血是老年人的常发病之一。故老年人应多摄取含铁丰富且利用率较高的食物,含血红素铁丰富的动物性食物是铁的良好来源,如动物肝脏、动物全血等。同时还应食用富含维生素 C 的蔬菜、水果,以促进铁的吸收。老年人铁适宜摄入量(AI)为 15mg/d。

(3)钠。食盐摄入量过高是导致高血压发病率高的一个重要因素,老年人应适当控制食盐的摄入量,一般建议每日食盐摄入量为 5g~6g。

(七)水

老年人易发生便秘,所以每天应有一定的饮水量,以利于排便,同时有利于肾排泄,避免结石的形成。一般每日饮水量可控制在 2 000mL 左右(包括食物中的水分)。但如每日饮水过多,则容易增加心脏和肾的负担,因此老年人补充水分应适量。

四、老年人的合理膳食

根据老年人的生理特点和对营养素的要求,在其膳食中应含有足量的蛋白质、维生素、膳食纤维及铁、钙等矿物质,总能量和动物脂肪应降低,烹调方法要适应老年人的生理特点。

(一)膳食要平衡

能量供给量以能维持标准体重为原则,供给足量的优质蛋白质及钙、铁和各种维生素。按能量供给分配,蛋白质占总能量摄入量的 14%~15%,脂肪占 20%~25%,碳水化合物占 55%~65%。在蛋白质、脂肪供给量满足机体需要的前提下,可适当减少主食摄入量,每餐以吃八九分饱为度。既要对饮食有所节制,保持适宜体重,也不能过分限食,使机体长期处于慢性饥饿状态,造成营养不良更有损健康。

食物选择要多样。优选含脂肪较少的鱼类、禽肉、瘦肉、牛奶等食品。增加豆制品的摄入量。大豆不但蛋白质含量丰富,对老年妇女尤其重要,因其含有大豆异黄酮和大豆皂苷,可抑制体内脂质过氧化,减少骨丢失,预防和治疗心脑血管疾病和骨质疏松症。通过豆粮混食等食物互补的方法,提高混合膳食中蛋白质的营养价值;同时多选用新鲜的蔬菜和不同品种的水果,并注意食用糙米、小米等粗、杂粮,以增加膳食纤维的摄入;选用含不饱和脂肪酸多的植物油,如豆油、花生油和麻油等。

（二）食物宜清淡

老年人的味觉比较迟钝,容易摄入过量的盐或糖。过多摄入盐和糖对高血压、动脉粥样硬化、糖尿病、心脏病等疾病不利。因此,老年人的饮食调味要以清淡为宜,每日食盐量应在5g～6g。

（三）合理烹饪

老年人的饮食应提倡软、烂、酥,烹调方法可选择炖、煮、炒、蒸、焖等。油炸、煎、烤等方法烹制的食品不适合老年人食用。应经常变换花色品种,增进老年人食欲。

（四）合理的饮食制度

膳食安排以少食多餐、定时定量为原则,不宜多饮酒。进行适宜的体育活动,多晒太阳。

本 章 小 结

不同生理状况的人群,生理特点不同,所需的营养素数量不同。应针对不同生理状况的人群进行合理配餐,制订食谱,以更好地适应特定人群的营养需要。

妇女在妊娠期间,生理发生了较大变化,对能量及营养素的需要提高。胎儿生长发育所需的各种营养素均来自于母体,孕妇营养不良,将导致胎儿营养不良。孕妇的膳食应在妊娠前平衡膳食的基础上加以适当的调整,以更好地适应孕妇不同时期的需要。应选择含优质蛋白质丰富的动物性食物,含维生素、纤维素丰富的蔬菜、水果类及海产品。

乳母要分泌乳汁、哺育婴儿,还要逐步补偿由于妊娠、分娩所损耗的营养素储备。所以乳母应供给足够的营养,以保证婴儿和乳母的健康。乳母的营养状况直接影响乳汁的质与量。为保证乳母健康和乳汁分泌充足,在膳食中应选用营养价值较高的食品,并注意合理调配,以达到合理膳食的目的。

婴幼儿时期发育速度最快,单位体重所需的营养素比成人高得多。但其消化能力尚未发育成熟,如喂养不当,将影响健康和生长。不同年龄阶段、不同性别其生理特点、生长发育速度有明显的差异,其营养需求也不相同。因此,营养素的供给应根据具体情况适当进行调整,以适应各年龄段的营养需要。

学龄前儿童生长发育仍属迅速增长阶段,消化能力仍有限,膳食应与成人有所不同。

注意培养儿童良好的饮食习惯。学龄前儿童的膳食在原料选择、搭配和烹调方法上应适应其生理、心理特点,以利于营养素的吸收利用。学龄期儿童的发育接近成人水平,可以接受大部分的成人膳食。对学龄儿童要根据供给量标准和他们的生长发育速度提供适当的膳食。青春期身体生长发育速度加快,处于生长发育的第二高峰期,各器官逐渐发育成熟,思维活跃,是一生中长身体、长知识的最重要时期。青少年的膳食安排应符合其生长发育快、对能量和蛋白质及其他营养素要求高的特点。

老年人的基础代谢率逐渐下降,各种器官的功能亦逐步衰退,对疾病的抵抗力下降,各种老年性慢性病的发生率增加。合理营养是加强老年保健、延缓衰老进程、防治各种老年常见病、健康长寿和提高生命质量的必要条件。营养不良可能加速衰老的速度。老年人的膳食中应含有足量的蛋白质、维生素、膳食纤维及铁、钙等矿物质,总能量和动物脂肪应降低,烹调方法要适应老年人的生理特点。

主　要　概　念

生理性老化:机体细胞及器官随着年龄的增长而衰退的过程。
体质指数:体质指数(BMI)＝体重(kg)/身高的平方(m^2)

思　考　题

1. 孕妇的生理特点是什么?
2. 孕妇、乳母有哪些营养需要?
3. 怎样合理安排孕妇、乳母的膳食?
4. 乳母的营养状况对泌乳有何影响?
5. 婴幼儿的生理特点是什么?
6. 怎样合理安排婴幼儿的膳食?
7. 儿童及青少年的营养需要有哪些特点?
8. 怎样合理安排儿童及青少年的膳食?
9. 老年人的营养需要有哪些特点?
10. 怎样合理安排老年人的膳食?

第七章

与营养相关的慢性疾病的膳食

【学习目标】

☆ 了解膳食营养因素对相关疾病的影响；
☆ 掌握与营养相关的慢性疾病的合理膳食。

合理营养是机体维持正常生理功能和健康的保证。当机体患病时，由于生理和治疗的特殊需要，对某些食物应有所选择和禁忌。特别是对某些与膳食营养密切相关的疾病，在进行药物治疗的同时，如果能根据病情需要，适当调配营养，可提高病人机体的抵抗能力，提高疗效，从而有利于机体康复。

第一节 心血管病人的膳食

心血管疾病是危害人类健康的常见疾病。心血管疾病种类繁多，病因复杂。其中有些疾病如冠心病、高血压病和心力衰竭等与营养因素关系密切，营养缺乏或过剩均会使心血管系统的正常结构和功能遭受破坏，从而导致心血管疾患。合理的膳食已成为防治这些疾病的重要措施之一。

一、冠心病病人的膳食

引起冠心病的原因很多、很复杂。一般认为冠心病与遗传因素、年龄、性别、缺乏体力活动、高血脂、高血压、糖尿病、肥胖、吸烟等因素有关。其中与营养因素更为密切。调查发现，膳食组成和饮食习惯不同的人群，冠心病发病率有明显的差异。因此，调整膳食结构、科学饮食是预防和治疗冠心病的重要措施。

（一）营养因素对冠心病的影响

1. 脂类
膳食脂类包括脂肪、磷脂、胆固醇，它们是与冠心病有关的主要膳食因素。

(1) 胆固醇。调查表明,凡居民膳食中胆固醇含量高者,血胆固醇含量和冠心病的发病率和死亡率均相应增高。所以,适当限制食物胆固醇的摄入,对预防和治疗冠心病会有好处,但不应完全限制。机体中的胆固醇一部分来自膳食,另一部来自体内合成。当摄入增多时,合成便相应减少;当摄入减少时,合成便相应增加,称为"反馈调节"。通过反馈调节机制,体内的胆固醇得以维持在一个动态平衡的状态中。因此,进食适量的胆固醇对人体并无危害。但胆固醇的反馈调节机制毕竟是有限度的,长期过多的胆固醇摄入会使这种机制遭受破坏,以致造成平衡失调,胆固醇堆积于组织,易形成动脉粥样硬化导致冠心病。每日胆固醇摄入量不得超过 300mg。

(2) 脂肪。调查发现,脂肪摄入量高的地区,高血脂、动脉硬化发病率较高。膳食中脂肪酸的种类可影响血中胆固醇的含量。常用 P/S(即多不饱和脂肪酸/饱和脂肪酸)值作为评价一种食物营养价的指标。P/S 值越高越好。多数植物油的 P/S 值都比较高,但不同的植物油的 P/S 值相差很悬殊。多数动物油的 P/S 值均较植物油低,但鱼油则例外。许多鱼类均含有大量的不饱和脂肪酸,和植物油比较,其碳链更长,不饱和程度更高。因而,对降低血胆固醇和防治冠心病更有好处。

(3) 磷脂。磷脂是一种乳化剂,可协助胆固醇代谢,使血液中的胆固醇浓度降低,避免胆固醇在血管壁沉积,防止内脏脂肪堆积过多,有利于防治冠心病。

2. 膳食能量和碳水化合物

能量摄入过多会引起肥胖或超重,易引起冠心病、糖尿病和高血压等疾病。通过限制能量摄入或增加消耗而使体重降低,血脂异常性可得到改善。

膳食中碳水化合物摄入过多,除会引起肥胖外,还会直接诱发高血脂症。冠心病患者中碳水化合物引起的高血脂症最为多见。

3. 膳食纤维

食物中适量的纤维素对预防多种疾病如动脉粥样硬化、结肠癌和糖尿病等均有好处。食物纤维在防治动脉粥样硬化方面的有益作用,可能与其能相对减少食物的能量摄入、缩短食物通过肠道的时间、增加胆酸的排泄等有关。

4. 蛋白质

蛋白质与动脉粥样硬化的关系尚未完全阐明。动物试验表明,动物性蛋白质升高血胆固醇的作用比植物性蛋白质明显。近年来,大量的报告指出,食用植物蛋白质多的地区,冠心病的发病率较食用动物蛋白质多的地区低。大豆蛋白有显著降低血胆固醇的作用,用大豆蛋白质治疗高胆固醇血症收到了良好的效果。

5. 维生素

(1) 维生素 E。临床研究证实维生素 E 对预防动脉粥样硬化和降低冠心病发生率有直接作用。其机理可能是由于维生素 E 具有抗脂质过氧化作用,能降低低密度脂蛋白的浓度,并可促进花生四烯酸转变成前列腺素,从而扩张血管,抑制血小板凝集,预防血栓形成。预防动脉粥样硬化应增加不饱和脂肪酸的摄取,为防止不饱和脂肪酸氧化,应增加维生素 E 的摄入量。

(2)维生素 C。维生素 C 也具有抗氧化作用,还参与体内胆固醇的代谢,能促进胆固醇氧化为胆汁酸而降低血中胆固醇的含量。

(3)其他维生素。大剂量尼克酸能降低血清胆固醇和甘油三酯,升高高密度脂蛋白,促进血管的扩张。另外,维生素 B_6、B_{12}、泛酸等对降血脂和防治冠心病均有一定辅助作用。

6. 矿物质

水质的硬度与冠心病的发病有关。美国曾对 163 个城市进行调查发现,水质硬度与冠心病的死亡率呈负相关。主要与水中含有有益元素镁、钙、铬、锰和钼等矿物元素较多有关。所以,硬水尤其是含有多种有益微量元素的矿泉水,对预防动脉粥样硬化和冠心病是有好处的。

7. 酒

大量饮酒可使血中游离脂肪酸的含量增高,使肝脏合成更多的内源甘油三酯和低密度脂蛋白。在西方国家,由于酒精摄入过多而引起脂肪肝和高甘油三酯血症者相当普遍。

8. 茶

茶叶中除含多种维生素和微量元素外,还含有抗氧化性很强的茶多酚等化学物质。流行病学及动物实验证明茶叶具有降血胆固醇、降血压和预防动脉粥样硬化的作用。适当饮茶是有好处的,但并不提倡浓茶,尤其失眠及伴有心律失常的患者更应避免饮浓茶。

9. 香菇、木耳

现代科学证明香菇、木耳具有显著的降低血胆固醇的作用,木耳还具有抗凝血作用,因而这两种食品对防治动脉粥样硬化、冠心病是有利的。

10. 大蒜、洋葱

大蒜、洋葱可使血胆固醇和血纤维蛋白原含量下降、凝血时间延长、血纤维蛋白溶解酶活力增强、主动脉脂类沉着减少。

11. 海生植物

海带及某些海藻除含微量元素如碘、镁、硒、锰等和维生素如维生素 E 等外,还含有有益的多糖,有明显的降血脂和抗凝血作用,可预防和治疗动脉粥样硬化和冠心病。

(二)冠心病人的合理膳食

1. 控制总能量,维持正常的体重

许多冠心病患者常合并肥胖或超重。通过限制能量以使体重达到并维持在理想水平范围尤为重要。摄入的食物总量不要太多,避免吃得过饱。肥胖者应减少膳食总能量,一般主张减少 10%～15%,以减轻体重。

2．限制脂肪

脂肪的摄入应限制在总能量的 25％以下，以植物脂肪为主，如芝麻油、大豆油、花生油等，增加不饱和脂肪酸的摄入，少吃动物性油脂。适量地吃些瘦肉、家禽、鱼类，多吃海鱼有益于冠心病的防治。膳食中应控制胆固醇的摄入，胆固醇的摄入量每天应少于 300mg。

3．适量的蛋白质

蛋白质是维持心脏的正常功能所必需的营养物质，能增强机体的抵抗力。但摄入过多的蛋白质对冠心病的防治不利，特别是过多的动物性蛋白质，会增加冠心病的发病率，所以蛋白质应适量。植物性蛋白质应占总蛋白质摄入量的 50％左右。多吃大豆及其制品对降低血胆固醇、防治冠心病有利。

4．碳水化合物比例要适当

碳水化合物在总能量中的比例一般应控制在 55％～65％，其中单糖和双糖宜控制在10％以内。应以米、面、杂粮等食物为主，尽量少吃纯糖食物及其制品。膳食纤维有助于降低血脂，应适量摄入含膳食纤维高的食物如燕麦、玉米、豆类等。

5．供给充足的维生素、矿物质

膳食中应注意多吃含镁、铬、锌、钙、硒、碘元素的食品。蔬菜和水果含有丰富的维生素 C、胡萝卜素、矿物质、膳食纤维，多吃蔬菜和水果有益于心脏健康。

6．适当进食一些保护性食物

具有降低血脂、血压和胆固醇作用的食物有燕麦、玉米、荞麦、大豆、花生、洋葱、生姜、大蒜、甘薯、茄子、胡萝卜、芹菜、韭菜、菇类、海带、紫菜、海蜇、山楂、茶叶等，可以起到预防冠心病的作用。

7．饮食宜清淡、低盐

高血压是冠心病的另一危险因素，而钠的摄入量与高血压密切相关。故防治冠心病的膳食应限制钠盐的摄入，建议食盐的摄入量每天控制在 5g 以下。

8．良好的饮食习惯

定时定量进食和少食多餐，有利于保持正常体重，维持血脂水平的稳定。各餐中的能量分配应合理，尤其是晚餐宜清淡，避免摄入过多的高脂肪食物。少饮酒，多饮茶。

二、高血压病人的膳食

高血压是一种以动脉血压持续升高为主要表现的心血管疾病，是全球范围的重大公共卫生问题之一，其患病率、致残率、死亡率高，而且是冠心病、脑卒中的主要危险因素。高血压分为原发性高血压和继发性高血压两类。原发性高血压是指病因尚未十分明确的高血压，通常人们所说的高血压是指原发性高血压，约占高血压患者的 95％以上。继发性高血压是指在某些疾病中并发产生血压升高，仅仅是这些疾病的症状之一，故又称症状性高血压,约占所有高血压患者的 1%～5%。

(一) 高血压的定义和分类

世界卫生组织(WHO)规定,凡是收缩压≥140mmHg 或(和)舒张压≥90mmHg 者均诊断为高血压。最近美国高血压委员会公布了新的高血压诊疗指南,将收缩压 120mmHg～139mmHg 或舒张压 80mmHg～89 mmHg 定为高血压前期,并建议对这部分人群的不良生活方式应积极进行干预,以预防心脑血管疾病。2005 年中国高血压防治指南中血压水平定义和分类(见表 7-1)将高血压的诊断标准定在收缩压≥140mmHg 和/或舒张压≥90mmHg。

表 7-1 血压水平定义和分类

类　　别	收缩压(mmHg)	舒张压(mmHg)
理想血压	<120	<80
正常血压	120～129	80～84
正常高值	130～139	85～89
高血压	≥140	≥90
1 级高血压(轻度)	140～159	90～99
2 级高血压(中度)	160～179	100～109
3 级高血压(重度)	≥180	≥110
单纯收缩期高血压	≥140	<90

高血压病是遗传易感性和环境因素相互影响的结果。一般认为遗传因素大约占 40%,环境因素占 60%。在环境因素中,不良的生活习惯及膳食营养不平衡与其有关。

(二) 影响高血压的主要营养因素

1. 超重和肥胖

研究发现超重和肥胖是导致高血压的一个重要危险因素。体重或体重指数(BMI)与血压呈直接的线性相关,中心性肥胖即腹部肥胖对血压影响更大。当高血压患者体重下降后,其血压也常随之下降。

2. 食盐

研究证明,食盐摄入量与高血压病显著相关。流行病学研究表明,高血压患病率与平均每天的盐摄入量有关。如日本北部的居民每日摄盐量高达 28 克,该地区有 38% 的人口患有高血压。相反,美国阿拉斯加州的居民每日摄盐量仅 4 克,极少患高血压。临床实验也证明限制盐的摄入量具有明显的降压作用。高食盐摄入量导致高血压的原因是钠离子在体内过多,使细胞外液增加,血容量增加,循环血量增加,导致心输出量增加,血压升高。

3．钾

血压与膳食钾、尿钾、总体钾或血清钾呈负相关,钾会对抗钠的升血压作用,补钾对高血压及正常血压有降低作用。钾降低血压的机理主要是钾可增加尿中钠的排出,使血容量降低,血压下降。有研究表明,在低钠摄入时,高钾对血压的影响并不大,但低钾则血压升高。

4．钙

膳食钙摄入不足会使血压升高,增加钙摄入量可使血压降低。一般认为,每天钙的摄入量少于600mg就有可能引起血压升高。钙降压的机理可能与钙促进钠从尿中排出有关。

5．镁

膳食镁与血压呈负相关。摄入含镁高的膳食可降低血压。

6．脂类

脂肪摄入过多会引起肥胖,继而引起高血压。增加不饱和脂肪酸的摄入量有利于降低血压。烹调应以植物油为主,减少动物脂肪摄入,从而减少饱和脂肪酸对高血压的不利影响。

7．酒精

饮酒也是高血压的危险因素之一,少量饮酒对血压的作用不明显,但大量饮酒会引起血压升高。少量饮酒指每天饮酒1杯～2杯,每杯约含酒精14g,对血压无大的影响;若每天饮酒3杯及3杯以上,血压明显升高。

(三)高血压病人的合理膳食

高血压病人的饮食原则:低钠盐、低能量、低饱和脂肪酸,增加钾、镁、钙和优质蛋白的摄入和限制饮酒。

1．限制能量摄入量,控制体重

体重超重者高血压发病率高,治疗效果差。统计资料表明,肥胖者高血压的患病率是正常体重人的3倍。因此,减轻体重是超重者治疗高血压的必要措施。限制能量摄入量是控制体重的主要膳食措施,应根据标准体重减少食量。

2．坚持长期食用低钠高钾食物

高血压病人的食盐摄入量最好每日控制在3g～5g,严重高血压患者要控制到1g～2g。食盐量包括盐腌制食品和调味品中的食盐含量。高血压的控制是一个长期的过程,因此低钠饮食也是长期的,应逐步培养少盐清淡的饮食习惯。

各种豆类、水果及马铃薯、冬菇、口蘑、蘑菇、大白菜、卷心菜、山药、芋头、茄子、海带、莴笋、西瓜、西葫芦、苋菜、西红柿、柿子椒等蔬菜是高钾低钠食物。各种干豆和鲜豆、香菇、菠菜、豆芽、桂圆含镁较高。而奶类是钙的良好来源。因此,增加蔬菜、水果、豆类和奶类的摄入量可增强低钠饮食的降压效果。

3. 适量摄入蛋白质

以往强调低蛋白饮食,但目前认为,除合并有慢性肾功能不全者外,一般不必严格限制蛋白质的摄入量。高血压病人由蛋白质提供的能量以占总能量的 15% 为宜,注意选择鱼类和豆类。

4. 进食低脂肪、低胆固醇膳食

高血压病人应避免因肥胖引起心脏负担过重,尤其应限制饱和脂肪酸提供的能量。高血压患者的脂肪摄入量应控制在总能量的 25% 或更低,其中饱和脂肪酸、单不饱和脂肪酸和多不饱和脂肪酸的比例为 1∶1∶1。肥胖者应进一步限制能量摄入量以减轻体重。忌食肥肉等动物脂肪和脑、肝、肾、蛋黄、鱼子、虾子、蟹子等胆固醇含量高的食物。

5. 进食多纤维膳食及补充维生素

食物纤维有助于抑制胆固醇的吸收,促进胆固醇的排泄,故应多吃蔬菜和水果。补充维生素,尤其是 B 族维生素和抗坏血酸,以利于调整脂肪代谢。

6. 禁忌食物

高血压患者应忌食兴奋神经系统的食物。应限制饮酒量,最好不要饮酒。应忌饮浓茶和浓咖啡,但喝淡茶有利尿作用,对降压也有好处。吸烟者应戒烟。

第二节　肥胖症病人的膳食

肥胖是指人体脂肪的过量储存,常表现为体重超过了相应身高所确定标准值的 20% 以上。

一、肥胖的判定

常用的判定方法有身高标准体重法和体质指数法,此外还有其他的一些方法。

(一)身高标准体重法

根据身高和体重,每个人有一定的标准体重,如果超过标准体重一定范围,就是肥胖症。

常用的成年人标准体重的计算方法为

$$标准体重(kg) = 身高(cm) - 105$$

肥胖度计算方法为

$$肥胖度 = (实际体重 - 标准体重) \div 标准体重 \times 100\%$$

判断标准:肥胖度在 ±10% 之内,称之为正常适中。肥胖度>10%,称之为超重;肥胖度>20%～30%,称之为轻度肥胖;肥胖度>30%～50%,称之为中度肥胖;肥度>50%，称之为重度肥胖。肥胖度<10%，称之为偏瘦；肥胖度<20%，称之为消瘦。

（二）体质指数法（BMI）

体质指数法是近几年国内外学者主张采用的一种方法。体质指数法的计算公式为

$$BMI = 体重(kg) \div 身高(m^2)$$

世界卫生组织推荐 BMI 在 18.5～24.9 为正常；>25 为超重；>30 为肥胖。中国肥胖问题工作组建议中国人的 BMI 在 18.5～23.9 为正常；>24 为超重；≥28 为肥胖。

（三）皮褶厚度法

皮褶厚度是衡量个体营养状况和肥胖程度的较好指标。它主要反映人体皮下脂肪的含量，可以通过测量人体不同部位的皮褶厚度推算全身的脂肪含量，从而间接评价人体肥胖与否。

WHO 推荐测定的部位为肱三头肌部、肩胛下角部、腹部等三点，可分别代表个体肢体、躯干、腰腹等部分的皮下脂肪堆积情况。对判断肥胖和营养不良有重要价值。男性成人的肱三头肌皮褶厚度大于 10.4mm，女性大于 17.5mm 属于肥胖。正常男性腹部的皮褶厚度为 5mm～15mm，大于 15mm 为肥胖，小于 5mm 为消瘦；正常成年女性的腹部皮褶厚度为 12mm～20mm，大于 20mm 为肥胖，小于 12mm 为消瘦，尤其对 40 岁以上的妇女测量此部位更有意义。正常成人肩胛皮褶厚度的平均值为 12.4mm，超过 14mm 就可诊断为肥胖。

（四）其他

另外，腹部脂肪过多是许多慢性疾病的独立危险因素。腹部脂肪过多比周围脂肪（如臀部和四肢脂肪）过多对健康具有更大的危害。如果腰围大于界值，即使 BMI 正常，多种相关慢性疾病的并发率也较高。所以，目前公认腰围是衡量脂肪在腹部蓄积程度的最简单、实用的指标，男性腰围≥85cm，女性腰围≥80cm 为腹部脂肪蓄积的界限。腰臀比男性≥0.9，女性≥0.8 作为肥胖的界限标准。

二、肥胖对健康的危害

肥胖症除影响体形、动作笨拙、行动不灵活外，还影响人的心理状态，更重要的是肥胖症还会伴随其他一些疾病的产生，危害人类身体健康。

肥胖症会出现疲乏、心悸、气短、耐力差，容易发生糖尿病、高血压、高血脂症、冠心病、呼吸不畅和易感染，还会引起心肌病，并伴有充血性心力衰竭等。肥胖会增加死亡的危险性。

肥胖对儿童健康的影响：①肥胖儿童的血总胆固醇浓度显著增加，血压明显增高，具有心血管疾病的潜在危险；②肥胖儿童的肺活量和每分钟通气量明显低于正常儿童，影

响儿童的运动；③肥胖儿童往往有糖代谢障碍,更容易发生糖尿病,而且肥胖儿童的免疫功能有明显紊乱,细胞免疫功能低下最为突出；④肥胖对儿童的智力、心理行为也有不良影响。

三、肥胖的分类及病因

(一)肥胖的分类

肥胖按发生原因可分为遗传性肥胖、继发性肥胖和单纯性肥胖三大类。

1.遗传性肥胖

此类肥胖症属遗传性的,并且与家庭饮食结构及生活习惯有关。据统计,父母双方都肥胖,他们的子女发生肥胖的几率为 60%~80%；父母双方中只有一人肥胖,他们的子女发生肥胖的几率为 40%；如果父母双方均不肥胖,他们的子女只有 10% 的可能发生肥胖。

2.继发性肥胖

继发性肥胖,即继发于其他疾病的肥胖。可由中枢神经系统或内分泌系统病变而引起,故又称为"病理性肥胖"。

3.单纯性肥胖

单纯性或获得性肥胖主要是机体摄入的能量超过机体需要,多余能量以脂肪的形式积存在体内,造成肥胖。多见于中年以后体力活动日趋减少、营养过剩或某些因病长期卧床者,这类肥胖症患者占 95% 左右。

(二)单纯性肥胖的原因

饮食不合理和活动量减少是导致单纯性肥胖的主要原因。

1.饮食不合理

进食量过多及膳食中动物性食品、脂肪等高能量食品比例过高,使摄入的能量高于机体的需要量,体内能量过剩导致肥胖。另外,不良的习惯如吃零食、偏食、喜食油腻和甜食及不定时定量进餐、生活没有规律等都是造成肥胖的原因。

2.体力活动减少

社会的进步使劳动强度降低,交通的发达、方便快捷,使人们的活动量明显减少,电视机、计算机的普及使人们坐着的时间明显比活动的时间增多。没有足够的运动量,摄入的食物的能量得不到消耗,能量就转化为脂肪堆积在体内,从而引起肥胖。

四、肥胖症病人的合理膳食

(一)控制膳食能量

长期地控制总能量摄入,是治疗肥胖症的关键。膳食中应注意供给低能量食物,以使能量负平衡,使长期多余的能量被消耗,直到体重恢复到正常水平。

减少能量必须以保证人体能够从事正常的活动为原则。一般成人每天摄入的能量不应低于1 000kcal,否则会影响正常活动,甚至会对机体造成损害。对能量的控制要循序渐进,逐步降低,并应辅以适当的体力活动,以增加其能量消耗。如成年轻度肥胖者,每月体重减轻0.5kg～1.0kg为宜,中度肥胖者每周减轻体重0.5kg～1.0kg。一般每减少31.5MJ(7 500kcal)能量可减少体重1kg。

通过计算可确定每天应亏负的能量。如计划在1个月内减体重1kg,需要亏负能量约为31.5MJ(7 500kcal),则每天需要亏负能量约为1 050kJ(250kcal)。

在减少能量时首先应限制食用精制糖与各种甜食、酒精性饮料和高能量食品,如核桃、花生、瓜子、巧克力等。糖不仅能增加体脂合成,而且能抑制体脂分解,而且糖体积小,不能饱腹,不含其他营养素。酒精与糖一样也是纯能量食品,尤其高度酒精的含能量更高。

(二)限制脂肪摄入量

脂肪产能量最多,是碳水化合物的两倍之多,应限制过多的脂肪摄入,脂肪应占总能量的20%～25%,要控制烹调油的用量,每日烹调用油10g～20g左右为宜。猪肉含脂肪较多,应尽量选择鱼、虾及去脂肪组织的兔肉和禽类。

(三)增加蛋白质的摄入量

当减少粮食摄入时,蛋白质的摄入也相应减少。而在减体重的过程中,不仅身体脂肪减少,蛋白质也在同时消耗。因此,膳食中必须增加蛋白质的摄入量以弥补这两方面的亏损,蛋白质应占总能量的15%～20%。食物来源应以豆制品为主,适当搭配含脂肪少的动物性食物。

(四)碳水化合物供给要适量

减少总的食物摄取量时,也要相应减少主食量,但不要减少谷类食物占食物总量的比例。碳水化合物应限制在占总能量的55%～60%,不可极度地控制,防止酮症的出现,并应以谷类食物为主要来源。要限制低分子糖类食物如蔗糖、麦芽糖、果糖、蜜饯及甜点心等,因为这类食物容易引起脂肪沉积。谷类食物应以杂粮为主,因为杂粮含膳食纤维多,可以延缓食物消化吸收的速率,能够控制体重,减轻肥胖。

(五)限制辛辣及刺激性食物

如辣椒、芥末、咖啡等,这类食物可以刺激胃酸分泌增加,容易使人增加饥饿感,提高食欲,进食量增加,导致减肥失败。食盐也应限制,食盐会引起口渴和刺激食欲,增加体重。

（六）足量的新鲜水果和蔬菜

尤其是绿叶蔬菜和水果,蔬菜含膳食纤维多,水分充足,属低能量食物,有充饥作用。同时,蔬菜可提供维生素和矿物质,以补充由于低能膳食引起的维生素和矿物质的缺乏。蔬菜可采用拌的烹调方法或生吃。

（七）正确选择烹调方法

应选择蒸、煮、炖、拌、氽、卤等少油的烹调方法,避免煎、炸和爆炒等方法,煎炸食物含脂肪较多,可促进食欲,不利于减肥。

（八）良好的饮食习惯

良好的饮食习惯是防止肥胖的有效措施之一。平时要少吃零食、甜食和含糖饮料。吃饭时细嚼慢咽,可延长用餐时间,即使吃得少也可达到饱腹作用。一日三餐要定时定量,早餐一定要吃,晚餐一定要少。不吃早餐常常导致午餐和晚餐摄入的食物较多,使一日的食物总量增加。晚餐进食量大,易造成体脂的积聚而肥胖。

（九）加强体力活动和锻炼

增加体力活动与适当控制膳食总能量相结合,促进能量负平衡,是世界公认的减重良方。即使在用药物减肥的情况下,二者仍是不可缺少的主要措施。单纯控制饮食量,患者要长期忍受十分严重的饥饿之苦及其他心理上的负担,因此往往难以坚持下去,于是,治疗也就难免会以失败而告终。同时还会发生组织蛋白较多的丢失,使原已较低的基础代谢率变得更低,给体质带来更为有害的影响。

提倡采用有氧活动,如走路、骑车、爬山、打球、慢跑、跳舞、游泳、划船、滑冰、滑雪及舞蹈等。因为中等或低强度运动持续的时间长,运动中主要靠燃烧体内脂肪提供能量,所以没有必要进行剧烈的运动以减肥。

肥胖者应控制能量摄入和增加能量消耗,贵在养成习惯、长期坚持,一时性的节食和间歇性的锻炼,无利于减肥和身体健康。

第三节　糖尿病病人的膳食

糖尿病是一种具有遗传倾向的内分泌代谢疾病,是由于胰岛素的绝对或相对不足而引起的体内代谢紊乱的疾病。其典型症状为"三多一少",即病人多食、多饮、多尿,而体重减轻或体质下降。此外还有疲倦、乏力、视力下降、失明、麻木、疼痛等症状。

胰岛素分泌不足,首先是引起糖代谢障碍,出现高血糖。由于糖氧化发生问题,细胞内能量供应不够,患者便会产生饥饿的感觉,于是便多食东西。吃得多,血糖浓度就会增高。当血糖增高超过肾保留葡萄糖的界限值时,葡萄糖便会从尿中排出,出现糖尿。因糖大量排出,带走大量水分而引起多尿。因为经常小便,体内水分流失便多,血液变浓,血浆渗透压增高,便会口渴而大量饮水。糖氧化功能发生故障,人体内便要动用脂肪、蛋白质分解代谢产生能量,患者便逐渐消瘦,体重减轻,严重的会出现酸中毒、昏迷及脱水等症状。

一、糖尿病对健康的危害

糖尿病属终身性疾病,如治疗不当、血糖控制不良,会产生急性和慢性并发症。急性并发症包括高血糖症和低血糖症。高血糖的症状为极度口渴、恶心呕吐、虚弱无力、心律快、呼吸缓慢而深、昏迷、出现酸中毒现象;低血糖的症状为骤发晕眩、手足发抖、出冷汗、抽搐、昏迷。慢性并发症包括心脑血管病变、肾脏病变、视力障碍、神经系统病变和感染等。

二、糖尿病的发病因素

糖尿病发病是复杂的,经常为多种因素共同作用引起发病。引起糖尿病的主要因素有以下四个方面。

(一)遗传因素

糖尿病是遗传病。在对非胰岛素依赖型糖尿病患者的家庭调查后发现,家庭中的其他成员患糖尿病的较多。在英国进行的双胞胎研究结果表明,即使是在不同的环境中生活,双胞胎中的一方患糖尿病,另一方患糖尿病的概率高达90%以上。另外,父母遗传给子女糖尿病的概率,单亲患糖尿病时为30%左右,父母均患糖尿病时,为50%左右。

(二)饮食因素

能量、脂肪摄入过多而膳食纤维、维生素、矿物质摄入过少易患糖尿病。大多数非胰岛素依赖型糖尿病患者伴有肥胖。据报道,超过理想体重50%者比正常体重发病率高12倍。

(三)生理病理因素

年龄增大、妊娠、病毒感染、高血脂、高血压、肥胖等生理病理因素易导致糖尿病。

(四)精神因素

精神因素也是导致糖尿病的重要因素。患者精神因异常导致体内分泌系统紊乱,胰岛素含量降低,血糖浓度升高。另外,由于患者精神过度紧张,致使血压、心率等生化指标升高,也会导致胰岛素含量降低,血糖浓度升高。

三、糖尿病病人的合理膳食

饮食是糖尿病发生的重要诱因,也是治疗糖尿病的重要方法,糖尿病病人必须终生严格接受饮食控制。

(一)合理控制能量,维持标准体重

合理地供给能量是治疗糖尿病的关键,对合并有肥胖、高血脂症和冠心病者尤其如此。主要根据患者的性别、年龄、体重、体力活动强度及临床症状等因素确定能量供给量。原则上应使患者能达到并维持标准体重。肥胖者应减少能量摄入量,体重较轻者可适当增加能量摄入。成人糖尿病患者能量供给量见表7-2。全天的适宜能量计算公式为

$$全天能量 = 理想体重(kg) \times 每日单位体重能量供给量(kJ/kg)$$

表 7-2　成人糖尿病患者每日能量供给量 (kJ/kg)

体型	体力劳动强度			
	卧床休息	轻体力劳动	中等体力劳动	重体力劳动
正常	63~84	125	146	167
消瘦	84~105	146	167	188~209
肥胖	63	84~105	126	146

注:年龄超过50岁者,每增加10岁能量摄入可酌情减少10%左右。

(二)碳水化合物供给要适量

碳水化合物供能应占总能量的55%~60%左右,不可极度地控制,防止酮症的出现,应以谷类食物为主要来源。

血糖生成指数(GI)是衡量食物引起餐后血糖反应的一项指标,它表示含50g有价值的碳水化合物的食物和相当量的葡萄糖或白面包在一定时间内(一般为2小时)体内血糖应答水平百分比值。是反映食物引起人体血糖升高程度的指标。

根据血糖生成指数,可将食物分为三类。

GI>70,称为高GI食物,进入胃肠后消化快,吸收率高,葡萄糖释放快,葡萄糖进入血液后峰值高,也就是血糖升得高,但下降速度也快;GI值越高,说明这种食物升高血糖的效应越强;高GI食物包括面包、馒头、米饭、膨化食品、麦芽糖等。

GI<55,称为低GI食物,在胃肠中停留时间长,吸收率低,葡萄糖释放缓慢,葡萄糖进入血液后的峰值低,血糖比较低,下降速度慢;低GI食物有利于血糖浓度的稳定。如

燕麦、黑米、豆类、乳类、粗加工的食品、蔬菜等。

55<GI<70,称为中等 GI 食物。

其中谷类、薯类、水果常因品种和加工方式不同特别是其中的膳食纤维的含量发生变化,而引起其 GI 发生变化。

最初食物血糖生成指数适用于糖尿病患者作为选择富含碳水化合物类食物的参考依据,现也广泛用于肥胖者和代谢综合征患者的膳食管理以及健康人群的营养教育。常见食物血糖生成指数见表 7-3。

表 7-3　常见食物血糖生成指数

食 物 名 称	GI	食 物 名 称	GI	食 物 名 称	GI
葡萄糖	100.0	四季豆	27.0	猕猴桃	52.0
绵白糖	83.8	胡萝卜	71.0	柑	43.0
果糖	23.0	南瓜	75.0	柚	25.0
麦芽糖	105.0	山药[薯蓣]	51.0	菠萝	66.0
蜂蜜	73.0	芋头(蒸)	47.7	芒果	55.0
面条(小麦粉)	81.6	藕粉	32.6	香蕉	52.0
馒头(富强粉)	88.1	甘薯(红,煮)	76.7	西瓜	72.0
烙饼	79.6	牛奶	27.6	苹果	36.0
大米饭	83.2	酸奶(加糖)	48.0	梨	36.0
黑米粥	42.3	花生	14.0	桃	28
玉米面粥	50.9	黄豆	18.0	李子	24.0
玉米糁粥	50.8	绿豆	27.2	樱桃	22.0
小米粥	61.5	豆腐(炖)	31.9	葡萄	43.0
荞麦面条	59.3	豆腐干	23.7	可乐饮料	40.3

(三)适当增加蛋白质摄入量

糖尿病患者由于体内糖氧化功能发生故障,蛋白质消耗增加,而且经常由肾脏丢失蛋白质,故应适当增加蛋白质的摄入量。一般应占总能量的 15%～20% 左右。多选用大豆、兔、鱼、禽、瘦肉等食物,优质蛋白质至少占 1/3。肾功能不全者,应限制蛋白质摄入。

(四)控制脂肪

目前主张多用低脂膳食,以减少并发症。脂肪的摄入量应控制在占总能量的 20%～25% 左右,不要超过 30%。主要是增加植物油,减少动物脂肪、胆固醇的摄入量。如无合并高胆固醇血症,胆固醇不必限制过严,一般不超过 300mg 即可,每天进食一个鸡蛋无妨。

（五）增加膳食纤维

膳食纤维可减轻糖尿病患者因限制主食所引起的饥饿感,可使空腹血糖降低,尿糖减少。因此,应鼓励病人多吃粗粮、蔬菜、瓜果类等食物纤维含量高的食物。

（六）提供丰富的维生素和矿物质

补充 B 族维生素如维生素 B_1、尼克酸、维生素 B_{12} 等可改善神经症状,而充足的维生素 C 可改善微血管循环。补充钾、钠、镁等矿物质可维持体内电解质平衡,防止或纠正电解质紊乱。在矿物质中,铬、锌、钙尤其受到关注,因为三价铬是葡萄糖耐量因子的组成部分,而锌是胰岛素的组成部分,补钙对预防骨质疏松症有益。

（七）选择适宜原料

可以多吃低能量、低碳水化合物、高容积的食物,如紫菜苔、油菜、苦瓜、冬瓜、黄瓜、小白菜、大白菜、蘑菇、萝卜、丝瓜、荸荠、枸杞子、海带、马齿苋等。

多选用富含膳食纤维的粗杂粮代替细粮,如小米、绿豆、红豆、燕麦、莜麦、玉米面、黄豆面等。

当糖尿病患者的体质处在燥热时,应忌食助热生火、香燥伤阴的食品。如蔬菜中的韭菜、蒜苗、辣椒、姜、胡椒、香菇、茴香、芹菜等;肉类中的狗肉、驴肉、羊肉、鹿肉等。另外,动物的脑、肝、肚、肾等内脏,还有蛋黄、黄油、动物油、鱼子、虾子、鱿鱼、墨鱼等含胆固醇较多的食物应限制食用。

（八）正确选择烹调方法

应选择蒸、煮、炖、拌、氽、卤等烹调方法,避免煎、炸和爆炒等方法。

（九）良好的饮食习惯

糖尿病人要定时、定量进食。两餐间隔时间太长容易出现低血糖。采取少吃多餐以防止血糖浓度过分波动,一天可安排 3 餐～6 餐。每餐能量分配一般为早、午、晚三餐比例可各占 1/3,也可为早餐 1/5、中餐 2/5、晚餐 2/5。

饮食尽量清淡不可过咸,每日食盐量要控制在 6 克以下。有的病人服用降糖药后饮酒易出现心慌、气短,甚至出现低血糖,因此糖尿病患者不宜饮酒。

第四节　膳食与癌症预防

癌症是目前危害人类健康和生命的主要疾病。癌症产生的因素十分复杂,其发生和发展是多种因素综合作用的结果,其中不健康的生活方式是癌症产生的重要因素,据估计约三分之一的癌症发病由膳食因素引起。所以,通过调整和改善膳食来预防和减少癌症的发生,已成为预防癌症的重要措施。

一、与癌症有关的膳食因素

食物中既存在许多保护机体的营养素和抗癌成分,也可能存在致癌物或其前体。在癌症的发生、发展中,膳食因素既有重要的保护因素,也有重要的危险因素。

(一) 膳食中的致癌因素与促癌因素

1. 能量

膳食中的能量摄入长期超过机体的需要,体内能量过剩导致肥胖。肥胖的人患结肠癌、乳腺癌、前列腺癌、子宫癌和卵巢癌的危险性比正常体重的人大。适当运动、限制高能量食物的摄入可以降低这些癌症的发生率。

2. 脂肪

膳食中脂肪的含量与某些癌症的发病有关。流行病学调查结果表明,高脂肪膳食与肠癌及乳腺癌的发病率高有关,高脂肪膳食还会增加胰腺癌、子宫内膜癌、前列腺癌等的发病率。动物实验表明,在膳食中提高脂肪的热比,则癌症发病率升高,且癌症出现的时间较早。

3. 霉菌毒素

食品污染霉菌后,不但感官性状和营养价值受到影响,而且在一定条件下还可能产生对人体有害的霉菌毒素。霉菌毒素会引起食物中毒甚至致人死亡,并具有致癌性。其中以黄曲霉毒素 B_1 的致癌性最强。

4. N—亚硝基化合物

N—亚硝基化合物包括亚硝胺和亚硝酰胺,除具有一般的毒性作用外,还具有较强的致癌作用、致突变作用和致畸作用。有研究表明,N—亚硝基化合物可能与鼻咽癌、食管癌、胃癌、肝癌和膀胱癌的发生有关。

天然食物中 N—亚硝基化合物的含量很少,不足以对人类构成危害。但合成 N—亚硝基化合物的前提物质如硝酸盐、亚硝酸盐、胺和其他含氮物质等广泛存在于食物中,在一定的条件下会形成亚硝胺或亚硝酰胺。

5. 杂环胺

杂环胺是强致突变物质,在动物实验中会引起多种肿瘤。杂环胺类的产生与烹调方式有关。烧焦、烤煳的肉、鱼等富含蛋白质的食物最容易产生杂环胺。

6. 多环芳烃

多环芳烃特别是苯并(a)芘具有强致癌性,会促使食管癌、胃癌的发生,是食品中的一种重要的污染物。烹饪加工中苯并(a)芘的污染主要发生在烟熏、烘烤、煎炸食品中。

7．其他

饮酒是几种癌的危险因素,如结肠癌、直肠癌、乳腺癌、肺癌和肝癌。酒精本身无致癌作用,但可与其他致癌因素起协同作用,其机制可能是改变了细胞膜的渗透性或作为致癌物的一种溶剂,使该致癌物容易进入对其敏感的器官组织。如果在饮酒时又吸烟会大大增加发生癌症的危险性。

食物中高浓度的食盐与胃癌有关。一般认为高食盐是一种促癌剂。食盐会破坏胃黏膜层,使致癌物直接接触其作用部位以及增加致癌物在胃内的合成。

含大量红肉的膳食如猪、牛、羊肉,使结肠癌、肾癌发生的危险性升高,这类膳食也可能增加胰腺癌、乳腺癌、前列腺癌和肾癌发生的危险性。

食物中残留的化学农药、兽药不但会引起食物中毒,还可能有致癌性及致畸、致突变作用。

（二）不良的饮食习惯会增加发生癌症的危险性

不良的饮食习惯会增加癌症的发病率。经常喝热烫的稀饭和汤类与食管癌、胃癌有关;饮食不定时、进食过快、进餐时经常生气、食物过咸、暴饮暴食等不良饮食习惯与胃癌有关。一般认为不良习惯易使胃黏膜受损伤,增加对致癌物质的易感性,并容易导致胃肠功能紊乱以致全身代谢紊乱。

（三）具有抗癌作用的营养素

1．维生素

（1）维生素 A。实验表明,维生素 A 对多种化学致癌物诱发的呼吸道癌、食管癌、胃癌、肠癌及皮肤等多种癌症有抑制作用。癌细胞的特点之一是分化不良,充足的维生素 A 可对上皮细胞的分化起调节作用,从而避免发生癌症。另外,维生素 A 可促进癌细胞的退化。

（2）维生素 C。维生素 C 可阻断具有致癌作用的亚硝胺合成。另外,维生素 C 参与胶原蛋白的合成,维持细胞间质的正常结构,可防止癌症的生长蔓延,还可增强机体的免疫功能。

（3）维生素 E。维生素 E 是机体内的抗氧化物质,通过清除氧自由基和终止自由基的链式反应,从而保护细胞膜和 DNA。此外,维生素 E 能使硒和类胡萝卜素保持还原状态,从而加强这些物质的抗氧化能力,维生素 E 还可抑制亚硝胺的形成和增强机体的免疫功能。

（4）B 族维生素。动物实验证明,维生素 B_2 缺乏时可增加化学致癌物的致癌作用。

2．矿物质

（1）硒。硒是一种抗氧化剂,能清除体内产生的各种自由基,保护细胞膜不受自由基的破坏;硒可抑制致癌物的活性,并可破坏致癌物质;硒能抑制癌细胞中 DNA 的合成,阻止癌细胞的分裂和生长。

（2）铁。铁可以提高机体的免疫功能，参与氧化还原功能，消除活性氧及自由基。缺铁性贫血会使病人的抵抗力下降，抗癌能力下降。铁可以抑制胃内一些细菌的生长，防止这些细菌将亚硝酸盐转化为亚硝胺而引起胃癌、食道癌。但铁过多反而会降低机体的免疫能力，抑制细胞的吞噬能力和巨噬细胞破坏癌细胞的作用，故补铁不可过多。

（3）锌。锌可增强机体的免疫功能。很多癌症病人血清中的锌含量低于正常人。锌缺乏有使癌症发病率增高的危险。但也有人认为，胃癌、食管癌的发病与口服过多锌有关。

（4）碘。从世界范围看，乳腺癌发病率高的国家是缺碘的国家，碘缺乏还会增加患甲状腺癌的危险性。但食用过多的碘可能会有相反的结果。

另外，镁、钼、锗都有抗癌或抑制癌症的作用，在饮食中应注意补充含这些抗癌矿物质多的食物，以防止或减少癌症的发生。

3. 膳食纤维素

膳食纤维抑制癌症发生的机制与其功能有关：膳食纤维的吸水作用可促进肠道蠕动，加快排便速度，减少有毒或致癌物在肠道的停留时间，避免结肠癌、直肠癌的发生；膳食纤维可以诱导大量好气菌群，抑制厌氧菌群，从而防止致癌物产生；膳食纤维与黄酮类物质结合后产生类似雌激素的作用，可调节人体的激素平衡，减少乳腺癌、前列腺癌等激素依赖性癌的发生。

（四）具有抗癌作用的食品

1. 大蒜

大蒜中含硒丰富，有一定的抗癌作用，还含有脂溶性挥发油等成分，可激活巨噬细胞，增强机体的免疫力，大蒜能从多方面阻断亚硝胺的合成。国内外大量试验表明，大蒜具有防癌作用。在美国，动物试验发现，大蒜可使患乳腺癌、结肠癌、膀胱癌的危险性下降。我国的一项科研课题证明大蒜对亚硝胺类的致癌作用的预防不限于消化系统，也能抑制其他系统癌的发生。另外，洋葱、大葱等也具有抗癌作用。

2. 菌藻类

研究发现香菇、猴头菇、金针菇、草菇、平菇、黑木耳、银耳等具有一定的抗癌作用。食用菌中含有多糖，如香菇多糖、猴头菇多糖、银耳多糖等；还含有膳食纤维素、多种维生素和矿物质。食用菌可提高机体的免疫功能，增强机体对癌细胞的抵御能力，抑制癌细胞的生长，具有较明显的抗癌作用。

海藻、海带内含有海藻多糖，有较强的抗癌作用，可防治甲状腺癌、乳腺癌和前列腺癌。

3. 海产品

（1）海参。海参中所含的黏多糖能够显著提高机体的免疫力，抑制癌细胞的生长；还含有丰富的硒和锌,是药用价值很大的抗癌食品。

（2）牡蛎。牡蛎含有丰富的硒和锌,还含有一种鲍灵素成分,有较强的抑制癌细胞生长的作用,并可提高机体的免疫功能,是一种理想的抗癌食品。

另外,鲍鱼含有鲍灵素,贝类中含有某种糖蛋白,蛤蜊含有蛤蜊素,墨鱼含有糖、蛋白质和脂质结合成的复合糖质,这些食品均可增强人体的免疫力,有一定的抗癌效果。

4.蔬菜

（1）番茄。番茄含有丰富的维生素 C 及胡萝卜素,具有一定的抗癌作用。

（2）胡萝卜。胡萝卜含有胡萝卜素,钼的含量也较高,具有抗癌作用。另外,胡萝卜中的木质素能提高机体的免疫能力,从而间接地抑制或消灭癌细胞。萝卜也有抗癌功能。

（3）芦笋。芦笋含有多种抗癌营养成分,特别是维生素 A 和维生素 C 含量比番茄高1倍,还含有一种丰富的组织蛋白,这种组织蛋白能有效地控制癌细胞生长,又含有多量的叶酸、核酸、硒和天门冬酰胺酶,对癌细胞有抑制作用,并可防止癌细胞的扩散。

（4）十字花科的蔬菜。包括西兰花、卷心菜、菜花、大白菜等。十字花科蔬菜含有丰富的维生素 C、维生素 A、维生素 E 以及多种矿物质和纤维素,还含有丰富的吲哚类化合物。吲哚类化合物可以降低致癌物的活力,阻断致癌物损坏细胞,对致癌的"诱发剂"和"促进剂"都有消除作用。常吃上述蔬菜可减小胃癌、乳癌、肠癌的威胁。

5.大豆及制品

大豆异黄酮具有抗癌作用。大豆富含蛋白质、B 族维生素和钙、磷、硒等。据日本流行病学调查证实,喜欢吃豆腐汤的人比平时少吃豆腐汤的人胃癌的发生率小得多。

6.茶叶

茶叶含有蛋白质、胡萝卜素和维生素 C、维生素 E、维生素 K 及微量元素硒、锌、铜、锰,还含有茶碱、茶氨酸、茶多酚等。饮茶防癌主要是茶多酚的作用,它能清除氧自由基,保护组织和细胞免受自由基氧化的损害,提高机体的抗氧化性,并能阻断强致癌物 N—亚硝基化合物的合成。经常饮茶特别是绿茶有助于预防胃癌和肝癌。

二、防癌的膳食建议

通过改进膳食结构、采取合理的膳食措施和养成良好的饮食习惯,以达到增强体质、预防癌症的目的。世界癌症研究会和美国癌症研究会专家小组提出了预防癌症的膳食建议。

1.食物多样

吃多种蔬菜、水果、豆类和粗加工的富含淀粉的主食,以营养适宜的植物性食物为主。

2.维持适宜体重

成人期平均体质指数（BMI）在 21~23 范围内,个人可维持在 18.5~25;避免体重过轻或过重,整个成人期的体重增加值不要超过 5kg。

3. 保持体力活动

每天至少快步走 1 小时,每周跑步 1 小时或保持类似运动量,使体力活动水平(PAL)达到 1.75 以上。

4. 蔬菜和水果

每天吃 400g~800g 蔬果,它们提供的能量占一天总能量的 7%~14%;每天保持 3 种~5 种蔬菜、2 种~4 种水果,特别注意摄入富含维生素 A 原的深色蔬菜和富含维生素 C 的水果。

5. 其他植物性食物

吃多种来源的淀粉或富含蛋白质的植物性食物,尽可能少吃加工食品,限制甜食,使其能量在总摄入能量的 10% 以下。

6. 酒精饮料

建议不要饮酒,尤其反对过度饮酒,孕妇、儿童、青少年不应喝酒。如要饮酒,应尽量减少用量。男性每天饮酒不要超过一天总摄入能量的 5%,女性不要超过 2.5%。

7. 肉食

每天红肉(指牛、羊、猪肉及其制品)的摄入量在 80g 以下,所提供的能量占总摄入能量的 10% 以下,尽可能选择禽和鱼肉。

8. 脂肪

脂肪提供的能量占总摄入能量的 15%~30%,尤其要限制动物脂肪的摄入;植物油也要限量。

9. 盐

成人每天用盐不要超过 6g,儿童按 4.2MJ 能量摄入 3g 盐计,可用加碘食盐以预防甲状腺肿。

10. 储藏

注意防止易腐食物受到霉菌污染。不要吃有霉变的食物。

11. 保存

未吃完的易腐食物应保存在冰箱或冷柜里。

12. 添加剂和残留物

应对食物添加剂、农药及其残留物以及其他化学污染物制定并监测安全限量,在经济不发达的国家尤其要注意。

13. 食品加工

烹调鱼、肉的温度不要过高,不要吃烧焦的食物,尽量少吃烤肉、腌腊食品。

14. 膳食补充剂

如遵循以上膳食原则,则不必用膳食补充剂来减小癌症发生的危险性。

本 章 小 结

　　合理营养是机体维持正常生理功能和健康的保证。当机体患病时，由于生理和治疗的特殊需要，对某些食物应有所选择和禁忌。特别是对某些与膳食营养密切相关的疾病，在进行药物治疗的同时，如果能根据病情需要，适当调配营养，可提高病人机体的抵抗能力，提高疗效，从而有利于机体康复。

　　心血管疾病是危害人类健康的常见疾病。冠心病、高血压病与营养因素关系密切，合理的膳食已成为防治这些疾病的重要措施之一。

　　肥胖病会伴随其他一些疾病的产生，危害人类身体健康。饮食不合理和活动量减少是导致单纯性肥胖的主要原因。控制膳食能量、改变生活方式、增加运动、膳食平衡是减肥的有效方法。

　　饮食是糖尿病发生的重要诱因，也是治疗糖尿病的重要方法，糖尿病人必须终生严格接受饮食控制。

　　不健康的生活方式是癌症产生的重要因素，通过调整和改善膳食可预防和减少癌症的发生。

思 考 题

1. 冠心病与哪些营养因素有关？
2. 如何合理安排冠心病、高血压病人的膳食？
3. 肥胖的危害有哪些？
4. 怎样调整肥胖病症人的膳食？
5. 糖尿病对健康有哪些危害？
6. 怎样合理安排糖尿病病人的膳食？
7. 癌症的发生与哪些膳食因素有关？
8. 具有抗癌作用的营养素和食物有哪些？
9. 从膳食角度如何预防癌症？

第八章

合理烹饪

【学习目标】

☆ 领会合理烹饪的意义；

☆ 了解营养素在烹饪中的变化；

☆ 了解不同烹饪方法对营养素的影响；

☆ 掌握合理烹饪的措施与方法；

☆ 了解烹饪过程中有害污染物形成的条件及对人体的危害；

☆ 掌握预防烹饪过程中产生有害污染物的措施。

合理烹饪是实现合理营养、平衡膳食与饮食安全的保证。合理的烹饪加工有利于原料中营养素的保护,提高食物的消化吸收率和营养价值,并使食物具有良好的感官性状,促进食欲,减少食物中的有害因素,从而保证人体健康。如果烹饪加工不当,不但原料中的营养成分会被破坏较多,食物不易消化,食物的营养价值降低,而且在烹饪过程中还可能会产生有毒、有害物质,对人体健康带来危害。所以合理烹饪具有非常重要的意义。

1. 合理烹饪可提高食物的消化吸收率

适度热加工可提高消化吸收率。加热可使蛋白质变性,变性后蛋白质的某些基团暴露出来,比表面积增大,有利于酶的作用。例如,生鸡蛋的蛋白消化率为 50%,熟鸡蛋的消化率几乎为 100%。加热可使淀粉糊化,从而提高淀粉的消化吸收率。热加工可除去蔬菜、谷物中的纤维素、草酸、植酸等影响营养素消化吸收的因素,改善口感,从而提高矿物质、蛋白质的消化吸收率。加工还可除去或减少食物中的抗营养因子。例如,大豆充分加热后,大豆中所含的抗胰蛋白酶被破坏,可大大提高人体对大豆的消化吸收率。

2. 合理烹饪可对原料进行无害化处理,保证食品安全

有些烹饪原料带有致病性微生物、寄生虫卵或被有害物质污染,有的原料本身含有毒素。经过合理的整理、洗涤、加热烹饪等方法的处理,可以避免或减少对人体健康的危害。加热可杀灭微生物和钝化酶的活性,防止食品腐败,延长食品储存期,以利于保护和保存食品。

3. 合理烹饪可改善菜肴的感官性状

通过合理烹饪,可改善菜肴的色、香、味、形,提高食欲,促进消化。有些原料虽营养丰富,但本身带有不良气味或有影响食用的其他因素。通过烹饪加工除去这些不良气味,增加令人愉快的色、香、味,从而改善菜肴的感官性状。例如,鱼有腥味,经过加热烹制,配以葱、姜、料酒等,就可祛除腥味而成佳肴。

4. 合理烹饪应尽量减少原料中营养素的损失

在烹饪加工过程中,原料中的营养素不可避免地会受到一定程度的破坏或流失。要减少加工中营养素的损失,就要注意烹饪方法的合理性,在讲求菜肴色、香、味、形、质的同时,应较多地采用使营养成分损失少的烹饪方法。另外,合理的烹饪还表现在针对特殊人群的不同生理状况采用不同的烹饪方法上。

第一节　烹饪加工对原料营养价值的影响

合理烹饪不但要改善食物的色、香、味、形等感官性状,增加食欲,还应尽量减少食物中营养素的损失,提高消化、吸收率,达到平衡膳食的要求。要做到合理烹饪,了解各种营养素在烹饪中的变化、不同烹饪方法对营养素的影响是十分重要的。

一、营养素在烹饪中的变化

在烹饪过程中,食物原料受温度、酸、碱、空气等因素的影响,会发生一系列复杂的物理和化学变化。只有很好地掌握这些变化,才能更好地进行合理烹饪。

(一)蛋白质在烹饪中的变化

蛋白质在烹饪过程中因受加热和酸、碱的影响,会发生变性和水解等一系列的变化。

1. 变性作用

在热、酸或碱等理化因素的作用下,蛋白质的空间结构发生改变、性质发生变化的现象,称为蛋白质的变性作用。从分子结构来看,变性作用是蛋白质分子内部原有的有规则的排列发生变化,成为较混乱的排列,即蛋白质分子结构的变化。此种变化使得蛋白质分子内部的一些非极性基团暴露于分子表面,因而降低了蛋白质的溶解度,同时也暴露了酶的作用部位,有利于酶的分解作用,故变性后的蛋白质有利于消化吸收。

蛋白质受热而发生的变性是烹饪过程中最常见的变性现象。蛋白质受热变性后失去弹性和柔软性、体积收缩、变硬、脱水。如生鸡蛋煮熟后液体变成凝固状态,柔软、有弹性的肉,加热后凝固、收缩、变硬、失去弹性,这些都是热变性现象。

蛋白质的热变性一般从45℃～50℃开始,于55℃时变性速度加快,凝固则常开始于90℃左右。随着蛋白质的凝固,亲水胶体体系受到破坏而失去保水能力,发生脱水现象。

嫩度是衡量动物性菜肴质量的重要指标,而其嫩度很大程度上与持水力有关。原料脱水多少受蛋白质凝固程度和加热温度高低的影响。一般来说,加热温度越高,蛋白质的凝固速度越快,脱水率也就越大,易形成坚硬的质地,口感较老,且不易消化吸收。如果温度缓慢上升,并保持在较低的温度,蛋白质的凝固较慢,原料保留的水分较多,烹饪后肉质较嫩,容易消化吸收。

如果溶液中有电解质存在,蛋白质凝结变性更加迅速。如豆浆中加入硫酸钙或氯化镁等电解质后,大豆蛋白质就会沉淀凝结而成豆腐。在烹制含蛋白质较多的动物性食品时,如果过早加入食盐,原料表层的蛋白质变性、凝固,影响原料内部传热,菜肴不易熟烂。若制汤时,食盐加入过早,蛋白质就会过早凝固,影响浸出物的溶出,汤汁的浓度低,鲜香味不够。

导致蛋白质变性的因素有很多,但在烹饪过程中,蛋白质的变性以热变性为主,同时也会发生盐变性、酸和碱变性作用。变性作用的主要意义在于增加酶与蛋白质分子的接触面积和机会,有利于酶的作用,促进蛋白质的消化。但是,过分加热常导致蛋白质过度变性,反而会降低蛋白质的消化吸收率。因此,烹饪时控制火候,既可保证菜肴的嫩度,又可减少营养素的损失,有利于蛋白质的消化吸收。在滑熘、滑炒肉类原料时,温度不宜超过 $130℃$,如果必须使用高温烹饪,那么主料要用鸡蛋清或干、湿淀粉上浆加以保护,使原料受热均匀而缓慢,防止蛋白质过度变性。在煎炸时,原料下锅时油温要高一些,使原料表面的蛋白质快速变性,形成一层硬壳,对原料起保护作用,防止内部的水分挥发,从而使菜肴口感鲜嫩。

2. 水解作用

蛋白质凝固后,如果继续加热,部分蛋白质就会逐渐水解,生成蛋白胨、多肽等中间产物,进一步水解,可形成氨基酸。如炖煮的鸡、鱼、肉的汤中就溶有蛋白质分解的各种产物和一些能溶于水的含氮浸出物,如肌肽、肌酐和多种氨基酸等,所以,汤汁浓稠、鲜美可口。

3. 胶凝作用

动物性原料如皮、骨、肌腱等结缔组织中的蛋白质主要是胶原蛋白质。胶原蛋白在水中加热后,水解产生胶原质,等达到一定浓度后,遇冷凝固成有弹性的半透明凝胶。凝胶具有热可塑性,加热时熔化,冷却时凝固。如肉皮冻、鱼汤冻就是动物结缔组织中的胶原蛋白受热后水解生成的分子结构较为简单的白明胶。这些白明胶有较大的亲水力,继续加热时,可吸收大量水分而溶为胶体溶液,冷却后凝结为胶冻。

(二)脂肪在烹饪中的变化

食用油脂是膳食的重要组成部分,是人体不可缺少的营养物质,在烹饪过程中也发生一系列变化。

1. 水解作用与酯化反应

食用油脂在水中加热时,主要发生水解作用,生成甘油和脂肪酸。

在烹饪过程中,加入料酒、醋等调味品,酒中的乙醇就会与醋酸或脂肪分解后产生的脂肪酸发生酯化反应,生成具有芳香气味的酯类物质。由于酯类物质分子结构较简单,分子量较小而易于挥发,所以,人们可以在烹饪时能嗅到酯的芳香气味。

在烹饪过程中,充分利用酯化反应,不仅可使菜肴增加芳香气味,而且可以祛除或掩盖某些烹饪原料的腥膻气味。例如,烹饪鱼类时要祛除鱼的腥味,可在烹饪中加入适量的醋和料酒。一方面酒中的乙醇是很好的有机溶剂,可使具有腥味物质的三甲基胺等溶解,并随着加热而与乙醇一起挥发掉;另一方面乙醇和醋酸发生酯化反应,生成了具有芳香气味的酯类物质,所以,加入适量的醋和料酒既可除祛鱼的腥味,又可增加鱼的芳香鲜美味道。

2. 乳化作用

脂肪在水中一般飘浮在水面上,形成一个油水分离层。但将水加热沸腾后,水中的脂肪受到长时间的激烈震荡和碰撞,部分脂肪被分离成非常微小的脂肪滴,均匀分布于水中,形成乳白色的乳浊液,这种变化称为乳化作用。在制汤时,制奶白汤一般不撇油,并需要旺火,使汤保持沸腾状态,有利于脂肪的乳化,而形成乳白色;而制清汤时,一般在煮沸后要撇去浮油,并用微火加热,使汤不剧烈沸腾,减少震荡,尽量避免脂肪的乳化,以保证汤的清澈。

3. 高温氧化作用

反复高温加热会造成脂肪氧化,而且脂溶性维生素 A、D 和 E 也会遭到氧化破坏,食用价值降低,甚至产生有害物质。因此,应尽量避免长时间高温加热。

（三）碳水化合物在烹饪中的变化

1. 淀粉在烹饪中的变化

（1）糊化作用。淀粉在水溶液中加热可发生糊化作用,变成透明有黏性的胶体溶液。经过糊化的淀粉容易被酶水解,有利于消化吸收。烹饪中勾芡就是利用淀粉糊化这一变化,使菜肴汤汁浓稠,色泽光亮。

（2）分解作用。淀粉在酶、酸和加热作用下,发生分解作用,形成糊精,进一步可分解为麦芽糖、葡萄糖等。如熬米粥时表层的黏性膜,就是淀粉在加热作用下分解成的糊精,它易于被人消化吸收。

2. 蔗糖在烹饪中的变化

蔗糖是重要的甜味调味品,在烹饪过程中不仅能调和菜肴滋味,使菜肴增加甜味,也可使菜肴增色。

蔗糖在无水条件下加热(一般在 150℃～200℃)时,生成焦糖色素,称为焦糖化作用。

烹饪中的红烧类菜肴的酱红色,就是利用这一性质。另外,拔丝、挂霜也是利用了糖的焦糖化作用。在烹饪时加适量的糖,能增加菜肴的风味、祛腥解腻、着色防腐,并使肉组织柔软多汁。

3. 饴糖在烹饪中的变化

饴糖的主要成分是麦芽糖,呈黄色,具有吸湿性和高度黏稠性,是常用的烹饪原料。如烤鸭、烤乳猪、烘焙面包和糕点时常用饴糖。饴糖中的麦芽糖受热时常出现不同的色泽变化,即由浅黄变红黄再变酱红,可以改进食品的色泽和润滑性,并可使烤制品的表皮发脆。

(四)矿物质在烹饪中的变化

食物中的矿物质在烹饪中一般化学变化不多,主要是易溶解于水中而损失。一般在酸性溶液里溶解量较大,溶解量还与原料切割大小、在水中浸泡和加热时间长短有关。原料在水中浸泡时间越长,淘洗次数越多,切割的体积越细小,加热时间越长,矿物质溶出越多。

动、植物原料在受热时发生收缩现象,矿物质随原料内部水分一起溢出。如炖肉时,肉中的矿物质较大部分会溶解到汤中。在烹制排骨时,加适量食醋,骨中的钙在醋酸的作用下溶于汤中,有利于人体吸收利用。动物性原料的汤汁中,矿物质、脂肪、蛋白质及其水解物等多种营养素含量较多,营养较丰富。所以汤汁不应弃掉,应合理地加以利用。

(五)维生素在烹饪中的变化

在烹饪加工中,食物中的维生素最易被破坏和损失,特别是水溶性维生素损失严重。

1. 受热破坏

水溶性的维生素在加热中易被分解破坏,温度越高、加热时间越长,损失越多。特别是在碱性条件下更易被破坏。而对脂溶性的维生素 A、维生素 D、维生素 E 等则影响不大,但高温油炸也会对脂溶性的维生素破坏较大。

2. 溶解流失

水溶性的维生素易溶解于水中而流失。原料的比表面积越大、漂洗次数越多、浸泡时间越长,维生素流失越多。因此,原料应先洗后切,切得不要过于细小碎烂,在保证食品安全的条件下,原料不应长时间的浸泡在水中,以免水溶性营养素大量溶于水而流失过多。

3. 氧化分解

很多维生素在空气中易被氧化分解,特别是在受热时分解更为严重。原料与空气接触的面积越大、时间越长,维生素损失越多。因此在烹饪时,蔬菜应先洗再切,切后即炒;动物性原料可采取上浆、挂糊等方法,以减少原料与空气接触的机会,从而减少维生素的损失。

4. 加碱破坏

多数维生素如维生素 C、维生素 B_1、维生素 B_2 等,在酸性环境下比较稳定,而在碱性条件下,易被破坏。故烹饪中加碱将加重维生素的破坏。

营养素在烹饪过程中发生了复杂的变化,有些变化有利于食物的消化吸收,改善食物感官性状,促进食欲,从而保持和提高了营养价值;但有的变化则会使营养素受到分解被破坏和流失,发生不利于感官性状的变化,降低营养价值。一般的烹饪方法对蛋白质、脂肪、碳水化合物的营养价值的影响较小,矿物质容易流失,而维生素是各类营养素中最易在烹饪过程中被分解破坏的,尤其是水溶性维生素的损失量最大。

二、不同烹饪方法对营养素的影响

中式烹饪方法多样,菜肴花色品种繁多。不同的烹饪方法对各类营养素的影响不同。

(一)煮

煮是以水作为传热介质,可使碳水化合物、蛋白质部分水解,脂肪无显著影响。煮有助于食物的消化。但煮会使水溶性维生素、矿物质溶于水中。如蔬菜与水同煮 20 分钟,维生素 C 约被破坏 30%,另有 30%溶于汤内。若煮的时候加碱,则维生素 C 和 B 族维生素几乎全部被破坏。

(二)蒸

蒸是以水蒸气为传热介质,水蒸气温度高,穿透力强,原料成熟较快。蒸使碳水化合物、蛋白质水解,不耐热的维生素破坏较大,矿物质及蛋白质的水解物不易流失,能保持原汁原味。

(三)炖、烧、煨

炖、烧、煨都是以水作为传热介质,三种烹饪方法对营养素的影响有相似之处。可使水溶性维生素、矿物质溶于汤内,部分维生素受到破坏。蛋白质发生水解,使汤具有鲜味,结缔组织水解生成胶原质,汤汁黏性增大。

(四)炒、爆、熘

炒、爆、熘三种烹饪方法都是以油作为传热介质,一般均采用旺火加热,快速成菜。除植物性的原料外,一般都经过挂糊或上浆,营养素损失较少。但干炒由于要将原料中的水分煸干,营养素破坏较大,除维生素外,蛋白质严重变性,消化吸收率下降。

（五）炸

炸是旺火加热，以大量油脂作为传热介质的烹饪方法。原料挂糊与否及油温高低可使制品具有不同的质感，对营养素的影响也不相同。如果原料不经挂糊进行油炸，在炸制过程中原料的水分迅速汽化而损失，成品具有酥、脆、稍硬的特点。采用干炸工艺时，炸制温度较高，时间较长，在此过程中，所有营养素都有不同程度的损失，蛋白质严重变性，脂肪也因炸制发生一系列反应，营养价值降低，易产生不良气味和有害物质。如果原料经挂糊或上浆后炸制，糊、浆在热油中很快形成一层脆性的保护层，可防止蛋白质严重变性，维生素损失也减少，同时防止了内部水的汽化，使原料所含的汁液、鲜味不容易外溢，形成外层酥脆、内部软嫩的质感，味道香美。

（六）烤、熏

烤分为明火和暗火两种。明火烤就是用火直接烤原料，如烤鸭、烤肉等。明火烤使维生素 A、B 族维生素、维生素 C 损失很大，脂肪也有损失，碳水化合物和蛋白质发生褐变而损失，旺火烤时容易产生致癌物 3,4-苯并芘，特别是长时间旺火烤时有害物产生量较大。暗火烤又叫烘，对营养素的破坏程度较轻。

熏虽然使制品具有独特的风味，但也会产生 3,4-苯并芘，同时使维生素受到破坏，特别是维生素 C 损失较大，脂肪受氧化和损失。

（七）煎、贴

煎、贴是以金属作为传热介质的烹饪方法。一般把原料做成扁形或厚片形，制作时火力不大，煎、贴对维生素不利，但损失不太大。其他营养素亦无严重损失。

（八）焖

营养素损失的大小与焖的时间长短有关。长时间焖制，B 族维生素和维生素 C 损失大。食物经焖煮后消化率有所增加。

（九）卤

卤以水为传热介质，水溶性维生素、矿物质受损失，水溶性蛋白质溶于卤汁中，脂肪也有所减少。

第二节　合理烹饪的措施与方法

在烹饪加工中，营养素的损失虽然不能完全避免，但如果采用合理的方法和措施，就可以减少原料中营养素的损失。

一、合理烹饪的措施

（一）合理洗涤

原料在烹饪前要经过清洗，洗涤可祛除或减少原料中污染的微生物、寄生虫卵、农药残留和其他杂质，以保证食品安全，但洗涤次数和方法要得当。

淘洗大米时，水温越高，浸泡时间越长，搓洗次数越多，营养素的损失越大。因此，淘米时应使用凉水，不宜用热水，也不宜用流动水冲洗。对新鲜干净的米只需轻搓淘洗一次清除泥沙即可。陈米要适当多洗几次，以洗去米粒表面附着的霉菌和农药。淘好的大米要迅速捞出，不宜在水中浸泡。蔬菜应先洗后切，可采用冲洗的方法洗涤，一般不要在水中浸泡，洗涤次数也不宜过多，洗净即可，避免维生素和矿物质的损失。

（二）科学切配

烹饪原料应洗涤后再切配，以减少水溶性营养素的损失。原料切块不宜过小、过碎，以减少与空气的接触面积，防止营养素被氧化破坏而损失。原料应现切现烹，切后放置时间不宜过长，防止原料再污染和营养素被氧化破坏。那种切后再洗、切后浸泡、切后加盐弃汁的方法，都不利于营养素的保存。所以，原料切配一般应遵循"先洗后切、切后即炒、切块不宜过小"的原则。

（三）沸水焯料

为了祛除原料的异味，缩短正式的烹饪时间，增加食物的色、香、味、形，许多原料要进行水焯处理。焯水时要大火沸水，加热时间要短，操作要迅速。原料较多时，要分次下锅，以保证沸进沸出。

用沸水焯植物性原料尤其是蔬菜，不仅能减少原料色泽的改变，也可减少维生素的损失。因蔬菜中含有氧化酶，易使维生素 C 氧化，当温度超过 80℃时，氧化酶的活性丧失，从而减少了维生素 C 的损失。蔬菜经过水焯后，虽然损失了一部分维生素，但可除去较多的草酸，有利于钙、铁的吸收。原料焯水后，不要挤去汁水，以免营养素大量流失。例如，白菜焯水后挤去汁，水溶性维生素损失达 77%。

动物性原料焯水时也需要旺火沸水，原料因受高温作用，表面组织的蛋白质可迅速凝固，从而保护了原料内部的营养素不损失。

（四）挂糊、上浆和勾芡

挂糊、上浆就是在经过刀工处理的原料表面上，挂上一层用蛋液、淀粉和水调成的黏性糊浆。在加热中由于淀粉糊化、蛋白质变性而形成一层保护层。挂糊、上浆大多用于韧性原料。糊浆对保护营养素,改善菜肴的色、香、味、形起着重要作用。

所谓勾芡是在菜肴接近成熟时,将调好的粉汁淋入锅内,使汤汁浓稠,增加汤汁对原料的附着力。勾芡可减少营养素的流失,增加菜肴的光泽,使菜肴口味醇厚、绵长,在较长的时间内保持丰满的状态,不致干瘪,还能起到保温作用。

(五)加醋忌碱、适时加盐

很多维生素在碱性条件下易被破坏损失,而在酸性环境中比较稳定。因此,在烹制菜肴时适量加醋,具有保护维生素的作用。

烹饪动物性原料适当加醋,如红烧鱼、糖醋排骨,可促使原料中的钙溶出,易于人体吸收。加醋还有利于改进菜肴的感官性状,增加风味和杀菌作用。在烹饪时加碱会使维生素大量损失。因此,在烹饪食品时,应尽量不加碱,而适当加醋。

由于食盐能使蛋白质变性凝固而脱水,因此在烹饪过程中要注意加盐的时机和操作顺序。一般提倡后放盐,分次放,特别是富含蛋白质而质地较老的原料,如老母鸡、鸭、牛肉等,若先放盐,则会使原料表面的蛋白质变性凝固,内部肌肉不易煮烂,影响消化吸收。而调制肉馅时,先放入适量盐,可提高肉馅的持水力和黏度,馅料成团不散,使制品质地松软鲜嫩。食盐不可用热油爆炒,否则会使食盐中的碘挥发损失,并使盐变焦产生有害物质,影响人体健康。

(六)酵母发酵

制作面食时,面团一般要经过发酵。在发酵过程中,酵母大量繁殖,增加了制品的营养价值;发酵制品质地松软,有利于消化吸收,而且在发酵过程中,由于蛋白酶和淀粉酶的分解作用产生了小分子物质,提高了制品的消化吸收率。同时酵母菌具有合成 B 族维生素的能力,在面团发酵过程中,随着酵母菌的大量繁殖,面团中 B 族维生素的含量也会增加。酵母发酵还可分解面团中所含的植酸盐络合物,有利于人体对钙、铁等矿物质的吸收。

(七)旺火急炒

原料在烹制过程中,营养素的损失随着烹制时间的延长而增多。因此,在保证菜肴成熟度和食品安全的前提下,尽量缩短加热时间是减少原料中营养素损失的重要原则之一。烹饪时采用旺火急炒,由于缩短了菜肴的成熟时间,减少了营养素特别是维生素受高温分解破坏的机会;同时还减少了原料中水分的外溢,既能使原料保持色鲜脆嫩,又能防止维生素和矿物质的流失。例如,猪肉切成丝采用旺火急炒,维生素 B_1 的损失率为 13%、维生素 B_2 的损失率为 21%、尼克酸的损失率为 45%。而切成块用文火炖,则维生素 B_1 的损失率为 65%、维生素 B_2 的损失率为 41%、尼克酸的损失率为 75%。叶菜类采用旺火急炒烹饪,维生素 C 的平均保存率为 60%～70%。因此,蔬菜和质地细嫩、容易成熟的动物性原料在烹饪时,应尽量采用旺火急炒的方法。

(八)现做现吃

现做现吃可减少原料特别是蔬菜在放置过程中营养素的氧化损失,例如蔬菜炒熟后,放置 1 小时维生素 C 损失 10%,放置 2 小时损失 14%;同时还可保持菜肴应有的色、香、味、形等感官性状;防止在长时间的储存中受到微生物和其他有害物质的污染,使菜肴处于最佳的可食状态。

二、合理运用烹饪方法

(一)合理烹饪主食

我国膳食中作为主食的原料主要是大米、面粉、各种杂粮,烹饪方法常采用蒸、煮、烘烤或油炸。

1. 大米

大米主要烹制成米饭。烹制方法有蒸饭、焖饭和捞饭等,其中捞饭是将米在水中煮到半熟后捞出,再继续蒸熟,剩下的米汤大部分弃掉。捞饭弃掉的米汤中含有大量的维生素,其中维生素 B_1 损失可达 67%,维生素 B_2 损失为 50%,尼克酸损失为 76%,还会损失一定量的蛋白质、碳水化合物和矿物质。所以,捞饭是一种很不科学的烹饪方法,应提倡焖或蒸的方法做米饭。

2. 面粉

面食的种类很多,有面条、馒头、面包、饼、油条等,常用的烹制方法有蒸、煮、烤、烙、烩、炸等。烹饪过程中蛋白质、矿物质一般损失较少,但 B 族维生素损失较多。损失原因主要是高温作用以及制作时加入碱量过多。面条、水饺的汤汁应设法利用,以减少营养素的损失。高温油炸会使维生素 B_2、尼克酸损失 50%,维生素 B_1 则几乎完全损失。在烘烤时,一定要注意控制温度,以减少蛋白质特别是赖氨酸和糖类的损失。

(二)合理烹饪蔬菜

蔬菜的烹饪可采用炒。采用旺火、热油快速成菜既能使原料保持色鲜脆嫩,又能减少原料中营养素的损失。在炒菜时可适量加醋和勾芡,可增加菜肴的风味和光泽,有效地保护维生素。

蔬菜的烹饪还可采用凉拌,凉拌是菜肴制作中能较好保存营养素的方法之一,新鲜蔬菜最好采用此法。凉拌时添加食醋有利于维生素 C 的保存,加入植物油有利于胡萝卜素的吸收,放入葱、姜、蒜既能杀菌,又能提高维生素 B_1、维生素 B_2 的利用率。凉拌蔬菜时添加动物性原料,可成为很好的"荤素"搭配菜肴。

(三) 合理烹饪肉类

肉类的烹饪方法大致分为短时加热、长时加热及高温加热三种类型。

1. 短时加热

短时加热是指利用旺火、热油快速成菜的烹饪方法,常用的有炒、爆、熘、滑等烹饪方法。适于质地细嫩的瘦肉,原料一般切成体积较小的丝、片、丁等以利于快速成熟,并应挂糊上浆,而后烹制。这是减少肉类原料营养素损失的常用烹饪方法。

2. 长时加热

常用的长时间加热的烹饪方法有煮、蒸、炖、焖、卤、煨、烧、烩等。它们多采用中火、小火或微火,在沸水或蒸汽中成菜,一般加热时间为数十分钟或数小时,适于质地较老的禽、畜肉类原料,或整鸭、整鸡、整鱼。原料应采用冷水加热煮沸,而后以中火或小火加热至熟烂。此类烹饪方法有利于蛋白质变性、水解,使汤汁鲜美可口、肉质柔软,利于消化吸收。但要控制火力大小及加热时间,防止蛋白质过度变性使肉质变硬变老,不易消化吸收。

3. 高温加热

常用的高温加热的烹饪方法有炸、煎、烤、焗等。此类方法可使菜肴具有特殊的香味和风味,肉质变得外酥里嫩,容易被消化吸收。但是,此类烹饪方法对营养素破坏较大,烹饪时必须严格控制温度及加热时间,否则还会产生对人体健康不利的物质。

第三节 烹饪加工中的食品安全问题

一、冷荤凉菜的食品安全

冷荤凉菜是膳食中不可少的品种,也是最容易出现安全问题的,要特别引起重视。冷荤凉菜制作要选用新鲜的原料,加工过程中要做到洗净消毒、加热彻底、生熟分开。

(一) 原料的清洗和消毒

制作凉菜时,洗净原料极为重要,特别是有些原料不经加热处理而生食,所以对制作凉菜的原料食品的安全要求很高。原料应用流动水彻底清洗,以除去或减少原料中污染的微生物、寄生虫卵、农药残留和泥沙等杂质。但蔬菜用清水冲洗几次后,只能洗掉蔬菜上 80%～90% 的微生物。为了保证食品安全,蔬菜还要经过消毒杀菌。蔬菜和水果的消毒,必须考虑对人体安全无害、不破坏食品的营养素和感观质量。常用的消毒方法有以下两种。

1. 沸水消毒法

沸水消毒是简便、经济、效果好的一种常用的消毒方法。原料在消毒之前要用水洗净,否则会影响消毒效果;消毒时,原料在沸水里浸泡 1 分钟~2 分钟,就可彻底杀灭致病菌和寄生虫卵。沸水消毒可保持菜肴的脆嫩,对原料的色、香、味保持也较好。

2. 药物消毒

(1)乳酸消毒。乳酸对人体无害,性质稳定,消毒时间短,效果好,对原料的营养和感官影响也不大。消毒常用 3‰~5‰的乳酸浸泡 5 分钟,消毒后用凉开水冲洗,以除去乳酸的微酸味。

(2)高锰酸钾消毒。高锰酸钾适用于已经清洗后的新鲜水果、蔬菜的表面消毒,消毒常用的浓度为 0.1%~0.3%,浸泡 5 分钟~10 分钟,消毒后用凉开水冲洗干净。

另外,还可用漂白粉、洗消剂等消毒。用 0.5%~1.0%的盐酸溶液可清除蔬菜、水果表面的砷和铅,有效率达 89%~99%。稀盐酸溶液对果蔬组织没有副作用,不会溶解果蔬表面的蜡质,洗涤后残液易挥发,不需做中和处理,用一般清水漂洗即可。

(二)加热彻底

用动物性原料如肉、鱼、虾、蛋等制作凉菜时,原料要加热熟透,达到杀菌灭卵的目的,防止外熟里生、外焦里生。

(三)生熟分开,防止交叉污染

冷荤凉菜经过处理后需经过储存、切配、拼摆等工序,与刀具、砧板、容器及操作人员的手频繁接触,再次受到污染的可能性较大,在加工时必须严格加以控制。要做到生熟分开,防止交叉污染。生熟分开包括生料和成品分开,生、熟食品操作间要分开,生、熟食品加工用具、容器要分开,不能混用或串用。生熟分开的目的是防止加工好的熟食品再受到生原料、不洁净的工具和容器上的微生物、寄生虫卵、寄生虫、化肥、农药等的交叉污染。

为了防止交叉污染,操作人员的个人卫生一定要符合要求,加工用具必须经常清洗消毒,尽量减少用手直接接触食品,多使用适当的工具。

(四)存放中的食品安全控制

冷荤凉菜应现吃现做,放置时间越长,微生物污染越严重。对于提前制作的冷荤凉菜,应及时放入熟食冰箱保藏。拼摆冷荤凉菜时,由于主要是手工操作,加工时间长,受污染的可能性很大,而且拼摆好后一般不经过热处理直接食用。为了保证食品安全,可用紫外线灯进行消毒,紫外线对食物表面的杀菌效果较好,冷荤凉菜存放间也可用紫外线消毒,效果较为理想。

二、烹饪过程中形成的 N—亚硝基化合物

N—亚硝基化合物包括亚硝胺类和亚硝酸胺类,除具有一般的毒性作用外,还有较强

的致癌作用、致突变作用和致畸作用。研究表明,N—亚硝基化合物可能与鼻咽癌、食管癌、胃癌、肝癌和膀胱癌的发生有关。

(一)生成 N—亚硝基化合物的条件

N—亚硝基化合物的最大特点是在体内和体外都能合成,只要有其前体物质,如硝酸盐、亚硝酸盐、胺和其他含氮物质,在一定的条件下就会形成亚硝胺或亚硝酸胺。

1．形成 N—亚硝基化合物的前体物质的来源

(1)硝酸盐和亚硝酸盐的来源。硝酸盐是蔬菜中含有的天然成分,浓度大小与土壤中的硝酸盐含量、氮肥施用等情况有关。在新鲜蔬菜中亚硝酸盐浓度一般较低,我国蔬菜中亚硝酸盐的含量一般在 1.0mg/kg 左右,但在保藏过程中由于细菌及酶的作用,硝酸盐会被还原成亚硝酸盐。腐败变质的蔬菜中亚硝酸盐的含量很高。

肉类制品中的硝酸盐和亚硝酸盐主要来源于使用的添加剂。在肉制品的加工过程中,为了增加和保持制品的色泽、防止腐败、增加产品风味,常添加硝酸盐或亚硝酸盐。

(2)胺类物质的来源。胺类是由蛋白质的分解产物转变而来的。食品中的胺类化合物主要集中于肉类和鱼类,谷物中也有一定含量。

2．影响 N—亚硝基化合物合成的因素

食物中只要含有形成 N—亚硝基化合物的前体物质,在一定条件下就可生成亚硝胺或亚硝酸胺。影响 N—亚硝基化合物合成的因素很多,主要有 pH 值、反应物浓度、胺的种类及催化剂存在等。

在一般情况下,pH 值在 3～3.5 的酸性条件下,亚硝胺合成反应速度加快。在中性或在碱性条件下,如果增加反应物浓度,延长反应时间或有催化剂如卤族离子、甲醛等羰基化合物存在时,也会形成亚硝胺。胺的种类很多,如伯胺、仲胺、叔胺等,仲胺合成亚硝胺的反应速度最快,其次是叔胺。

此外,微生物如霉菌、硝酸盐还原菌(如大肠杆菌、变形杆菌等)可促进亚硝胺生成。

(二)烹饪加工中 N—亚硝基化合物的生成

在腌制、煎炸、烟熏、烘烤过程中,由于条件控制不当易形成 N—亚硝基化合物。

1．腌制加工中 N—亚硝基化合物的形成

(1)腌制蔬菜。蔬菜含有一定量的硝酸盐和亚硝酸盐,在腌制时,由于一些腐败菌的作用,将硝酸盐还原为亚硝酸盐,使蔬菜中的亚硝酸盐含量明显增高。

亚硝酸盐的生成量与食盐浓度和温度有关。在一般情况下,5%的食盐浓度在温度较高时亚硝酸盐生成量较多,在 10%时次之,在 15%温度影响不明显,亚硝酸盐生成量明显下降。

亚硝酸盐会引起人轻度中毒的量为 0.5g/kg～1g/kg,严重中毒的量为 1g/kg～

2g/kg,致死量为 4g/kg。亚硝酸盐与胺类物质在一定条件下可生成 N—亚硝基化合物。

(2)腌制鱼、肉。鱼、肉中含有多种氨基酸,其中脯氨酸、羟氨酸、精氨酸可被腐败菌转化为仲胺,与食盐中含的硝酸盐和亚硝酸盐及腌制时添加的亚硝酸盐发色剂反应,生成 N—亚硝基化合物。

2. 煎炸过程中 N—亚硝基化合物的形成

腌制的鱼、肉中含有亚硝基脯胺酸,为非致癌物质,但在煎炸中可转变成亚硝基吡咯烷,具有致癌性。

在煎炸过程中,N—亚硝基化合物形成受温度影响,温度在 100℃～250℃时均可生成亚硝基吡咯烷,但以 185℃时生成量最多,100℃以下生成量少,微波炉加热基本不生成亚硝基吡咯烷。

3. 烟熏过程中 N—亚硝基化合物的形成

烟熏制品中有致癌物亚硝胺的存在,主要是燃料燃烧中产生的氮氧化物与食物表面的仲胺作用,最后生成 N—亚硝基化合物。

4. 烘烤过程中 N—亚硝基化合物的形成

同烟熏工艺一样,在火烤过程中,燃料燃烧产生氮氧化物,或原料经腌制而含有亚硝酸盐;原料中的蛋白质在高温作用下发生分解,形成胺类物质。这些氮氧化物与胺类化合物作用生成 N—亚硝基化合物。

(三)亚硝基化的阻断及其预防措施

1. 阻断措施

维生素 C 具有阻断 N—亚硝基化合物合成的作用。这主要是因为维生素 C 可把亚硝酸盐还原成氧化氮,使亚硝酸盐的浓度降低,从而阻断亚硝基化作用。一般认为维生素 C 的浓度是亚硝酸盐的两倍时,可完全阻断 N—亚硝基化合物的合成。另外,维生素 E、酚类等也可抑制亚硝基化过程。

提高维生素 C 的摄入量,多吃新鲜水果蔬菜可阻断 N—亚硝基化合物在体内的合成,有利于防止癌症的发生。

2. 预防措施

(1)亚硝胺的形成量与亚硝酸盐和胺类物质的浓度有关,因此只要减少 N—亚硝基化合物前体物质的浓度,便可降低亚硝基化在食品中或体内的反应速度。烹饪原料应保持新鲜,尽量采用低温短时间储藏,防止腐败变质,以控制硝酸盐、亚硝酸盐和胺类等物质的含量。

紫外线及可见光的照射可使亚硝胺分解被破坏。

(2)改进烹饪加工方法。在腌制肉类和鱼类制品时,应严格限制硝酸盐和亚硝酸盐的使用量。我国规定肉类制品及肉类罐头中硝酸钠的使用量不得超过 0.5g/kg,亚硝酸钠不得超过 0.15g/kg；残留量以亚硫酸钠计，肉类罐头不得超过 0.05g/kg，肉制品不得超过 0.03g/kg。此外，由于腌肉、鱼制品中的亚硝胺还可能来自食盐或其他香料，腌制时使用的盐和胡椒、辣椒粉等香料应分别包装，使用时再混合。世界各国现已大幅度降低腌肉时亚硝酸盐的用量，有些国家禁止添加亚硝酸盐，而用其他发色剂代替亚硝酸盐，取得了良好的效果。

在煎炸工艺中，注意控制油温不要过高，缩短煎炸时间，以防止亚硝基吡咯烷的形成。也可用电炉或微波炉代替煤炉和柴炉烘烤食品。

三、烹饪过程中形成的多环芳烃物质

多环芳烃是由两个以上的苯环结合在一起的，在六碳环中杂有五碳环的一系列芳烃化合物及其衍生物的总称。因其有致癌作用而受到广泛的关注。目前已发现两百余种，其中三环以下没有致癌性，四、五、六和七环已证明有致癌性及致突变性，特别是五个苯环的苯并(a)芘具有强致癌性，是食品中一种重要的污染物。

苯并(a)芘[B(a)P]在碱性条件下化学性质稳定，冷水、热水、碱水都不能洗去食品中的苯并(a)芘，在酸性条件中不稳定，能被带正电荷的吸附剂如活性炭、木炭或氢氧化铁所吸附。

(一) 烹饪原料及加工中苯并(a)芘的污染

正常情况下，原料中苯并(a)芘的含量很少，主要是由于环境污染，尤其是工业废水和烟尘的污染。烹饪原料在加工中，由于烘烤、烟熏等加工而使制品中其含量显著增加。

1. 烹饪原料中苯并(a)芘的污染

(1) 环境污染。煤炭、木炭、汽油、柴油、香烟等燃烧不完全时，以及工业"三废"、汽车尾气等均可产生大量的苯并(a)芘。因此，大气、土壤、水中都不同程度地含有苯并(a)芘，使农作物和水生生物等直接或间接受到污染。

(2) 油墨污染。油墨中的碳黑含有多种致癌性多环芳烃，用有油墨的纸包装食品会使食品受到多环芳烃的污染。

(3) 沥青污染。沥青中含有多环芳烃物质，一些地方的农民将粮食晒在柏油马路上，粮食会受到多环芳烃的污染。

(4) 石蜡污染。不纯的石蜡常含有多环芳烃，用涂过石蜡的包装纸、包装箱、纸杯等包装或盛装食品，可使食品受到污染。

(5) 不纯的油脂浸出溶剂。植物油常采用浸出法制油，不纯的溶剂中含有苯并(a)芘等多环芳烃，使食用油受到污染。

2. 烹饪加工中苯并(a)芘的污染

烹饪加工中苯并(a)芘的污染主要发生在烟熏、烘烤、煎炸食品中。

（1）烟熏。经过烟熏的食品具有特殊的风味，并可延长食品的储藏期。但在烟熏时，由于食品与烟直接接触，使食品中的苯并(a)芘增加。

（2）烘烤。烤制食品时，除烟中含有苯并(a)芘外，原料由于烘烤温度较高，有机物质受热分解，经环化和聚合形成大量的苯并(a)芘。一般的烘烤温度不会造成严重污染，但当食物烤焦或炭化时，苯并(a)芘的含量显著增加。烤制动物性食物时，食物滴下的脂肪中苯并(a)芘的含量高于食品本身含量的 10～70 倍。经检测，刚熏制或烤制完毕的食物，表层聚集的苯并(a)芘较多，随着放置时间的延长，表层的苯并(a)芘逐渐向内层渗透。

另外，油脂经多次反复加热，会促进脂肪氧化分解，而产生苯并(a)芘。

（二）防止食品苯并(a)芘污染的措施

1．改进烹饪工艺

为了防止苯并(a)芘污染熏、烤食品，应选用优质燃料，改良食品烟熏剂，避免食品直接接触烟火，不使油脂滴入火中。控制生烟温度，一般生烟温度控制在 400℃～600℃时，产生的苯并(a)芘量少；另外，配制熏制液进行熏制可防止苯并(a)芘的污染；烤制食物时选用电炉或微波炉代替炭火；使用炭火烤制食物时，食物与燃料应保持一定距离，勿使炭火直接接触食物。烘烤时控制好炉温和烘烤时间，防止食品烤焦和炭化。

2．综合治理工业"三废"

综合治理工业"三废"，减少来自大气、水、土壤等中的苯并(a)芘污染。

3．减少粮食加工中的污染

粮油作物收割后不要在柏油公路上脱粒或翻晒，以免沥青的粘污，烘粮时采用间接加热或远红外加热对防止苯并(a)芘的污染都能取得到较好的效果。

生产食品时，机械转动部分要密封，防止润滑油滴在食品上，并应选用含苯并(a)芘少的机械润滑油或食用植物油。

4．防止来自包装材料上的污染

注意包装材料的蜡中含有的多环芳烃污染物渗入食品，应采用食品用石蜡，禁止用工业石蜡。

5．祛毒的方法

对于已经污染了苯并(a)芘的食品，可采用祛毒方法进行消除。如刮去烤焦、炭化食品的焦糊部分后再食用；通过祛除烟熏食品表面的烟油，可减少食品中 20% 左右的苯并(a)芘；用 0.3% 或 0.5% 的活性炭吸附剂可吸附食用油中 90% 左右的苯并(a)芘；日光、紫外线照射或臭氧等氧化剂处理，可使苯并(a)芘失去致癌作用；粮谷类食品经过碾磨加工祛除麸皮或糠麸可使苯并(a)芘含量减少 40%～60%。

本 章 小 结

合理烹饪是实现合理营养、平衡膳食与饮食安全的保证。合理烹饪不但可改善食物的色、香、味、形等感官性状,增加食欲,还可减少食物中营养素的损失,提高消化吸收率,达到平衡膳食的要求。烹饪过程中应减少污染,保证菜肴安全。

热变性是烹饪过程中最常见的蛋白质变性现象。适度变性可促进蛋白质的消化,过分加热会导致蛋白质过度变性,降低蛋白质的消化吸收率。

食用油脂在加工中可发生水解作用、酯化反应、乳化作用和高温氧化作用。高温氧化使油脂的食用价值降低,甚至产生有害物质。

淀粉在烹饪中发生糊化作用和分解作用。糊化作用有利于淀粉消化吸收。

维生素在加热、加碱、空气氧化作用下会被破坏,水溶性维生素还易溶解于水而流失。

不同烹饪方法对营养素的影响不同。干炒、不经挂糊或上浆的高温油炸、烤、熏、卤等烹饪方法使营养素损失较多,甚至产生有害物质,应尽量减少使用这些方法,并注意控制工艺条件。

烹饪过程中采用合理的方法和措施,可以减少原料中营养素的损失。

制作冷荤凉菜要选用新鲜的原料,加工过程中要做到洗净、消毒、加热彻底、生熟分开,并且应现吃现做。

硝酸盐、亚硝酸盐、胺和其他含氮物质是形成亚硝胺和亚硝酸胺的前体物质。在腌制、煎炸、烟熏、烘烤过程中易形成 N—亚硝基化合物。

苯并(a)芘具有强致癌性,是食品中一种重要的污染物,主要发生在烟熏、烘烤、煎炸食品中。注意改进烹饪工艺,减少苯并(a)芘的形成,防止包装物对食品的污染。

主 要 概 念

蛋白质变性作用:蛋白质在热、酸或碱等理化因素的作用下,蛋白质的空间结构发生改变、性质发生变化的现象。

焦糖化作用:蔗糖在无水条件下加热时,生成焦糖色素,称为糖的焦糖化作用。

思 考 题

1. 合理烹饪的意义是什么?
2. 蛋白质在烹饪过程中有何变化?
3. 蛋白质的水化作用对烹饪制品有何影响?

4. 脂肪在烹饪过程中有何变化？
5. 碳水化合物在烹饪过程中有何变化？
6. 矿物质和维生素在烹饪过程中有何变化？
7. 如何减少矿物质和维生素在烹饪中的损失？
8. 比较各种烹饪方法对营养素的影响。
9. 在烹饪过程中应采取哪些措施以减少营养素的损失？
10. 如何保证冷荤凉菜的食品安全？
11. 生成 N—亚硝基化合物的条件是什么？
12. 在烹饪加工过程中，如何预防亚硝基化合物的生成？
13. 如何防止苯并(a)芘污染？

第 九 章

食物中毒及其预防

食物中毒是主要的食源性疾病，直接威胁人类的健康和生命。如果由于食品安全控制不好而发生食物中毒，不但会直接使企业的经济蒙受损失，还会对企业的声誉造成极坏的影响，而这些影响很难在短时间内消除，甚至会使企业倒闭。所以，餐饮企业要加强食品安全管理，防止食物中毒事故发生。

第一节　食物中毒概述

一、食物中毒的概念

食物中毒是指摄入了含有生物性、化学性的有毒有害物质的食品或者把有毒有害的物质当作食品摄入后出现的非传染性（不属于传染病）的急性、亚急性疾病。

从这个概念可清楚地了解，食物中毒的病原是生物性的致病微生物和化学毒物；中毒的原因可能是食品污染、食用有毒的动植物以及把有毒有害的非食品当作食品误食；其发病的特点是非传染性的急性、亚急性疾病。

食物中毒属于食源性疾病范畴，是食源性疾病中最常见、最典型的疾病。食物中毒既不包括因暴饮暴食而引起的急性胃肠炎、食源性肠道传染病（如伤寒）和寄生虫病（如囊虫病），也不包括以慢性毒性为主要特征的疾病。

二、食物产生毒性的原因

正常情况下，一般食物并不具有毒性。食物产生毒性并引起食物中毒主要有以下几种原因：①某些致病性微生物污染食品并急剧繁殖，以致食品中存有大量的活菌，如沙门氏菌属，或产生大量的毒素，如金黄色葡萄球菌产生的肠毒素；②有毒化学物质混入食品并达到能引起急性中毒的剂量，如农药的污染；③食品本身含有有毒成分，如河豚含有河豚毒素，而加工、烹调方法不当，未能将其除去；④食品在储存过程中，由于储藏条件不当而产生了有毒物质，如马铃薯发芽产生龙葵素；⑤某些外形与食物相似，而实际含有有毒成分的物质，被作为食物误食而引起中毒，如毒蕈等。

三、食物中毒的发病特点

食物中毒的种类很多，发生的原因各不相同。但食物中毒发病有其共同的特点。①发病潜伏期短，来势急剧，呈暴发性。短时间内可能有多数人发病，发病曲线呈突然上升的趋势。②食物中毒发病与食物有关。患者在相近的时间内都食用过同样食物，发病范围局限在食用该类有毒食物的人群，停止食用该食物后发病很快停止，发病曲线在突然上升之后呈突然下降趋势。③中毒病人具有相似的临床症状。常常出现恶心、呕吐、腹痛、腹泻等消化道症状。④食物中毒病人对健康人不具有传染性。一般无传染病流行时的余波。

四、食物中毒分类

通常采用按致病原进行分类的方法，将食物中毒分为以下几类。

（一）细菌性食物中毒

是指食用了被细菌及其毒素污染的食物而引起的食物中毒。常发生的有沙门氏菌属食物中毒、变形杆菌食物中毒、葡萄球菌肠毒素食物中毒等。

（二）有毒动物食物中毒

是指食用了有毒的动物而引起的食物中毒，如有毒的河豚、有毒贝类等。

（三）有毒植物食物中毒

是指食用了有毒的植物而引起的中毒，如毒蕈、木薯、发芽马铃薯等引起的食物中毒。

（四）化学性食物中毒

是指食用了含有有毒化学物质的食品所引起的食物中毒。如农药中毒、亚硝酸盐中毒等。

（五）真菌毒素食物中毒

是指食用了被真菌及其毒素污染的食物而引起的中毒，如霉变甘蔗、霉变甘薯中毒等。

五、食物中毒的处理与管理

《中华人民共和国食品安全法》、《食物中毒事故处理办法》、《餐饮服务食品安全监督管理办法》对食物中毒事故的处理和管理进行了规定,餐饮企业应认真执行。

《中华人民共和国食品安全法》第七章对"食品安全事故处置"做出了规定,要求"食品生产经营企业应当制定食品安全事故处置方案,定期检查本企业的各项食品安全防范措施的落实情况,及时消除食品安全事故隐患"。发生食品安全事故后"应当立即予以处置,防止事故扩大。及时向事故发生地县级卫生行政部门报告"。"任何单位或者个人不得对食品安全事故隐瞒、谎报、缓报,不得毁灭有关证据"。卫生行政部门应"封存可能导致食品安全事故的食品及其原料,并立即进行检验;对确认属于被污染的食品及其原料,责令食品生产经营者依照本法第五十三条的规定予以召回、停止经营并销毁;封存被污染的食品用工具及用具,并责令进行清洗消毒"。

餐饮企业应对造成食物中毒的原因提出改善意见,落实卫生行政部门要求采取的其他措施。建立健全食品安全管理制度,在食品采购、运输、储藏、烹调加工、销售和服务过程中,严格遵守操作规程和食品安全管理制度。要定期检查生产人员和服务人员的健康状况,对患有碍食品安全疾病的人员,要调离工作岗位,以确保不再发生食物中毒,保证人民的生命健康。

第二节 细菌性食物中毒

在各类食物中毒中,细菌性食物中毒最多见,占食物中毒总数的一半左右。

一、细菌性食物中毒的特点

(一)季节性强

细菌性食物中毒全年皆可发生,但在夏、秋季节发生较多,主要由于气温较高,微生物容易生长繁殖;而且此时期人体的防御机能往往有所降低,易感性增高,因此易发生食物中毒。

(二)发病率高,病死率低

细菌性食物中毒的发病率在各种食物中毒中最高。一般潜伏期段,呈急性暴发,如能及时抢救,一般病程短、恢复快,预后良好,病死率低。但肉毒梭菌毒素中毒例外。

(三)动物性食物易引起细菌性食物中毒

引起细菌性食物中毒的食物主要为动物性食物,如肉、鱼、奶、蛋等及其制品,植物性食品如剩饭、米糕、豆制品、面类发酵食品也曾引起细菌性食物中毒。

二、细菌性食物中毒发生的原因

细菌性食物中毒发生的原因有以下四个方面。

1. 食物被致病菌污染

食物在加工、运输、贮藏、销售等过程易受致病菌污染。如使用未经清洗消毒的工具、容器造成污染，生食和熟食交叉污染，食物存放时间过长造成的污染，昆虫叮爬造成污染等。

2. 食物贮存方法不当

食物被致病性微生物污染后，贮存方法不当，如较高温、充足水分、适宜的 pH 值、营养条件适当，致病微生物大量繁殖或产生毒素。

3. 食用前加热不充分

食物在食用前不经加热或加热不充分，未能杀灭致病菌或破坏其毒素，食用后引起食物中毒。

4. 从业人员带菌者污染

食品从业人员中的带菌者，在生产或服务过程中使致病菌污染食品，引起食物中毒。

三、细菌性食物中毒的种类

（一）沙门氏菌属食物中毒

1. 病原菌

沙门氏菌属食物中毒是细菌性食物中毒中较为常见的一种，以体温升高和急性胃肠炎为主要症状。沙门氏菌分布广泛，人和动物均能带菌。该菌在 20℃～30℃ 的条件下可迅速繁殖，经 2 小时～3 小时即可达到引起中毒的细菌数量。pH4.5 以下的环境能抑制其生长，在 70℃ 的水中经 5 分钟可被杀灭，100℃ 时立即死亡。

2. 中毒症状

沙门氏菌属食物中毒的潜伏期一般为 6 小时～36 小时，多为急性胃肠炎类型。表现为体温升高（38℃～40℃）、头痛、恶心、倦怠乏力、全身酸痛、面色苍白，以后出现腹痛、腹泻和呕吐等症状。病程为 3 天～5 天，一般两天后停止腹泻，食欲恢复正常，预后良好，很少出现死亡。

3. 引起食物中毒的食品

引起沙门氏菌属食物中毒的食物多为动物性食品。主要有肉制品，如病死畜肉、肉皮冻、熟内脏、猪头肉、冷荤拼盘、酱卤肉、剔骨肉、家禽肉等；还有鱼类、蛋类及其制品、奶类及其制品。烹调成熟的食品如熟肉、煎蛋、熏鸡等，受到污染而且温度较高，食用前又不重新加热时,其危害性更大。由于沙门氏菌不分解蛋白质,通常食品没有感官性状的变化,易被忽视。

4．预防措施

（1）严禁食用病死家畜禽,宰前需经兽医检验。

（2）严格执行生熟食品分开制度。

（3）加工要熟透,加热要彻底,杀死病原菌。

（4）剩饭菜要低温保藏,尽量缩短储藏时间,食前要充分加热。

（5）搞好环境卫生,彻底消灭老鼠、蟑螂和苍蝇。

（二）葡萄球菌肠毒素食物中毒

1．病原菌

葡萄球菌广泛存在于自然界中,是化脓性球菌之一,健康人的皮肤、鼻、咽腔、手、化脓灶均可带菌,在食物中能产生大量的肠毒素。其中以金黄色葡萄球菌的致病力最强,可引起化脓性病灶和败血症,其肠毒素能引起急性胃肠炎。肠毒素耐热性强,要破坏食物中存在的肠毒素需在100℃的条件下加热2小时,故在一般烹调中不能被破坏。

2．中毒症状

葡萄球菌中毒的潜伏期短,多为2小时～4小时。症状为恶心、剧烈频繁呕吐、腹痛、腹泻等。病程为1天～2天,预后一般良好,很少死亡。

3．引起食物中毒的食品

食品被污染后,在较高的温度下长时间储藏,就可能产生大量的肠毒素而引起中毒。引起中毒的食品主要有奶、肉、蛋、鱼类及其制品等各种动物性食品。另外,糯米凉糕、凉粉、剩饭和米酒等也会引起中毒。

4．预防措施

（1）疮疖、化脓性创伤或皮肤病,以及上呼吸道炎症、口腔疾病等患者应禁止从事直接的食品加工和食品供应工作。

（2）有化脓症及乳房炎的奶牛所产的牛奶不得食用。

（3）剩饭菜应放在5℃以下低温、阴凉通风处,缩短存放时间,最好不超过4个小时,食用前必须充分加热。

（三）肉毒梭菌食物中毒

1．病原菌

肉毒梭菌食物中毒是由于食入含有肉毒梭菌产生的外毒素即肉毒毒素污染的食品而引起的食物中毒。肉毒毒素是一种强烈的神经麻痹毒素,发病急,死亡率高,后果严重。肉毒梭菌的毒素遇热和碱极不稳定,各型毒素在80℃加热30分钟或100℃加热10分钟～

20 分钟,可被破坏。

2. 中毒症状

潜伏期为 6 小时～10 天,一般为 1 天～4 天。早期有全身乏力、头晕、食欲不振,以后逐渐出现视力模糊、眼睑下垂、复视、瞳孔散大等神经麻痹症状;重症患者则出现吞咽、咀嚼、语言、呼吸困难,头下垂,运动失调,心力衰竭等。体温、血压正常,无感觉障碍,意识清楚。病死率较高,多死于发病后十天内。经积极治疗后逐渐恢复健康,一般无后遗症。

3. 引起食物中毒的食品

引起肉毒梭菌食物中毒的食品,国外多为水果罐头、腊肠、火腿、各种鱼和鱼制品、蔬菜等。我国多以家庭自制的豆类发酵食品为主,如臭豆腐、豆豉、豆酱、红腐乳等。少数为动物性食品,如肉及肉制品、动物油脂、臭鸡蛋、咸鱼等。

4. 预防措施

(1)肉毒梭菌及其芽孢常存在于土壤和动物的粪便中。原料在加工前应进行彻底清洗,除去污物。

(2)食品制作前应对食品原料进行消毒处理,以杀灭肉毒梭菌及其芽孢。在自制发酵食品时,除对原料进行严格清洗外,还要在 100℃加热 10 分钟～20 分钟,以杀灭肉毒梭菌及破坏其毒素。

(3)加工好的食品应防止再污染,避免在较高的温度下堆放,冷却应彻底。

(4)肉毒梭菌的毒素不耐热,对可疑食品进行彻底加热后食用是破坏毒素、预防肉毒梭菌食物中毒的可靠方法。

(四)致病性大肠杆菌食物中毒

1. 病原菌

大肠杆菌为肠道的正常菌丛,一般不致病。但有些致病性的大肠杆菌如 $O_{157}：H_7$ 等可引起食物中毒。例如,1996 年 5 月～8 月日本发生了迄今为止世界最大的 $O_{157}：H_7$ 大肠杆菌暴发流行,近万名小学生感染,11 人死亡。

2. 中毒症状

致病性大肠杆菌食物中毒的症状多为急性胃肠炎和急性细菌型痢疾。急性胃肠炎主要表现为发烧、腹泻、呕吐;急性细菌型痢疾表现为腹泻、腹痛、发烧,呕吐较少。

3. 引起食物中毒的食品

食物中毒主要发生于夏季,常因手、蝇和不洁用具污染食品而引起中毒。引起中毒的食品以熟肉和凉拌食品为多见。带菌食品由于加热不彻底或因生熟交叉污染和熟后再污染可引起食物中毒。

4. 预防措施

致病性大肠杆菌食物中毒的预防与沙门氏菌属食物中毒的预防基本相同,应特别强调,防止动物性食物被人、动物、污水、容器、用具污染;防止生熟食品交叉污染和熟后再污染,熟食应低温保存。

(五)副溶血性弧菌食物中毒

1.病原菌

副溶血性弧菌又称嗜盐弧菌,广泛分布在海水中,海产鱼类、贝蛤类中多见。最适生长的 pH 值为 7.5~8.5、温度为 37℃。副溶血性弧菌不耐高温,80℃条件下加热 1 分钟或 56℃条件下加热 5 分钟即可被杀灭。对酸敏感,在 2% 的醋酸中或 50% 的食醋中 1 分钟即可死亡。

2.中毒症状

潜伏期较短,多为 10 小时左右。主要症状为上腹部阵发时绞痛、腹泻、水样便,有时脓血便,有时有呕吐。体温一般为 37.7℃~39.5℃。重症病人会有脱水、血压下降、意识不清等症状。病程为 2 天~4 天,一般预后良好,无后遗症,少数病人因休克、昏迷而死亡。

3.引起食物中毒的食品

海生动植物常会受到该菌污染而带菌。引起中毒的食品除鱼、虾、蟹、贝等海产品外,家庭腌制食品,如咸菜、咸肉、咸蛋也会因受到污染而引起中毒。带有少量该菌的食物,在适宜的温度下,经 3 小时~4 小时细菌可急剧增加至中毒数量。

4.预防措施

(1)海产品及各种熟食品应采用低温保藏。

(2)在烹调鱼、虾、蟹、贝类等海产品时应烧熟煮透,防止外熟里生,蒸煮时需加热至 100℃,并保持 30 分钟。

(3)在加工凉拌菜时,原料在洗净切后用食醋浸泡 10 分钟,或在 100℃的水中烫几分钟,以杀灭副溶血性弧菌。

(六)蜡样芽孢杆菌食物中毒

1.病原菌

蜡样芽孢杆菌的最适生长温度为 28℃~35℃,10℃以下停止繁殖。其繁殖体不耐热,在 100℃条件下经 20 分钟可被杀灭,芽孢具有耐热性。

2.中毒症状

按临床症状分为呕吐型及腹泻型。呕吐型潜伏期较短,一般为 1 小时~3 小时。以恶心、呕吐、腹痛为主要症状,腹泻、发烧较少见。病程为 1 天左右,预后良好。腹泻型的潜伏期一般为 8 小时~12 小时,以腹痛、腹泻为主要症状。病程为 1 天左右,预后良好。

3. 引起食物中毒的食品

食品在较高温度(26℃～37℃)下,放置时间较长,食品中污染的蜡样芽孢杆菌得以生长繁殖而产生毒素,食用前不加热或加热不彻底而引起中毒。

蜡样芽孢杆菌食物中毒涉及的食品种类很多,包括乳、肉、蔬菜、甜点心、调味汁、凉拌菜、米粉、米饭等。我国是以米饭为主食的国家,隔夜米饭是中毒的主要食品,其他还有米粉、奶粉、肉、菜等。引起蜡样芽孢食物中毒的食品,大多数腐败变质的现象不明显,除米饭稍发黏、入口不爽或稍带异味外,大多数食品的感官性状完全正常。

4. 预防措施

(1) 土壤、尘埃、空气常是蜡样芽孢杆菌的污染源,昆虫、鼠类及不洁的烹调用具、容器可传播该菌。为防止污染,在食品加工、储存和销售过程中应做好防蝇、防鼠、防尘等各项卫生工作。

(2) 乳类、肉类及米饭等食品应在 10℃ 以下低温短时间储存,食用前应充分加热,一般应在 100℃ 条件下加热 20 分钟。

(七)变形杆菌食物中毒

1. 病原菌

变形杆菌食物中毒是我国常见的食物中毒之一。变形杆菌属腐败菌,存在于人畜粪便、土壤、垃圾中,也常存在于人与动物的肠道中。变形杆菌对热的抵抗力较弱,加热至100℃时几分钟即可被杀灭。

2. 中毒症状

变形杆菌食物中毒的潜伏期一般为 10 小时～12 小时。主要表现为恶心、呕吐、头晕、头痛、乏力、腹痛、腹泻、发烧等症状。病程短,一般为 1 天～2 天,预后良好。

3. 引起食物中毒的食品

变形杆菌一般不致病,只有当食品被严重污染时,才有可能引起感染型食物中毒。引起变形杆菌食物中毒的食品主要是动物性食品,尤以熟肉、熟内脏、水产品较多见。此外,凉拌菜、豆制品、剩饭剩菜也会引起。变形杆菌污染的食品一般在感官上没有腐败迹象,极易被忽视而引起食物中毒。

环境卫生不良、生产和服务人员带菌者污染、生熟交叉污染、熟食品储存不当、食用前未充分加热等是引起变形杆菌食物中毒的主要原因。

4. 预防措施

(1) 防止食品污染、控制细菌繁殖、食用前彻底加热是预防细菌性食物中毒的三个主要环节。特别要重视生产和就餐环境的卫生工作,避免生产和服务人员以及生产工具、容器、生熟交叉污染。

(2) 做好食品的冷藏保存。食用前应彻底加热灭菌。

第三节　真菌毒素和霉变食品中毒

一、霉菌概述

霉菌属于真菌,在自然界中分布广,数量多。多数霉菌对人有益,被广泛应用于食品工业,如酿酒、制酱和制作其他发酵食品等。但也有一些对人类不利,易导致食品发霉变质。食物被霉菌污染后,不但食物的感官性状和营养价值受到影响,而且有少数霉菌会产生对人体有害的霉菌毒素,会引起食物中毒,并具有致癌性。

(一)霉菌生长繁殖和产毒的条件

影响霉菌生长繁殖和产毒的重要因素是食品基质的水分含量和环境的温度、湿度及空气流通等情况。

1. 湿度及食品含水量

潮湿的条件有利于霉菌生长并产生毒素。很多霉菌如曲霉、青霉和镰刀霉等,适宜繁殖的环境的相对湿度为 $80\% \sim 90\%$,在干燥条件下,如相对湿度在 70% 以下,则生长缓慢甚至停滞。食品中的水分含量对霉菌的生长影响很大,食品的 Aw 值越小,越不利于微生物生长。当 Aw 值降到 0.7 以下时,绝大多数霉菌不能生长。例如,如果储藏米的水分控制在 $13\% \sim 14\%$,以 Aw 值来表示,即为 $0.60 \sim 0.64$ 时,任何霉菌都不能生长;含水量升高到 $14\% \sim 15\%$,相当于 Aw 值为 $0.64 \sim 0.70$ 时,只有少数霉菌如灰绿曲霉有生长的可能;水分为 $15\% \sim 16\%$,相当于 Aw 值为 $0.70 \sim 0.73$ 时,曲霉属和青霉属中的一些霉菌会生长;$17\% \sim 18\%$ 的水分含量是霉菌繁殖、产毒的最适宜条件。

2. 温度

一般霉菌的最适生长温度为 $20℃ \sim 28℃$。低于 $10℃$ 和高于 $30℃$ 时霉菌生长显著减弱,在 $0℃$ 时几乎不生长。但有的霉菌能耐低温或高温。一般霉菌产毒的温度略低于最适生长温度,多数霉菌在 $0℃$ 以下或 $30℃$ 以上产生毒素的能力减弱或消失。因此,霉菌毒素中毒,往往有明显的季节性和地区性,霉菌毒素中毒大多数发生在高温潮湿的地区。

3. 基质

霉菌的营养物质主要是碳水化合物和少量氮、矿物质,因此,其极易在粮食类食品上生长。

4. 通风

霉菌在有氧气的条件下才能生长和产生毒素,在真空状况下不能生长。

(二)霉菌污染食品的危害

霉菌污染食品后可使食品发霉变质。霉变的食物的感官性状变差、营养价值降低,甚至不能食用。另外,一些霉菌在食品中可产生霉菌毒素,引起急性、慢性中毒,并具有致癌、致畸、致突变等作用。

目前已知的霉菌毒素约有两百种左右,一般都是按其产生毒素的主要霉菌名称来命名。分布较广、危害较大的主要霉菌毒素有黄曲霉毒素、杂色曲霉毒素、镰刀菌毒素、展青霉素、黄绿青霉素等,其中以黄曲霉毒素的污染和危害最大。

二、黄曲霉毒素食物中毒

黄曲霉毒素是黄曲霉和寄生曲霉所产生的霉菌毒素,具有极强的毒性和致癌性。

(一)黄曲霉毒素的性质

黄曲霉毒素有二十余种,主要有 B_1、B_2、G_1、G_2、M_1 和 M_2,它们在结构上有差异,其毒性大小也不相同。其中以黄曲霉毒素 B_1 的毒性最强,且有强烈的致癌作用。黄曲霉毒素能够溶解于多种有机溶剂如氯仿、甲醇及乙醇等,但不溶解于水,所以一般水洗不容易把黄曲霉毒素去掉。黄曲霉毒素耐热,在一般的烹调加工温度下,不能被破坏。在280℃时发生裂解,其毒性被破坏。在氢氧化钠存在的碱性条件下,黄曲霉毒素的结构发生变化,变得溶于水,故在碱性条件下通过水洗可以将其去除,但需要足够的碱量。

(二)黄曲霉毒素对食品的污染

黄曲霉菌在自然界分布十分广泛,土壤、粮食、油料作物、种子中均可见到。但是,只有适宜的菌种在适宜的食物上才会产生黄曲霉毒素。玉米、花生、大米、小麦、麸皮上的黄曲霉菌都可以产生黄曲霉毒素,但尤其以玉米、花生、花生油、大米是最适宜产生黄曲霉毒素、污染最严重的食物。

黄曲霉菌的最适繁殖温度为37℃,产生毒素的适宜温度一般为25℃～30℃,相对湿度为80%～90%。所以,我国华东、中南、西南地区由于气温高、湿度大,是受黄曲霉毒素污染最严重的地区。

(三)黄曲霉毒素的毒性

黄曲霉毒素是剧毒物质,其毒性为氰化钾的10倍,为砒霜的68倍。对人和动物均有强烈毒性。黄曲霉毒素属于肝脏毒,除抑制肝细胞DNA、RNA的合成外,也抑制肝脏蛋白质的合成。一次大量摄入后,会引起肝脏急性病变。中毒症状为发热、腹痛、呕吐、食欲减退,以后出现肝脾肿大、肝区疼痛,出现黄疸、腹水、下肢浮肿及肝功能异常等中毒性肝病的表现,最终导致死亡。

(四)黄曲霉毒素的致癌性

动物实验表明,长期少量摄入黄曲霉毒素会诱发肝癌。黄曲霉毒素诱发肝癌的能力比二甲基亚硝胺大 75 倍,是目前公认的最强的化学致癌物质。虽然目前尚无充分证据说明黄曲霉毒素会引发人的肝癌,但流行病学调查资料显示,食物中黄曲霉毒素污染严重的地区,居民肝癌发病也多。例如,非洲撒哈拉沙漠以南的高温高湿地区,黄曲霉毒素污染食品较为严重,当地居民肝癌发病较多。反之,埃及等干燥地区,黄曲霉毒素污染不严重,肝癌发病相对也较少。

(五) 预防措施

1. 防止食品霉变

防止食品霉变是预防食品被黄曲霉毒素及其他毒素污染的最根本的措施。食品霉变需要一定的温度、相对湿度、食品含水量和氧气。因此防霉的主要措施是低温储存、控制食物的水分含量至安全水分以下、通风干燥、密闭保藏。另外,粮粒外皮损伤,使得霉菌容易侵入而繁殖,引起霉变。所以,还应防虫、防鼠、减少脱粒和运输时粮粒的外皮损伤。

2. 去除黄曲霉毒素

对于已被黄曲霉毒素污染的食品或怀疑含有黄曲霉毒素的发霉食物,可采用物理或化学方法去除黄曲霉毒素。

(1) 挑选霉粒法。通过挑选法可将霉变粮粒去除,从而起到去毒作用,对于花生米、玉米效果较好。

(2) 辗磨加工法。被黄曲霉毒素污染的稻谷经精碾后,黄曲霉毒素的含量下降。

(3) 吸附法。花生油等植物油污染了黄曲霉毒素后,用活性炭或白陶土进行吸附处理,可降低含毒量。

(4) 碱处理法。碱性条件可使黄曲霉毒素的结构发生变化,使不溶于水的黄曲霉毒素变得溶于水。此法可用于轻度霉变的花生、玉米、大米等,加碱浸泡一段时间后再用水洗,即可将污染的黄曲霉毒素除去。

(5) 加水搓洗法。尽管黄曲霉毒素不溶于水,但在淘米时,用手搓洗,反复多次可使毒素明显减少。但此法使硫胺素损失较多。

(6) 其他控制措施。有人根据试验提出,利用日光晒或紫外线照射可破坏黄曲霉毒素。把受潮的粮食、花生等放在强烈的日光下曝晒,不但可以破坏已有的黄曲霉毒素,还可以降低其中的水分,防止黄曲霉菌的繁殖及产生毒素。

3. 加强检验工作

餐饮企业应对存放时间比较长的食物进行严格检查,尤其是花生、玉米、大米。霉变食物经过处理无法清除毒素时坚决不能食用,以免对就餐者的身体健康造成损害。

4. 黄曲霉毒素的允许量标准

我国规定了几种食品的黄曲霉毒素 B_1 的允许量标准。

玉米、花生及其制品:$20\mu g/kg$;大米和食用油脂(花生油除外):$10\mu g/kg$;其他粮食、豆类和发酵食品:5μg/kg;酱油和醋:5μg/kg;婴儿代乳品:0.5μg/kg。

由于黄曲霉毒素很难被破坏,所以危害性极大。虽然通过水洗、加碱、高压、吸附等方法,去毒率可达80%以上,但依旧有部分残留。因此,预防黄曲霉毒素的最好方法就是不食用霉变食品。

三、霉变甘薯和甘蔗食物中毒

(一) 霉变甘薯中毒

甘薯又名红薯、甜薯、地瓜等,由于储藏不当,会因霉菌作用而使表面出现黑褐色斑块,出现变苦、变硬等现象,称为黑斑病,食用黑斑病甘薯会引起人畜中毒。

1. 引起中毒的霉菌

霉变甘薯中毒是由于茄病腐皮镰刀菌或甘薯长喙壳菌的污染以及由此而产生的毒素引起的。引起霉变甘薯中毒的毒素耐热性较强,因此生食或熟食霉变甘薯均会引起中毒。毒素在中性环境下很稳定,但遇到酸、碱都能被破坏。

2. 中毒症状

轻者恶心、呕吐、腹痛、腹泻,并有头晕、头痛等症状;重者同时出现痉挛、嗜睡、昏迷、瞳孔散大,3天~4天后体温升高,严重者可导致死亡。

3. 预防措施

(1) 做好甘薯的储藏工作,防止薯皮破损而受病菌污染,注意储存条件,防止霉变。

(2) 经常检查储藏的甘薯,如发现有褐色或黑色斑点,应及时选出,防止病菌扩散。

(3) 已发生黑斑病的甘薯,不论生熟都不能食用。

(二) 霉变甘蔗中毒

霉变甘蔗中毒是指食用了保存不当而霉变的甘蔗引起的食物中毒,常发生于我国北方地区的初春季节。

1. 引起中毒的霉菌

霉变甘蔗质软,瓤部色深,呈浅棕色,有轻度霉味。从霉变甘蔗中可分离出的产毒真菌是甘蔗节菱孢霉。其毒素为3-硝基丙酸,是一种神经毒素,主要损害中枢神经系统。

2. 中毒症状

潜伏期短,最短仅十几分钟,中毒症状最初表现为恶心、呕吐、腹疼、腹泻、黑便,随后出现神经系统症状,如头昏、头疼、眼黑和复视。重者会出现阵发性抽搐,继而昏迷,最后因呼吸衰竭而死亡。幸存者则留下严重的神经系统后遗症,导致终生残废。

3. 预防措施

(1) 甘蔗必须成熟后收割,因为不成熟的甘蔗容易霉变。

（2）甘蔗在储存过程中应防止霉变，存放时间不要过长，并定期对甘蔗进行感官检查，已霉变的甘蔗禁止出售。

（3）加强预防甘蔗霉变中毒的教育工作，教育群众不买、不吃霉变甘蔗。

第四节　有毒动、植物食物中毒

有毒动植物中毒是指一些动植物本身含有某种天然有毒成分，或由于储存条件不当形成某种有毒物质被人食用后引起的中毒。自然界中有毒的动植物种类很多，所含的有毒成分复杂，常见的有毒动植物品种有河豚中毒、含高组胺鱼类中毒、毒蕈中毒、含氰苷植物中毒、发芽马铃薯中毒、扁豆中毒、生豆浆中毒等。

一、有毒动物食物中毒

（一）河豚中毒

河豚在我国的沿海和长江中下游分布很广，该鱼味道鲜美，但因其体内含有剧毒的河豚毒素，误食后会使人中毒。中国、日本以及中国南海沿岸各国都有人因食河豚而中毒死亡，死亡率高达50%以上。

1. 有毒成分

河豚毒素是一种毒性极强的非蛋白神经毒素，遇热稳定，需在220℃以上的条件下方可分解；煮沸、盐腌、日晒均不能被破坏。鱼体中的含毒量在不同部位和不同季节有差异，卵巢和肝脏有剧毒，其次为肾脏、血液、眼睛、鳃和皮肤。鱼死后内脏毒素可渗入肌肉，使本来无毒的肌肉也含毒。产卵期含毒素多、毒性强，因此春季易发生中毒。

2. 中毒症状

河豚中毒发病急而剧烈，潜伏期很短，一般在食后10分钟～3小时即发病。早期有手指、舌、唇刺痛感，然后出现恶心、呕吐、腹痛、腹泻等胃肠症状，并伴有四肢无力、发冷、口唇和肢端麻痹。重症患者瞳孔散大，四肢肌肉麻痹，以致发展到全身麻痹、瘫痪。严重者呼吸困难、血压下降、昏迷，最后死于呼吸衰竭。目前对此尚无特效解毒剂，患者应尽快排出毒物并给予对症处理。

3. 预防措施

河豚虽肉质细嫩，味道鲜美，但其毒素性质稳定，一般的烹调方法不能破坏它，所以，餐饮企业不得加工烹制河豚，千万不要"拼死吃河豚"。

（二）含高组胺鱼类中毒

含高组胺鱼类中毒是由于食用含有一定数量组胺的某些鱼类而引起的过敏性食物中

毒。引起食物中毒的鱼类主要是海产鱼中的青皮红肉鱼。

1. 有毒成分

引起含高组胺鱼类中毒的鱼类主要是海产鱼中的青皮红肉鱼类,常见的有鲐鱼、金枪鱼、沙丁鱼、秋刀鱼等。因为这些鱼含有较高量的组氨酸。当鱼体不新鲜或腐败时,污染鱼体的细菌如组胺无色杆菌会产生脱羧酶,使组氨酸脱羧生成组胺。一般情况下,在温度为 15℃~37℃、盐分含量在 3%~5%、pH 值为 6~6.2 的条件下,最适合组胺酸分解形成组胺。

2. 中毒症状

组胺中毒的特点是发病快、症状轻、恢复快。潜伏期一般为 0.5 小时~1 小时,短者只有 5 分钟,长者 4 小时。表现为脸红、头晕、头痛、心跳加快、脉快、胸闷和呼吸促迫、血压下降,个别患者会出现哮喘。

3. 预防措施

主要是防止鱼类腐败变质。食用青皮红肉类鱼时,烹调前应去内脏、洗净,切段后用水浸泡几小时,烹调时放适量食醋,可以使组胺含量下降。

(三) 麻痹性贝类中毒

某些贝类摄入了有毒的藻类而使其具有了毒性,因毒素在贝类体内呈结合状态,故贝体本身并不中毒,也无生态和外形上的变化。但是,当人们食用这种贝类后,毒素迅速被释放,就会出现麻痹性神经症状,故称麻痹性贝类中毒。

我国浙江、福建、广东等地曾多次发生贝类中毒,导致中毒的贝类有牡蛎、扇贝、贻贝、蛤类、螺类等常食用的贝类。

1. 有毒成分

贝类麻痹性毒素主要是石房蛤毒素。该毒素为白色,易溶于水,耐热,胃肠道易吸收。石房蛤毒素是一种神经毒素,毒性很强,人经口致死量约为 0.54mg~0.9mg。

2. 中毒症状

潜伏期一般为 0.5 小时~3 小时,主要症状表现为唇、舌麻木,肢端麻痹,头晕恶心,胸闷乏力等,部分病人伴有低烧,重症者则昏迷、呼吸困难,最后因呼吸衰竭窒息而死亡。

3. 预防措施

(1) 加强检验。食物中所含的毒素超标时,严禁加工制作或销售。目前,美国对冷藏鲜贝肉含石房蛤毒素的限量为 ≤80μg/100g,可作借鉴。

(2) 贝类毒素主要积聚于内脏,应除去内脏、洗净、水煮,捞肉弃汤,可使毒素降至最小程度。

另外,动物体内的某些腺体、脏器和分泌物可用于提取医用药物,但摄入过量,会扰乱人体的正常代谢,使人中毒。如动物的甲状腺、肾上腺没有被摘除或混入畜肉中,人误食会引起中毒;鱼胆因用量、服法不当而发生中毒,这些也应引起高度注意。

二、有毒植物食物中毒

(一)毒蕈中毒

蕈又称蘑菇,味道鲜美而营养丰富,但毒蕈会引起食物中毒。毒蕈中毒多发生在高温多雨的夏秋季节,常因误食有毒蘑菇而引起。

1. 有毒成分

毒蕈的有毒成分比较复杂,一种毒蕈可含多种毒素,而一种毒素又可存在于多种毒蕈之中。有毒成分主要有胃肠毒素、神经毒素、血液毒素、原浆毒素等。毒素的形成和含量常受环境影响。中毒程度与毒蕈种类、进食量、加工方法及个体差异有关。

2. 中毒症状

根据毒素成分和中毒的临床表现,中毒类型可分为四种。

(1)胃肠炎型。潜伏期为 0.5 小时~6 小时,表现为恶心、剧烈呕吐、腹痛、腹泻等。病程短,预后良好。

(2)神经精神型。潜伏期一般为 6 小时~12 小时。中毒症状除有胃肠炎外,主要有神经兴奋、精神错乱和抑制。也会有多汗、流涎、脉缓、瞳孔缩小等。病程短,无后遗症。

(3)溶血型。潜伏期多为 6 小时~12 小时,除急性胃肠炎症状外,会有贫血、黄疸、血尿、肝脾肿大等溶血症状。严重者可致死亡。

(4)肝肾损害型。该型中毒病情凶险,如不及时积极治疗,病死率甚高。肝肾损害型毒蕈中毒病程较长,临床表现复杂。①潜伏期:误食后 6 小时~72 小时发病,以 24 小时内发病为多见。②胃肠炎期:恶心、呕吐、腹痛、腹泻伴头晕、头痛、四肢乏力等,此期持续 1 天~2 天后渐缓解。③假愈期:胃肠炎症状自行缓解后,出现短暂的无明显症状期,病人误认为好转而不继续治疗。而此期毒素逐渐侵犯人体各脏器。病人和医护人员均应提高警惕,以免误诊造成死亡。④内脏损害期:病人中毒后 2 天~5 天内出现内脏损害,以肝、肾、心、脑为主,尤以肝损害最为严重。出现黄疸、少尿无尿、血尿等症状。⑤精神症状期:继内脏损害期后出现烦躁不安、表情淡漠、抽搐、惊厥,最后昏迷而死亡。⑥恢复期:轻症病人经 2 周~3 周治疗后中毒症状逐渐消失,肝功能好转而痊愈。

3. 预防措施

广泛宣传毒蘑菇中毒的危害性,不采不认识或未吃过的蘑菇,提高鉴别能力,防止误食中毒。

(二)发芽马铃薯中毒

马铃薯又称土豆,储藏不当马铃薯发芽或部分表皮变成黑绿色时,食用后常发生中毒,春末夏初季节常见。

1. 有毒成分

马铃薯发芽后会产生有毒生物碱——龙葵素,食后可引起中毒。一般马铃薯中龙葵素的含量为 2mg/100g～10mg/100g,如发芽、皮变绿后可达 35mg/100g～40mg/100g,能引起中毒。龙葵素在幼芽及芽基部的含量最多。当食入 0.2g～0.4g 龙葵素时,就能发生严重中毒。

2. 中毒症状

发芽马铃薯中毒的潜伏期为数十分钟至数小时。出现舌、咽麻痒,上腹部烧灼或疼痛,其后出现胃肠炎症状,还有头晕、头痛、血压下降、轻度意识障碍、呼吸困难等症状,重症者可因心脏衰竭、呼吸中枢麻痹而致死。

3. 预防措施

(1) 马铃薯应储存在低温、无阳光照射的地方,防止生芽。

(2) 不吃生芽过多、黑绿色皮的马铃薯。

(3) 生芽较少的马铃薯,应彻底挖去芽或芽眼,并将芽眼周围的皮削掉一部分。烹调方法宜采用加热时间较长的烧、炖、煮等方法。烹调时加些食醋,可加速破坏龙葵素。

(三) 含氰苷类植物中毒

苦杏仁、苦桃仁、李子仁、苦扁桃仁、枇杷仁、苹果仁、木薯等含有氰苷物质,食用过量易引起中毒。

1. 有毒成分

氰苷在酶或酸的作用下会释放氰氢酸,氰氢酸为剧毒,最低致死量为 0.5mg/kg～3.5mg/kg体重。当摄入含氰苷的食物后,氰苷在口腔、食道、胃和肠道经食物本身含的水解酶的作用,释放出氰氢酸。氰氢酸被吸收后,其氰离子与细胞色素氧化酶的铁结合,使其不能传递电子,组织呼吸不能正常进行,机体陷于窒息状态。多因呼吸中枢麻痹而死亡。

2. 中毒症状

苦杏仁中毒的潜伏期短者 30 分钟,长者 12 小时,一般在 1 小时～2 小时内发病。木薯中毒的潜伏期一般多为 6 小时～9 小时。

轻度苦杏仁中毒出现消化道症状及面红、头痛、头晕、全身无力、烦躁、口唇及舌麻木、心慌、胸闷等,呼吸有苦杏仁味。重度中毒出现意识不清、呼吸微弱、瞳孔散大、光反应消失、阵发性抽搐、牙关紧闭、休克等,最后因呼吸麻痹或心跳停止而死亡。

3. 预防措施

(1) 不要生吃木薯和苦杏仁等各种果仁,尤其儿童应特别注意。

(2) 苦杏仁应用清水充分浸泡,再敞锅盖蒸煮,使氢氰酸挥发除去。

（3）木薯安全的食用方法：去皮，反复浸洗薯肉，煮时将锅盖敞开，使氢氰酸挥发；弃去汤汁，将熟薯用水浸泡，再进行蒸制方可食用。

（四）鲜黄花菜中毒

鲜黄花菜的干制品称金针菜，味道鲜美，营养价值很高。但鲜黄花菜食用不当易引起食物中毒。

1. 有毒成分

黄花菜的有毒成分是秋水仙碱，这些生物碱在新鲜的黄花菜中含量较高，干的黄花菜（金针菜）中含量较少。秋水仙碱本身无毒，但摄入人体后在胃肠吸收时被氧化成二秋水仙碱引起病变。秋水仙碱溶于水，加热易降解。

2. 中毒症状

鲜黄花菜引起中毒的原因主要是烹制方法不当，如鲜黄花菜未经煮烫而急火爆炒，没有炒熟，引起中毒。

一般在进食黄花菜后 0.5 小时～4 小时发病，轻度中毒多表现为恶心、呕吐、无力、腹痛，胃肠道出血及水，电解质平衡失调；严重者脉搏细弱、头晕、头痛、发冷、麻木等。

3. 预防措施

（1）食用干制的金针菜较安全。

（2）食用鲜黄花菜时，应先用水浸泡，再用沸水烫焯，烹调熟透再食用。

（五）扁豆中毒

扁豆又称菜豆、四季豆、芸豆等，是人们常食用的蔬菜。主要因烹调不当，扁豆没有炒、煮熟透，食用后引发中毒。扁豆中毒多发生于秋季。

1. 有毒成分

扁豆中毒主要与扁豆中含的植物红细胞凝集素和皂素有关。植物红细胞凝集素具有凝血作用；而皂素能破坏红细胞，引起局部充血、肿胀、出血性炎症，能造成急性胃肠炎症状。这两种毒素经长时间高温加热可被破坏。

2. 中毒症状

本症发病快，在进食后数分钟发病，多数为 2 小时～4 小时。主要表现为急性胃肠炎症状，上腹部不适或胃部烧灼感、腹胀、恶心、呕吐、腹痛、腹泻、多为水样便，重者会呕血，还伴有头晕、头痛、四肢麻木、胸闷、心慌、冷汗，体温多正常或伴有低热。病程短，多在 1 天～3 天内恢复。

3. 预防措施

烹调时要充分加热，使扁豆颜色全变，里外熟透，没有豆腥味，可避免中毒。

（六）生豆浆中毒

豆浆是以大豆为原料制成的流质食品，它不仅营养丰富，而且容易消化吸收，是对人体健康非常有益的食品。但是，由于生食或食用加热不彻底的豆浆会引起中毒。

1. 有毒成分

豆浆中的有毒成分主要是胰蛋白酶抑制剂（又称抗胰蛋白酶因子）、皂素、皂毒素等。胰蛋白酶抑制剂会影响蛋白质的消化吸收，并对胃肠有刺激作用，使人出现呕吐、腹泻等急性胃肠炎症。皂素是一种配糖体，对胃肠黏膜有刺激作用。皂毒素不但能破坏红细胞，引起溶血，而且会使人产生恶心、呕吐、腹痛、腹泻、头晕等症状。充分加热可破坏这些毒素。

2. 中毒症状

饮用生豆浆或在加热豆浆时刚开（假沸）即饮会中毒。特别是煮豆浆时掺水少，而稠豆浆传热能力差，豆浆加热不透，有害物质未被完全破坏，容易发生中毒。

一般生食或食用加热不彻底的豆浆 0.5 小时～1 小时内发病。主要表现为恶心、呕吐、腹胀、腹泻等症状，有时会出现头晕、无力并有呼吸道麻痹等症状。

3. 预防措施

豆浆中的毒素可通过充分加热破坏，在加热时要注意"假沸"现象。豆浆所含的抗胰蛋白酶因素和皂素，具有受热膨胀的特点，故豆浆在煮到 80℃ 时即出现泡沫上浮、"假沸"溢锅的现象。此时应该杀泡除沫，然后变微火慢煮，逐渐加热升温，待豆浆全沸（100℃）之后，豆浆泡沫自然消失，表明有害物质受到破坏，继续煮沸 10 分钟后方可食用。

第五节　化学性食物中毒

化学性食物中毒是指食用了含有有毒化学物质的食品所引起的食物中毒。化学性中毒的食品主要包括被有毒有害的化学物质污染的食品；误作为食品、食品添加剂、营养强化剂的有毒有害的化学物质；添加非食品级或伪造的或禁止食用的食品添加剂、营养强化剂的食品，以及超量使用食品添加剂的食品；营养素发生化学变化的食品，如酸败的油脂。

一、砷化物中毒

砷和砷化物广泛应用于工业、农业、医药卫生业。砷本身毒性不大，而其化合物一般均有剧毒，特别是三氧化二砷的毒性最强，其中毒剂量为 5mg～50mg，致死量为 60mg～300mg。三氧化二砷俗称砒霜、白砷、白砒等，为白色粉末。

（一）中毒原因

1. 误食误用。因三氧化二砷的外观与碱面、食盐、淀粉、白糖等相似，易被误食而中毒。

2. 食品制作过程中，使用的原料中含砷量过高。如滥用含砷农药，造成蔬菜、水果中砷残留量过高，或使用的添加剂中含砷量过高，如色素、有机酸等。

3. 用砷化物灭鼠、杀虫造成污染。

（二）中毒症状

潜伏期为十几分钟至数小时，中毒后病人口腔和咽喉有烧灼感，口渴及吞咽困难，口中有金属味，常表现为剧烈恶心、呕吐（甚至吐出血液和胆汁）、腹绞痛、腹泻。由于毛细血管扩张及剧烈吐泻而脱水，血压下降，严重者引起休克、昏迷和惊厥，还会造成肝脏、心肌损害，急性肾功能衰竭，若抢救不及时，常因呼吸中枢麻痹于发病1天～2天内死亡。

（三）预防措施

1. 严格管理制度。严格保管农药，实行专人专管、领用登记，砷化物农药必须染成易识别的颜色。包装上标明"有害"字样，禁止与食物存放在一起。

2. 应遵守安全间隔期。蔬菜、水果收获前半个月内停止使用含砷农药，防止蔬菜、水果的农药残留量过高。

3. 严禁食用毒死或死因不明的畜禽兽肉。

4. 严禁滥用食品添加剂。食品原料、食品添加剂、包装材料、加工器具的含砷量必须符合国家食品安全标准。

二、有机磷农药中毒

有机磷农药是当前使用最广、品种最多的农药之一。其具有杀虫效率高、应用范围广、成本低、在植物内残留时间短、残留量较少的优点。有机磷农药遇碱易分解。但是，有机磷农药具有毒性，在生产和使用过程中如不注意保护，或者由于误食均可引起食物中毒。

（一）中毒原因

中毒原因主要是有机磷农药污染食物。如用装过农药的空瓶装酱油、酒、食用油等；食物在运输过程中受到有机磷农药的污染；刚施过有机磷农药的蔬菜、水果，没有到安全间隔期就采摘上市，或把有机磷农药和粮食、食品混放于同一仓库保管，造成误食或污染食品。

（二）中毒症状

潜伏期多在 2 小时以内，短的 5 分钟，长的 2 小时，潜伏期越短，病情越重。轻度中毒表现为头疼、头晕、恶心呕吐、出汗、视力模糊、无力等。中度中毒除上述轻度中毒症状加重外，还有肌肉跳动、瞳孔缩小、胸闷或全身肌肉紧束感、出汗、流涎、腹痛、腹泻、轻度呼吸困难、轻度意识障碍。重度中毒除上述中度中毒症状外，并有心跳加快、血压升高、瞳孔缩小如针尖、对光反射消失、呼吸极困难、肺水肿、大小便失禁、惊厥、患者进入昏迷状态。最后可因呼吸中枢衰竭、呼吸肌麻痹或肺水肿而死亡。上述症状中以瞳孔缩小、肌束震颤、血压升高、肺水肿为主要特点。

（三）预防措施

加强农药管理，必须专人、专库、专柜保存。严禁农药与食物一起存放或装运。装运农药的车、船用后必须彻底洗刷消毒。

严格遵守农药使用的有关规定，喷洒农药须遵守安全间隔期。严禁采购刚喷过农药的水果、蔬菜等食品。蔬菜在烹调前要认真清洗，水果清洗后削皮食用。

三、亚硝酸盐中毒

亚硝酸盐食物中毒是指食用了含硝酸盐或亚硝酸盐较高的食品或误食亚硝酸盐后引起的一种高铁血红蛋白血症。

（一）中毒原因

（1）摄入含大量亚硝酸盐的蔬菜。新鲜蔬菜如菠菜、芹菜、大白菜、菜花等几乎不含亚硝酸盐，但含有较多的硝酸盐，其在肠道硝酸盐还原菌的作用下转化为亚硝酸盐。腐烂蔬菜及放置过久的烹熟蔬菜中亚硝酸盐的含量明显增高。

（2）刚腌制不久的蔬菜含有大量的亚硝酸盐，尤其是在加盐量少于 15% 、气温高于 20℃的情况下，菜中亚硝酸盐的含量增加，第 7 天～第 8 天达到高峰，一般于腌后 20 天开始下降。

（3）在食品加工中，超量使用作为鱼类、肉类、肉制品发色剂的硝酸盐及亚硝酸盐。

（4）误将亚硝酸盐作为食盐或其他调味品使用。

（二）中毒症状

亚硝酸盐中毒的潜伏期一般为 1 小时～3 小时，误食纯亚硝酸盐者仅为 10 分钟～15 分钟。中毒表现为头痛、头晕、无力、胸闷、气短、嗜睡、心悸、恶心、呕吐、腹痛、腹泻、口唇和指甲及全身皮肤青紫等。严重者出现昏迷，常因呼吸衰竭而死亡。

（三）预防措施

（1）保持蔬菜新鲜，防止腐败变质，禁止食用腐败变质的食品。不食用刚腌制不久的蔬菜。

（2）剩菜要低温保存，存放不可过久。

（3）用硝酸盐或亚硝酸盐腌制食品时，应严格控制硝酸盐及亚硝酸盐的使用量和使用范围。

（4）妥善保管硝酸盐及亚硝酸盐，防止错把其当成食盐或碱而误食。

本 章 小 结

食物中毒是主要的食源性疾病，直接威胁人类的健康和生命。食物中毒按致病原不同分为细菌性食物中毒、有毒动物食物中毒、有毒植物食物中毒、化学性食物中毒、真菌毒素食物中毒五类。

一旦发生食物中毒事故，企业应及时向所在地卫生行政部门报告，协助卫生机构救治病人，配合卫生行政部门进行调查。餐饮企业应建立健全食品安全管理制度，严格遵守操作规程和食品安全管理制度，从业人员应定期进行健康检查，以防止发生食物中毒，保证顾客的生命健康。

主 要 概 念

食物中毒：是指摄入了含有生物性、化学性的有毒有害物质的食品或者把有毒有害物质当作食品摄入后出现的非传染性（不属于传染病）的急性、亚急性疾病。

细菌性食物中毒：是指食用了被细菌及其毒素污染的食物而引起的食物中毒。

有毒动物食物中毒：是指食用了有毒的动物而引起的食物中毒。

有毒植物食物中毒：是指食用了有毒的植物而引起的食物中毒。

化学性食物中毒：是指食用了含有有毒化学物质的食品所引起的食物中毒。

真菌毒素食物中毒：是指食用了被真菌及其毒素污染的食物而引起的食物中毒。

思 考 题

1. 食物引起中毒的原因是什么？
2. 食物中毒有哪些共同的发病特点？
3. 发生食物中毒事故后应如何处理？

4. 细菌性食物中毒的特点和发生的原因是什么？

5. 如何预防细菌性食物中毒？

6. 影响霉菌生长繁殖和产毒的重要因素有哪些？

7. 如何预防黄曲霉毒素食物中毒？

8. 如何预防常见的有毒动植物食物中毒？

9. 如何预防化学性食物中毒？

第 十 章

餐饮食品安全管理

【学习目标】

☆ 了解我国餐饮业食品安全的相关法规体系；
☆ 熟悉餐饮食品安全管理的任务；
☆ 熟悉餐饮企业食品安全管理组织机构设置的意义与职责；
☆ 掌握餐饮企业制定食品安全管理制度的意义和内容；
☆ 掌握食品原料在采购、验收、储存中的食品安全管理的要求与方法；
☆ 掌握烹调加工和服务过程中的食品安全管理的要求与方法。

　　餐饮食品的安全问题越来越成为人们关注的焦点。人们外出就餐时不再仅仅注重菜肴的色、香、味、形等感官质量，而且更加关注餐饮食品的安全性。餐饮经营具有产品品种多、手工操作及生产服务环节多、人员多、卫生环境维持性差等特点，使得餐饮业的食品极易出现安全问题。餐饮食品的安全问题不仅仅关系到企业的经济效益，影响其生存与发展，更关系到顾客的身体健康、生命安全问题。餐饮企业必须向顾客提供安全的餐饮产品，以保证消费者的身体健康，这就要求餐饮企业必须实施科学的管理。

第一节　餐饮食品安全管理概述

一、餐饮企业食品安全管理的概念

　　餐饮业的食品安全管理主要包括食品安全监督管理和餐饮企业自身的食品安全管理两大方面。

　　《中华人民共和国食品安全法》（以下简称《食品安全法》）第四条规定："国务院质量监督、工商行政管理和国家食品药品监督管理部门依照本法和国务院规定的职责，分别对食品生产、食品流通、餐饮服务活动实施监督管理。"《餐饮服务食品安全监督管理办法》第三条指出："国家食品药品监督管理局主管全国的餐饮服务监督管理工作，地方各级食品药品监督管理部门负责本行政区域内的餐饮服务监督管理工作。"食品安全监督管理由法律授权的国家机关依法实施,它具有法律强制力、权威性和普遍约束性。

餐饮企业食品安全管理是指餐饮企业按照我国的食品安全法律、法规、规章、安全标准的规定对本企业的食品安全进行管理。

食品安全管理是企业管理工作的一个重要部分。搞好食品安全管理是提高产品质量、增强企业的市场竞争力、提高经济效益、保证顾客身体健康的重要保证。

餐饮企业应根据自身的情况,按照我国的食品安全法律、法规、规章的规定,建立企业的食品安全管理组织机构,建立健全各项食品安全管理制度,落实食品安全管理责任制,严格生产加工和服务过程中的食品安全要求,以保证产品的安全。

二、《食品安全法》是食品安全管理的基础

为保证食品安全,防止食品污染和有害因素对人体产生危害,保障人们身体健康,我国政府十分重视食品生产和经营的食品安全管理,先后颁布了许多有关食品的管理规范和安全标准。1979 年,国务院颁布了《中华人民共和国食品卫生管理条例》,这是我国《食品卫生法》的雏形。1982 年,第五届全国人民代表大会常务委员会第二十五次会议通过了《中华人民共和国食品卫生法(试行)》。1995 年正式颁布了《中华人民共和国食品卫生法》,从而使食品卫生管理纳入了法制管理的轨道。2009 年 2 月 28 日第十一届全国人民代表大会常务委员会第七次会议通过《中华人民共和国食品安全法》,这标志着我国的食品安全监管进入一个新的阶段。《中华人民共和国食品安全法》共 10 章 104 条,对法律适用条件、食品安全监督管理体制、食品安全风险监测和评估、食品安全标准、食品生产经营、食品检验、食品进出口、食品安全事故处置、法律责任,都做出了明确规定。其目的是保证食品安全,保障公众的身体健康和生命安全。为了贯彻实施《食品安全法》,于2009 年 7 月国务院第 73 次常务会议通过《中华人民共和国食品安全法实施条例》。该条例对如何实施《食品安全法》作出了更加细致、具体的规定。

《食品安全法》是我国食品安全法律体系中法律效力最高的规范性文件,是制定从属性的食品安全法规、规章以及其他规范性文件的依据。我国从事食品生产经营的一切单位和个人都必须遵照执行。

另外,我国有关部门还先后制定了《餐饮服务食品安全监督管理办法》、《食物中毒事故处理办法》、《预防性健康检查管理办法》、《食品生产经营人员食品卫生知识培训管理办法》、《食(饮)具消毒卫生标准》、《食品卫生监督程序》、《饮食建筑设计规范》、《饭店(餐厅)卫生标准》、《旅店业卫生标准》等法规、规章、安全标准和有关的规范性文件,它们同样是食品安全法律体系的重要组成部分。国家的这些食品安全法律、法规、规章、安全标准和有关的规范性文件是企业进行食品安全管理、制定各种食品安全管理制度的基础和依据。

三、餐饮食品安全管理的任务

餐饮食品安全管理的任务就是根据国家的食品安全法律、法规、章程、安全标准和有关的规范性文件,结合本企业的实际情况,制订切实可行的食品安全管理计划,建立有效、得力的组织机构,建立健全各项食品安全管理制度、操作规范和食品安全标准,对员工进行培训,对食品安全进行控制等,以确保食品安全,实现经营的总目标。

(一) 食品安全管理计划

计划工作是一种预测未来、设立目标、决定政策、选择方案的连续程序。计划是企业的行动指南,是进行管理的基础和依据。

要制订出切实可行的食品安全管理计划,必须吃透国家的食品安全法规,具体分析餐饮生产所需原料的情况,生产、服务的过程和程序,生产设施、设备情况及人力资源情况,只有进行细致、深入的了解和分析,才能保证计划的科学性、稳定性、严肃性和适应性。

食品安全管理计划总的目标就是减少食品污染、防止食品腐败、防止食物中毒和其他食源性疾病。对原料的采购、验收、储存、初加工、切配、烹调、服务等各个环节都应制定相应要达到的食品安全目标,并制定出实现这些目标的途径、方法、措施并落实到具体的人员。制定相应的食品安全标准和制度、落实食品安全责任制是实现餐饮食品安全管理目标的保证。

食品安全管理必须在企业的政策、经营理念中得到强调。企业应将食品安全管理计划、食品安全管理制度、食品安全标准和操作程序一起以文字形式明确下来,以利于在经营过程中遵照执行和监督检查。

(二) 食品安全管理组织

餐饮食品安全管理是通过一定的组织形式来实现的。为了做好食品安全管理、提高产品的安全质量,必须建立有效、得力的组织机构和完善的食品安全管理制度,并进行合理分工,使每位员工明确各自岗位的职责、任务和向谁负责或汇报,明确各个部门的职能、工作范围及协调关系,以实现组织的目标。

1. 食品安全管理的组织机构

食品安全管理贯穿于饮食服务业的全过程,企业的高层领导、中层管理者和员工都负有责任。高层管理对标准的实施、保证规章制度的执行、制订和实施基层培训计划和培训内容负有责任;中层管理者对员工培训计划的设计和实施及每天的食品安全监督实施负有责任;员工是食品安全计划的直接实施者,对保证食品安全负有最重要的责任。饭店食品安全管理组织机构见图 10-1。

我国《食品安全法》第三十二条规定"食品生产经营企业应当建立健全本单位的食品

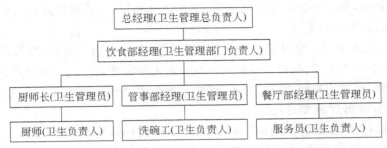

图 10-1　饭店食品安全管理组织机构图

安全管理制度,加强对职工食品安全知识的培训,配备专职或者兼职食品安全管理人员,做好对所生产经营食品的检验工作,依法从事食品生产经营活动"。餐饮企业应当配备食品安全管理人员,应有专人负责食品安全工作。建立食品检测室,并配专门的化验人员,对食品进行常规化验(一般只做细菌总数和大肠菌群检测),从而保证食品的安全。

2. 食品安全管理组织机构的职责

(1)贯彻执行食品安全法律、法规和规章,组织实施企业内部的食品安全管理制度。

(2)对本企业的食品生产经营人员进行食品安全知识、法律知识的宣传和培训。

(3)对食品和食品生产经营过程进行管理、检验或者检查,发现问题及时处理,并向上级和卫生行政部门报告。

(三)建立健全各项食品安全管理制度

《中华人民共和国食品安全法实施条例》第三条规定:"食品生产经营者应当依照法律、法规和食品安全标准从事生产经营活动,建立健全食品安全管理制度,采取有效的管理措施,保证食品安全。食品生产经营者对其生产经营的食品安全负责,对社会和公众负责,承担社会责任。"建立健全各项食品安全管理制度是《食品安全法》所规定的法律要求,是企业实现食品安全管理的根本保证。

1. 制定食品安全管理制度的意义

制度是规范和纠正员工工作行为的措施。要实现食品安全管理计划,就必须运用制度来约束员工的行为。科学的管理是依靠一整套规章制度来执行的。用科学、合理的食品安全制度检查、督导员工执行,可以强化生产经营过程中的食品安全意识,起到防患于未然的效果。

2. 制定食品安全管理制度的要求

(1)制度必须切实可行。餐饮企业内部的食品安全管理制度应根据本企业的实际情况制定,要具有可操作性。制定的标准过高或太低,都不能达到确保食品安全的目的。

(2)员工应参与制度的制定。食品安全控制要靠员工来实现,所以应鼓励员工积极参与制度的制定,要充分听取员工的意见,使他们有参与感,从而提高员工对制度重要性的认识和执行制度的自觉性。

(3) 不断完善制度。食品安全管理制度要符合食品安全的需要,要有利于食品安全的控制,还要有利于监督、执行。这就需要管理者不断完善和提高规章制度,删除不科学、不合理的部分,根据需要补充新的内容,以提高制度的时效性和实用性。

3. 食品安全管理制度的内容

一般来说,餐饮企业内部的食品安全管理制度应包括食品安全负责人员、食品安全管理机构的职责和工作程序,食品安全知识培训制度,食品生产经营人员的健康检查制度和个人卫生要求,环境卫生制度,生产工具、容器、餐具的消毒制度和方法,生产经营过程中的操作规范和食品安全要求,原料采购、验收、储存制度及方法和食品安全要求,生产工具、容器、原料、半成品、成品的食品安全检验制度,食物中毒事故处理制度,垃圾处理制度,奖惩制度等。

(四) 食品安全知识的培训

《中华人民共和国食品安全法实施条例》第二十二条规定:"食品生产经营企业应当依照食品安全法第三十二条的规定组织职工参加食品安全知识培训,学习食品安全法律、法规、规章、标准和其他食品安全知识,并建立培训档案。"餐饮企业的经营管理者应把培训工作纳入餐饮企业的经营管理中,"管理者就是培训者"。随着餐饮企业管理水平的提高、管理观念的转变,越来越多的餐饮企业开始重视员工培训,并将有效的培训视为企业提高效益的关键因素。从长远来看,培训是投资,而不是开销。

1. 食品安全知识培训的作用

食品安全知识培训是实现食品安全计划的保证。食品安全计划要通过员工去实现,使每一位员工意识到其在食品安全管理中的作用,知道应该如何做、为何这样做,这样可提高员工工作的积极性和主动性,有助于保证计划的有效实施,并可建立员工对计划的责任感。

培训可以提高员工的文化、技术素质。无论是管理人员还是基层员工,都应具备完成本岗位工作任务所应具备的专业知识和相关知识,以及相应的管理技巧和服务技能。通过对员工的不断培训——工作——再培训——再工作,使员工适应新环境,掌握操作技能,改变错误的或落后的工作方法并补充和增长新的知识,以适应工作的需要。这样,就为提高员工队伍的素质奠定了基础,而员工的高素质迟早会在餐饮企业的经济效益指标上反映出来。

培训可使员工的职业道德和使命感意识有所提高,增强餐饮企业的凝聚力和向心力,充分发挥员工的积极性和创造性,从而提高食品的安全质量。培训可以为员工的自身发展提供条件,增强职业安全感,减少心理紧张与不安,减少员工流动,保持员工稳定性,降低劳动成本。培训可以降低损耗。餐饮企业在经营过程中有自然损耗,也有人为因素造成的损耗。通过培训使员工掌握操作技术,提高职业道德,从而减少自然损耗和人为因素造成的浪费。

2．培训要求

（1）培训组织。负责组织培训的部门应建立完整的培训档案,内容包括历次培训的时间、学时数、培训地点、教材（包括章节）、教师及其职务或职称、学员花名册、考试试题、个人考试成绩等。

（2）培训范围和时间。单位负责人、食品安全管理人员及相关部门的经理、普通员工都要进行培训,新职工、实习生、临时工等人员上岗前也必须经过培训。餐饮业负责人、食品安全管理人员和一般的从业人员初次培训的时间分别不少于 20 学时、50 学时、15 学时,单位负责人、食品安全管理人员及相关部门的经理每年培训一次,经过初次培训的从业人员每两年复训一次,复训不少于 15 学时;未经培训的从业人员不得上岗。

3．培训内容

通过培训,使员工掌握相关的食品安全法律及法规、食品安全基础知识和食品安全操作技能等内容;通过培训,使员工掌握各自岗位的食品安全要求、操作程序和方法、降低食品安全风险的策略等。

4．培训效果评估

培训流程中的一个重要环节就是评估培训效果。培训效果是指公司和受培训者从培训中获得的益处。

培训效果的评估主要包括四个方面。

（1）学员反应。即课程刚结束时,了解学员对培训项目的主观感觉。

（2）培训内容的掌握程度。可以通过笔试、绩效考核等方法来了解受训人员对所培训知识的掌握程度。

（3）培训内容的运用程度。即学员的工作行为方式有多大的改变,他们在工作中是否使用了在培训中学到的知识。由主管、同事、顾客进行绩效考核。

（4）结果。即餐饮企业是否因为加强培训使经营受益。可以通过餐饮企业中的事故率、投诉率、员工流动率、生产率、产品质量、销售量、成本、利润等指标来衡量。

（五）企业自身的监督检查

1．监督检查的意义

食品安全管理计划成功与否在很大程度上与规章制度、操作标准的实施有关。通过日常的监督检查可监测每个部门、每个岗位的各方面工作的进展是否与原订的标准、计划和目标相符合,检查、分析计划执行的情况,发现问题及时解决。监督检查的关键是揭露偏差,找出产生偏差的原因和克服偏差的方法。

2. 监督检查的依据、项目、组织、方式

（1）依据。依据就是餐饮企业制定的各项食品安全管理制度、操作规范和食品安全标准。

（2）项目。对各部门及各岗位的人员、生产和服务、设施设备、环境、原料和成品的食品安全均应进行监督检查。对所制定的食品安全管理制度、操作规范和食品安全标准的项目要逐项检查。卫生行政监督部门检查的项目应作为企业内部检查的重点。

（3）组织。餐饮企业质量督导部在总经理的领导下，有权对餐饮企业的各个部门进行全面的质量监督和检查。餐饮部的食品安全检查应在餐饮部经理的领导下进行，主管级负责对本管区的食品安全工作进行监督和检查。检查成员应由管理者、食品安全管理员和一般员工组成。

（4）方式。可采用定期和不定期检查。定期可分为每日检查、每周检查、每月检查；还可根据需要进行不定期检查和随时抽查。

通过检查可督导员工严格执行食品安全计划，保证食品安全计划顺利实现。

第二节　原料采购、验收、储存环节的食品安全管理

餐饮生产经营包括三大环节，即原料筹措及加工、烹调、成品销售服务环节。不论哪个环节不符合食品安全要求，都将影响食品安全质量。烹饪原料要经过采购、验收、储存、发放等环节，加强原料各环节的管理对保证食品安全非常重要。

一、原料采购环节的食品安全管理

（一）原料采购的食品安全要求

根据我国《食品安全法》和《餐饮服务食品安全监督管理办法》的规定，餐饮企业在采购食品原料时应注意以下几个问题。

第一，餐饮企业采购的食品必须符合国家有关的食品安全标准和规定。禁止采购有毒、有害、腐烂变质、酸败、霉变、生虫、污秽不洁、混有异物或者其他感官性状异常的食品。

第二，餐饮企业应当建立食品采购查验和索证索票制度。对采购的食品及原料必须查验、索取相关许可证和产品合格证明等文件。对无法提供合格证明文件的食品原料，应当依照食品安全标准进行检验。对于进口食品及其原料应索取出入境检验检疫机构检验合格证书。禁止采购无检验合格证明、无许可证的食品生产经营者供应的食品。

餐饮企业应当建立食品原料采购记录制度。采购记录应当如实记录产品名称、规格、数量、生产批号、保质期、供货者名称及联系方式、进货日期等内容，餐饮企业对以上资料应建立档案，妥善保存，以备检查。记录、票据的保存期限不得少于两年。

第三,采购定型包装食品的食品标识应标有品名、产地、厂名、生产日期、批号或者代号、规格、配方或主要成分、保质期限、食用或使用方法;采购的进口食品必须有中文标识。禁止采购超过保质期限及其他不符合食品标签规定的定型包装食品。

第四,运输食品的工具应当保持清洁,运输冷冻食品应当有必要的保温设备。

(二)合理控制采购数量

采购数量应根据生产的实际情况来确定。采购数量不但对厨房生产和餐厅供应、成本费用有直接影响,而且对食品质量、食品安全和损耗的影响也很大。采购数量过多,会占用过多的资金,影响资金的周转;而且由于储存过多、时间过长,会使食品原料的质量下降,以致影响成品的质量。储存时间越长,食品发生腐败变质和引起食物中毒的可能性越大。储存数量大会增加被偷盗的机会,还会造成浪费,从而使餐饮产品的成本增加。但是采购数量不足也会影响厨房生产,无法保证向顾客提供菜单中所列的食品。所以控制合理的采购数量非常重要。

(三)制定食品原料的质量标准

为了保证食品原料的质量,就必须对常用原料制定一个明确的规格标准,作为订货、购买、与供应商沟通的依据。为了避免口头叙述产生理解误差,提高采购的有效性,通常采用书面形式加以说明,即"采购规格标准"。在制定规格标准时,叙述要简明扼要,表达要准确、科学,避免使用模棱两可的词语,以免引起误解。

1. 采购规格标准的内容

(1)食物名称。应使用通用名称或常用的商业名称,名称要具体。

(2)规格要求。包括原料的大小规格、重量规格、容器规格、包装外形。

(3)质量要求。包括原料的品质、等级、商标、产地等内容。品质是指原料的新鲜度、成熟度、纯度、清洁度、质地等特征。

(4)特殊要求。有特殊要求可在备注上说明,如原料是要国产还是进口、送货要求、其他服务等。

采购标准要一式多份,分送给供应商、厨房、采购部、验收人员。

2. 使用采购规格标准的作用

(1)使用质量标准,可以把好采购关,防止采购人员盲目或不恰当地采购,以便于控制产品的质量。

(2)把采购质量标准分发给有关货源单位,能使供货单位掌握餐饮企业的质量要求,避免可能产生的误解和不必要的损失。

(3)便于采购的顺利进行。订货时没有必要向供货单位重复解释原料的质量要求。

(4)将某些原料的质量标准分发给几个供应商,有利于引起供应商之间的竞争,使餐饮企业有机会选择最优价格。

（5）采购规格标准也是验收的质量标准，以便严格控制原料的质量。

（四）对采购人员的要求

采购环节对餐饮企业的成本控制、产品质量、生产和服务顺利进行有直接影响。所以，对采购人员的管理非常重要。

1. 采购人员应具备良好的业务素质

（1）要了解餐饮经营与生产。采购人员对菜单及烹调加工的各个环节都要熟悉，要懂得各种原料的用途、损耗情况、规格和质量标准要求，能根据需要和市场行情制订采购计划。

（2）要熟悉各类食品原料的名称、特性、品质、产地价格。掌握什么季节购买什么产品、什么原料容易存放、什么原料存放时间长质量会下降等。这些知识对原料的选择和确定采购数量有很大意义。

（3）了解产品的市场行情，熟悉各类食品的销售渠道，保证适时、适量、适质、适价完成采购任务。

（4）严格执行食品安全法规和食品安全管理制度，生熟食品要分开，荤素分开，轻装轻卸，防止破损和污染。

2. 采购人员应具备的良好职业道德

采购人员必须诚实、可信。一切以企业利益为重，不得损公肥私。在采购过程中严格执行企业的食品质量、食品安全和成本标准，不得以牺牲企业的利益来换取个人利益。不得接受供应商的礼物、礼金，更不允许高价采购，收取回扣。

二、原料验收环节的食品安全管理

验收就是对供应商提供的原料的质量、数量和价格进行评价、核查，最后决定是接收还是拒收。验收管理对餐饮企业非常重要，因为正是在这一环节原料的所有权发生了转移，从供应商转到了餐饮企业。如果接受的原料不符合质量、数量、价格要求，将给餐饮企业造成巨大的损失。因此，规定验收程序和要求，使用有效的验收方法，对验收工作加以控制和管理非常必要。

（一）原料验收管理

（1）原料验收要设专人负责。

（2）验收工作和采购工作必须分开，由不同的人担任。

（3）验收要在指定的验收场所进行，验收环境和工具要符合食品安全要求，防止在验收过程中对食品原料造成污染。

（4）对接收的食品原料要标明收货日期，有助于"先进先出"原则的贯彻。并且所有的食品原料一经验收，应立即送到各自的储藏室或使用部门，以免引起质量下降或造成损失。原料入库应由专人负责,不得让送货员把原料送入仓库。

(二)根据订购单严格检验进货

验收时,验收人员应根据订购单对送验原料的质量进行核查,对不符合食品安全质量要求的原料要拒收。注意查验许可证和检验合格证明。

凡有下列情况的,应给予退货。

(1)冷冻食品。如发现冷冻食品已化开或化开后又重新冻结,应退货。检查纸箱内有无溶化、液体或冻水的迹象,冷冻食品是否结有大的冰块。如有上述现象,应退货。

(2)家禽家畜肉。如发黏、颜色不正、有异味应退货。凡发现有注水、掺假的物料应退货。

(3)乳制品。盛装黄油及奶酪的包装纸残破或肮脏、颜色不符合标准的,应退货。

(4)罐装食品。凡有锈斑、胖听罐或有小孔的应退货,罐头打开后有异味、颜色不正的应退货。

(5)干货。颜色不正或有异味、包装有破损的应退货。

(6)蔬菜、水果。原料新鲜,具有固有的颜色、质感和气味,否则应退货。

(三)对验收人员的要求

第一,验收员必须进行身体健康检查,取得"合格证"后方可上岗。验收人员上岗前应当洗手,在工作过程中每检查验收一种(批)食品均应洗手,上厕所后要洗手,禁止在工作期间吸烟,以保持原料的清洁。

第二,具有准确判断、识别食品质量和安全状况的能力。

第三,能熟练使用验收所用的工具、设备以及表格。

第四,应具备良好的职业道德,有很强的责任心。验收员要诚实可靠,保护企业利益,工作要认真仔细,坚持原则,不图私利。

第五,具有与餐饮企业其他部门协调、合作的能力。

三、原料储存环节的食品安全管理

食品原料储存过程的食品安全管理是餐饮企业食品安全管理的重要环节。食品原料大多不耐储存,容易发生腐败变质,从而导致浪费和食物中毒事故的发生。食品原料储存的基本要求就是防止污染,减少营养素的损失,保持食品的固有特性,延长食品可供食用的期限,减少浪费。

(一)原料储存环节的食品安全管理

1. 对储存的原料要认真检查,变质的原料不能储存

食品入库后按入库的先后批次、生产日期分别存放,并对库存食品定期进行安全质量

检查,做好质量预报工作,及时处理有变质征兆的食品。

2.原料要分类存放

要做到原料与半成品、成品分开;生食品与熟食品分开;有特殊气味的原料与容易吸收气味的原料分开;短期存放的原料与长期存放的原料分开。

3.储存食品的仓库和设备应当保持清洁、卫生

食品仓库应无霉斑、鼠迹、苍蝇、蟑螂;仓库应当通风良好。禁止存放有毒、有害物品及个人生活物品。

4.原料放置要合理

原料放置要合理,不可过分密集,并与地板、墙壁保持一定距离,不得靠墙、着地存放。

5.遵循"先进先出"的原则

按原料的收货日期或保质期、保存期,遵循"先进先出"的原则发放原料,尽量缩短储存期。

6.选择合适的储存方法

应根据各类原料的不同性质,选择合适的储存方法及储存条件。如用冷库储存鱼、肉、蛋、果蔬等易腐烂变质的原料时,要注意选择好各种原料的最佳冷藏条件,以保持原料的质量。

7.严格仓库管理制度

仓库必须由专人看管,无关人员不得进入。看管人员不得委托他人看管库房,更不能将仓库钥匙交与他人保管。工作结束后要将钥匙交给餐饮企业保安部,并办理钥匙保管手续。

8.保管员应保持良好的个人卫生

保管员应身体健康,保持良好的卫生习惯,按食品安全要求操作。

(二)食品原料储藏的具体要求和方法

1.干货库食品安全要求

通常干货、罐头、米面等食品原料都采用干货库储藏而无须冷藏。具体要求有以下几个方面。

(1)干货库要清洁、通风、防潮、防湿、防霉、防虫、防鼠,并经常打扫。

(2)干货库的理想温度为10℃～21℃之间,相对湿度为50%～60%。

(3)干货库应远离污染源,以防止食品受到污染,干货库方向应朝北,并设置防光窗帘,以防直射光线加速食品的变质。

(4)食品应放置在货架上储存,货架离开墙壁至少10cm,离地面15cm,以便空气流动和清扫,要保持货架和地面的干净,防止污染。同时还应远离自来水管道、热水管道和蒸汽管道。

（5）食品原料储存时应分类存放，有条件时要分室存放。

（6）发放原料时要遵循"先进先出"的原则，密切注意食品的失效期。始终保持久存的食品移到前面，新入库的放在后面。

（7）打开的包装食品，应储存在贴有标签的容器里，容器要防尘、防腐蚀。

（8）其他货物如杀虫剂、去污剂、肥皂以及清扫用具等，不要存放在食品储藏室。

2. 冷藏库食品安全要求

低温可抑制食品原料中微生物的生长繁殖速度、维持原料的质量、延长食品的保存期。冷藏温度一般控制在 0℃～10℃。冷藏保持原料质量的时间较冷冻短，要特别注意储藏时间的控制。冷藏的原料既可以是蔬菜等农副产品，也可以是肉、禽、鱼、虾、蛋、奶以及已经加工的成品或半成品等。冷藏库管理的具体做法有以下几个方面。

（1）通常冷藏的食品应经过初加工，并用保鲜纸包裹，存放时应用干净的盛器盛放，以防止污染和干耗。

（2）热食品应凉后冷藏，盛放的容器需经消毒，并加盖存放，以防止食品干燥和污染，避免熟食品吸收冰箱气味，加盖后要易于识别。

（3）原料的放置要合理，原料间隔要适当，不可过分密集，原料不能直接堆放在地面或紧靠墙面，以便冷空气得以良好循环。

（4）原料进冷藏库之前应仔细检查，不应将已经变质或弄脏的原料送入冷藏库。

（5）随时和定期关注冷藏的温度，使冷藏库内的温度保持恒定，不能忽高忽低，库内温度的变化幅度最好在±1℃，库门不能频繁开启，以免温度波动过大。冷藏库要定期除霜。

（6）做好质量检查工作，定期对冷藏库内的食品进行检查，及时发现、处理有变质征兆的食品。

（7）冷藏库应定期进行清洁，搞好防霉、防臭、防鼠、防虫工作。

（8）冷藏库应有专人负责。操作人员须穿工作服、专用鞋，避免践踏食品。冷藏库内严禁存放与食品无关的其他杂物，以防食品污染和发生其他问题。

各类原料适宜的冷藏温度及相对湿度见表 10-1。

表 10-1　原料适宜的冷藏温度及相对湿度

食品原料	温度（℃）	相对湿度（%）	食品原料	温度（℃）	相对湿度（%）
新鲜肉类、禽类	0～2	75～85	蛋类、奶制品类	0～5	75～85
新鲜鱼类、水产类	−1～1	75～85	厨房一般冷藏	1～4	75～85
蔬菜、水果类	0～12	85～95			

3. 冷冻库食品安全要求

冷冻温度通常在 −18℃以下。此温度几乎可阻止所有微生物的生长，可较长时间保藏食品。冷冻库管理的具体做法有以下几方面。

（1）冷冻原料在验收时必须处在冰冻状态，避免将已解冻的原料送入冷冻库。

（2）需要冷冻的原料应先速冻，然后妥善包裹后再储存，以防止干耗和表面受污染。

（3）冷冻温度应保持在－18℃以下。温度越低，温度波动越小，原料的储藏期及原料质量越能得到保证。

（4）冷冻原料一经解冻，不得再次冷冻储藏。

其他要求同冷藏库管理。

在－18℃～23℃的冷冻库中，常用原料的最长储存期见表 10-2。

表 10-2　常用原料的最长储存期

食 品 原 料	最长储存期（个月）	食 品 原 料	最长储存期（个月）
香肠、鱼类	1～3	羊肉、小牛肉	6～9
猪肉	3～6	牛肉、禽类	6～12

第三节　烹调加工过程中的食品安全管理

一、厨房室内环境与布局要求

设计、布局合理的厨房是保证餐饮食品安全的必备条件。《食品安全法》第二十七条规定："具有与生产经营的食品品种、数量相适应的食品原料处理和食品加工、包装、贮存等场所，保持该场所的环境整洁，并与有毒、有害场所以及其他污染源保持规定的距离；具有与生产经营的食品品种、数量相适应的生产经营设备或者设施，有相应的消毒、更衣、盥洗、采光、照明、通风、防腐、防尘、防蝇、防鼠、防虫、洗涤以及处理废水、存放垃圾和废弃物的设备或者设施。"餐饮企业建筑的设计和设施应当符合《食品安全法》、《餐饮服务食品安全监督管理办法》和《饮食建筑设计规范》的规定。新建、扩建、改建的餐饮企业的设计审查和工程验收必须有卫生行政部门参加。

（一）厨房环境设计要求

1. 厨房室内设计要求

（1）厨房高度。根据《饮食建筑设计规范》要求，厨房毛坯房的高度一般为3.8米～4.3米，吊顶后净高在 3.2 米～3.8 米为宜，便于清扫，保持厨房通风换气。

（2）厨房墙壁。墙壁应有 1.5 米以上的瓷砖或其他防水、防潮、可清洗的材料制成的墙裙。厨房墙壁要求光洁平整、无裂缝凹陷，要经过防水处理。若用石灰、涂料粉刷厨房墙面，由于厨房湿度大，易造成石灰、涂料剥落而污染食品，不利于厨房环境卫生。三星级以上饭店的厨房的墙壁应从墙脚至天花板都要贴瓷砖。厨房墙壁应做到洁净,瓷砖、墙皮无脱落,墙壁无塌灰、无霉斑等。

（3）厨房地面。地面应由防水、不吸潮、可洗刷的材料建造,具有一定坡度,易于清洗。

（4）厨房屋顶。厨房屋顶的设计应易于清扫,能防止虫害藏匿和灰尘积聚,避免长霉或建筑材料脱落等情形发生。屋顶应采用防水、防结露、防滴水的材料吊顶处理。

（5）厨房门窗。厨房门窗既要方便人员进出,又要防止虫害侵入。厨房应设纱门和安全门,可在厨房的进出门安装空气帘,防止蝇虫侵入,同时也防止厨房内的温度受室外温度变化的影响。

2．厨房环境设计要求

（1）厨房采光照明。为了节能环保,厨房采光应尽量采用自然采光。如果采用灯光照明,加工区每平方米应在 150 勒克斯～200 勒克斯照度,烹调区应在 200 勒克斯～400 勒克斯。灯光颜色要自然,不影响观察食品的天然颜色,并与餐厅灯光一致。灯光应从厨师正面射出,避免阴影,否则影响厨师对菜肴烹调状况的观察和判断。厨房照明灯必须安装保护罩,以防止灯管破裂时玻璃碎片污染食品,还便于厨房的清洁卫生。

（2）洗手消毒设施。应设置足够数量的洗手设施。洗手设施附近应有相应的清洗、消毒用品和干手设施。水龙头应采用脚踏式、肘动式或感应式等非手动式开关或可自动关闭的开关,应提供温水。

（3）温度、湿度。冬天应控制在 22℃～26℃左右,夏天应控制在 24℃～28℃左右,相对湿度不应超过 60%。

（4）厨房排水。厨房排水可采用明沟或暗沟两种方式。目前厨房排水采用明沟的较多,明沟便于排水、便于冲洗、防堵塞;但也易散发异味,容易藏匿虫、蝇、鼠害。厨房明沟应尽量采用不锈钢板铺设而成,明沟的底部与两侧均采用弧形处理,水沟的深度在 15 厘米～20 厘米左右,砌有斜坡,坡度应保持在 20‰～40‰,明沟宽度在 30 厘米～38 厘米左右。

暗沟多以地漏将厨房污水与之相连。地漏直径不宜小于 150 毫米,径流面积不宜大于 25 平方米,径流距离不宜大于 10 米。采用暗沟排水,厨房平整,易于将设备摆放在暗沟,无异味。但易于堵塞,疏通困难。应在暗沟的某些部位安装热水龙头,以防管道堵塞。厨房油污较重,必须经过处理才可排入下水道。可采用隔油池过滤。

（5）通风排烟。厨房通风要良好,要及时排出油烟、蒸汽、废气,并送入新鲜空气。厨房应形成负压,防止食品、餐饮具、加工设备及菜肴受到污染。

另外,厨房还要有防蝇、防尘、防鼠设施,应采用密闭的垃圾存放设施,存放的垃圾不得过夜。

（二）厨房布局

《食品安全法》第二十七条规定："具有合理的设备布局和工艺流程，防止待加工食品与直接入口食品、原料与成品交叉污染，避免食品接触有毒物、不洁物。"

厨房布局要合理，要设单独的原料初加工厨房、冷菜加工和冷菜出品厨房、热菜烹调厨房、面点厨房、餐饮具清洗消毒间等。应根据需要配备冷藏和冷冻冰箱，做到易腐食品不论是原料、半成品、成品都要分别存放在相应的冷藏或冷冻条件下，实现冷链化。应配备工具、容器、餐饮具、手的洗刷消毒设施。餐饮具的洗涤、消毒设施提倡使用热力消毒装置。为保证洗刷效果，应供应冷、热两种流动水。

二、生产人员的卫生管理

（一）健康检查制度

《食品安全法》第三十四条规定："食品生产经营者应当建立并执行从业人员健康管理制度。患有痢疾、伤寒、病毒性肝炎等消化道传染病的人员，以及患有活动性肺结核、化脓性或者渗出性皮肤病等有碍食品安全的疾病的人员，不得从事接触直接入口食品的工作。食品生产经营人员每年应当进行健康检查，取得健康证明后方可参加工作。"

餐饮企业应当建立并执行从业人员健康管理制度，建立从业人员健康档案。从事直接入口食品工作的人员患有碍食品安全疾病的，应当将其调整到其他不影响食品安全的工作岗位。

（二）个人卫生要求

1. 经常性的个人卫生习惯

个人卫生要做到"四勤"，即勤洗手剪指甲，勤洗澡和理发，勤洗衣服，勤换工作服。不得留指甲和染指甲油，上班时不得戴戒指、项链等首饰物品，不得涂抹有浓的芳香气味的化妆品。定期检查身体，接受预防注射，特别要防止胃肠疾病和皮肤传染病。

2. 工作中的食品安全要求

（1）厨房操作人员应当穿戴整洁的工作衣帽，头发应梳洗整齐并置于帽内。不得穿工作服进入与生产无关的场所及上厕所。如工作中要到另一不同卫生要求的场所，应更换工作服。

（2）严禁吸烟、随地吐痰、吃东西。

（3）工作前、处理食品原料后或接触直接入口食品之前都应当用消毒药液浸泡手（含腕部），再用流水洗净。在下列情况发生后必须立即洗手：上厕所，擦鼻涕，处理生食品后，处理废弃物、腐败物或污染过的食物后。

（4）不得有面对食品打喷嚏、咳嗽及其他有碍食品安全的行为。

（5）操作间不得存放个人物品。

3．操作规范

（1）必须认真检查待加工的食品及其食品原料，发现原料有腐败变质或其他感官性状异常的，不得加工或使用。

（2）切配和烹调实行双盘制。配菜用的盘、碗在原料下锅烹调时撤掉，换用消毒后的盘、碗来盛装烹调成熟的菜肴。

（3）不用手勺品尝食品，应用小碗或汤匙，尝后余汁不能倒入锅中。

（4）冷菜切配操作时要求戴口罩。

（5）用于食品原料、半成品、成品的刀、墩、板、桶、盆、筐、抹布以及其他工具、容器必须标志明显，并做到分开使用，定位存放，用后要清洗、消毒，保持清洁。

（6）配料的水盆要定时换水，案板、菜墩用后及时刷洗，抹布要经常搓洗，不一布多用，以免交叉污染，消毒后餐具不要再用抹布抹。

（7）每日操作结束时，应妥善处理所用工具和剩余原料。如案板、菜墩要每日刷洗，菜墩用后应立放；炉台上盛调味品的盆、盒在下班前要端离炉台并加盖放置；淀粉盆要经常换水；油盆要新、老油分开，每日滤油脚一次；酱油、醋也要每日过滤一次，夏、秋季可两次；汤锅须每日洗刷一次等。

（三）良好的职业道德

要有良好的职业道德，工作积极肯干，遵纪守法，听从指挥。严格按操作规程和食品安全要求操作。积极参加食品安全知识培训，不断提高食品营养和安全知识水平。

三、餐饮具的清洗消毒

餐饮行业每天要接待大量进餐者，其中难免会有传染病患者或带菌者，如果餐饮具洗涤不彻底、消毒不严格，这些带病菌器具就成为传染病传染的媒介。因此，把好餐饮器具的消毒关，是防止"病从口入"、保障人们身体健康的一个重要措施。

（一）消毒制度

《食品安全法》第二十七条规定："餐具、饮具和盛放直接入口食品的容器，使用前应当洗净、消毒，炊具、用具用后应当洗净，保持清洁。"

《餐饮服务食品安全监督管理办法》第十六条规定："应当按照要求对餐具、饮具进行清洗、消毒，并在专用保洁设施内备用，不得使用未经清洗和消毒的餐具、饮具；购置、使用集中消毒企业供应的餐具、饮具，应当查验其经营资质，索取消毒合格凭证。"

餐饮具消毒工作应有专人负责，采用定质、定量、定工艺的岗位责任制。

（二）餐饮具及其消毒设施的要求

（1）餐饮具消毒间或专用水池必须建在清洁卫生，远离厕所，无有害气体、烟雾、灰尘和其他有毒、有害物品污染的地方。

（2）餐饮具的洗涤、消毒池及容器应采用无毒、光滑、便于清洗消毒、防腐蚀的材料。

（3）消毒后的餐饮具应有专用的密闭餐具保洁柜来存放，保洁柜应垫有干净清洁的保洁布；未消毒的餐饮具和消毒好的餐饮具保洁柜有明显的标记，餐具保洁柜内不得放入其他杂物，保洁柜或保洁布要定期进行清洗、消毒，保持其干燥、洁净。

（4）餐饮具除满足正常使用量外，还应有正常使用量两倍的储存。

（5）禁止使用破损餐具，禁止重复使用一次性餐具。

（三）清洗、消毒方法

1. 清洗

采用"一刮、二洗、三冲"的方法，首先将餐具上的残渣污物刮除干净，刮除残渣可提高化学洗涤剂的效果，降低洗涤剂浓度，缩短浸泡时间，增加洗涤效果。刮除残渣后，用热碱水或用洗涤剂洗刷，再用水冲洗干净。这三步清洗程序要分别进行，要"三池分开"。洗刷餐饮具必须有专用水池，不得与清洗蔬菜、肉类等的其他水池混用。洗涤剂必须符合食品用洗涤剂的安全标准和要求。

2. 消毒

餐饮具经过洗涤冲刷以后，仅仅除掉了上面的脏物和油污，还达不到杀灭致病菌和寄生虫卵的目的。所以，餐饮具还必须经过消毒处理，才能达到安全的要求。餐饮具的消毒方法很多，常用的方法有热力消毒和化学药物消毒。

（1）热力消毒。热力消毒包括煮沸、蒸汽、红外线消毒等。煮沸、蒸汽消毒保持100℃，作用10分钟，红外线一般控制温度为120℃，作用15分钟～20分钟；洗碗机消毒的一般水温控制在85℃左右，冲洗消毒40秒以上。

（2）化学药物消毒。当餐饮具不适用热力消毒或无条件进行热力消毒时，可采用化学药物消毒，但必须经卫生监督机构审批，所使用的消毒剂必须符合食品用消毒剂的安全标准和要求。

消毒方法：使用含氯制剂，有效氯浓度为250mg/L，将餐饮具全部浸泡入液体中，作用5分钟，然后用清水冲洗干净。该方法应注意药物浓度的配比和消毒后消除餐具的药物残留。

四、烹调设备管理

在烹调加工中，所用的设备、工具、容器等与食品密切接触，对食品的安全质量影响很大。

（一）设备选择

1. 购置的设备应便于清洁和维修
食品用设备要经常清洗,所购设备要便于清洗操作。

2. 设备要符合食品安全的要求
制作设备的材料不应对食品的感官和营养成分造成影响,而且要对人体无害,耐腐蚀。尽量不用铜制品,因为铜离子具有促进氧化反应的作用,易引起食品变色、变味、酸败和维生素氧化等。严禁使用对人体有毒的镀镉设备,最好不用镀锌用具,因为锌常与镉共存。

（二）设备管理

1. 设备要由专人负责
设备要由专人负责,一般谁使用谁负责清洁保养。新设备在使用前,要对设备使用人员进行操作规程的培训,培训合格后方可上岗。设备要定期维护和保养。

2. 严格遵守操作规程
遵守操作规程是食品安全质量的保证。如果不按操作规程操作,不但影响产品的安全和质量,还会影响设备的使用寿命,甚至危及员工的人身安全。

3. 保持设备的清洁卫生
烹调加工的设备和用具必须经常清洗、消毒。每次使用前后都要清洁,以清除设备内的污物和黏附的残存物。

（1）灶具。要保持灶面清洁,没有油垢、污物。

（2）烤炉、微波炉。炉膛和外部要定期清洗,保持清洁。烤盘每次用完要清除食物残渣和黏附物,并刷一层食用油,防止生锈。

（3）煎炸设备。油中的食物残渣会促进油脂的氧化酸败,而且经长时间油炸的食物残渣中有害成分含量很高。所以,要每天过滤一遍炸油,除去油中的食品残渣。炸锅不用的时候应盖严,以防止污染。油炸锅的外部要每天清洗,内部至少每周清洗一次。内部清洗要将油倒空,去除残渣,然后用洗涤剂清洗,再用清水漂净,晾干后将油倒入锅内待用。

（4）蒸箱、蒸锅。蒸箱内外都要保持清洁,蒸盘、蒸锅每次用完要清洗,去除食品残留物。

（5）冰箱、冰柜。冰箱不是保险箱,如对其管理不善,同样会导致食物腐败变质,必须认真搞好冰箱的卫生工作。①根据食品的性质控制好冷藏温度,以减少原料中的营养素在冷藏期间的损失,抑制微生物的生长繁殖。②定期对冰箱、冰柜中的食物进行检查。③生、熟原料分开,先存放的与后存放的分开,特别是已经初加工的原料一定要与生料分开,热食品应凉后才可放入冰箱。冰箱内要有隔架,无血水的原料放在上面,有血水的放在下面。④冰箱、冰柜要定期进行清洗、消毒,夏天每半月、冬季一个月清洗消毒一次,以除去油污,杀灭低温下生长的微生物。定期对冰箱、冰柜进行除霜。冰箱一个月除霜一次。

（6）绞肉机。绞肉机在用完后要及时清洗干净,否则,留在绞肉机中的残留物就会腐败变质、发臭,繁殖大量细菌。

另外,还要做好搅拌机、切片机、切碎机、去皮机等设备及操作台面、食品容器等器具的卫生工作。

五、烹调加工中的食品安全管理

（一）原料加工中的食品安全管理

原料加工包括初加工(粗加工)和细加工。初加工包括冰冻原料的解冻,鲜活原料的宰杀、清洗和初步整理,蔬菜的摘洗,干货原料的涨发等工作;细加工包括原料的切割、浆腌等工作。加工阶段的工作是生产制作的基础,不但对原料的出净率及成本控制有影响,而且还决定着成品的质量和安全。由于加工阶段往往在室温下进行,原料从仓库取出并打开包装后,不可避免地暴露于细菌等污染源之下,加工操作又多为手工操作,而且有些原料经过加工后,不经过加热就进入服务环节,如凉拌菜、生食菜、水果、果汁等,所以,原料加工阶段的食品安全管理非常重要。

1. 防止交叉污染

应设独立的食品原料初加工间,并分别备有动、植物食品清洗化冻水池,有明显标记。其他工具、容器也应专用。如开生用的刀、墩、案、抹布等工具、容器与细加工用的工具、容器要分开,蔬菜初加工用的工具、容器与动物性原料和细加工用的工具、容器要分开。

2. 冰冻原料解冻时要控制解冻温度和时间

根据生产需要量,将解冻原料适时提前从冷冻库移入冷藏库进行解冻,这是一种方便可行的方法。在冰箱中,解冻的温度不应超过 7℃,在空气或水中解冻时,解冻温度也要用碎冰或冰水等降至 10℃ 以下,不得将冰冻原料直接放入热水中化冻,这样会使原料外部已烫煮成半熟而内部冰冻还没有化开,对原料的营养、质地、感官、安全都有不利影响。

3. 认真检查和清洗

在加工之前一定要认真检查原料的质量,发现食品腐败变质、油脂酸败、霉变、生虫、掺杂、掺假、原料有毒有害等均不得加工。各种食品原料在使用前必须按操作规程认真清洗,以去除泥沙、杂物,减少寄生虫卵、污染的微生物和化学农药等有害物质的残留。

4. 加工后原料的存放

清洗后的原料要放在筐、盘等专用容器内,在阴凉、干燥、通风良好、清洁的室内离地、离墙存放。放置要合理,不可过分密集,并放置整齐,不同的原料要分开放置。加工后的原料很容易受微生物污染,影响原料的食品安全质量,因此,不能长时间放置,要尽快烹调。

加工后的原料如暂时不用,要放在冰箱冷藏,动物性原料可放在$-4℃\sim0℃$下保管,蔬菜应在$0℃\sim1℃$下保管。经过加热的原料要凉透冷藏。

(二)凉菜制作过程的食品安全管理

凉菜又称冷荤、冷菜,是指对经过烹制成熟或者腌渍入味后的食品进行简单制作并装盘,一般无须加热即可食用的菜肴。凉菜加工的原料都是直接可以食用的熟食,或经过加工处理已符合食用要求的生料,经过简单的拌、腌、装盘或直接切配、摆盘后进入服务环节,而不再进行加热处理。所以,凉菜的安全要求非常高。要加强对凉菜制作过程的食品安全管理,否则容易发生食物中毒事故。《餐饮服务食品安全监督管理办法》第十六条规定:"制作凉菜应当达到专人负责、专室制作、工具专用、消毒专用和冷藏专用的要求。"

1. 应设专门的凉菜间

应设专门的凉菜间,凉菜间的温度应在25℃以下。具有空气紫外线消毒设施(辐照度不低于$70\mu W/cm^2$),吊装于制作室中央,距离地面2米,每餐餐前、餐后进行30分钟的空气消毒。配有专用冷藏设施、洗涤消毒设施和符合要求的更衣设施。

2. 制作人员要求

凉菜应当由专人加工制作,非凉菜间的工作人员不得进入凉菜间;操作人员必须穿戴洁净的工作衣帽,戴口罩。制作凉菜前,将手(含腕部)用卫生部门批准使用的消毒剂浸泡,再用流水冲净。

3. 工具、容器要专用

加工凉菜的工具、容器必须专用。刀、墩、各种容器、抹布每次用前都要进行清洗消毒,保持洁净无污染,用后也必须洗净并保持清洁。

4. 对原料的要求

供加工凉菜用的蔬菜、水果等食品原料,必须洗净消毒;未经清洗处理的,不得带入凉菜间;制作肉类、水产品类凉菜拼盘的原料,应尽量当餐用完;剩余尚需使用的原料必须存放于专用冰箱内冷藏或冷冻。

(三)热菜烹调过程的食品安全管理

1. 食品烹调要熟透

《餐饮服务食品安全监督管理办法》第十六条规定:"需要熟制加工的食品,应当烧熟煮透。"鱼、肉类动物食品、块状食品、有容器存放的液态食品或食品原料的中心温度不低于70℃。特别是用旺火快速成菜的烹调方法更要引起注意,原料要不断翻动,使其加热均匀、加热彻底,以杀死微生物和虫卵。

2. 趁热食用

菜肴经过加热烹制,已经符合卫生标准,马上食用是安全的,而且趁热食用,菜肴的色、香、味、形都处于最佳状态。如果放置时间较长,受污染的可能性就会增加,微生物会大量繁殖,从而影响食品安全。

3. 食品保存

对于在烹调后至食用前需要存放较长时间(超过 2 小时)的食品,应当在高于 60℃ 或低于 10℃ 的条件下存放。需要冷藏的熟制品,应凉透后再进行冷藏。放入冰箱的食品要盖好,并加上食品标签,写明日期。食品在保存中的品质和安全性都在下降,所以,应尽量缩短保存时间。凡隔餐或隔夜的熟制品必须经充分再加热后方可食用。

第四节 餐厅服务过程中的食品安全管理

《食品安全法》第四章第二十七条规定:"食品生产经营人员应当保持个人卫生,生产经营食品时,应当将手洗净,穿戴清洁的工作衣、帽;销售无包装的直接入口食品时,应当使用无毒、清洁的售货工具。"

一、服务人员卫生管理

(一)个人卫生要求

1. 健康检查制度

根据《食品安全法》要求,餐厅的服务人员应持健康证上岗,每年体检一次。

2. 做到"四勤"

服务人员要做到"四勤"。不得留长指甲、涂指甲油,每天洗澡,勤换内衣,以避免身体有不良气味,不宜用过于浓烈的香水。男服务员不留长发、胡子,女服务员不留披肩长发及烫怪发型。

3. 口腔卫生

服务员上岗前不饮酒,不吃葱、蒜、韭菜等味重的食品。保持牙齿卫生,每天至少刷牙两次。

4. 脸部卫生

经常洗脸,特别是出汗后,一定要在服务前洗脸,保持皮肤卫生。女服务员可施以淡妆,但不要化浓妆,以免引起客人的不快。

5. 穿着与佩戴卫生

服务人员应穿着工作服,工作服要求清洁、整齐,仅限于工作岗位穿。为防止头发脱落污染食品,服务员应戴帽子或发网。不戴手镯、耳环、项链、戒指及其他有碍食品安全的饰物。

(二)服务规范要求

服务规范有助于减少安全风险,增加顾客的满意程度。餐厅服务员在掌握了这些规范后,会增加保持食品安全的自觉性。

1. 工作之前应洗手,工作中应经常洗手,有下列动作后应立即洗手。

(1)手摸过头发、皮肤;

(2)擦过鼻涕或咳嗽时捂过嘴;

(3)用过手绢或卫生纸;

(4)抽过烟;

(5)上过厕所;

(6)拿过使用过或弄脏的餐具。

2. 禁止在工作场所抽烟、嚼口香糖或吃东西。

3. 严禁把从盘子里滑出或掉到地上的食品给客人吃。

4. 掉到地上的餐具、餐巾应用干净的替换。

5. 禁止用手触摸食品,应使用工具。工具不用时,应以符合食品安全要求的方式存放。

6. 餐具跟食品或顾客的嘴的接触部分,服务员的手应避免接触。

(1)拿杯子或玻璃杯时,应拿杯把或杯的下部,禁止拿杯的上缘;

(2)拿餐具时应拿柄,禁止拿餐勺的勺口、餐刀的刃部、餐叉的叉齿;

(3)端盘子、端碗或端碟子时,应小心不要触到食品,或把手指伸进餐具的边缘。

7. 不要把抹布或围裙搭在肩上或夹在腋下。

8. 把盘子等餐具放在顾客的餐桌上之前,要弄清楚它的底部确实是干净的,用脏的餐具应立即撤走,并送到清洗处,防止不经清洗和消毒再次使用。

9. 托盘要保持清洁,防止弄脏工作服、餐具和台布。

10. 当发现或被顾客告知所提供的食品确有感官性状异常或可疑变质时,餐厅的服务人员应立即撤换该食品,并同时告知有关备餐人员。备餐人员应当立即检查被撤换的食品或同类食品,做出相应处理,确保供餐食品的安全。

11. 餐具的摆台应在客人就餐前的 0.5 小时～1 小时进行,摆台后或有顾客就餐时不能清扫地面,超过当次就餐时间未使用的餐具应当收回重新消毒。

二、服务过程中的食品安全管理

(一)上菜

上菜时,热菜应用经过加热的盘子盛装,冷菜应当用经过冷却的盘子盛装。不用抹布擦拭盘子。上菜速度要快,并保持食品的温度,热菜应在 60℃以上,凉菜应在 10℃以下。

菜肴装托盘时,不加盖的菜肴,应放在远离身体一侧的托盘内,以免送菜时落入头发。

(二)分菜

为了避免手与食品的不必要接触,分菜一律应使用工具。分菜工具暂时不用,可以放置于食品中,分菜工具的柄、把朝外,或放在循环水中,或将其洗净、擦干后存放在带盖的工具盒中。

(三)饮料供应

冷冻饮品使用前必须处于冷冻状态。清凉饮料必须低温存放。饮料杯必须消毒。

给客人供应冰时,服务员应使用勺、夹子、冰铲等专用工具,禁止让客人自取,以免污染。冰、工具不用时均应放置在不受污染的地方。

(四)斟酒

应当着客人的面将酒打开。斟酒之前须用洁净布将瓶口、瓶塞擦净,嗅察一下瓶塞的味道,异味酒、变质酒不能食用,瓶如有裂纹也不能食用。

斟酒时,瓶口不要触及酒杯,但也不要离杯过高,以免酒水溅出。斟酒完毕时,要使最后一滴酒均匀分布于瓶口,以免滴在桌上。斟酒后可用酒布揩干瓶口。

斟酒取杯时,对高脚杯要用手指夹住杯脚部分。对玻璃杯则要拿杯底部分,不能用手拿杯口边缘部位。

(五)剩余食品的处理

一般来说,客人食用剩下的食品不能再给其他客人食用,以免传染疾病。但一些不属于易腐食品且包装完好的食品,则可以再次食用。

在吃自助餐时,禁止客人将用过的餐具拿回来再次添加食品,只有喝饮料的杯子可以继续使用。

如顾客提出带走剩余食品,应主动为顾客提供便利。提供符合食品安全要求的食品包装袋、方便饭盒等。

三、餐厅卫生管理

(一)餐厅的卫生要求

我国于 1996 年颁布了《饭馆(餐厅)卫生标准》,该标准规定了饭馆(餐厅)的微小气候、空气质量、通风等卫生标准,并提出有关规定。

1. 饭馆（餐厅）卫生标准值

表 10-3　饭馆（餐厅）卫生标准值

项　　目	标准值	项　　目	标准值
温度（℃）	18～20	可吸入颗粒（mg/m³）	≤0.15
相对湿度（%）	40～80	空气细菌数	
风速（m/s）	≤0.15	a. 撞击法（cfu/m³）	<4 000
二氧化碳（%）	≤0.15	b. 沉降法（个/皿）	≤40
一氧化碳（mg/m³）	≤10	照度（lx）	≥50
甲醛（mg/m³）	≤0.12	新风量[m³/(h·人)]	≥20

2. 卫生要求

（1）餐厅内外应保持清洁、整齐，清洁时应采用湿式作业。

（2）各类空调饭馆（餐厅）内必须设洗手间。

（3）餐厅每个座椅的平均占地面积不得低于 1.85m²。

（4）旅店的餐厅必须与客房、厨房分开，要有独立的建筑系统及合理连接通道。

（5）餐厅内部的装饰材料不得对人体产生危害。

（6）根据餐厅席位数，在隐蔽地带设置相应数量的男女厕所，厕所采用水冲洗式，禁止设座式便桶，厕所内应有单独的排风系统。

（7）餐厅应有防虫、防蝇、防蟑螂和防鼠害的设施，应严格执行全国爱卫会除"四害"的考核规定。

（二）餐厅的日常性清洁卫生

日常性清洁卫生的工作范围包括地面、桌面、墙壁、天花板、装饰物、门窗等，清洁方法一般提倡湿式清洁法，避免尘土飞扬。重点是清除桌面、地面的油污和保持座位排列整齐，但严禁在顾客用膳时清扫地面。

第五节　危害分析与关键控制点体系（HACCP）

《食品安全法》第三十三条指出："国家鼓励食品生产经营企业符合良好生产规范要求，实施危害分析与关键控制点体系，提高食品安全管理水平。"

一、HACCP 体系简介

HACCP（hazard analysis critical control point）即危害分析与关键控制点，是预防性的食品安全控制体系，它通过对食品生产的整个过程进行分析，找出对食品安全有影响的环节，确定关键性的控制点，并为每个关键点确定衡量限制和监控程序，在生产中对关键点严密监控,一旦出现问题,马上采取纠正和控制措施消除隐患。HACCP 体系被公认为是目前世界上最为有效的一种食品安全管理体系,被许多国家广泛认可并采纳。

与传统的食品安全监控相比,HACCP 体系有明显的优势:①在出现问题前就可以采取纠正措施,主动进行控制;②易于监控,可操作性强、迅速;③与依靠化学分析、微生物检验进行控制相比,费用低廉;④使操作者能更好地了解产品的生产步骤以及应承担的安全责任,提高工作效率;⑤关注关键点,使餐饮企业更加重视工艺改进,降低产品损耗。

HACCP 系统是 20 世纪 60 年代美国宇航局在为宇航员制作安全卫生的食品,以确保在太空食用时不会因食物污染而造成无法预料的后果而执行的一项零风险的综合质量管理措施。1971 年,皮尔斯伯利公司在美国食品保护会议上首次提出 HACCP 概念。经过几年的研究和发展,美国相继将 HACCP 应用于水产品、禽肉产品、果蔬汁、乳制品、糕点、食用油、餐饮等诸多方面。近年来,欧盟各国、日本、泰国、加拿大、澳大利亚、新西兰等国家相继推广 HACCP 安全控制系统。

20 世纪 90 年代我国各主管食品企业的政府部门也积极倡导企业建立 HACCP 体系。2002 年卫生部发布了《食品企业 HACCP 实施指南》,并就熟肉制品、乳制品和果蔬汁饮料的 HACCP 实施指南征求意见,初步建立了我国食品企业 HACCP 实施的总体指南及评价准则。

目前,发达国家对 HACCP 控制体系在餐饮企业的应用研究较多,并积极推广应用。许多学者进行了有益的探索,一些学者提出了菜单计划、验收、储存、发放、初加工、烹制、保温、服务、清洁和维护十个控制点来加强饭店的食品安全控制,Declan J. Bolton, B. Sc 等人在欧盟的资助下在欧洲酒店业食品安全控制指导中提出了冷藏、冷冻、冷却、解冻、保温等潜在危害控制点。

在我国,与一般食品生产相比,中式餐饮食品品种多,加工工序多,工艺参数不确定,基础条件如卫生条件较差,难以达到 HACCP 的基本要求。所以,HACCP 在餐饮业中的应用远没有在其他食品行业中应用的广泛,但 2008 年北京奥运会的餐饮食品生产加工,采用了 HACCP 管理体系,取得了明显的效果,没有发生一起食品安全事故,为保证奥运食品安全发挥了巨大的作用,为奥运会的成功举办起到了保障作用。

二、HACCP 体系的基本原理

HACCP 体系主要包括 HA(危害分析)和 CCP(关键控制点)。HACCP 体系经过实际应用与完善,已被国际食品法典委员会所确认,由以下七个基本原理组成。

(一)危害分析

危害是指对健康有潜在不利影响的生物、化学或物理性因素或条件。显著危害是指一旦发生会对消费者产生不可接受的健康风险的因素。危害分析是指收集和评估有关的危害以及导致这些危害存在的资料，以确定哪些危害对食品安全有重要影响因而需要在 HACCP 计划中予以控制的过程。危害分析是建立 HACCP 的基础。

（二）确定关键控制点

关键控制点是指能对一个或多个危害因素实施控制措施的点、步骤或工序，它们可能是食品生产加工过程中的某一操作方法或流程，也可能是食品生产加工的某一场所或设备。例如餐饮生产的十个关键控制点为菜单计划、验收、储存、发放、初加工、烹制、保温、服务、清洁和维护。通过危害分析确定的每一个危害，必然有一个或多个关键控制点来控制，使潜在的食品危害被预防、消除或减少到可以接受的水平。

（三）建立关键限值

1. 关键限值

关键限值是指应用控制措施时确定的能够确保消除或减小危害的技术指标，即区分可接受水平和不可接受水平的标准值。通常关键限量所使用的指标包括温度、时间、湿度、pH、水分活性、含盐量、含糖量、物理参数、可滴定酸度、有效氯、添加剂含量、细菌总数以及感官指标，如外观和气味等。每个关键控制点必须有一个或多个关键限值用于显著危害，一旦操作中偏离了关键限值，可能导致产品不安全，因此必须采取相应的纠正措施使之达到极限要求。

2. 操作限值

操作限值是操作人员用以降低偏离的风险的标准，是比关键限值更严格的限值。

（四）建立监控程序

监控是指实施一系列有计划的测量或观察措施，用以评估关键控制点是否处于控制之下，并为将来验证程序时的应用做好精确记录。监控计划包括监控对象、监控方法、监控频率、监控记录和负责人等内容。

观察、测定餐饮食品的外观、味道、手感、温度、时间、pH、Aw 等指标来判断生产和服务过程中的食品安全是否失控。

（五）建立纠偏措施

当控制过程发现某一特定关键控制点正在超出控制范围时应采取纠偏措施，减少或消除失控所导致的潜在危害，使加工过程重新处于控制之中。在制订 HACCP 计划时，就要有预见性地制定纠偏措施，便于现场纠正偏离，以确保关键控制点处于控制之下。

纠偏措施应包括：①确定并纠正引起偏离的原因；②确定偏离期所涉及产品的处理

方法,例如进行隔离和保存并做安全评估、退回原料、重新加工、销毁产品等;③记录纠偏行动,包括产品确认(如产品处理、留置产品的数量)、偏离的描述、采取的纠偏行动包括对受影响产品的最终处理、采取纠偏行动人员的姓名、必要的评估结果。

(六)建立验证程序

验证是除监控方法外用来确定 HACCP 体系是否按计划运作或计划是否需要修改所使用的方法、程序或检测。验证程序的正确制定和执行是 HACCP 计划成功实施的基础,验证的目的是提高置信水平。

(七)记录保持程序

建立有效的记录程序对 HACCP 体系加以记录。HACCP 体系中需要保存的记录包括:HACCP 计划的目的和范围、产品描述和识别、加工流程图、危害分析、HACCP 审核表、确定关键限值的依据、对关键限值的验证、监控记录、纠偏措施等文件和资料。在实际应用中,记录为加工过程的调整、防止关键控制点失控提供了一种有效的监控手段。

三、实施 HACCP 体系的必备条件

(一)必备程序

实施 HACCP 体系的目的是预防和控制所有与食品相关的危害,它不是一个独立的程序,而是全面质量管理体系的一部分,是基于良好操作规范(GMP)、良好卫生操作(GHP)或卫生标准操作程序(SSOP)以及完善的设备维护保养计划、员工教育培训计划等的,其中,GMP 和 SSOP 是 HACCP 的必备程序,是实施 HACCP 的基础。离开了GMP 和 SSOP 的 HACCP 将起不到预防和控制食品安全的作用。

(二)相关工作人员的素质要求

相关工作人员是 HACCP 体系成功实施的重要条件。HACCP 对人员的要求主要体现在以下三个方面。

1. HACCP 计划的制订需要各类人员的通力合作

负责制订 HACCP 计划以及实施和验证 HACCP 体系的 HACCP 小组,其人员构成应包括企业具体管理 HACCP 计划实施的领导、生产技术人员、工程技术人员、质量管理人员以及其他必要人员。

2. 相关工作人员应具备所需的相关专业知识和经验

必须经过 HACCP 原理、食品生产原理与技术、良好操作规范(GMP)和卫生标准操作程序(SSOP)等相关知识的全面培训,以胜任各自的工作。

3．相关人员应具有较强的责任心

以实事求是的工作态度，在操作中严格执行 HACCP 计划中的操作程序，如实记录工作中的差错。

四、HACCP 体系的实施步骤

（一）组建 HACCP 工作小组

HACCP 工作小组应包括产品质量控制、生产管理、食品安全管理、检验、产品研制、采购、仓储和设备维修等各方面的专业人员。

HACCP 工作小组的成员应具备该产品相关的专业知识和技能，必须经过 GMP、SSOP、HACCP 原则、制定 HACCP 计划工作步骤、危害分析及预防措施、相关企业 HACCP 计划等内容的培训，并经考核合格。

HACCP 工作小组的主要职责有制订、修改、确认、监督实施及验证 HACCP 计划；对企业的员工进行 HACCP 培训；编制 HACCP 管理体系的各种文件等。

（二）确定 HACCP 体系的目的与范围

HACCP 是控制食品安全质量的管理体系，在建立该体系之前应首先确定实施的目的和范围，例如整个体系中要控制所有危害还是某方面的危害；是针对企业的所有产品还是某一类产品；是针对生产过程还是销售服务环节等。只有明确 HACCP 的重点部分，在编制计划时才能正确识别危害，确定关键控制点。

（三）产品描述

HACCP 计划编制工作的首要任务是对实施 HACCP 系统管理的产品进行描述。描述的内容包括产品名称（说明生产过程类型）；原辅材料的商品名称、学名和特点；成分（如蛋白质、氨基酸等）；理化性质（包括水分活度、pH、硬度、流变性等）；加工方式（如产品加热及冷冻、干燥、盐渍、杀菌到什么程度等）；包装系统（密封、真空、气调等）；储运（冻藏、冷藏、常温贮藏等）；销售条件（如干湿与温度要求等）、销售方式和销售区域；所要求的储存期限（保质期、保存期、货架期等）；有关食品安全的流行病学资料；产品的预期用途、消费人群和食用方式等。

（四）绘制和验证产品工艺流程图

产品工艺流程图可对加工过程进行全面和简明的说明，对危害分析和关键控制点的确定有很大帮助。产品工艺流程图应在全面了解加工全过程的基础上绘制，应详细反映产品加工过程的每一个步骤。流程图应包括的主要内容有原料、辅料和包装材料的详细资料;加工、运输、贮存等环节所有影响食品安全的工序及与食品安全有关的信息(如设备、温度、pH 等);工厂人流物流图;流通、消费者意见等。

(五) 危害分析

危害分析是 HACCP 系统最重要的一环,HACCP 小组对照工艺流程图以自由讨论的方式对加工过程的每一步骤进行危害识别,对每一种危害的危险性(危害可能发生的几率或可能性)进行分析评价,确定危害的种类和严重性,找出危害的来源,并提出预防和控制危害的措施。

食品对人体健康产生危害的因素有生物(致病性或产毒的微生物、寄生虫、有毒动植物等)、化学(杀虫剂、杀菌剂、清洁剂、抗生素、重金属、添加剂等)和物理(各类固体杂质)污染物。

危害的严重性指危害因素存在的多少或所致后果危害程度的大小。危害程度可分为高、中、低和忽略不计。例如一般引起疾病的危害可分为威胁生命(严重食物中毒、恶性传染病等)、后果严重或慢性病(一般食物中毒或慢性中毒)、中等或轻微疾病(病程短、病症轻微)。

危害识别的方法有对既往资料进行分析、现场实地观测、实验采样检测等。

(六) 确定关键控制点

1. 关键控制点的特征

食品加工过程中有许多可能引起危害的环节,但并不是每一个都是关键控制点,只有这些点作为显著的危害而且能够被控制时才认为是关键控制点。对危害的控制有几种情况。

(1) 危害能被预防。例如通过控制原料接收步骤(要求供应商提供产地证明、检验报告等)预防原料中的农药残留量超标。

(2) 危害能被消除。例如烹调加热步骤能杀灭病原菌。

(3) 危害能被降低到可接受的水平。例如通过对贝类暂养或净化使某些微生物的危害降低到可接受的水平。

原则上关键控制点所确定的危害是在后面的步骤不能消除或控制的危害。

2. 关键控制点的确定方法

确定关键控制点的方法有很多,例如用"关键控制点判断树表"来确定或用危害发生的可能性和严重性来确定。

判断树(见图 10-2)是能有效确定关键控制点的分析程序,其方法是依次回答针对每一个危害的一系列逻辑问题,最后就能决定某一步骤是否是关键控制点。

关键控制点应根据不同产品的特点、原料配比、加工工艺、设备、GMP 和 SSOP 等条件

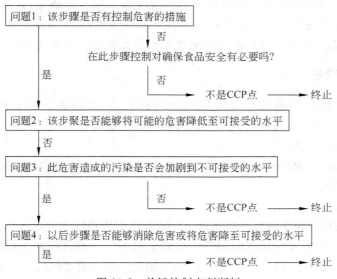

图 10-2　关键控制点判断树

具体确定。一个危害可由一个或多个关键控制点控制到可接受水平;同样,一个关键控制点可以控制一个或多个危害。一个 HACCP 体系的关键控制点数量一般应控制在 6 个以内。

(七)建立关键限值

在掌握了每一个关键控制点潜在危害的详细知识,搞清楚与关键控制点相关的所有因素,充分了解各项预防措施的影响因素后,就可以确定每一个因素中安全与不安全的标准,即设定关键控制点的关键限值。通常用物理参数和可以快速测定的化学参数表示关键限值,其指标包括温度、时间、湿度、pH、水分活性、含盐量、含糖量、物理参数、可滴定酸度、有效氯、添加剂含量以及感官指标,如外观和气味等。

关键限值的确定应以科学为依据,可来源于科学刊物、法规性指南、专家建议、试验研究等。关键限值应能确实表明关键控制点是可控制的,并满足相应的国家标准的要求。确定关键限值的依据和参考资料应作为 HACCP 方案支持文件的一部分,必须以文件的形式保存以便于确认。这些文件应包括相关的法律及法规要求、国家或国际标准、实验数据、专家意见、参考文献等。

建立关键限值应做到合理、适宜、适用和可操作性强,如果过严,会造成即使没有发生影响食品安全的危害,也采取纠正措施。如果过松,又会产生不安全产品。

好的关键限值应是直观、易于监测、能使只出现少量不合格产品就可通过纠正措施控制并且不是 GMP 或 SSOP 程序中的措施。

在实际生产中为对关键控制点进行有效控制,可以在关键限值内设定操作限值(OL)

和操作标准。操作限值可作为辅助措施用于指示加工过程的偏差,这样在关键控制点超过关键限值以前就进行调节以维持控制。确定操作限值时,应考虑正常的误差,例如油炸锅温度的最小偏差为 2℃,操作限值确定比关键限值相差至少大于 2℃,否则无法操作。

(八)建立监控程序

对每一个关键控制点进行分析后建立监控程序,以确保达到关键限值的要求,是 HACCP 的重点之一,是保证质量安全的关键措施。监控程序包括以下五个方面。

1. 监控内容(对象)

监控内容(对象)是针对关键控制点而确定的加工过程或可以测量的特性,如温度、时间、水分活性值等。

2. 监控方法

监控有在线检测和终端检测两类方法。要求使用快速检测方法,因为关键限值的偏差必须要快速判定,确保及时采取纠偏行动以降低损失。一般采用视觉观察、仪表测量等方法。例如时间—观察法、温度—温度计法、水分活度—水分活度仪法、pH 值—pH 计法。

3. 监控设备

如温度计、湿度计、钟表、天平、pH 计、水分活度计、化学分析设备等。

4. 监控频率

监控频率如每批、每小时、连续等。如有可能,应采取连续监控。连续监控对许多物理或化学参数都是可行的。如果监测不是连续进行的,那么监测的数量或频率应确保关键控制点是在控制之下的。

5. 监控人员

监控人员应是授权的检查人员,如流水线上的人员、设备操作者、监督员、维修人员、质量保证人员等。负责监控关键控制点的人员必须接受有关关键控制点监控技术的培训,完全理解关键控制点监控的重要性,能及时进行监控活动,准确报告每次的监控工作,随时报告违反关键限值的情况以便及时采取纠偏活动。

监控程序必须能及时发现关键控制点可能偏离关键限值的趋势,并及时提供信息,以防止事故恶化。提倡在发现有偏差趋势时就及时采取纠偏措施,以防止事故发生。监测数据应有专业人员评价以保证执行正确的纠偏措施。所有的监测记录必须有监测人员和审核人员的签字。

(九)建立纠偏措施

在食品生产过程中,HACCP 计划的每一个关键控制点都可能发生偏离其关键限值的情况,这时候就要立即采取纠正措施,迅速调整以维持控制。因此,对每一个关键控制点都应预先建立相应的纠偏措施,以便在出现偏离时实施。

纠偏措施包括两方面的内容。①制定使工艺重新处于控制之中的措施。②拟定关键控制点失控时期生产的食品的处理办法,包括将失控的产品进行隔离、扣留、评估其安全性,退回原料,原辅材料及半成品等移做他用,重新加工(杀菌)和销毁产品等。纠偏措施要经有关权威部门认可。

当出现偏差时,操作者应及时停止生产,保留所有的不合格品并通知工厂质量控制人员。当关键控制点失去控制时,立即使用经批准的可替代原工艺的备用工艺。在执行纠偏措施时,对不合格产品要及时处理。纠偏措施实施后,关键控制点一旦恢复控制,要对这一系统进行审核,防止再出现偏差。

整个纠偏行动的过程应作详细的记录,内容包括:①产品描述、隔离或扣留产品数量;②偏离描述;③所采取的纠偏行动(包括失控产品的处理);④纠偏行动的负责人姓名;⑤必要时提供评估的结果。

(十) 建立验证程序

验证的目的是通过一定的方法确认制订的 HACCP 计划是否有效、是否被正确执行。验证程序包括对关键控制点的验证和对 HACCP 体系的验证。

1. 关键控制点的验证

必须对关键控制点制定相应的验证程序,以保证其控制措施的有效性和 HACCP 实施与计划的一致性。关键控制点验证包括对关键控制点的校准、监控和纠正记录的监督复查,以及有针对性的取样和检测。

对监控设备进行校准是保证监控测量准确度的基础。对监控设备的校准要有详细记录,并定期对校准记录进行复查,复查内容包括校准日期、校准方法和校准结果。

确定有专人对每一个关键控制点的记录(包括监控记录和纠正记录)进行定期复查,以验证 HACCP 计划是否被有效实施。

对原料、半成品和产品要进行有针对性的抽样检测,例如对原料的检测是对原料供应商提供的质量保证进行验证。

2. HACCP 体系的验证

HACCP 体系的验证就是检查 HACCP 计划是否有效以及所规定的各种措施是否被有效实施。验证活动分为两类,一类是内部验证,由企业自己组织进行;另一类是外部验证,由被认可的认证机构组织进行,即认证。

验证的频率应足以确认 HACCP 体系在有效运行,每年至少进行一次或在系统发生故障时、产品原材料或加工过程发生显著改变时或发现了新的危害时进行。

体系的验证活动内容:检查产品说明和生产流程图的准确性;检查关键控制点是否按 HACCP 的要求被监控;监控活动是否在 HACCP 计划中规定的场所执行;监控活动是否按照 HACCP 计划中规定的频率执行;当监控表明发生了偏离关键限制的情况时,是否执行了纠偏行动;设备是否按照 HACCP 计划中规定的频率进行了校准;工艺过程是否在既定的关键限值内操作;检查记录是否准确和是否按照要求的时间来完成等。

（十一）建立 HACCP 文件和记录管理系统

必须建立有效的文件和记录管理系统,以证明 HACCP 体系有效运行、产品安全及符合现行法律、法规的要求。制订 HACCP 计划和执行过程应有文件记录。须保存的记录包括以下四个方面。

1. 危害分析小结

危害分析小结包括书面的危害分析工作单和用于进行危害分析和建立关键限值的任何信息的记录。支持文件包括：制定抑制细菌性病原体生长的方法时所使用的充足的资料,建立产品安全货架寿命所使用的资料,以及在确定杀死细菌性病原体加热强度时所使用的资料。除了数据以外,支持文件也可以包含向有关顾问和专家进行咨询的信件。

2. HACCP 计划

HACCP 计划包括 HACCP 工作小组名单及相关的责任、产品描述、经确认的生产工艺流程和 HACCP 小结。HACCP 小结应包括产品名称、关键控制点所处的步骤和危害的名称、关键限值、监控措施、纠偏措施、验证程序和保持记录的程序。

3. HACCP 计划实施过程中发生的所有记录

HACCP 计划实施过程中发生的所有记录包括关键控制点监控记录、纠偏措施记录、验证记录等。

4. 其他支持性文件

其他支持性文件例如验证记录,包括 HACCP 计划的修订等。

HACCP 计划和实施记录必须含有特定的信息,要求记录完整,必须包括监控过程中获得的实际数据和记录结果。在现场观察到的加工和其他信息必须及时记录,写明记录时间,有操作者和审核者的签名。记录应由专人保管,保存到规定的时间,随时可供审核。

本 章 小 结

餐饮企业食品安全管理的任务就是根据国家的食品安全法律、法规、章程、安全标准和有关的规范性文件,结合本企业的实际情况,制订切实可行的食品安全管理计划,建立有效、得力的组织机构,建立健全各项食品安全管理制度、操作规范和食品安全标准,对员工进行培训,对食品安全质量进行控制等,以确保食品的安全,实现经营的总目标。

餐饮企业应配备食品安全管理人员,有专人负责食品安全工作。应建立健全各项食品安全管理制度、操作规范和安全标准。应把培训工作纳入到餐饮企业的经营管理中。

监督检查是执行食品安全计划的保证。日常的监督检查可发现问题并及时解决。

在采购、验收中应严把质量关,严格执行食品原料的食品安全质量标准,对采购的食品及原料要索取有效的证件。食品原料在储存中应根据各类原料的不同性质,选择合适的储存方法及储存条件。各类原料要分类存放,发放原料时要遵循"先进先出"的原则,尽量缩短储存期。严格仓库管理制度,仓库必须由专人看管,无关人员不得进入。

厨房布局要合理,防止待加工食品与直接入口食品、原料与成品交叉污染。

食品生产经营人员每年必须进行健康检查,取得健康证后方可上岗。养成良好的个人卫生习惯,工作中严格执行食品安全要求和操作规范,具有良好的职业道德。

重视餐饮具的安全管理,严格消毒制度,保证餐饮具清洁、卫生。

烹调加工时要认真检查原料的质量,不得加工不符合食品安全要求的原料,并进行认真清洗;加工后的原料要合理存放,如暂时不用,需要放在冰箱冷藏。

凉菜的安全要求非常高,要设专门的凉菜间,由专人加工制作,加强操作人员的卫生管理。工具、容器要专用。

熟制加工的食品应当烧熟煮透,凡隔餐或隔夜的熟制品必须经充分再加热后方可食用。

餐厅服务人员应做好个人卫生,严格执行服务规范和要求,避免在服务中污染食品,妥善处理剩余食品。做好餐厅日常清洁工作,创造良好的进餐环境。

危害分析与关键控制点(HACCP)体系,是预防性的食品安全控制体系,它通过对食品生产的整个过程进行分析,找出对食品安全有影响的环节,确定关键性的控制点,并为每个关键点确定衡量限制和监控程序,在生产中严密监控关键点,一旦出现问题,马上采取纠正和控制措施消除隐患。HACCP 体系被公认为是目前世界上最为有效的一种食品安全管理体系。实施 HACCP 体系的目的是预防和控制所有与食品相关的危害,它不是一个独立的程序,而是全面质量管理体系的一部分,是基于良好操作规范(GMP)、良好卫生操作(GHP)或卫生标准操作程序(SSOP)以及完善的设备维护保养计划、员工教育培训计划等的。采用危害分析与关键控制点体系可有效地对餐饮食品安全进行有效的管理。

主 要 概 念

餐饮企业食品安全管理:是指餐饮企业按照我国的食品安全法律、法规、规章、安全标准的规定对本企业的食品安全进行管理。

思 考 题

1. 《食品安全法》的主要内容是什么?
2. 餐饮企业食品安全管理的主要任务是什么?
3. 制定食品安全管理制度的意义是什么?

4. 制定食品安全管理制度的要求是什么？

5. 餐饮企业应建立哪些食品安全管理制度？

6. 餐饮企业做好从业人员食品安全知识培训的作用是什么？

7. 如何做好食品安全知识培训管理？

8. 餐饮企业进行食品安全监督检查的意义是什么？

9. 如何做好食品安全监督检查工作？

10. 为了保证食品原料的安全，如何做好原料的采购工作？

11. 采购规格标准包括哪些内容？

12. 使用采购规格标准的作用是什么？

13. 对采购人员有哪些要求？

14. 如何做好原料验收管理？

15. 对验收人员有哪些要求？

16. 怎样做好原料储存食品安全管理？

17. 干货库、冷藏库、冷冻库的食品安全要求有哪些？

18. 厨房内部环境的食品安全要求有哪些？

19. 厨房操作人员在工作中应遵守的食品安全要求有哪些？

20. 厨房操作规范有哪些？

21. 餐饮具的要求有哪些？

22. 餐饮具清洗、消毒的具体方法是什么？

23. 原料加工中的食品安全要求是什么？

24. 怎样做好凉菜制作的食品安全管理？

25. 热菜的食品安全要求有哪些？

26. 服务规范的内容有哪些？

27. 与传统的食品安全监控相比，HACCP 体系有哪些优势？

28. HACCP 体系的基本内容是什么？

实 训 题

餐饮业食品安全状况调查

1. 目的

通过对餐饮企业的食品安全状况进行调查，了解现在企业的食品安全管理状况，进一步熟悉餐饮业食品安全管理的主要内容和具体管理方法，加深对理论知识的理解，提高知识的综合应用能力。

2. 调查内容

选择当地 1～2 家餐饮企业作为调查对象。调查内容见表 10-4。

表 10-4 餐饮企业调查项目

	项　　目	是	否
原料采购	采购的食品符合国家有关食品安全标准和规定 有采购规格标准 对采购的食品及原料索取有效的证件 采购定型包装食品有食品标识,内容符合要求 运输食品的工具要清洁,冷冻食品有必要的保温设备 采购数量合理,送货及时		
原料验收	原料有专人验收 验收在指定的验收场所进行 验收环境和工具符合食品安全要求 对原料进行严格检查,不符合食品安全要求的拒收 接收的食品原料标明收货日期		
原料储存	仓库有专人负责 食品分类存放,防止交叉污染 食品放置在货架上,离地离墙 库存食品标明进货日期,先进先出 仓库和设备应当保持清洁卫生,有防霉、防鼠、防蝇、防蟑螂措施 定期对库内食品进行检查,处理食品有记录 食品库禁止存放有毒、有害物品及个人生活物品 不储存已经变质原料 储存方法及储存条件适当 冷库内无臭味、无异味 已解冻原料不再冷冻储藏 冰箱内的食品做到生、熟分开储存 冷库定期清扫、除霜,保持整洁 仓库应当通风良好 有专用粮食仓库 调料、辅料有专间保管 库存调料、辅料加盖 调料、辅料标明品名、分类存放 调料、辅料容器清洁		
原料初加工	有独立的原料初加工间 植物性食品与动物性食品的清洗化冻水池分开,有明显标记 初加工与细加工所用的工具、容器分开 蔬菜与动物性原料所用的工具、容器分开 加工前认真检查原料的质量,不加工腐败变质、有毒有害原料,有处理记录 原料清洗达到食品安全要求 原料有容器盛放,不着地污染 原料初加工后有保洁、保鲜措施		

续表

	项 目	是	否
凉菜制作	设专门的凉菜间,凉菜间温度应在 25℃ 以下 有空气紫外线消毒设施,有防蝇、防尘设施 配有专用冷藏设施、洗涤消毒和符合要求的更衣设施 专人加工制作,个人卫生符合要求,操作符合规范要求 凉菜用蔬菜、水果等食品原料要洗净消毒,未经清洗的原料不入凉菜间 剩余原料存放于专用冰箱内冷藏、冷冻 刀、砧板、抹布专用,用后清洗消毒 专用盛皿,使用前清洗消毒 专间内不存放杂物和私人用品		
热菜烹调	食品烧熟煮透,无外熟里生 切配和烹调实行双盘制 工具、用具、容器应生、熟分开,保持清洁 生、熟菜进出做到台面分层或分开 不用手勺品尝 发菜用夹子(牌子)不接触熟食品 配菜、烧煮、发菜无交叉污染 灶面无油垢,食用工具清洁 调料、辅料无霉变、生虫,用后加罩 使用添加剂符合国家食品安全标准		
餐饮具消毒	有专人负责消毒 煮沸消毒有足够水量,无油垢 煮沸消毒时水应烧开 药物消毒,消毒剂经国家批准 消毒池洗、冲、消毒分开 消毒池不洗食品和药物 清洗、消毒后的餐饮具达到食品安全要求 消毒后餐、饮具有保洁措施 不使用破损餐具,不重复使用一次性餐具		
服务规范和要求	不用手触摸食品,使用工具 不将从盘子里滑出或掉到地上的食品给客人吃 用脏的餐具立即撤走,不使用未经清洗、消毒的餐具 提供的食品有感官性状异常或可疑变质时,立即撤换 不用手接触餐具跟食品或顾客的嘴接触的部分 热菜在 60℃ 以上,凉菜在 10℃ 以下 隔夜、隔餐食品必须重新加热后销售 餐厅用酱油应烧煮,容器要清洁 执行服务规范和要求,避免在服务中污染食品 妥善处理剩余食品 包装材料符合食品安全要求 做好餐厅日常清洁工作,创造良好的进餐环境		

续表

项　　目		是	否
个人卫生	每年进行体检,有健康合格证 工作衣帽穿戴清洁,头发不外露 养成良好的个人卫生习惯,做到"四勤" 具有良好的职业道德,积极参加食品安全知识培训 不穿工作服进入与生产无关的场所及上厕所 工作之前洗手,工作中应经常洗手 工作时不吸烟 工作时不戴戒指、涂指甲油 不随地吐痰、乱丢废弃物		
环境卫生	有垃圾箱,垃圾入箱 有废物容器,加盖及时清除 厕所清洁,有洗手设施 无蚊蝇孳生地,有灭蝇措施 有下水道,阴沟畅通 排气罩清洁,不滴油 厨房的墙壁、天花板无霉斑、无脱落 营业场所整洁,无死角、无积灰		
食品安全管理	有《餐饮服务许可证》,悬挂于明显处 有食品安全组织及食品安全管理人员 将食品安全管理纳入企业的经营管理中 有科学的食品安全管理计划 有健全的食品安全管理制度、操作规范和食品安全标准 管理人员和员工定期进行食品安全知识培训,有完善的培训计划 有食品安全监督检查制度,并严格遵照执行		

3. 提交调查报告,提出改进措施。

附录 1

中国居民膳食营养素参考摄入量（DRIs）

附表 1-1 能量和蛋白质的推荐摄入量（RNI）及脂肪供能比

年龄（岁）		能 量				蛋 白 质		脂 肪
		（MJ）		（kcal）		（g）		占能量（%）
		男	女	男	女	男	女	
0～		0.4/kg		95/kg		1.5～3.0/kg		45～50
0.5～								35～40
1～		4.60	4.40	1 100	1 050	35	35	30～35
2～		5.02	4.81	1 200	1 150	40	40	
3～		5.64	5.43	1 350	1 300	45	45	
4～		6.06	5.85	1 450	1 400	50	50	
5～		6.70	6.27	1 600	1 500	55	55	
6～		7.10	6.70	1 700	1 600	55	55	
7～		7.53	7.10	1 800	1 700	60	60	25～30
8～		7.94	7.53	1 900	1 800	65	65	
9～		8.36	7.94	2 000	1 900	65	65	
10～		8.80	8.36	2 100	2 000	70	65	
11～		10.04	9.20	2 400	2 200	75	75	
14～		12.13	10.04	2 900	2 400	85	80	
18～	轻体力活动	10.04	8.80	2 400	2 100	75	65	20～30
	中体力活动	11.30	9.62	2 700	2 300	80	70	
	重体力活动	13.38	11.30	3 200	2 700	90	80	
	孕妇							

续表

年龄（岁）		能　　量			蛋　白　质		脂　肪
		（MJ）		（kcal）		（g）	占能量%
		男	女	男	女	男	女	
18~	孕早期						+5	
	孕中期	+0.84		+200			+15	
	孕晚期						+20	
	乳母	+2.09		+500			+20	
50~	轻体力活动	9.62	7.94	2 300	1 900	75	65	
	中体力活动	10.87	8.36	2 600	2 000	80	70	20~30
	重体力活动	13.00	9.2	3 100	2 200	90	80	
60~	轻体力活动	7.94	7.53	1 900	1 800			
	中体力活动	9.20	8.36	2 200	2 000			
70~	轻体力活动	7.94	7.1	1 900	1 700	75	65	
	中体力活动	8.80	7.94	2 100	1 900			
80~		7.94	7.1	1 900	1 700			

附表 1-2　矿物质和维生素的推荐摄入量或适宜摄入量（RNI 或 AI）

营　养　素		年　龄　（岁）								孕　妇			乳母
		0~	0.5~	1~	4~	7~	11~	14~	18~	50~	早期	中期	晚期	
钙 mg（AI）		300	400	600	800	800	1 000	1 000	800	1 000	800	1 000	1 200	1 200
磷 mg（AI）		150	300	450	500	700	1 000	1 000	700	700	700	700	700	700
钾 mg（AI）		500	700	1 000	1 500	1 500	1 500	2 000	2 000	2 000	2 500	2 500	2 500	2 500
钠 mg（AI）		200	500	650	900	1 000	1 200	1 800	2 200	2 200	2 200	2 200	2 200	2 200
镁 mg（AI）		30	70	100	150	250	350	350	350	350	400	400	400	400
铁 mg（AI）	男	0.3	10	12	12	12	16	20	15	15	15	25	35	25
	女						18	25	20					
碘 μg（RNI）		50	50	50	90	90	120	150	150	150	20	200	200	200
锌 mg（RNI）	男	1.5	8.0	9.0	12.0	13.5	18.0	19.0	15.0	11.5	11.5	16.5	16.5	21.5
	女						15.0	15.5	11.5					

续表

营 养 素		年　龄　（岁）									孕　妇			乳母
		0～	0.5～	1～	4～	7～	11～	14～	18～	50～	早期	中期	晚期	
硒 μg(RNI)		15**	20**	20	25	35	45	50	50	50.0	50	50	50	65
铜 mg(AI)		0.4	0.6	0.8	1	1.2	1.8	2	2	2				
氟 mg(AI)		0.1	0.4	0.6	0.8	1.0	1.2	1.4	1.5	1.5				
铬 μg(AI)		10	15	20	30	30	40	40	50	50.0				
锰 mg(AI)									3.5	3.5				
钼 μg(AI)				15	20	30	50	50	60	60				
维生素 A μg RE*(RNI)	男	400	400	500	600	700	700	800	800	800				
	女							700	700	700	800	900	900	1 200
维生素 D μg(RNI)		10	10	10	10	10	5	5	5	10	5	10	10	10
维生素 E* mga-TE*		3	3	4	5	7	10	14	14	14	14	14	14	14
维生素 B_1 mg(RNI)	男	0.2**	0.3**	0.6	0.7	0.9	1.2	1.5	1.4	1.4	1.5	1.5	1.5	1.8
	女							1.2	1.3	1.3				
维生素 B_2 mg(RNI)	男	0.4**	0.5**	0.6	0.7	1.0	1.2	1.5	1.4	1.4	1.7	1.7	1.7	1.7
	女							1.2	1.2					
维生素 B_6 mg(AI)		0.1	0.3	0.5	0.6	0.7	0.9	1.1	1.2	1.5	1.9	1.9	1.9	1.9
维生素 B_{12} μg(AI)		0.4	0.5	0.9	1.2	1.2	1.8	2.4	2.4	2.4	2.6	2.6	2.6	2.8
维生素 C mg(RNI)		40	50	60	70	80	90	100	100	100	100	130	130	130
泛酸 mg(AI)		1.7	1.8	2.0	3.0	4.0	5.0	5.0	5.0	5.0	6.0	6.0	6.0	7.0
叶酸 μgDFE*(RNI)		65**	80**	150	200	200	300	400	400	400	600	600	600	500
烟酸 mg NE*(RNI)	男	2**	3**	6	7	9	12	15	14	13	15	15	15	18
	女							12	13					
胆碱 mg(AI)		100	150	200	250	300	350	450	500	500	500	500	500	500
生物素 μg(AI)		5	6	8	12	16	20	25	30	30	30	30	30	35

注：RE* 为视黄醇当量；a-TE* 为 a-生育酚当量；NE* 为烟酸当量；DFE* 为膳食叶酸当量；15**、20**、0.2**、0.3**、0.4**、0.5**、65**、80**、2**、3** 及维生素 E* 的值为适宜摄入量（AI）。

附表 1-3　某些微量营养素的可耐受最高摄入量(UL)

营养素	年龄（岁）									孕妇	乳母
	0～	0.5～	1～	4～	7～	11～	14～	18～	50～		
钙 mg			2 000	2 000	2 000	2 000	2 000	2 000	2 000	2 000	2 000
磷 mg			3 000	3 000	3 000	3 500	3 500	3 500	3 500▲	3 000	3 500
镁 mg			200	300	500	700	700	700	700	700	700
铁 mg	10	30	30	30	30	50	50	50	50	60	50
碘 μg					800	800	800	1 000	1 000	1 000	1 000
锌 mg 男		13	23	23	28	37	42	45	37	35	35
锌 mg 女		13	23	23	28	34	35	37	37	35	35
硒 μg	55	80	120	180	240	300	360	400	400	400	400
铜 mg			1.5	2.0	3.5	5.0	7.0	8.0	8.0		
氟 mg	0.4	0.8	1.2	1.6	2.0	2.4	2.8	3.0	3.0		
铬 mg			200	300	300	400	400	500	500		
锰 mg								10	10		
钼 mg			80	110	160	280	280	350	350		
维生素 A μgRE				2 000	2 000	2 000	2 000	3 000	3 000	2 400	
维生素 D μg				20	20	20	20	20	20		20
维生素 B₁ mg				50	50	50	50	50	50		
维生素 C mg	400	500	600	700	800	900	1 000	1 000	1 000	1 000	1 000
叶酸 μgDFE			300	400	400	600	800	1 000	1 000	1 000	1 000
烟酸 mgNE			10	15	20	30	30	35	35		
胆碱 mg	600	800	1 000	1500	2 000	2 500	3 000	3 500	3 500	3 500	3 500

注：▲60 岁以上的磷的 UL 为 3 000μg。

附录 2

常见食物的主要营养成分表

（以每100g可食部计）

谷类及其制品

食物名称	食部 %	水分 g	能量 kJ	蛋白质 g	脂肪 g	碳水化合物 g	不溶性纤维 g	胆固醇 mg	总维生素A μgRE	胡萝卜素/视黄醇 μg	硫胺素 mg	核黄素 mg	尼克酸 mg	维生素C mg	维生素E mg	钙 mg	钾 mg	铁 mg	锌 mg	硒 μg	备注
小麦	100	10.0	1 416	11.9	1.3	75.2	10.8	—	—	—	0.40	0.10	4.0	—	1.82	34	289	5.1	2.33	4.05	
五合香	100	5.6	1 580	9.9	2.6	78.9	0.5	—	—	—	0.11	0.19	—	—	2.31	2	7	0.5	0.23	1.15	河北
小麦粉(标准粉)	100	12.7	1 458	11.2	1.5	73.6	2.1	—	—	—	0.28	0.08	2.0	—	1.80	31	190	3.5	1.64	5.36	
小麦粉(富强粉,特一粉)	100	12.7	1 467	10.3	1.1	75.2	0.6	—	—	—	0.17	0.06	2.0	—	0.73	27	128	2.7	0.97	6.88	
小麦粉(特二粉)	100	12.0	1 472	10.4	1.1	75.9	1.6	—	—	—	0.15	0.11	2.0	—	1.25	30	124	3.0	0.96	6.01	
小麦胚粉	100	4.3	1 687	36.4	10.1	44.5	5.6	—	—	—	3.50	0.79	3.7	—	23.20	85	523	0.6	23.40	65.20	青岛
麸皮	100	14.5	1 181	15.8	4.0	61.4	31.3	—	20	120	0.30	0.30	12.5	—	4.47	206	862	9.9	5.98	7.12	
挂面(X)	100	12.3	1 454	10.3	0.6	75.6	0.7	—	—	—	0.19	0.04	2.5	—	1.04	17	129	3.0	0.94	11.77	
挂面(标准粉)	100	12.4	1 454	10.1	0.7	76.0	1.6	—	—	—	0.19	0.04	2.5	—	1.11	14	157	3.5	1.22	9.90	
挂面(富强粉)	100	12.7	1 453	9.6	0.6	76.0	0.3	—	—	—	0.20	0.04	2.4	—	0.88	21	122	3.2	0.74	11.13	甘肃

续表

食物名称	食部 %	水分 g	能量 kJ	蛋白质 g	脂肪 g	碳水化合物 g	不溶性纤维 g	胆固醇 mg	总维生素A μgRE	胡萝卜素/视黄醇 μg	硫胺素 mg	核黄素 mg	尼克酸 mg	维生素C mg	维生素E mg	钙 mg	钾 mg	铁 mg	锌 mg	硒 μg	备注
挂面(精制龙须面)	100	11.9	1 455	11.2	0.5	74.7	0.2	—	—	—	0.18	0.03	2.5	—	—	26	109	2.3	0.87	14.28	
面条(X)	100	28.5	1 195	8.3	0.7	61.9	0.8	—	—	—	0.22	0.07	1.4	—	0.59	11	135	3.6	1.43	11.74	
面条(标准粉,切面)	100	29.7	1 186	8.5	1.6	59.5	1.5	—	—	—	0.35	0.10	3.1	—	0.47	13	161	2.6	1.07	0.40	北京
面条(富强粉,切面)	100	29.2	1 196	9.3	1.1	59.9	0.4	—	—	—	0.18	0.04	2.2	—	—	24	102	2.0	0.83	17.30	北京
面条(特粉,切面)	100	27.5	1 200	7.3	0.1	64.5	0.6	—	—	—	0.17	0.09	0.3	—	0.47	3	128	4.7	1.68	15.82	青海
面条(富强粉,煮)	100	72.6	459	2.7	0.2	24.3	0.1	—	—	—	…	0.01	1.8	—	—	4	15	0.5	0.21	0.20	北京
面条(干切面)	100	10.5	1 487	11.0	0.1	77.7	0.2	—	—	—	0.28	0.05	2.7	—	—	8	100	9.6	1.50	7.78	广东
面条(虾蓉面)	100	6.1	1 824	8.5	15.1	68.3	3.6	—	—	—	—	0.01	2.8	—	1.22	17	101	2.0	…	9.39	福州
通心面(通心粉)	100	11.8	1 468	11.9	0.1	75.8	0.4	—	—	—	0.12	0.03	1.0	—	—	14	209	2.6	1.55	5.80	武汉
花卷	100	45.7	895	6.4	1.0	45.6	1.5	—	—	—	Tr	0.02	1.1	—	—	19	83	0.4	…	6.17	青海
空锅饼	100	29.4	1 165	8.6	0.2	60.9	0.7	—	—	—	0.14	Tr	0	—	0.08	2	138	5.8	1.73	24.19	北京
烙饼(标准粉)	100	36.4	1 082	7.5	2.3	52.9	1.9	—	—	—	0.02	0.04	Tr	—	1.03	20	141	2.4	0.94	7.50	北京
馒头(X)	100	43.9	934	7.0	1.1	47.0	1.3	—	—	—	0.04	0.05	1.0	—	0.65	38	138	1.8	0.71	8.45	北京
馒头(标准粉)	100	40.5	989	7.8	1.0	49.8	1.5	—	—	—	0.05	0.07	1.1	—	0.86	18	129	1.9	1.01	9.70	北京
馒头(富强粉)	100	47.3	880	6.2	1.2	44.2	1.0	—	—	—	0.02	0.02	—	—	0.09	58	146	1.7	0.40	7.20	北京

续表

食物名称	食部 %	水分 g	能量 kJ	蛋白质 g	脂肪 g	碳水化合物 g	不溶性纤维 g	胆固醇 mg	总维生素A μgRE	胡萝卜素/视黄醇 μg	硫胺素 mg	核黄素 mg	尼克酸 mg	维生素C mg	维生素E mg	钙 mg	钾 mg	铁 mg	锌 mg	硒 μg	备注
油条	100	21.8	1624	6.9	17.6	51.0	0.9	—	—	—	0.01	0.07	0.7	—	3.19	6	227	1.0	0.75	8.60	
稻米(均值)	100	13.3	1452	7.4	0.8	77.9	0.7	—	—	—	0.11	0.05	1.9	—	0.46	13	103	2.30	1.70	2.23	
粳米(标一)	100	13.7	1442	7.7	0.6	77.4	0.6	—	—	—	0.16	0.08	1.3	—	1.01	11	97	1.1	1.45	2.50	
粳米(标二)	100	13.2	1454	8.0	0.6	77.7	0.4	—	—	—	0.22	0.05	2.6	—	0.53	3	78	0.4	0.89	6.40	北京
粳米(标三)	100	13.9	1446	7.2	0.8	77.6	0.4	—	—	—	0.33	0.03	3.6	—	0.3	5	78	0.7	0.93	5.40	北京
粳米(标四)	100	13.1	1453	7.5	0.7	78.1	0.7	—	—	—	0.14	0.05	5.2	—	0.39	4	106	0.7	0.97	4.87	北京
粳米(特等)	100	16.2	1401	7.3	0.4	75.7	0.4	—	—	—	0.08	0.04	1.1	—	0.76	24	58	0.9	1.07	2.49	
籼米(标一)	100	13.0	1454	7.7	0.7	77.9	0.6	—	—	—	0.15	0.06	2.1	—	0.43	7	89	1.3	1.46	3.80	
籼米(标准)[机米]	100	12.6	1459	7.9	0.6	78.3	0.8	—	—	—	0.09	0.04	1.4	—	0.54	12	19	1.6	1.47	1.99	
籼米(优标)	100	12.8	1466	8.3	1.0	77.3	0.5	—	—	—	0.13	0.02	2.6	—	—	8	64	0.5	1.60	6.90	广东
早籼(标一)	100	12.3	1474	8.8	1.0	77.2	0.4	—	—	—	0.16	0.05	2.0	—	—	10	124	1.2	1.59	2.05	
早籼(标二)	100	13.7	1449	9.5	1.0	75.1	0.5	—	—	—	0.20	0.09	3.0	—	—	6	171	1.0	1.89	1.82	福州
早籼(特等)	100	12.9	1453	9.1	0.6	76.7	0.7	—	—	—	0.13	0.03	1.6	—	—	6	108	0.9	1.54	2.07	
晚籼(标一)	100	13.5	1448	7.9	0.7	77.3	0.5	—	—	—	0.17	0.05	1.7	—	0.22	9	112	1.2	1.52	2.83	
黑米	100	14.3	1427	9.4	2.5	72.2	3.9	—	—	—	0.33	0.13	7.9	—	0.22	12	256	1.6	3.80	3.20	
香大米	100	12.9	1453	12.7	0.9	72.4	0.6	—	—	—	—	0.08	2.6	—	0.70	8	49	5.1	0.69	4.60	山东
糯米[江米](X)	100	12.6	1464	7.3	1.0	78.3	0.8	—	—	—	0.11	0.04	2.3	—	1.29	26	137	1.4	1.54	2.71	

续表

食物名称	食部 %	水分 g	能量 kJ	蛋白质 g	脂肪 g	碳水化合物 g	不溶性纤维 g	胆固醇 mg	总维生素A μgRE	胡萝卜素/视黄醇 μg	硫胺素 mg	核黄素 mg	尼克酸 mg	维生素C mg	维生素E mg	钙 mg	钾 mg	铁 mg	锌 mg	硒 μg	备注
紫红糯米[血糯米]	100	13.8	1448	8.3	1.7	75.1	1.4	—	—	—	0.31	0.12	4.2	—	1.36	13	219	3.9	2.16	2.88	上海
米饭(蒸)(X)	100	70.9	486	2.6	0.3	25.9	0.3	—	—	—	0.02	0.03	1.9	—	—	7	30	1.3	0.92	0.40	
粳米饭(蒸)	100	70.6	492	2.6	0.3	26.2	0.2	—	—	—	...	0.03	2.0	—	—	7	39	2.2	1.36	0.40	北京
籼米饭(蒸)	100	71.1	481	2.5	0.2	26.0	0.4	—	—	—	0.02	0.03	1.7	—	—	6	21	0.3	0.47	...	北京
粳米粥	100	88.6	195	1.1	0.3	9.9	0.1	—	—	—	...	0.03	0.2	—	—	7	13	0.1	0.20	0.20	北京
玉米(鲜)	46	71.3	469	4.0	1.2	22.8	2.9	—	—	—	0.16	0.11	1.8	16	0.46	—	238	1.1	0.90	1.63	
玉米(白,干)	100	11.7	1474	8.8	3.8	74.7	8.0	—	—	—	0.27	0.07	2.3	—	8.23	10	262	2.2	1.85	4.14	北京
玉米(黄,干)	100	13.2	1457	8.7	3.8	73.0	6.4	—	17	100	0.21	0.13	2.5	—	3.89	14	300	2.4	1.70	3.52	
玉米面(白)	100	13.4	1475	8.0	4.5	73.1	6.2	—	—	—	0.34	0.06	3.0	—	6.89	12	276	1.3	1.22	1.58	北京
玉米面(黄)	100	12.1	1472	8.1	3.3	75.2	5.6	—	7	40	0.26	0.09	2.3	—	3.80	22	249	3.2	1.42	2.49	
小米	100	11.6	1511	9.0	3.1	75.1	1.6	—	17	100	0.33	0.10	1.5	—	3.63	41	284	5.1	1.87	4.74	北京
小米粥	100	89.3	190	1.4	0.7	8.4	...	—	—	—	0.02	0.07	0.9	—	0.26	10	19	1.0	0.41	0.30	
高粱米	100	10.3	1505	10.4	3.1	74.7	4.3	—	—	—	0.29	0.10	1.6	—	1.88	22	281	6.3	1.64	2.83	
荞麦	100	13.0	1410	9.3	2.3	73.0	6.5	—	3	20	0.28	0.16	2.2	—	4.40	47	401	6.2	3.62	2.45	北京
薏米[薏仁米,苡米]	100	11.2	1512	12.8	3.3	71.1	2.0	—	—	—	0.22	0.15	2.0	—	2.08	42	238	3.6	1.68	3.07	

续表

薯类、淀粉及其制品

（以每100g可食部计）

食物名称	食部 %	水分 g	能量 kJ	蛋白质 g	脂肪 g	碳水化合物 g	不溶性纤维 g	胆固醇 mg	总维生素A μgRE	胡萝卜素/视黄醇 μg	硫胺素 mg	核黄素 mg	尼克酸 mg	维生素C mg	维生素E mg	钙 mg	钾 mg	铁 mg	锌 mg	硒 μg	备注
马铃薯[土豆,洋芋]	94	79.8	323	2.0	0.2	17.2	0.7	—	5	30	0.08	0.04	1.1	27	0.34	8	342	0.8	0.37	0.78	
甘薯(白心)[红皮山芋]	86	72.6	444	1.4	0.2	25.2	1.0	—	37	220	0.07	0.04	0.6	24	0.43	24	174	0.8	0.22	0.63	
甘薯(红心)[山芋,红薯]	90	73.4	426	1.1	0.2	24.7	1.6	—	125	750	0.04	0.04	0.6	26	0.28	23	130	0.5	0.15	0.48	
甘薯片[白薯干]	100	12.1	1439	4.7	0.8	80.5	2.0	—	25	150	0.15	0.11	1.1	9	0.38	112	353	3.7	0.35	2.64	
甘薯粉[地瓜粉]	100	14.5	1406	2.7	0.2	80.9	0.1	—	3	20	0.03	0.05	0.2	…	—	33	66	10.0	0.29	2.62	
木薯	99	69.0	498	2.1	0.3	27.8	1.6	—	—	—	0.21	0.09	1.2	35	—	88	764	2.5	—	—	
玉米淀粉	100	13.5	1446	1.2	0.1	85.0	0.1	—	—	—	0.03	0.04	1.1	—	—	18	8	4.0	0.09	0.70	
团粉[芡粉]	100	12.6	1454	1.5	…	85.8	0.8	—	—	—	0.01	…	0.2	—	—	34	16	3.6	0.18	0.37	
藕粉	100	6.4	1559	0.2	…	93.0	0.1	—	—	—	—	0.01	0.4	—	—	8	35	17.9	0.15	2.10	
魔芋精粉[鬼芋粉,南星粉]	100	12.2	777	4.6	0.1	78.8	74.4	—	—	—	Tr	0.10	0.4	—	—	45	299	1.6	2.05	350.15	杭州
粉丝	100	15.0	1413	0.8	0.2	83.7	1.1	—	—	—	0.03	0.02	0.4	—	—	31	18	6.4	0.27	3.39	
豌豆粉丝	100	7.7	1539	0.4	…	91.7	0.3	—	—	—	0.02	…	…	—	—	…	6	3.5	0.32	…	
粉条	100	14.3	1416	0.05	0.1	84.2	0.6	—	—	—	0.01	…	0.1	—	—	35	18	5.2	0.83	2.18	

续表

（以每100g可食部计）

食物名称	食部 %	水分 g	能量 kJ	蛋白质 g	脂肪 g	碳水化合物 g	不溶性纤维 g	胆固醇 mg	总维生素A μgRE	胡萝卜素/视黄醇 μg	硫胺素 mg	核黄素 mg	尼克酸 mg	维生素C mg	维生素E mg	钙 mg	钾 mg	铁 mg	锌 mg	硒 μg	备注
干豆类及其制品																					
黄豆[大豆]	100	10.2	1 631	35.1	16.0	34.2	15.5	—	37	220	0.41	0.20	2.1	—	18.90	191	1 503	8.2	3.34	6.16	
黑豆[黑大豆]	100	9.9	1 678	36.1	15.9	33.6	10.2	—	5	30	0.20	0.33	2.0	—	17.36	224	1 377	7.0	4.18	6.79	
青豆[青大豆]	100	9.5	1 667	34.5	16.0	35.4	12.6	—	—	790	0.41	0.18	3.0	—	10.09	200	718	8.4	3.18	5.62	
黄豆粉	100	6.7	1 807	32.8	18.3	37.6	7.0	—	63	380	0.31	0.22	2.5	—	33.69	207	1 890	8.1	3.89	2.47	
豆腐花[豆腐粉]	100	1.6	1 676	10.0	2.6	84.3	…	—	42	250	0.02	0.03	0.4	—	5.00	175	339	3.3	0.75	1.70	北京
豆浆粉	100	1.5	1 783	19.7	9.4	66.8	2.2	—	—	—	0.07	0.05	0.7	—	17.99	101	771	3.7	1.77	3.30	浙江
豆腐（南）[南豆腐]	100	87.9	240	6.2	2.6	2.6	0.2	—	—	—	0.02	0.04	1.0	—	3.62	116	154	1.5	0.59	2.62	
豆腐（北）	100	80.0	414	12.2	4.8	2.0	0.5	—	5	30	0.05	0.03	0.3	—	6.70	138	106	2.5	0.63	1.55	
豆腐脑[老豆腐]	100	97.8	62	1.9	0.8	0.0	—	—	6	90	0.04	0.02	0.4	—	10.46	18	107	0.9	0.49	Tr	
豆浆	100	96.4	66	1.8	0.7	1.1	1.1	—	15	—	0.02	0.02	0.1	—	0.80	10	48	0.5	0.24	0.14	河北
豆奶[豆乳]	100	94.0	127	2.4	1.5	1.8	…	5	—	—	0.02	0.06	—	—	4.50	23	92	0.6	0.24	0.73	
豆腐皮	100	16.5	1 715	44.6	17.4	18.8	0.2	—	5	30	0.31	0.11	1.5	—	20.63	116	536	30.8	3.81	2.26	
油豆腐	100	58.8	1 024	17.0	17.6	4.9	0.6	—	—	—	0.05	0.04	0.3	—	24.70	147	158	5.2	2.03	0.63	
腐竹	100	7.9	1 928	44.6	21.7	22.3	1.0	—	—	—	0.13	0.07	0.8	—	27.84	77	553	16.5	3.69	6.65	
千张[百叶]	100	52.0	1 096	24.5	16.0	5.5	1.0	—	5	30	0.04	0.05	0.2	—	23.38	313	94	6.4	2.52	1.75	
豆腐干（X）	100	65.2	592	16.2	3.6	11.5	0.8	—	—	—	0.03	0.07	0.3	—	—	308	140	4.9	1.76	0.02	

续表

食物名称	食部 %	水分 g	能量 kJ	蛋白质 g	脂肪 g	碳水化合物 g	不溶性纤维 g	胆固醇 mg	总维生素A μgRE	胡萝卜素/视黄醇 μg	硫胺素 mg	核黄素 mg	尼克酸 mg	维生素C mg	维生素E mg	钙 mg	钾 mg	铁 mg	锌 mg	硒 μg	备注
绿豆	100	12.3	1 376	21.6	0.8	62.0	6.4	—	22	130	0.25	0.11	2.0	—	10.95	81	787	6.5	2.18	4.28	
赤小豆［小豆、红小豆］	100	12.6	1 357	20.2	0.6	63.4	7.7	—	13	80	0.16	0.11	2.0	—	14.36	74	860	7.4	2.20	3.80	
豆沙	100	39.2	1 031	5.5	1.9	52.7	1.7	—	—	—	0.03	0.05	0.3	—	4.37	42	139	8.0	0.32	0.89	上海
芸豆（白）	100	14.4	1 320	23.4	1.4	57.2	9.8	—	—	—	0.18	0.26	2.4	—	6.16	—	—	—	—	—	甘肃
芸豆（红）	100	11.1	1 384	21.4	1.3	62.5	8.3	—	30	180	0.18	0.09	2.0	—	7.74	176	1 215	5.4	2.07	4.61	
芸豆（虎皮）	100	10.2	1 427	22.5	0.9	62.5	3.5	—	—	—	0.37	0.28	2.1	—	6.02	156	809	1.7	1.20	9.75	甘肃
蚕豆（带皮）	93	11.5	1 364	24.6	1.1	59.9	10.9	—	8	50	0.13	0.23	2.2	—	4.90	49	992	2.9	4.76	4.29	
蚕豆（去皮）	100	11.3	1 450	25.4	1.6	58.9	2.5	—	50	300	0.20	0.20	2.5	—	6.68	54	801	2.5	3.32	4.83	

蔬菜类及制品（以每100g可食部计）

食物名称	食部 %	水分 g	能量 kJ	蛋白质 g	脂肪 g	碳水化合物 g	不溶性纤维 g	胆固醇 mg	总维生素A μgRE	胡萝卜素/视黄醇 μg	硫胺素 mg	核黄素 mg	尼克酸 mg	维生素C mg	维生素E mg	钙 mg	钾 mg	铁 mg	锌 mg	硒 μg	备注
白萝卜［莱菔］	95	93.4	94	0.9	0.1	5.0	1.0	—	3	20	0.02	0.03	0.3	21	0.92	36	173	0.5	0.30	0.61	
变萝卜［红皮萝卜］	94	91.6	121	1.2	0.1	6.4	1.2	—	3	20	0.03	0.04	0.6	24	1.80	45	167	0.6	0.29	1.07	山东
青萝卜	95	91.0	91	1.3	0.2	6.8	0.8	—	10	60	0.04	0.06	0.6	14	0.22	40	232	0.8	0.34	0.59	
甜菜根［甜菜头、糖萝卜］	90	74.8	364	1.0	0.1	23.5	5.9	—	—	—	0.05	0.04	0.2	8	1.85	56	254	0.9	0.31	0.29	

续表

食物名称	食部 %	水分 g	能量 kJ	蛋白质 g	脂肪 g	碳水化合物 g	不溶性纤维 g	胆固醇 mg	总维生素A μgRE	胡萝卜素/视黄醇 μg	硫胺素 mg	核黄素 mg	尼克酸 mg	维生素C mg	维生素E mg	钙 mg	钾 mg	铁 mg	锌 mg	硒 μg	备注
胡萝卜(红)[金笋,丁香萝卜]	96	89.2	155	1.0	0.2	8.8	1.1	—	688	4 130	0.04	0.03	0.6	13	0.41	32	190	1.0	0.23	0.63	
胡萝卜(黄)	97	87.4	191	1.4	0.2	10.2	1.3	—	668	4 010	0.04	0.04	0.2	16	—	32	193	0.5	0.14	2.80	
盖菜头[大头菜,水芥]	83	89.6	151	1.9	0.2	7.4	1.4	—	—	—	0.06	0.02	0.6	34	0.20	65	243	0.8	0.39	0.95	
扁豆[月亮菜]	91	88.3	172	2.7	0.2	8.2	2.1	—	25	150	0.04	0.07	0.9	13	0.24	38	178	1.9	0.72	0.94	
豇豆	97	90.3	139	2.9	0.3	5.9	2.3	—	42	250	0.07	0.09	1.4	19	4.39	27	112	0.5	0.54	0.74	
扁豆	91	88.3	172	2.7	0.2	8.2	2.1	—	25	150	0.04	0.07	0.9	13	0.24	38	178	1.9	0.72	0.94	
蚕豆	31	70.2	463	8.8	0.4	19.5	3.1	—	52	310	0.37	0.10	1.5	16	0.83	16	391	3.5	1.37	2.02	
豆角	96	90.0	144	2.5	0.2	6.7	2.1	—	33	200	0.05	0.07	0.9	18	2.24	29	207	1.5	0.54	2.16	
毛豆[青豆,菜用大豆]	53	69.6	550	13.1	5.0	10.5	4.0	—	22	130	0.15	0.07	1.4	27	2.44	135	478	3.5	1.73	2.48	
四季豆[菜豆]	96	91.3	131	2.0	0.4	5.7	1.5	—	35	210	0.04	0.07	0.4	6	1.24	42	123	1.5	0.23	0.43	
豌豆(带荚)[回回豆]	42	70.2	465	7.4	0.3	21.2	3.0	—	37	220	0.43	0.09	2.3	14	1.21	21	332	1.7	1.29	1.74	
黄豆芽	100	88.8	198	4.5	1.6	4.5	1.5	—	5	30	0.04	0.07	0.6	8	0.80	21	160	0.9	0.54	0.96	
绿豆芽	100	94.6	81	2.1	0.1	2.9	0.8	—	3	20	0.05	0.06	0.5	6	0.19	9	68	0.6	0.35	0.50	
茄子(X)	93	93.4	97	1.1	0.2	4.9	1.3	—	8	50	0.02	0.04	0.6	5	1.13	24	142	0.5	0.24	0.48	
茄子(绿皮)	90	92.8	116	1.0	0.6	5.2	1.2	—	20	120	0.02	0.20	0.6	7	0.55	12	162	0.1	0.24	0.64	

续表

食物名称	食部 %	水分 g	能量 kJ	蛋白质 g	脂肪 g	碳水化合物 g	不溶性纤维 g	胆固醇 mg	总维生素A μgRE	胡萝卜素/视黄醇 μg	硫胺素 mg	核黄素 mg	尼克酸 mg	维生素C mg	维生素E mg	钙 mg	钾 mg	铁 mg	锌 mg	硒 μg	备注
长茄子(紫皮,长)	96	93.1	95	1.0	0.1	5.4	1.9	—	30	180	0.03	0.03	0.6	7	0.20	55	136	0.4	0.16	0.57	
番茄[西红柿]	97	94.4	85	0.9	0.2	4.0	0.5	—	92	550	0.03	0.03	0.6	19	0.57	10	163	0.4	0.13	0.15	
番茄(整个,罐头)	100	93.5	93	2.0	0.6	2.6	0.8	—	192	1149	0.03	0.02	0.8	5	1.66	31	197	0.4	0.24	0.50	北京
辣椒(红,尖,干)	88	14.6	1236	15.0	12.0	52.7	41.7	—	—	—	0.53	0.16	1.2	—	8.76	12	1085	6.0	8.21	—	菏泽
辣椒(青,尖)	84	91.9	114	1.4	0.3	5.8	2.1	—	57	340	0.03	0.04	0.5	62	0.88	15	209	0.7	0.22	0.62	
甜椒(柿子椒)	82	93.0	103	1.0	0.2	5.4	1.4	—	57	340	0.03	0.03	0.9	72	0.59	14	142	0.8	0.19	0.38	
白瓜	83	96.2	51	0.9	—	2.6	0.9	—	—	—	0.02	0.04	0.1	16	0.20	6	70	0.1	0.04	1.10	广东
菜瓜[生瓜,白瓜]	88	95.0	79	0.6	0.2	3.9	0.4	—	3	20	0.02	0.01	0.2	12	0.03	20	136	0.5	0.10	0.63	
冬瓜	80	96.6	52	0.4	0.2	2.6	0.7	—	13	80	0.01	0.01	0.3	18	0.08	19	78	0.2	0.07	0.22	
黄瓜[胡瓜]	92	95.8	65	0.8	0.2	2.9	0.5	—	15	90	0.02	0.03	0.2	9	0.46	24	102	0.5	0.18	0.38	
葫芦[长瓜,蒲瓜,氯瓜]	87	95.3	67	0.7	0.1	3.5	0.8	—	7	40	0.02	0.01	0.4	11	…	16	87	0.4	0.14	0.49	
苦瓜[凉瓜,癞瓜]	81	93.4	91	1.0	0.1	4.9	1.4	—	17	100	0.03	0.03	0.4	56	0.85	14	256	0.7	0.36	0.36	
南瓜[倭瓜,番瓜]	85	93.5	97	0.7	0.1	5.0	0.5	—	148	890	0.03	0.04	0.4	8	0.36	16	145	0.4	0.36	0.46	
丝瓜	83	94.3	90	1.0	0.2	4.2	0.6	—	15	90	0.02	0.04	0.4	5	0.22	14	115	0.4	0.21	0.86	
西葫芦	73	94.9	79	0.8	0.2	3.8	0.6	—	5	30	0.01	0.03	0.2	6	0.34	15	92	0.3	0.12	0.28	

续表

食物名称	食部 %	水分 g	能量 kJ	蛋白质 g	脂肪 g	碳水化合物 g	不溶性纤维 g	胆固醇 mg	总维生素A μgRE	胡萝卜素/视黄醇 μg	硫胺素 mg	核黄素 mg	尼克酸 mg	维生素C mg	维生素E mg	钙 mg	钾 mg	铁 mg	锌 mg	硒 μg	备注
大蒜[蒜头]	85	66.6	536	4.5	0.2	27.6	1.1	—	5	30	0.04	0.06	0.6	7	1.07	39	302	1.2	0.88	3.09	
大蒜(紫皮)	89	63.8	580	5.2	0.2	29.6	1.2	—	3	20	0.29	0.06	0.8	7	0.68	10	437	1.3	0.64	5.54	
蒜苗	82	88.9	169	2.1	0.4	8.0	1.8	—	47	280	0.11	0.08	0.5	35	0.81	29	226	1.4	0.46	1.24	
大葱	82	91.0	138	1.7	0.3	6.5	1.3	—	10	60	0.03	0.05	0.5	17	0.30	29	144	0.7	0.40	0.67	
葱头[洋葱]	90	89.2	169	1.1	0.2	9.0	0.9	—	3	20	0.03	0.03	0.3	8	0.14	24	147	0.6	0.23	0.92	
韭菜	90	91.8	120	2.4	1.4	4.6	1.4	—	235	1410	0.02	0.09	0.8	24	0.96	42	247	1.6	0.43	1.38	
韭黄[韭芽]	88	93.2	101	2.3	0.2	3.9	1.2	—	43	260	0.03	0.05	0.7	15	0.34	25	192	1.7	0.33	0.76	
大白菜($\bar{X}$)	87	94.6	76	1.5	0.1	3.2	0.8	—	20	120	0.04	0.05	0.6	31	0.76	50	—	0.7	0.38	0.49	
大白菜(白梗)[黄芽白]	92	93.6	93	1.7	0.2	3.7	0.6	—	42	250	0.06	0.07	0.8	47	0.92	69	130	0.5	0.21	0.33	
大白菜(青白口)	83	95.1	70	1.4	0.1	3.0	0.9	—	13	80	0.03	0.04	0.4	28	0.36	35	90	0.6	0.61	0.39	
小白菜	81	94.5	72	2.1	0.2	2.7	1.1	—	280	1680	0.02	0.09	0.7	28	0.70	90	178	1.9	0.51	1.17	
油菜	87	92.9	103	1.8	0.5	3.8	1.1	—	103	620	0.04	0.11	0.7	36	0.88	108	210	1.2	0.33	0.79	
圆白菜[甘蓝,卷心菜]	86	93.2	101	1.5	0.2	4.6	1.0	—	12	70	0.03	0.03	0.4	40	0.50	49	124	0.6	0.25	0.96	
菜花[花椰菜]	82	92.4	110	2.1	0.2	4.6	1.2	—	5	30	0.03	0.08	0.6	61	0.43	23	200	1.1	0.38	0.73	
西兰花[绿菜花]	83	90.3	150	4.1	0.6	4.3	1.6	—	1202	7210	0.09	0.13	0.9	51	0.91	67	17	1.0	0.78	0.71	
盖菜[雪里蕻,雪菜]	94	91.5	114	2.0	0.4	4.7	1.6	—	52	310	0.03	0.11	0.5	31	0.74	230	281	3.2	0.70	0.70	

续表

食物名称	食部 %	水分 g	能量 kJ	蛋白质 g	脂肪 g	碳水化合物 g	不溶性纤维 g	胆固醇 mg	总维生素A μgRE	胡萝卜素/视黄醇 μg	硫胺素 mg	核黄素 mg	尼克酸 mg	维生素C mg	维生素E mg	钙 mg	钾 mg	铁 mg	锌 mg	硒 μg	备注
菠菜[赤根菜]	89	91.2	116	2.6	0.3	4.5	1.7	—	487	2 920	0.04	0.11	0.6	32	1.74	66	311	2.9	0.85	0.97	
胡萝卜缨(红)	100	82.2	199	1.7	0.4	11.3	—	—	162	970	0.04	—	—	41	3.65	350	493	8.1	0.67	0.89	甘肃
萝卜缨(白)	100	90.7	72	2.6	0.3	1.7	1.4	—	—	—	0.02	—	—	77	—	—	—	—	—	—	甘肃
芹菜(白茎)[芹,药芹]	66	94.2	71	0.8	0.1	3.9	1.4	—	10	60	0.01	0.08	0.4	12	2.21	48	154	0.8	0.46	0.47	
芹菜茎	67	93.1	93	1.2	0.2	4.5	1.2	—	57	340	0.02	0.06	0.4	8	1.32	80	206	1.2	0.24	0.57	
芹菜叶	100	89.4	146	2.6	0.6	5.9	2.2	—	488	2 930	0.08	0.15	0.9	22	2.50	40	137	0.6	1.14	2.00	
生菜(牛俐)[油麦菜]	81	95.7	69	1.4	0.4	2.1	0.6	—	60	360	Tr	0.10	0.2	20	—	70	100	1.2	0.43	1.55	广东
生菜(叶用莴苣)	94	95.8	61	1.3	0.3	2.0	0.7	—	298	1 790	0.03	0.06	0.4	13	1.02	34	170	0.9	0.27	1.15	
莞荽[香菜]	81	90.5	139	1.8	0.4	6.2	1.2	—	193	1 160	0.04	0.14	2.2	48	0.80	101	272	2.9	0.45	0.53	
苋菜(绿苋菜)	74	90.2	123	2.8	0.3	5.0	2.2	—	352	2 110	0.03	0.12	0.8	47	0.36	187	207	5.4	0.80	0.52	
茼蒿[蓬蒿菜,艾菜]	82	93.0	98	1.9	0.3	3.9	1.2	—	252	1 510	0.04	0.09	0.6	18	0.92	73	220	2.5	0.35	0.60	
蕹菜[空心菜,藤藤菜]	76	92.9	97	2.2	0.3	3.6	1.4	—	253	1 520	0.03	0.08	0.8	25	0.09	99	243	2.3	0.39	1.20	
茴香[小茴香]	86	91.2	114	2.5	0.4	4.2	1.6	—	402	2 410	0.06	0.09	0.1	26	0.94	154	149	1.2	0.73	0.77	
荠菜[蓟菜,菱角菜]	88	90.6	128	2.9	0.4	4.7	1.7	—	432	2 590	0.04	0.15	0.6	43	1.01	294	280	5.4	0.68	0.51	
莴笋[莴苣]	62	95.5	62	1.0	0.1	2.8	0.6	—	25	150	0.02	0.02	0.5	4	0.19	23	212	0.9	0.33	0.54	

续表

食物名称	食部 %	水分 g	能量 kJ	蛋白质 g	脂肪 g	碳水化合物 g	不溶性纤维 g	胆固醇 mg	总维生素A μgRE	胡萝卜素/视黄醇 μg	硫胺素 mg	核黄素 mg	尼克酸 mg	维生素C mg	维生素E mg	钙 mg	钾 mg	铁 mg	锌 mg	硒 μg	备注
竹笋	63	92.8	96	2.6	0.2	3.6	1.8	—	—	—	0.08	0.08	0.6	5	0.05	9	389	0.5	0.33	0.04	上海
白笋(干)	64	10.0	1 180	26.0	4.0	57.1	43.2	—	2	10	...	0.32	0.2	...	...	31	1 754	4.2	3.30	2.34	福建屏南
毛笋(毛竹笋)	67	93.1	97	2.2	0.2	3.8	1.3	—	—	—	0.04	0.05	0.3	9	0.15	16	318	0.9	0.47	0.38	
百合	82	56.7	69	3.2	0.1	38.8	1.7	—	—	—	0.02	0.04	0.7	18.0	—	11	510	1.0	0.50	0.20	甘肃兰州
百合(干)	100	10.3	1 447	6.7	0.5	79.5	1.7	—	307	1 840	0.05	0.09	0.9	—	...	32	344	5.9	13.10	2.29	
金针菜[黄花菜]	98	40.3	897	19.4	1.4	34.9	7.7	—	3	20	0.05	0.21	3.1	10	4.92	301	610	8.1	3.99	4.22	
藕[莲藕]	88	80.5	304	1.9	0.2	16.4	1.2	—	3	20	0.09	0.03	0.3	44	0.73	39	243	1.4	0.23	0.39	
茭白[茭笋,茭粑]	74	92.2	110	1.2	0.2	5.9	1.9	—	5	30	0.02	0.03	0.5	5	0.99	4	209	0.4	0.33	0.45	
荸荠[马蹄]	78	83.6	256	1.2	0.2	14.2	1.1	—	3	20	0.02	0.02	0.7	7	0.65	4	306	0.6	0.34	0.70	
山药[大薯]	83	84.8	240	1.9	0.2	12.4	0.8	—	7	20	0.05	0.02	0.3	5	0.24	16	213	0.3	0.27	0.55	河北
山药(干)	100	15.0	1 368	9.4	1.0	70.8	1.4	—	—	—	0.25	0.28	—	—	0.44	62	269	0.4	0.95	3.08	
芋头[芋艿,毛芋]	84	78.6	339	2.2	0.2	18.1	1.0	—	27	160	0.06	0.05	0.7	6	0.45	36	378	1.0	0.49	1.45	河北
姜(干)	95	14.9	1 290	9.1	5.7	64.0	17.7	—	—	—	...	0.10	—	—	0.01	62	41	—	2.30	3.10	
姜[黄姜]	95	87.0	194	1.3	0.6	10.3	2.7	—	28	176	0.02	0.03	0.8	4	...	2.7	295	1.4	0.34	0.36	
香椿[香椿芽]	76	85.2	211	1.7	0.4	10.9	1.8	—	117	700	0.07	0.12	0.9	40	0.99	96	172	3.9	2.25	0.42	甘肃
苜蓿[草头,金花菜]	100	81.8	268	3.9	1.0	10.9	2.1	—	440	2 640	0.10	0.73	2.2	118	...	713	497	9.7	2.01	8.53	临夏

续表

（以每100g可食部计）

食物名称	食部 %	水分 g	能量 kJ	蛋白质 g	脂肪 g	碳水化合物 g	不溶性纤维 g	胆固醇 mg	总维生素A μgRE	胡萝卜素/视黄醇 μg	硫胺素 mg	核黄素 mg	尼克酸 mg	维生素C mg	维生素E mg	钙 mg	钾 mg	铁 mg	锌 mg	硒 μg	备注
香菇（干）[冬菇,香蕈]	95	12.3	1148	20.0	1.2	61.7	31.6	—	3	20	0.19	1.26	20.5	5	0.66	83	464	10.5	85.70	6.42	
冬菇（干）[毛柄金线菌]	86	13.4	1158	17.8	1.3	64.6	32.3	—	5	30	0.17	1.40	24.4	5	3.47	55	1155	10.5	4.20	7.45	
金针菇[智力菇]	100	90.2	133	2.4	0.4	6.0	2.7	—	5	30	0.15	0.19	4.1	2	1.14	—	195	1.4	0.39	0.28	
金针菇（罐装）	100	91.6	108	1.0	…	6.7	2.5	—			0.01	0.01	0.6	…	0.98	14	17	1.1	0.34	0.48	浙江
蘑菇（鲜蘑）	99	92.4	100	2.7	0.1	4.1	2.1	—	2	10	0.08	0.35	4.0	2	0.56	6	312	1.2	0.92	0.55	
蘑菇（干）	100	13.7	231	21.0	4.6	52.7	21.0	—	273	1640	0.10	1.10	30.7	5	6.18	127	1225	—	6.29	39.18	甘肃
木耳（干）[黑木耳,云耳]	100	15.5	1107	12.1	1.5	65.6	29.9	—	17	100	0.17	0.44	2.5	—	11.34	247	757	97.4	3.18	3.72	
木耳（水发）[黑木耳,云耳]	100	91.8	111	1.5	0.2	6.0	2.6	—	3	20	0.01	0.05	0.2	1	7.51	34	52	5.5	0.53	0.46	
平菇[糙皮侧耳,青蘑]	93	92.5	101	1.9	0.3	4.6	2.3	—	2	10	0.06	0.16	3.1	4	0.79	5	258	1.0	0.61	1.07	
双孢蘑菇[洋蘑菇]	97	92.4	107	4.2	0.1	2.7	1.5	—			…	0.27	3.2	…	…	2	307	0.9	6.60	6.99	福建
口蘑[白蘑]	100	9.2	1157	38.7	3.3	31.6	17.2	—	8	50	0.07	0.08	44.3	…	8.57	169	3106	19.4	9.04	—	北京
银耳（干）[白木耳]	96	14.6	1092	10.0	1.4	67.3	30.4	—			0.05	0.25	5.3	—	1.26	36	1588	4.1	3.03	2.95	
发菜（干）[仙菜]	100	11.1	1082	20.2	0.5	60.8	35.0	—			0.15	0.54	0.9	6	0.07	1048	217	85.2	1.68	5.23	

续表

食物名称	食部 %	水分 g	能量 kJ	蛋白质 g	脂肪 g	碳水化合物 g	不溶性纤维 g	胆固醇 mg	总维生素 A μgRE	胡萝卜素/视黄醇 μg	硫胺素 mg	核黄素 mg	尼克酸 mg	维生素 C mg	维生素 E mg	钙 mg	钾 mg	铁 mg	锌 mg	硒 μg	备注
海带[江白菜]	100	94.4	55	1.2	0.1	2.1	0.5	—	—	—	0.02	0.15	1.3	…	1.85	46	246	0.9	0.16	9.54	青岛
海带(干)[江白菜·昆布]	98	70.5	374	1.8	0.1	23.4	6.1	—	40	240	0.01	0.10	0.8	…	0.85	348	761	4.7	0.65	5.84	
海带(浸)[江白菜·昆布]	100	94.1	65	1.1	0.1	3.0	0.9	—	52	310	0.02	0.10	0.9	—	0.08	241	222	3.3	0.66	4.90	
海冻菜[石花菜·冻菜]	100	15.6	1314	5.4	0.1	72.9	—	—	—	—	0.06	0.20	3.3	…	14.84	167	141	2.0	1.94	15.19	山东
琼脂[紫菜胶洋粉]	100	21.1	1302	1.1	0.2	76.3	0.1	—	—	—	…	…	…	…	…	100	11	7.0	6.30	2.10	福建
紫菜(干)	100	12.7	1046	26.7	1.1	44.1	21.6	—	228	1370	0.27	1.02	7.3	2	1.82	264	1796	54.9	2.47	7.22	

水果类及制品

（以每 100g 可食部计）

食物名称	食部 %	水分 g	能量 kJ	蛋白质 g	脂肪 g	碳水化合物 g	不溶性纤维 g	胆固醇 mg	总维生素 A μgRE	胡萝卜素/视黄醇 μg	硫胺素 mg	核黄素 mg	尼克酸 mg	维生素 C mg	维生素 E mg	钙 mg	钾 mg	铁 mg	锌 mg	硒 μg	备注
苹果(X)	76	85.9	227	0.2	0.2	13.5	1.2	—	3	20	0.06	0.02	0.2	4	2.12	4	119	0.6	0.19	0.12	
红富士苹果	85	86.9	205	0.7	0.4	11.7	2.1	—	100	600	0.01	0.02	—	2	1.46	5	115	0.7	0.02	0.98	甘肃
红香蕉苹果	87	86.9	213	0.4	0.2	12.3	0.9	—	17	100	0.01	0.02	0.1	3	0.36	5	85	0.6	0.02	0.14	
红元帅苹果	84	84.9	253	0.3	0.4	14.3	0.6	—	7	40	0.02	0.01	0.2	3	0.02	2	58	0.3	0.09	Tr	
青香蕉苹果	80	86.3	217	0.3	0.1	13.1	1.3	—	3	20	0.03	0.02	0.2	3	0.37	9	83	0.2	0.04	0.07	
梨(X)	82	85.8	211	0.4	0.2	13.3	3.1	—	6	33	0.03	0.06	0.3	6	1.34	9	92	0.5	0.46	1.14	

续表

食物名称	食部 %	水分 g	能量 kJ	蛋白质 g	脂肪 g	碳水化合物 g	不溶性纤维 g	胆固醇 mg	总维生素A μgRE	胡萝卜素/视黄醇 μg	硫胺素 mg	核黄素 mg	尼克酸 mg	维生素C mg	维生素E mg	钙 mg	钾 mg	铁 mg	锌 mg	硒 μg	备注
茉阳梨	80	84.8	227	0.3	0.2	14.1	2.6	—	—	—	0.03	0.02	0.3	3	0.61	10	82	0.4	0.02	0.04	
雪花梨	86	88.8	178	0.2	0.1	10.6	0.8	—	17	100	0.01	0.01	0.3	4	0.19	5	85	0.3	0.06	0.18	
鸭梨	82	88.3	187	0.2	0.2	11.1	1.1	—	2	10	0.03	0.03	0.2	4	0.31	4	77	0.9	0.10	0.28	
酸梨	85	89.6	138	0.1	0.1	9.8	3.7	—	12	—	0.03	0.22	0.8	14	1.28	12	102	0.6	2.70	1.62	甘肃
香梨	89	85.8	214	0.3	0.1	13.6	2.7	—	17	70	0.02	0.02	0.1	…	—	6	90	0.4	0.19	0.22	甘肃
红果[山里红,大山楂]	76	73.0	425	0.5	0.6	25.1	3.1	—	17	100	0.02	0.02	0.4	53	7.33	52	299	0.9	0.28	1.22	
红果(干)	100	11.1	1051	4.3	0.2	78.4	49.7	—	10	60	0.02	0.18	0.7	2	0.47	144	440	0.4	0.61	2.70	
海棠果[楸子]	86	79.9	319	0.3	0.2	19.2	1.8	—	118	710	0.05	0.03	0.2	20	0.25	15	263	0.4	0.04	…	
桃(X)	86	86.4	212	0.9	0.1	12.2	1.3	—	3	20	0.01	0.03	0.7	7	1.54	6	166	0.8	0.34	0.24	
蜜桃	88	88.7	180	0.9	0.2	9.8	0.8	—	2	10	0.02	0.03	1.0	4	1.00	10	169	0.5	0.06	0.23	
久保桃	94	89.0	176	0.6	0.1	10.0	0.6	—	—	—	0.04	0.04	1.2	8	1.15	10	100	0.4	0.14	0.10	
五月鲜桃	93	89.4	170	0.4	0.1	10.0	0.9	—	—	—	Tr	0.03	Tr	Tr	0.67	7	—	0.3	0.14	…	河北
李子	91	90.0	157	0.7	0.2	8.7	0.9	—	25	150	0.03	0.02	0.4	5	0.74	8	144	0.6	0.14	0.23	
李子杏	92	89.9	155	1.0	0.1	8.6	1.1	—	13	80	0.03	0.01	0.5	16	—	3	103	0.2	0.23	0.09	郑州
杏	91	89.4	160	0.9	0.1	9.1	1.3	—	75	450	0.02	0.03	0.6	4	0.95	14	226	0.6	0.20	0.20	
杏干	25	8.8	1416	2.7	0.4	83.2	4.4	—	102	610	0.01	0.01	1.2	…	—	147	783	0.3	3.80	3.33	甘肃
梅[青梅]	93	91.1	144	0.9	0.9	6.2	1.0	—								11		1.8	—	—	江苏

续表

食物名称	食部(%)	水分(g)	能量(kJ)	蛋白质(g)	脂肪(g)	碳水化合物(g)	不溶性纤维(g)	胆固醇(mg)	总维生素A(μgRE)	胡萝卜素/视黄醇(μg)	硫胺素(mg)	核黄素(mg)	尼克酸(mg)	维生素C(mg)	维生素E(mg)	钙(mg)	钾(mg)	铁(mg)	锌(mg)	硒(μg)	备注
黑枣(无核)[乌枣]	98	39.0	977	1.7	0.3	57.3	2.6	—	7	40	Tr	Tr	2.1	...	1.88	108	478	1.2	0.44	0.53	北京
枣(鲜)	87	67.4	524	1.1	0.3	30.5	1.9	—	40	240	0.06	0.09	0.9	243	0.78	22	375	1.2	1.52	0.80	
枣(干)	80	26.9	1155	3.2	0.5	67.8	6.2	—	2	10	0.04	0.16	0.9	14	3.04	64	524	2.3	0.65	1.02	河北
金丝小枣	81	19.3	1287	1.2	1.1	76.7	7.0	—	—	—	0.04	0.50	0.4	—	1.31	23	65	1.5	0.23	1.00	北京
密云小枣	92	38.7	958	3.9	0.8	55.2	7.3	—	—	—	0.06	0.04	0.9	...	—	80	612	2.7	0.65	1.10	北京
蜜枣	100	13.4	1393	1.3	0.2	84.4	5.8	—	5	30	0.01	0.10	0.4	55	0.30	59	284	3.5	0.25	1.00	杭州
蜜枣(无核)	100	16.6	1366	1.0	0.1	81.9	3.0	—	—	—	Tr	0.14	0.4	104	—	24	104	2.4	0.33	2.24	北京
酸枣	52	18.3	1253	3.5	1.5	73.3	10.6	—	—	—	0.01	0.02	0.9	900	2.22	435	84	6.6	0.68	1.30	
樱桃	80	88.0	194	1.1	0.2	10.2	0.3	—	35	210	0.02	0.02	0.6	10	0.70	11	232	0.4	0.23	0.21	
葡萄(X)	86	88.7	185	0.5	0.2	10.3	0.4	—	8	50	0.04	0.02	0.2	25	1.66	5	104	0.4	0.18	0.20	安徽
红玫瑰葡萄	96	88.5	175	0.4	0.2	10.7	2.2	—	—	—	0.03	0.02	—	5	—	17	119	0.3	0.17	—	
紫葡萄	88	88.4	187	0.7	0.3	10.3	1.0	—	10	60	0.03	0.01	0.3	3	—	10	151	0.5	0.30	0.07	甘肃
葡萄干	100	11.6	1439	2.5	0.4	83.4	1.6	—	—	—	0.09	—	0.1	—	0.34	52	995	9.1	0.18	2.74	
巨峰葡萄	84	87.0	212	0.4	0.2	12.0	0.4	—	5	30	0.03	0.01	0.1	5	—	7	128	0.6	0.14	0.50	甘肃
马奶子葡萄	84	89.6	172	0.5	0.4	9.1	0.4	—	8	50	...	0.03	0.8	—	—	8	126	0.1	0.03	—	甘肃
玫瑰香葡萄	86	86.9	216	0.4	0.4	12.1	1.0	—	3	20	0.02	0.02	0.2	4	0.86	8	126	0.1	0.03	0.11	安徽
石榴(X)	57	79.1	304	1.4	0.2	18.7	4.8	—	—	—	0.05	0.03	—	4	4.91	9	231	0.3	0.19	—	安徽

续表

食物名称	食部 %	水分 g	能量 kJ	蛋白质 g	脂肪 g	碳水化合物 g	不溶性纤维 g	胆固醇 mg	总维生素A μgRE	胡萝卜素/视黄醇 μg	硫胺素 mg	核黄素 mg	尼克酸 mg	维生素C mg	维生素E mg	钙 mg	钾 mg	铁 mg	锌 mg	硒 μg	备注
红粉皮石榴	57	78.7	309	1.3	0.1	19.4	4.9	—	—	—	0.05	0.03	—	13	3.72	16	218	0.2	0.19	—	安徽
玛瑙石榴	60	79.2	303	1.6	0.2	18.4	4.7	—	—	—	0.05	0.03	—	5	2.28	6	231	0.4	0.20	—	安徽
青皮石榴	55	79.5	296	1.2	0.2	18.5	4.9	—	—	—	0.05	0.03	—	8	4.53	6	243	0.2	0.18	—	安徽
柿	87	80.6	308	0.4	0.1	18.5	1.4	—	20	120	0.02	0.02	0.3	30	1.12	9	151	0.2	0.08	0.24	
柿饼	97	33.8	1067	1.8	0.2	62.8	2.6	—	48	290	0.01	Tr	0.5	…	0.63	54	339	2.7	0.23	0.83	北京
桑葚(X)	100	82.8	240	1.7	0.4	13.8	4.1	—	5	30	0.02	0.06	—	—	9.87	37	32	0.2	0.26	5.65	
桑葚(干)	100	10.7	1245	21.1	6.1	54.2	29.3	—	—	—	0.35	0.61	4.8	7	32.68	622	159	42.5	6.15	34.00	浙江
桑葚(白)	100	81.8	250	1.8	0.3	14.9	4.9	—	5	30	0.02	0.06	—	—	6.95	43	33	0.4	0.27	4.80	河北
桑葚(红)	100	83.7	230	1.6	0.4	12.9	3.3	—	3	20	Tr	0.05	0.1	—	12.78	30	32	0.3	0.25	6.50	河北
无花果	100	81.3	272	1.5	0.1	16.0	3.0	—	5	30	0.03	0.02	0.1	2	1.82	67	212	0.1	1.42	0.67	青岛
中华猕猴桃[毛叶猕猴桃]	83	83.4	257	0.8	0.6	14.5	2.6	—	22	130	0.02	0.03	0.3	62	2.43	27	144	1.2	0.57	0.28	
草莓[洋莓、凤阳草莓]	97	91.3	134	1.0	0.2	7.1	1.1	—	5	30	0.02	0.03	0.3	47	0.71	18	131	1.8	0.14	0.70	
橙	74	87.4	202	0.8	0.2	11.1	0.6	—	27	160	0.05	0.04	0.3	33	0.56	20	159	0.4	0.14	0.31	
柑橘(X)	77	86.9	215	0.7	0.2	11.9	0.4	—	148	890	0.08	0.04	0.4	28	0.92	35	154	0.2	0.08	0.30	
金橘[金枣]	89	84.7	242	1.0	0.2	13.7	1.4	—	62	370	0.04	0.03	0.3	35	1.58	56	144	1.0	0.21	0.62	福建
福橘	67	88.1	193	1.0	0.2	10.3	0.4	—	100	600	0.05	0.02	0.3	11	—	27	127	0.8	0.22	0.12	福州

续表

食物名称	食部 %	水分 g	能量 kJ	蛋白质 g	脂肪 g	碳水化合物 g	不溶性纤维 g	胆固醇 mg	总维生素A μgRE	胡萝卜素/视黄醇 μg	硫胺素 mg	核黄素 mg	尼克酸 mg	维生素C mg	维生素E mg	钙 mg	钾 mg	铁 mg	锌 mg	硒 μg	备注
芦柑	77	88.5	185	0.6	0.2	10.3	0.6	—	87	520	0.02	0.03	0.2	19	—	45	54	1.4	0.10	0.07	福建
蜜橘	76	88.2	189	0.8	0.4	10.3	1.4	—	227	1 660	0.05	0.04	0.2	19	0.45	19	177	0.2	0.10	0.45	武汉
橘饼	100	5.4	1 551	0.6	0.4	92.9	3.5	—	43	260	0.03	0.19	0.6	—	—	125	4	0.8	0.21	1.47	福建
柚[文旦]	69	89.0	177	0.8	0.2	9.5	0.4	—	2	10	—	0.03	0.3	23	—	4	119	0.3	0.40	0.70	北京
柠檬	66	91.0	156	1.1	1.2	6.2	1.3	—	...	...	0.05	0.02	0.6	22	1.14	101	209	0.8	0.65	0.50	
菠萝[凤梨,地菠萝]	68	88.4	182	0.5	0.1	10.8	1.3	—	3	20	0.04	0.02	0.2	18	—	12	113	0.6	0.14	0.24	广东
菠萝蜜[木菠萝]	43	73.2	438	0.2	0.3	25.7	0.8	—	3	18	0.06	0.05	0.7	9	0.52	9	330	0.5	0.20	4.17	
刺梨[茨梨,木梨子]	100	81.0	264	0.7	0.1	16.9	4.1	—	483	2 900	0.05	0.03	0.0	2 585	—	68	—	2.9	—	—	
番石榴[鸡矢果,番桃]	97	83.9	222	1.1	0.4	14.2	5.9	—	53	—	0.02	0.05	0.3	68	—	13	235	0.2	0.21	1.62	
桂圆[鲜]	50	81.4	298	1.2	0.1	16.6	0.4	—	3	20	0.01	0.14	1.3	43	—	6	248	0.7	0.40	0.83	
桂圆(干)	37	26.9	1 159	5.0	0.2	64.8	2.0	—	—	—	—	0.39	1.3	12	...	38	1 348	0.7	0.55	12.40	福建
桂圆肉	100	17.7	1 328	4.6	1.0	73.5	2.0	—	2	10	0.04	1.03	8.9	27	—	39	129	3.9	0.65	3.28	广东
荔枝	73	81.9	296	0.9	0.2	16.6	0.5	—	2	10	0.10	0.04	1.1	41	—	2	151	0.4	0.17	0.14	
芒果[抹猛果,望果]	60	90.6	146	0.6	0.2	8.3	1.3	—	1 342	8 050	0.01	0.04	0.3	23	1.21	Tr	138	0.2	0.09	1.44	广东
木瓜[番木瓜]	86	92.2	121	0.4	0.1	7.0	0.8	—	145	870	0.01	0.02	0.3	43	0.30	17	18	0.2	0.25	1.80	广东
人参果	88	77.1	362	0.6	0.7	21.2	3.5	—	8	50	Tr	0.25	0.3	12	...	13	100	0.2	0.09	1.86	广东

续表

（以每100g可食部计）

食物名称	食部	水分	能量	蛋白质	脂肪	碳水化合物	不溶性纤维	胆固醇	总维生素A	胡萝卜素/视黄醇	硫胺素	核黄素	尼克酸	维生素C	维生素E	钙	钾	铁	锌	硒	备注
	%	g	kJ	g	g	g	g	mg	μgRE	μg	mg	mg	mg	mg	mg	mg	mg	mg	mg	μg	
香蕉[甘蕉]	59	75.8	389	1.4	0.2	22.0	1.2	—	10	60	0.02	0.04	0.7	8	0.24	7	256	0.4	0.18	0.87	
杨梅[树梅，山杨梅]	82	92.0	125	0.8	0.2	6.7	1.0	—	7	40	0.01	0.05	0.3	9	0.81	14	149	1.0	0.14	0.31	
杨桃	88	91.4	131	0.6	0.2	7.4	1.2	—	3	20	0.02	0.03	0.7	7	—	4	128	0.4	0.39	0.83	
椰子	33	51.8	1 007	4.0	12.1	31.3	4.7	—	—	—	0.01	0.01	0.5	6	…	2	475	1.8	0.92	—	广东
枇杷	62	89.3	170	0.8	0.2	9.3	0.8	—	117	700	0.01	0.03	0.3	8	0.24	17	122	1.1	0.21	0.72	
橄榄（白榄）	80	83.1	240	0.8	0.2	15.1	4.0	—	22	130	0.01	0.01	0.7	3	—	49	23	0.2	0.25	0.35	福建闽侯
哈密瓜	71	91.0	143	0.5	0.1	7.9	0.2	—	153	920	…	0.01	…	12	…	4	190	…	0.13	1.10	北京
甜瓜[香瓜]	78	92.9	111	0.4	0.1	6.2	0.4	—	5	30	0.02	0.03	0.3	15	0.47	14	139	0.7	0.09	0.40	
西瓜(X)	56	93.3	108	0.6	0.1	5.8	0.3	—	75	450	0.02	0.03	0.2	6	0.10	8	87	0.3	0.10	0.17	
西瓜(京欣一号)	59	91.2	142 *	0.5	Tr	8.1	0.2	—	13	80	0.02	0.04	0.4	7	0.03	10	79	0.5	0.10	0.08	
籽瓜	46	98.7	21	0.2	0.3	0.6	0.5	—	—	—	Tr	0.03	0.1	10	—	—	—	—	—	—	甘肃

坚果、种子类

食物名称	食部	水分	能量	蛋白质	脂肪	碳水化合物	不溶性纤维	胆固醇	总维生素A	胡萝卜素/视黄醇	硫胺素	核黄素	尼克酸	维生素C	维生素E	钙	钾	铁	锌	硒	备注
	%	g	kJ	g	g	g	g	mg	μgRE	μg	mg	mg	mg	mg	mg	mg	mg	mg	mg	μg	
白果（干）[银杏]	67	9.9	1 485	13.2	1.3	72.6	—	—	—	—	…	0.10	…	—	24.70	54	17	0.2	0.69	14.50	河北
核桃（鲜）	43	49.8	1 406	12.8	29.9	6.1	4.3	—	—	—	0.07	0.14	1.4	10	41.17	—	—	—	—	—	甘肃

续表

食物名称	食部 %	水分 g	能量 kJ	蛋白质 g	脂肪 g	碳水化合物 g	不溶性膳食纤维 g	胆固醇 mg	总维生素A μgRE	胡萝卜素/视黄醇 μg	硫胺素 mg	核黄素 mg	尼克酸 mg	维生素C mg	维生素E mg	钙 mg	钾 mg	铁 mg	锌 mg	硒 μg	备注
核桃(干)[胡桃]	43	5.2	2704	14.9	58.8	19.1	9.5	—	5	30	0.15	0.14	0.9	1	43.21	56	294	2.7	2.17	4.62	—
山核桃(干)	24	2.2	2576	18.0	50.4	26.2	7.4	—	5	30	0.16	0.09	0.5	—	65.55	57	237	6.8	6.42	0.87	—
山核桃(熟)[小核桃]	30	2.2	2559	7.9	50.8	34.6	7.8	—	—	30	0.02	0.09	1.0	…	14.08	133	241	5.4	12.59	…	杭州
栗子(干)	73	13.4	1455	5.3	1.7	78.4	1.2	—	5	30	0.08	0.15	0.8	25	11.45	—	—	1.2	1.32	—	河北
栗子(鲜)[板栗]	80	52.0	789	4.2	0.7	42.2	1.7	—	32	190	0.14	0.17	0.8	24	4.56	17	442	1.1	0.57	1.13	—
栗子(熟)[板栗]	78	46.6	897	4.8	1.5	46.0	1.2	—	40	240	0.19	0.13	1.2	36	—	15	—	1.7	—	—	北京
松子(炒)	31	3.6	2693	14.1	58.5	21.4	12.4	—	5	30	…	0.11	3.8	…	25.20	161	—	5.2	5.49	0.62	北京
松子(生)	32	3.0	2782	12.6	62.6	21.0	12.4	—	7	40	0.41	0.09	3.8	—	34.47	3	—	5.9	9.02	0.63	哈尔滨
松子仁	100	0.8	3003	13.4	70.6	12.2	10.0	—	2	10	0.19	0.25	4.0	26	32.79	78	502	4.3	4.61	0.74	北京
杏仁	100	5.6	2419	22.5	45.4	23.9	8.0	—	—	—	0.08	0.56	—	26	18.53	97	106	2.2	4.30	15.65	—
杏仁(大)	100	6.2	2259	19.9	42.9	27.8	18.5	—	—	—	0.02	1.82	—	—	—	49	169	1.2	4.06	27.06	河北
杏仁(炒)	91	2.1	2587	25.7	51.0	18.7	9.1	—	17	100	0.15	0.71	2.5	—	36.43	141	1244	3.9	—	—	北京
榛子(干)	27	7.4	2348	20.0	44.8	24.3	9.6	—	8	50	0.62	0.14	2.5	…	25.20	104	686	6.4	5.83	0.78	—
榛子(炒)	21	2.3	2555	30.5	50.3	13.1	8.2	—	12	70	0.21	0.22	9.8	…	3.17	815	503	5.1	3.75	2.40	哈尔滨
腰果	100	2.4	2338	17.3	36.7	41.6	3.6	—	8	49	0.27	0.13	1.3	14	2.93	26	—	4.8	4.30	34.00	北京
花生(生)[落花生,长生果]	53	48.3	1310	12.0	25.4	13.0	7.7	—	2	10	…	0.04	14.1	—	—	8	390	3.4	1.79	4.50	—
花生(炒)	71	4.1	2516	21.7	48.0	23.8	6.3	—	10	60	0.13	0.12	18.9	…	12.94	47	563	1.5	2.03	3.90	北京

续表

食物名称	食部	水分	能量	蛋白质	脂肪	碳水化合物	不溶性膳食纤维	胆固醇	总维生素A	胡萝卜素/视黄醇	硫胺素	核黄素	尼克酸	维生素C	维生素E	钙	钾	铁	锌	硒	备注
	%	g	kJ	g	g	g	g	mg	μgRE	μg	mg	mg	mg	mg	mg	mg	mg	mg	mg	μg	
花生仁(生)	100	6.9	2400	24.8	44.3	21.7	5.5	—	5	30	0.72	0.13	17.9	2	18.09	39	587	2.1	2.50	3.94	
花生仁(炒)	100	1.8	2466	23.9	44.4	25.7	4.3	—	…	…	0.12	0.10	18.9	…	14.97	284	674	6.9	2.82	7.10	北京
葵花子(生)	50	2.4	2548	23.9	49.9	19.1	6.1	—	5	30	0.36	0.20	4.8	…	34.53	72	562	5.7	6.03	1.21	甘肃
葵花子(炒)	52	2.0	2616	22.6	52.8	17.3	4.8	—	5	30	0.43	0.26	4.8	…	26.46	72	491	6.1	5.91	2.00	
葵花子仁	100	7.8	2572	19.1	53.4	16.7	4.5	—			1.89	0.16	4.5	…	79.09	115	547	2.9	0.50	5.78	上海
莲子(干)	100	9.5	1463	17.2	2.0	67.2	3.0	—			0.16	0.08	4.2	5	2.71	97	846	3.6	2.78	3.36	
南瓜子(炒)[白瓜子]	68	4.1	2436	36.0	46.1	7.9	4.1	—			0.08	0.16	3.3	—	27.28	37	672	6.5	7.12	27.03	
南瓜子仁	100	9.2	2408	33.2	48.1	4.9	4.9	—			0.23	0.09	1.8	Tr	13.25	16	102	1.5	2.57	2.78	上海
西瓜子(炒)	43	4.3	2434	32.7	44.8	14.2	4.5	—			0.04	0.08	3.4	…	1.23	28	612	8.2	6.76	23.44	青岛
西瓜子(话梅)	38	5.0	2372	30.3	46.5	13.4	13.2	—			0.03	0.05	3.2	…	2.71	392	516	4.4	5.88	6.27	
西瓜子仁	100	9.2	2369	32.4	45.9	8.6	5.4	—			0.20	0.08	1.4	Tr	27.37	…	186	4.7	0.39	11.00	上海
芝麻(白)	100	5.3	2244	18.4	36.9	31.5	9.8	—			0.36	0.26	3.8	266	38.28	620		14.1	4.21	4.06	
芝麻(黑)	100	5.7	2340	19.1	46.1	24.0	14.0	—			0.66	0.25	5.9	358	50.40	780		22.7	6.13	4.70	

畜肉类及制品

(以每100g可食部计)

食物名称	食部	水分	能量	蛋白质	脂肪	碳水化合物	不溶性膳食纤维	胆固醇	总维生素A	胡萝卜素/视黄醇	硫胺素	核黄素	尼克酸	维生素C	维生素E	钙	钾	铁	锌	硒	备注
	%	g	kJ	g	g	g	g	mg	μgRE	μg	mg	mg	mg	mg	mg	mg	mg	mg	mg	μg	
猪肉(肥瘦)(X)	100	46.8	1653	13.2	37.0	2.4	—	80	18	18	0.22	0.16	3.5	—	0.35	6	204	1.6	2.06	11.97	

续表

食物名称	食部(%)	水分(g)	能量(kJ)	蛋白质(g)	脂肪(g)	碳水化合物(g)	不溶性纤维(g)	胆固醇(mg)	总维生素A(μgRE)	胡萝卜素/视黄醇(μg)	硫胺素(mg)	核黄素(mg)	尼克酸(mg)	维生素C(mg)	维生素E(mg)	钙(mg)	钾(mg)	铁(mg)	锌(mg)	硒(μg)	备注
猪肉(肥)	100	8.8	3 376	2.4	88.6	0.0	—	109	29	29	0.08	0.05	0.9	—	0.24	3	23	1.0	0.69	7.78	
猪肉(后臀尖)	97	54.0	1 406	14.6	30.8	0.0	—	87	16	16	0.26	0.11	2.8	—	0.95	5	178	1.0	0.84	2.94	
猪肉(肋条肉)	96	31.1	2 377	9.3	59.0	0.0	—	109	10	10	0.09	0.04	2.4	—	0.05	6	214	1.0	1.61	3.70	
猪肉里脊	100	70.3	649	20.2	7.9	0.7	—	55	5	5	0.47	0.12	5.2	—	0.59	6	317	1.5	2.30	5.25	
猪肉(瘦)	100	71.0	598	20.3	6.2	1.5	—	81	44	44	0.54	0.10	5.3	—	0.34	6	305	3.0	2.99	9.50	
猪肉(奶脯)[软五花,猪夹心]	85	56.8	1 460	7.7	35.3	0.0	—	98	39	39	0.14	0.1	2	—	0.49	5	53	0.8	0.73	2.20	北京
猪肉(奶面)[硬五花]	79	53.0	1 418	13.6	30.6	2.2	—	77	10	10	0.36	0.2	3.1	—	0.20	6	168	1.3	2.20	6.05	
猪肉(前肘)	77	56.2	1 201	17.3	22.9	2.9	—	79	16	16	0.28	0.1	3.4	—	0.58	5	137	3.5	2.07	32.48	
猪肉(后肘)	73	57.6	1 339	17.0	28.0	0.0	—	79	8	8	0.37	0.18	2.6	—	0.48	6	188	1.0	1.77	6.87	
猪肉(腿)	100	67.6	795	17.9	12.8	0.8	—	79	3	3	0.53	0.24	4.9	—	0.30	6	295	0.9	2.18	13.40	
猪大排	68	58.8	1 105	18.3	20.4	1.7	—	165	12	12	0.80	0.15	5.3	—	0.11	8	274	0.8	1.72	10.30	
猪耳	100	69.4	736	19.1	11.1	0.0	—	92	…	…	0.05	0.12	3.5	—	0.85	5	58	1.3	0.35	4.02	
猪蹄筋	100	62.4	653	35.3	1.4	0.5	—	79	…	…	0.01	0.09	2.9	—	0.10	15	46	2.2	2.30	10.27	
猪小排排骨	72	58.1	1 163	16.7	23.1	0.7	—	146	5	5	0.30	0.16	4.5	—	0.11	14	230	1.4	3.36	11.05	
猪肚	96	78.2	460	15.2	5.1	0.7	—	165	3	3	0.07	0.16	3.7	—	0.32	11	171	2.4	1.92	12.76	
猪肝	99	70.7	540	19.3	3.5	5.0	—	288	4 972	4 972	0.21	2.08	15.0	20	0.86	6	235	22.6	5.78	19.21	山东
猪脑	100	78.0	548	10.8	9.8	0.0	—	2 571	…	…	0.11	0.19	2.8	—	0.96	30	259	1.9	0.99	12.65	

续表

食物名称	食部%	水分g	能量kJ	蛋白质g	脂肪g	碳水化合物g	不溶性纤维g	胆固醇mg	总维生素A μgRE	胡萝卜素/视黄醇μg	硫胺素mg	核黄素mg	尼克酸mg	维生素C mg	维生素E mg	钙mg	钾mg	铁mg	锌mg	硒μg	备注
猪肾（腰子）	93	78.8	402	15.4	3.2	1.4	—	354	41	41	0.31	1.14	8.0	13	0.34	12	217	6.1	2.56	111.77	
猪心	97	76.0	498	16.6	5.3	1.1	—	151	13	13	0.19	0.48	6.8	4	0.74	12	260	4.3	1.90	14.94	
叉烧肉	100	49.2	1 167	23.8	16.9	7.9	—	68	16	16	0.66	0.23	7.0	—	0.68	8	430	2.6	2.42	8.41	
腊肉（生）	100	31.1	2 084	11.8	48.8	2.9	—	123	96	96	0.90	0.11	—	—	6.23	22	416	7.5	3.49	23.52	
腊肉（培根）	100	63.1	757	22.3	9.0	2.6	—	46	…	…	…	…	4.5	—	0.11	2	294	2.4	2.26	5.50	上海
午餐肉	100	59.9	958	9.4	15.9	12.0	—	56	…	…	0.24	0.05	11.1	—	—	57	146	—	1.39	4.30	北京
咸肉	100	40.4	1 632	16.5	36.0	0.0	—	72	20	20	0.77	0.21	3.5	—	0.10	10	387	2.6	2.04	13.00	
猪蹄（熟）	43	55.8	1 088	23.6	17.0	3.2	—	86	44	44	0.13	0.04	2.8	—	…	32	18	2.4	0.78	4.20	
猪肉松（X）	100	9.4	1 657	23.4	11.5	49.7	—	111	—	—	0.04	0.13	3.3	—	10.02	41	313	6.4	4.28	8.77	武汉
猪肉（清蒸）	100	66.9	828	18.4	13.8	0.0	—	62	…	…	0.09	0.07	2.8	—	—	4	134	3.4	3.18	10.55	
大腊肠	100	54.9	1 117	12.9	20.1	8.6	—	69	…	…	0.60	0.07	10.0	—	—	24	159	1.5	1.41	4.60	北京
大肉肠	100	57.0	1 142	12.0	22.9	4.6	—	72	…	…	0.24	0.06	7.4	—	—	67	233	3.1	2.55	5.10	北京
广东香肠	100	33.5	1 812	18.0	37.3	6.4	—	94	5	5	0.42	0.07	5.7	—	0.71	5	356	2.8	2.62	7.02	
火腿肠	100	57.4	887	14.0	10.4	15.6	—	57	…	…	0.26	0.43	2.3	—	—	9	217	4.5	3.22	9.20	
腊肠	100	8.4	2 443	22.0	48.3	15.3	—	88	…	…	0.04	0.12	3.8	—	1.05	24	100	3.2	2.48	8.77	
肠（香肠）	100	19.2	2 125	24.1	40.7	11.2	—	82	—	…	0.48	0.11	4.4	—	—	14	453	5.8	7.61	8.77	广东
方腿	100	73.9	490	16.2	5.0	1.9	—	45	—	Tr	0.50	0.20	17.4	—	0.15	1	222	3.0	2.62	7.20	
火腿（金华火腿）	100	48.7	1 331	16.4	28.0	0.1	—	98	20	20	0.51	0.18	4.8	—	0.18	9	389	2.1	2.26	13.00	

续表

食物名称	食部 (%)	水分 (g)	能量 (kJ)	蛋白质 (g)	脂肪 (g)	碳水化合物 (g)	不溶性纤维 (g)	胆固醇 (mg)	总维生素A (μgRE)	胡萝卜素/视黄醇 (μg)	硫胺素 (mg)	核黄素 (mg)	尼克酸 (mg)	维生素C (mg)	维生素E (mg)	钙 (mg)	钾 (mg)	铁 (mg)	锌 (mg)	硒 (μg)	备注
牛肉(肥瘦)(X)	99	72.8	523	19.9	4.2	2.0	—	84	7	7	0.04	0.14	5.6	—	0.65	23	216	3.3	4.73	6.45	
牛肉(后腿)	100	74.9	444	20.9	2.0	1.1	—	74	3	3	0.04	0.18	6.1	—	0.97	5	197	3.3	4.07	4.96	
牛肉(前腿)	100	74.9	439	19.2	1.8	2.9	—	71	3	3	0.04	0.16	4.9	—	0.67	5	176	2.8	4.50	3.51	
牛肉(瘦)	100	75.2	444	20.2	2.3	1.2	—	58	6	6	0.07	0.13	6.3	—	0.35	9	284	2.8	3.71	10.55	
牛肉(后腱)	94	75.6	410	20.1	1.0	2.2	—	54	3	3	0.03	0.15	4.8	—	0.78	5	182	4.2	3.93	3.82	
牛肉(里脊)	100	73.2	448	22.2	0.9	2.4	—	63	4	4	0.05	0.15	7.2	—	0.80	3	140	4.4	6.92	2.76	
牛肉(前腱)	95	72.2	473	20.3	1.3	5.1	—	80	2	2	0.04	0.18	5.0	—	0.38	5	182	3.2	7.61	4.97	
牛蹄筋	100	62.0	632	34.1	0.5	2.6	—	—	—	—	0.07	0.13	0.7	—	—	5	23	3.2	0.81	1.70	
牛蹄筋(泡发)	100	93.6	105	6.0	Tr	0.2	Tr	10	5	5	Tr	—	0.0	—	—	6	1	2.3	0.73	5.10	
牛鞭(泡发)	100	71.8	490	27.2	0.9	0.4	—	124	—	—	—	—	—	—	—	10	4	3.0	1.05	2.03	
牛大肠	100	85.9	276	11.0	2.3	0.0	—	104	2	2	0.03	0.08	1.2	—	0.51	12	55	2.0	1.05	10.94	北京
牛肚	100	83.4	301	14.5	1.6	0.0	—	306	12	12	0.03	0.13	2.5	—	0.34	40	162	1.8	2.31	9.07	
牛肺	100	78.6	397	16.5	2.5	1.5	—	297	—	—	0.04	0.21	3.4	13	0.13	8	197	11.7	2.67	13.61	青海
牛肝	100	68.7	582	19.8	3.9	6.2	—	—	20 220	20 220	0.16	1.30	11.9	9	—	4	185	6.6	5.01	11.99	青海
牛脑	100	75.1	623	12.5	11.0	0.1	—	2447	—	—	0.15	0.25	4.0	—	0.55	—	300	4.7	4.69	20.34	郑州
牛舌	100	66.7	820	17.0	13.3	2.0	—	92	8	8	0.10	0.16	3.6	—	0.19	6	236	3.1	3.39	13.84	
牛肾	89	78.3	393	15.6	2.4	2.6	—	295	88	88	0.24	0.85	7.7	—	—	8	190	9.4	2.17	70.25	甘肃
牛心	100	77.2	444	15.4	3.5	3.1	—	115	17	17	0.26	0.39	6.8	5	0.19	4	282	5.9	2.41	14.80	

续表

食物名称	食部 %	水分 g	能量 kJ	蛋白质 g	脂肪 g	碳水化合物 g	不溶性纤维 g	胆固醇 mg	总维生素A μgRE	胡萝卜素/视黄醇 μg	硫胺素 mg	核黄素 mg	尼克酸 mg	维生素C mg	维生素E mg	钙 mg	钾 mg	铁 mg	锌 mg	硒 μg	备注
酱牛肉	100	50.7	1 029	31.4	11.9	3.2	—	76	11	11	0.05	0.22	4.4	—	1.25	20	148	4.0	7.12	4.35	
煨牛肉(罐头)	100	70.1	695	16.7	11.0	0.1	—	84	…	…	0.04	0.09	6.5	—	1.22	66	95	2.7	4.50	4.70	北京
牛肉干	100	9.3	2 301	45.6	40.0	1.9	—	120	—	—	0.06	0.26	15.2	—	—	43	510	15.6	7.26	9.80	内蒙古
牛肉松	100	2.7	1 862	8.2	15.7	67.7	—	169	90	90	0.04	0.11	0.9	—	18.24	76	128	4.6	0.55	2.66	北京
牛蹄筋(熟)	100	64.0	615	35.2	0.6	0.1	—	51	—	—	—	—	—	5	—	13	48	1.7	0.99	4.35	甘肃
羊肉(肥瘦)(X)	90	65.7	849	19.0	14.1	0.0	—	92	22	22	0.05	0.14	4.5	—	0.26	6	232	2.3	3.22	32.20	
羊肉(后腿)	77	75.8	460	19.5	3.4	0.3	—	83	8	8	0.05	0.19	4.8	—	0.34	6	143	2.7	2.18	4.49	
羊肉里脊	100	78.1	431	20.5	1.6	1.6	—	107	5	5	0.06	0.20	5.8	—	0.52	8	161	2.8	1.98	5.53	
羊肉前腿	71	75.7	460	18.6	3.2	1.6	—	86	10	10	0.07	0.21	5.0	—	0.50	7	108	2.4	2.21	5.38	
羊肉(瘦)	90	74.2	494	20.5	3.9	0.2	—	60	11	11	0.15	0.16	5.2	—	0.31	9	403	3.9	6.06	7.18	
羊肚	100	81.7	364	12.2	3.4	1.8	—	124	23	23	0.03	0.17	1.8	—	0.33	38	101	1.4	2.61	9.68	
羊肺	100	77.7	402	16.2	2.4	2.5	—	319	…	…	0.05	0.14	1.1	—	1.43	12	139	7.8	1.81	9.33	
羊肝	100	69.7	561	17.9	3.6	7.4	—	349	20 972	20 972	0.21	1.75	22.1	—	29.93	8	241	7.5	3.45	17.68	
羊脑	100	76.3	594	11.3	10.7	0.1	—	2 004	—	—	0.17	0.27	3.5	—	—	61	146	—	1.24	38.12	
羊舌	100	60.9	941	19.4	14.2	4.8	—	148	16	16	0.28	0.40	5.6	—	1.75	10	200	4.0	2.09	16.70	
羊心	100	77.7	473	13.8	5.5	2.0	—	104	18	18	0.17	0.23	5.6	—	—	—	—	—	—	—	
羊肉(熟)	100	61.7	908	23.2	13.8	0.0	—	88	18	18	0.01	0.20	3.7	—	0.33	13	239	1.9	2.14	8.12	上海
羊肉串(炸)	100	57.4	908	18.3	11.5	10.0	—	109	40	40	0.04	0.41	4.7	—	6.56	38	297	4.2	3.84	6.53	北京

续表

食物名称	食部 %	水分 g	能量 kJ	蛋白质 g	脂肪 g	碳水化合物 g	不溶性纤维 g	胆固醇 mg	总维生素A μgRE	胡萝卜素/视黄醇 μg	硫胺素 mg	核黄素 mg	尼克酸 mg	维生素C mg	维生素E mg	钙 mg	钾 mg	铁 mg	锌 mg	硒 μg	备注
手抓羊肉	100	62.9	787	27.3	8.8	0.0	—	95	10	10	0.03	0.09	3.5	—	0.52	3	178	1.8	2.72	9.27	青海
驴肉(瘦)	100	73.8	485	21.5	3.2	0.4	—	74	72	72	0.03	0.16	2.5	—	2.76	2	325	4.3	4.26	6.10	河北
驴肉(煮)	100	57.7	962	27.0	13.5	0.0	—	—	25	25	…	0.10	…	—	0.39	13	114	8.3	4.40	29.00	北京
酱驴肉	100	61.4	669	33.7	2.8	0.0	—	116	…	…	0.02	0.11	1.4	—	—	8	185	4.2	4.63	3.40	甘肃
马肉	100	74.1	510	20.1	4.6	0.1	—	84	28	28	0.06	0.25	2.2	—	1.42	5	526	5.1	2.26	3.73	甘肃
马心	100	76.3	435	18.9	2.7	1.0	—	119	32	32	0.22	0.29	2.9	—	1.99	25	176	11.9	4.93	15.03	
狗肉	80	76.0	485	16.8	4.6	1.8	—	62	12	12	0.34	0.20	3.5	—	1.40	52	140	2.9	3.18	14.75	
兔肉	100	76.2	427	19.7	2.2	0.9	—	59	26	26	0.11	0.10	5.8	—	0.42	12	284	2.0	1.30	10.93	

禽肉类及制品

(以每100g可食部计)

食物名称	食部 %	水分 g	能量 kJ	蛋白质 g	脂肪 g	碳水化合物 g	不溶性纤维 g	胆固醇 mg	总维生素A μgRE	胡萝卜素/视黄醇 μg	硫胺素 mg	核黄素 mg	尼克酸 mg	维生素C mg	维生素E mg	钙 mg	钾 mg	铁 mg	锌 mg	硒 μg	备注
鸡(X)	66	69.0	699	19.3	9.4	1.3	—	106	48	48	0.05	0.09	5.6	—	0.67	9	251	1.4	1.09	11.75	北京
鸡(土鸡)	58	73.5	519	20.8	4.5	0.0	—	106	64	64	0.09	0.08	15.7	—	0.02		276	2.1	1.06	12.75	
母鸡(一年鸡)	66	56.0	1071	20.3	16.8	5.8	—	166	1.39	1.39	0.05	0.04	8.8	—	1.34	2	275	1.2	1.46	—	
肉鸡(肥)	74	46.1	1628	16.7	35.4	0.9	—	106	226	226	0.07	0.07	13.1	—	…	37	123	1.7	1.10	5.40	北京
乌骨鸡	48	73.9	464	22.3	2.3	0.3	—	106	Tr	Tr	0.02	0.20	7.1	—	1.77	17	323	2.3	1.60	7.73	江西秦和

续表

食物名称	食部 %	水分 g	能量 kJ	蛋白质 g	脂肪 g	碳水化合物 g	不溶性纤维 g	胆固醇 mg	总维生素A μgRE	胡萝卜素/视黄醇 μg	硫胺素 mg	核黄素 mg	尼克酸 mg	维生素C mg	维生素E mg	钙 mg	钾 mg	铁 mg	锌 mg	硒 μg	备注
鸡胸脯肉	100	72.0	556	19.4	5.0	2.5	—	82	16	16	0.07	0.13	10.8	—	0.22	3	338	0.6	0.54	10.50	
鸡腿	69	70.2	757	16.4	13.0	0.0	—	162	44	44	0.02	0.14	6.0	—	0.03	6	242	1.5	1.12	12.40	
鸡肝	100	74.4	506	16.6	4.8	2.8	—	356	10414	10414	0.33	1.10	11.9	—	1.88	7	222	12.0	2.40	38.55	北京
鸡心	100	70.8	720	15.9	11.8	0.6	—	194	910	910	0.46	0.26	11.5	—	—	54	220	4.7	1.94	4.10	北京
烤鸡	73	59.0	1004	22.4	16.7	0.1	—	99	37	37	0.05	0.19	3.5	—	0.22	25	142	1.7	1.38	3.84	北京
扒鸡	66	56.5	908	29.6	11.0	0.0	—	211	32	32	0.02	0.17	9.2	—	—	31	149	2.9	3.23	8.10	北京
炸鸡[肯德基]	70	49.4	1167	20.3	17.3	10.5	—	198	23	23	0.03	0.17	16.7	—	6.44	109	232	2.2	1.66	11.20	北京
鸡肉松	100	4.9	1841	7.2	16.4	65.8	—	81	90	90	0.03	0.11	1.0	—	14.58	76	109	7.1	0.58	3.07	北京
鸭(X)	68	63.9	1004	15.5	19.7	0.2	—	94	52	52	0.08	0.22	4.2	—	0.27	6	191	2.2	1.33	12.25	山东
鸭胸脯肉	100	78.6	377	15.0	1.5	4.0	—	121	—	—	0.01	0.07	4.2	18	1.98	6	126	4.1	1.17	12.62	北京
鸭掌	59	64.7	628	13.4	1.9	2.9	—	187	11	11	Tr	0.17	1.1	—	—	24	28	1.3	0.54	5.42	北京
鸭肝	100	76.3	536	14.5	7.5	0.5	—	341	1040	1040	0.26	1.05	6.9	—	1.41	18	230	23.1	3.08	57.27	
鸭舌[卤菜]	61	62.6	1025	16.6	19.7	4.0	—	118	35	35	0.01	0.21	1.6	—	0.23	13	44	2.2	0.65	12.50	北京
鸭心	100	74.5	598	12.8	8.9	2.9	—	120	24	24	0.14	0.87	8.0	—	0.81	20	233	5.0	1.38	15.30	
鸭血(白鸭)	100	72.6	452	13.6	0.4	12.4	—	95	—	—	0.06	0.06	—	—	0.34	5	166	30.5	0.50	—	合肥
北京烤鸭	100	38.2	1824	16.6	38.4	6.0	—	—	36	36	0.04	0.32	4.5	—	0.97	35	247	2.4	1.25	10.32	
北京填鸭	75	45.0	1778	9.3	41.3	3.9	—	96	30	30	….		4.2	—	0.53	15	139	1.6	1.31	5.80	北京
酱鸭	80	53.6	1113	18.9	18.4	6.3	—	107	11	11	0.06	0.22	3.7	—	—	14	236	4.1	2.69	15.74	上海

续表

食物名称	食部 %	水分 g	能量 kJ	蛋白质 g	脂肪 g	碳水化合物 g	不溶性纤维 g	胆固醇 mg	总维生素A µgRE	胡萝卜素/视黄醇 µg	硫胺素 mg	核黄素 mg	尼克酸 mg	维生素C mg	维生素E mg	钙 mg	钾 mg	铁 mg	锌 mg	硒 µg	备注
盐水鸭(熟)	81	51.7	1 310	16.6	26.1	2.8	—	81	35	35	0.07	0.21	2.5	—	0.42	10	218	0.7	2.04	15.37	上海
鹅	63	61.4	1 050	17.9	19.9	0.0	—	74	42	42	0.07	0.23	4.9	—	0.22	4	232	3.8	1.36	17.68	
鹅肝	100	70.7	540	15.2	3.4	9.3	—	285	6 100	6 100	0.27	0.25	—	—	0.29	2	336	7.8	3.56	—	合肥
烧鹅	73	52.8	1 209	19.7	21.5	4.2	—	116	9	9	0.09	0.11	3.6	—	0.07	91	22	3.8	2.00	7.68	广东
火鸡腿	100	77.8	381	20.0	1.2	0.0	—	58	…	…	0.07	0.06	8.3	—	0.07	12	708	5.2	9.26	15.50	
火鸡胸脯肉	100	73.6	431	22.4	0.2	2.8	—	49	…	…	0.04	0.03	16.2	—	0.35	39	227	1.1	0.52	9.90	山东
鸽	42	66.6	841	16.5	14.2	1.7	—	99	53	53	0.06	0.20	6.9	—	0.99	30	334	3.8	0.82	11.08	
鹌鹑	58	75.1	460	20.2	3.1	0.2	—	157	40	40	0.04	0.32	6.3	—	0.44	48	204	2.3	1.19	11.67	

乳类及制品（以每100g可食部计）

食物名称	食部 %	水分 g	能量 kJ	蛋白质 g	脂肪 g	碳水化合物 g	不溶性纤维 g	胆固醇 mg	总维生素A µgRE	胡萝卜素/视黄醇 µg	硫胺素 mg	核黄素 mg	尼克酸 mg	维生素C mg	维生素E mg	钙 mg	钾 mg	铁 mg	锌 mg	硒 µg	备注
牛乳(X)	100	89.8	226	3.0	3.2	3.4	—	15	24	24	0.03	0.14	0.1	1	0.21	104	109	0.3	0.42	1.94	郑州
鲜羊乳	100	88.9	247	1.5	3.5	5.4	—	31	84	84	0.04	0.12	2.1	—	0.19	82	135	0.5	0.29	1.75	
母乳	100	87.6	272	1.3	3.4	7.4	—	11	11	11	0.01	0.05	0.2	5	—	30	—	0.1	0.28	—	
全脂牛乳粉	100	2.3	2 000	20.1	21.2	51.7	—	110	141	141	0.11	0.73	0.9	4	0.48	676	449	1.2	3.14	11.80	
全脂羊乳粉	100	1.4	2 084	18.8	25.2	49.0	—	75	—	—	0.06	1.60	0.9	—	0.20	—	—	—	—	—	陕西
酸奶(X)	100	84.7	301	2.5	2.7	9.3	—	15	26	26	0.03	0.15	0.2	1	0.12	118	150	0.4	0.53	1.77	

续表

食物名称	食部 %	水分 g	能量 kJ	蛋白质 g	脂肪 g	碳水化合物 g	不溶性纤维 g	胆固醇 mg	总维生素A μgRE	胡萝卜素视黄醇 μg	硫胺素 mg	核黄素 mg	尼克酸 mg	维生素C mg	维生素E mg	钙 mg	钾 mg	铁 mg	锌 mg	硒 μg	备注
酸奶(高蛋白)	100	86.6	259	3.2	2.2	7.3	—	—	...	...	0.07	0.08	0.1	—	—	161	135	...	0.54	1.70	北京
奶酪[干酪]	100	43.5	1372	25.7	23.5	3.5	—	11	152	152	0.06	0.91	0.6	—	0.60	799	75	2.4	6.97	1.50	
奶油	100	0.7	3678	0.7	97.0	0.9	—	209	297	297	...	0.01	0.0	...	1.99	14	226	1.0	0.09	0.70	青海
黄油	100	0.5	3715	1.4	98.0	0.0	—	296				0.02				35	39	0.8	0.11	1.60	内蒙古
炼乳(罐头，甜)	100	26.2	1389	8.0	8.7	55.4	—	36	41	41	0.03	0.16	0.3	2	0.28	242	309	0.4	1.53	3.26	
奶皮子	100	36.9	1925	12.2	42.9	6.3	—	78			0.02	0.23	0.2			818	4	1.3	2.22	4.60	内蒙古
奶片子	100	3.7	1975	13.3	20.2	59.3	—	65	75	75	0.05	0.20	1.6	5	0.05	269	356	1.6	3.00	12.10	武汉
婴儿奶粉	100	3.7	1854	19.8	15.1	57.0	—	91	28	28	0.12	1.25	0.4	5	3.29	998	703	5.2	3.50	23.71	甘肃
母乳化奶粉	100	2.9	2134	14.5	27.1	51.9	2.4	—	303	303	0.35	0.16	0.5	5	0.18	251	643	8.3	1.82	71.10	
豆奶粉	100	2.7	1770	19.0	8.0	68.7	0.6	90			0.09	0.09	1.1	...	4.75	149	528	4.3	2.00	7.19	江西
钙质糕粉	100	7.5	1535	7.9	1.3	82.1	—	29	1.2		0.67	0.03	2.2	...		116	169	2.3	1.60	2.31	南昌
乳儿糕	100	10.3	1533	11.7	2.7	74.1	—				0.27	0.07	2.0	1		143	232	3.4	1.50	3.20	
婴儿奶糕	100	11.8	1441	10.4	0.9	74.3	1.1	—			0.12	0.67	1.5	—	0.09	61	398	2.3	0.55	6.57	上海

蛋类及制品（以每100g可食部计）

食物名称	食部 %	水分 g	能量 kJ	蛋白质 g	脂肪 g	碳水化合物 g	胆固醇 mg	总维生素A μgRE	胡萝卜素视黄醇 μg	硫胺素 mg	核黄素 mg	尼克酸 mg	维生素C mg	维生素E mg	钙 mg	钾 mg	铁 mg	锌 mg	硒 μg	备注
鸡蛋(X)	88	74.1	602	13.3	8.8	2.8	585	234	234	0.11	0.27	0.2	—	1.84	56	154	2.0	1.10	14.34	

续表

食物名称	食部 %	水分 g	能量 kJ	蛋白质 g	脂肪 g	碳水化合物 g	不溶性纤维 g	胆固醇 mg	总维生素A μgRE	胡萝卜素/视黄醇 μg	硫胺素 mg	核黄素 mg	尼克酸 mg	维生素C mg	维生素E mg	钙 mg	钾 mg	铁 mg	锌 mg	硒 μg	备注
鸡蛋（白皮）	87	75.8	577	12.7	9.0	1.5	—	585	310	310	0.09	0.31	0.2	—	1.23	48	98	2.0	1.00	16.56	
鸡蛋（红皮）	88	73.8	653	12.8	11.1	1.3	—	585	194	194	0.13	0.32	0.2	—	2.29	44	121	23.0	1.01	14.98	
鸡蛋（土鸡）	88	72.6	577	14.4	6.4	5.6	—	—	199	199	0.12	0.19	Tr	···	1.36	76	244	1.7	1.28	11.50	青海
鸡蛋白	100	84.4	251	11.6	0.1	3.1	—	—	···	···	0.04	0.31	0.2	—	0.01	9	132	1.6	0.02	6.97	
鸡蛋黄	100	51.5	1372	15.2	28.2	3.4	—	1510	438	438	0.33	0.29	0.1	—	5.06	112	95	6.5	3.79	27.01	
松花蛋（鸡蛋）	83	66.4	745	14.8	10.6	5.8	—	595	310	310	0.02	0.13	0.2	—	1.06	26	148	3.9	2.73	44.32	
鸭蛋	87	70.3	753	12.6	13.0	3.1	—	565	261	261	0.17	0.35	0.2	—	4.98	62	135	2.9	1.67	15.68	
鸭蛋（咸）	88	61.3	795	12.7	12.7	6.3	—	647	134	134	0.16	0.33	0.1	—	6.25	118	184	3.6	1.74	24.04	
松花蛋（鸭蛋）[皮蛋]	90	68.4	715	14.2	10.7	4.5	—	608	215	215	0.06	0.18	0.1	—	3.05	63	152	3.3	1.48	25.24	
鹅蛋	87	69.3	820	11.1	15.6	2.8	—	704	192	192	0.08	0.30	0.4	—	4.50	34	74	4.1	1.43	27.24	
鹌鹑蛋	86	73.0	669	12.8	11.1	2.1	—	515	337	337	0.11	0.49	0.1	—	3.08	47	138	3.2	1.61	25.48	
鹌鹑蛋（五香罐头）	89	74.4	636	11.6	11.7	0.0	—	480	98	98	0.01	0.06	0.3	—	5.34	157	41	2.6	1.43	11.60	北京

鱼虾蟹贝类

（以每100g可食部计）

食物名称	食部 %	水分 g	能量 kJ	蛋白质 g	脂肪 g	碳水化合物 g	不溶性纤维 g	胆固醇 mg	总维生素A μgRE	胡萝卜素/视黄醇 μg	硫胺素 mg	核黄素 mg	尼克酸 mg	维生素C mg	维生素E mg	钙 mg	钾 mg	铁 mg	锌 mg	硒 μg	备注
草鱼[草包鱼]	58	77.3	473	16.6	5.2	0.0	—	86	11	11	0.04	0.11	2.8	—	2.03	38	312	0.8	0.87	6.66	

续表

食物名称	食部 %	水分 g	能量 kJ	蛋白质 g	脂肪 g	碳水化合物 g	不溶性纤维 g	胆固醇 mg	总维生素A μgRE	胡萝卜素/视黄醇 μg	硫胺素 mg	核黄素 mg	尼克酸 mg	维生素C mg	维生素E mg	钙 mg	钾 mg	铁 mg	锌 mg	硒 μg	备注
黄鳝[鳝鱼]	67	78.0	372	18.0	1.4	1.2	—	126	50	50	0.06	0.98	3.7	—	1.34	42	263	2.5	1.97	34.56	
鲢鱼[连子鱼]	61	77.4	435	17.8	3.6	0.0	—	99	20	20	0.03	0.07	2.5	—	1.23	53	277	1.4	1.17	15.68	
鲤鱼[鲤拐子]	54	76.7	456	17.6	4.1	0.5	—	84	25	25	0.03	0.09	2.7	—	1.27	50	334	1.0	2.08	15.38	
罗非鱼	55	76.0	410	18.4	1.5	2.8	—	78	…	…	0.11	0.17	3.3	—	1.91	12	289	0.9	0.87	22.60	山东
泥鳅	60	76.6	402	17.9	2.0	1.7	—	136	14	14	0.10	0.33	6.2	—	0.79	299	282	2.9	2.76	35.30	
青鱼[青皮鱼]	63	73.9	494	20.1	4.2	0.2	—	108	42	42	0.03	0.07	2.9	—	0.81	31	325	0.9	0.96	37.69	
银鱼[面条鱼]	100	76.2	439	17.2	4.0	0.0	—	361	—	—	0.03	0.05	0.2	—	1.86	46	246	0.9	0.16	9.54	
鲫鱼[喜头鱼]	54	75.4	452	17.1	2.7	3.8	—	130	17	17	0.04	0.09	2.5	—	0.68	79	290	1.3	1.94	14.31	
鳗鲡[河鳗]	84	67.1	757	18.6	10.8	2.3	—	177	…	—	0.02	0.02	3.8	—	3.60	42	207	1.5	1.15	33.60	
黄鱼(小黄花鱼)	63	77.9	414	17.9	3.0	0.1	—	74	…	10	0.04	0.04	2.3	—	1.19	78	228	0.9	0.94	55.20	
黄鱼[大黄花鱼]	66	77.7	406	17.7	2.5	0.8	—	86	10	10	0.03	0.10	1.9	—	1.13	53	260	0.7	0.58	42.57	
鲅鱼[鲅鱼,花鲛鱼]	61	74.5	490	19.9	4.2	3.1	—	124	12	12	0.02	0.04	5.9	—	0.87	63	295	1.0	1.07	26.50	青岛
带鱼[刀鱼,白带鱼]	76	73.3	531	17.7	4.9	3.1	—	76	29	29	0.02	0.06	2.8	—	0.82	28	280	1.2	0.70	36.57	
鳊鱼[武昌鱼]	59	73.1	565	18.3	6.3	1.2	—	94	28	28	0.02	0.07	1.7	—	0.52	89	215	0.7	0.89	11.59	
鳙鱼[胖头鱼]	61	76.5	418	15.3	2.2	4.7	—	112	34	34	0.04	0.11	2.8	—	2.65	82	229	0.8	0.76	19.47	
鲑鱼[大麻哈鱼]	72	74.1	582	17.2	7.8	0.0	—	68	45	45	0.07	0.18	4.4	—	0.78	13	361	0.3	1.11	29.47	哈尔滨
鲚鱼[小凤尾鱼]	90	72.7	519	15.5	5.1	4.0	—	82	14	14	0.06	0.06	0.9	—	0.74	78	225	1.6	1.30	33.30	

续表

食物名称	食部 %	水分 g	能量 kJ	蛋白质 g	脂肪 g	碳水化合物 g	不溶性纤维 g	胆固醇 mg	总维生素A μgRE	胡萝卜素/视黄醇 μg	硫胺素 mg	核黄素 mg	尼克酸 mg	维生素C mg	维生素E mg	钙 mg	钾 mg	铁 mg	锌 mg	硒 μg	备注
鲚鱼[大凤尾鱼]	79	77.5	444	13.2	5.5	0.8	—	117	15	15	Tr	0.08	1.0	—	0.84	114	161	1.7	1.51	37.80	上海
鲳鱼[银鲳、平鱼，刺鲳]	70	72.8	586	18.5	7.8	0.0	—	77	24	24	0.04	0.07	2.1	—	1.26	4.6	328	1.1	0.80	27.21	
白米虾[水虾米]	57	77.3	339	17.3	0.4	2.0	—	103	54	54	Tr	—	—	—	3.34	403	255	2.1	2.03	—	合肥
对虾	61	76.5	389	18.6	0.8	2.8	—	193	15	15	0.01	0.07	1.7	—	0.62	62	215	1.5	2.38	33.72	
海虾	51	79.3	331	16.8	0.6	1.5	—	117	…	…	0.01	0.05	1.9	—	2.79	146	228	3.0	1.44	56.41	
河虾	86	78.1	364	16.4	2.0	3.9	—	240	48	48	0.04	0.03	…	—	5.33	325	329	4.0	2.24	29.65	广东
基围虾	60	75.2	423	18.2	1.4	0.9	—	181	—	—	0.02	0.07	2.9	—	1.69	83	250	2.0	1.18	39.70	哈尔滨
江虾[沼虾]	100	77.0	364	10.3	0.9	9.3	—	116	102	102	0.04	0.12	2.2	—	11.30	78	683	8.8	2.71	17.70	北京
龙虾	46	77.6	377	18.9	1.1	1.0	—	121	21	21	—	0.03	4.3	—	3.58	21	257	1.3	2.79	39.36	
虾米[海米，虾仁]	100	37.4	828	43.7	2.6	0.0	—	525	21	21	0.01	0.12	5.0	—	1.46	555	550	11.0	3.82	75.40	北京
蟹[海蟹]	55	77.1	397	13.8	2.3	4.7	—	125	30	30	0.01	0.10	2.5	—	2.99	208	232	1.6	3.32	82.65	
蟹[河蟹]	42	75.8	431	17.5	2.6	2.3	—	267	389	389	0.06	0.28	1.7	—	6.09	126	181	2.9	3.68	56.72	
蟹[梭子蟹]	49	77.5	397	15.9	3.1	0.9	—	142	121	121	0.03	0.30	1.9	—	456.00	280	208	2.5	5.50	90.96	广东
蟹肉	100	84.4	259	11.6	1.2	1.1	—	65	Tr	Tr	0.03	0.09	4.3	—	2.91	231	214	1.8	2.15	33.30	山东
鲍鱼[杂色鲍]	65	77.5	351	12.6	0.8	6.6	—	242	24	24	0.01	0.16	0.2	—	2.20	266	136	22.6	1.75	21.38	北京
鲍鱼[干]	100	18.3	1347	54.1	5.6	13.7	—	—	28	28	0.02	0.13	7.2	—	0.85	143	366	6.8	1.68	66.60	
蛏子	57	88.4	167	7.3	0.3	2.1	—	131	59	59	0.02	0.12	1.2	—	0.59	134	140	33.6	2.01	55.14	

续表

食物名称	食部(%)	水分(g)	能量(kJ)	蛋白质(g)	脂肪(g)	碳水化合物(g)	不溶性纤维(g)	胆固醇(mg)	总维生素A(μgRE)	胡萝卜素视黄醇(μg)	硫胺素(mg)	核黄素(mg)	尼克酸(mg)	维生素C(mg)	维生素E(mg)	钙(mg)	钾(mg)	铁(mg)	锌(mg)	硒(μg)	备注
赤贝	34	84.9	255	13.9	0.6	0.0	—	144	...	...	Tr	0.10	0.2	—	13.22	35	153	4.8	11.58	59.97	山东
河蚬	43	85.3	226	10.9	0.8	0.7	—	103	243	243	0.01	0.18	0.7	—	1.36	248	17	26.6	6.23	20.24	
河蚬[蚬子]	35	88.5	197	7.0	1.4	1.7	—	257	37	37	0.08	0.13	1.4	—	0.38	39	25	11.4	1.82	29.79	福州
牡蛎[海蛎子]	100	82.0	305	5.3	2.1	8.2	—	100	27	27	0.01	0.13	1.4	—	0.81	131	200	7.1	9.39	86.64	
生蚝	100	87.1	238	10.9	1.5	6.0	—	124	6	6	0.01	0.07	1.5	—	0.13	35	375	5.0	71.20	41.40	广东
鲜贝	100	80.3	322	15.7	0.5	2.5	—	116	...	...	Tr	0.21	2.5	—	1.46	28	226	0.7	2.08	57.35	
扇贝(干)[干贝]	100	27.4	1105	55.6	2.4	5.1	—	348	11	11	Tr	0.21	2.5	—	1.53	77	969	5.6	5.05	76.35	山东
扇贝(鲜)	35	84.2	251	11.1	0.6	2.6	—	140	...	...	Tr	0.10	0.2	—	11.85	142	122	7.2	11.69	20.22	浙江
蚶子[银蚶]	27	82.7	297	12.2	1.4	2.3	—	89	—	—	—	0.06	0.9	—	0.55	49	76	7.3	1.64	86.30	福建
哈蜊(X)	39	84.1	259	10.1	1.1	2.8	—	156	21	21	0.01	0.13	1.5	—	2.41	133	140	10.9	2.38	54.31	青岛
花蛤蜊	46	87.2	188	7.7	0.6	6.6	—	63	23	23	Tr	0.13	1.9	—	0.51	59	235	6.1	1.19	77.10	福建
毛蛤蜊	25	75.6	406	15.0	1.0	7.1	—	113	—	—	0.01	0.14	1.4	—	3.54	137	164	15.3	2.29	68.30	青岛
螺蛳(X)	41	73.6	418	15.7	1.2	6.6	—	—	26	26	0.03	0.4	1.8	—	7.58	722	167	7.0	4.60	37.94	济南
螺蛳	37	83.3	247	7.5	0.6	3.6	—	86	...	...	Tr	0.28	2.0	—	0.43	156	75	1.4	10.27	16.96	上海
田螺	26	82.0	251	11.0	0.2	6.0	—	154	...	...	0.02	0.19	2.2	—	0.75	1030	98	19.7	2.71	16.73	广东
石螺	27	75.2	377	12.8	0.7	8.2	—	198	...	...	0.02	0.20	0.7	—	1.57	458	21	9.0	6.17	12.46	烟台
海参	100	77.1	328	16.5	0.2	2.5	—	51	—	—	0.03	0.04	0.1	—	3.14	285	43	13.2	0.63	63.93	

续表

食物名称	食部 %	水分 g	能量 kJ	蛋白质 g	脂肪 g	碳水化合物 g	不溶性纤维 g	胆固醇 mg	总维生素A μgRE	胡萝卜素/视黄醇 μg	硫胺素 mg	核黄素 mg	尼克酸 mg	维生素C mg	维生素E mg	钙 mg	钾 mg	铁 mg	锌 mg	硒 μg	备注
海参(干)	93	18.9	1 096	50.2	4.8	4.5	—	62	39	39	0.04	0.13	1.3	—	—	—	356	9.0	2.24	150.00	
海参(水浸)	100	93.5	105	6.0	0.1	0.0	—	50	11	11	…	0.03	0.3	—	—	240	41	0.6	0.27	5.79	
海蜇皮	100	76.5	138	3.7	0.3	3.8	—	8	—	—	0.03	0.05	0.2	—	2.13	150	160	4.8	0.55	15.54	
海蜇头	100	69.0	310	6.0	0.3	11.8	—	10	14	14	0.07	0.04	0.3	—	2.82	120	331	5.1	0.42	16.60	
墨鱼[曼氏无针乌贼]	69	79.2	347	15.2	0.9	3.4	—	226	…	…	0.02	0.04	1.8	—	1.49	15	400	1.0	1.34	37.52	
墨鱼(干)[曼氏无针乌贼]	82	24.8	1 201	65.3	1.9	2.1	—	316	…	…	0.02	0.05	3.6	—	6.73	82	1 261	23.9	10.02	104.40	福建
乌贼(鲜)[鱿鱼,枪乌贼]	97	80.4	351	17.4	1.6	0.0	—	268	35	35	0.02	0.06	1.6	—	1.68	44	290	0.9	2.38	38.18	
鱿鱼干[枪乌贼]	98	21.8	1 310	60.0	4.6	7.8	—	871	—	16	0.02	0.13	4.9	—	9.72	87	1 131	4.1	11.24	156.12	
鱿鱼(水浸)	98	81.4	314	17.0	0.8	0.0	—	—	16	16	…	0.03	…	—	0.94	43	16	0.5	1.36	13.65	
乌鱼蛋	73	85.3	276	14.1	1.1	0.0	—	243	—	Tr	0.10	0.04	2.0	—	10.54	11	201	0.3	1.27	37.97	山东
章鱼(八爪鱼)	78	65.4	565	18.9	0.4	14.0	—	—	…	…	0.04	0.06	5.4	—	1.34	21	447	0.6	0.68	27.30	青岛

小吃、甜饼

（以每100g可食部计）

食物名称	食部 %	水分 g	能量 kJ	蛋白质 g	脂肪 g	碳水化合物 g	不溶性纤维 g	胆固醇 mg	总维生素A μgRE	胡萝卜素/视黄醇 μg	硫胺素 mg	核黄素 mg	尼克酸 mg	维生素C mg	维生素E mg	钙 mg	钾 mg	铁 mg	锌 mg	硒 μg	备注
春卷	100	23.5	1 945	6.1	33.7	34.8	1.0	—	…	…	0.01	0.01	3.0	—	3.89	10	89	1.9	0.83	6.40	北京

续表

食物名称	食部 %	水分 g	能量 kJ	蛋白质 g	脂肪 g	碳水化合物 g	不溶性纤维 g	胆固醇 mg	总维生素A μgRE	胡萝卜素/视黄醇 μg	硫胺素 mg	核黄素 mg	尼克酸 mg	维生素C mg	维生素E mg	钙 mg	钾 mg	铁 mg	锌 mg	硒 μg	备注
豆腐脑（带卤）	100	88.1	200	2.6	1.8	5.4	0.2	—	—	—	0.01	0.01	0.4	—	0.87	301	108	1.7	0.45	0.50	北京
粉皮	100	84.3	261	0.2	0.3	15.0	0.6	—	—	—	0.01	0.01	…	—	—	5	15	0.5	0.27	0.50	
灌肠	100	66.1	561	0.2	0.3	32.8	0.3	—	…	…	0.01	0.13	0.1	—	—	11	18	5.8	0.16	5.14	北京
煎饼	100	6.8	1480	7.6	0.7	83.8	9.1	—	—	—	0.10	0.04	0.2	—	—	9	117	7.0	1.62	3.75	济南
栗羊羹	100	24.1	1264	3.7	0.6	70.9	0.8	—	—	—	0.06	0.12	0.4	—	0.93	80	16	0.9	0.88	0.60	
凉粉	100	90.5	159	0.2	0.3	8.9	0.6	—	—	—	0.02	0.01	0.2	—	—	9	5	1.3	0.24	0.73	
糌粑（裸麦熟品）	100	49.3	1091	4.1	13.1	32.5	1.8	73.0	—	—	0.05	0.15	1.9	—	2.68	71	123	13.90	9.55	7.5	甘肃
蛋糕（X）	100	18.6	1456	8.6	5.1	67.1	0.4	—	86	3.52	0.09	0.09	0.8	—	2.8	39	77	2.5	1.01	14.07	
蛋黄酥	100	6.3	1623	11.7	3.9	76.9	0.8	—	33	200	0.15	0.40	4.2	—	1.08	47	105	3.0	1.46	11.70	
江米条	100	4.0	1840	5.7	11.7	78.1	0.4	—	…	…	0.18	0.03	2.5	—	14.32	33	68	2.5	0.84	6.26	北京
桃酥	100	5.4	2020	7.1	21.8	65.1	1.1	—	—	—	0.02	0.05	2.3	—	14.14	48	90	3.1	0.69	15.74	

速食食品 （以每100g可食部计）

食物名称	食部 %	水分 g	能量 kJ	蛋白质 g	脂肪 g	碳水化合物 g	不溶性纤维 g	胆固醇 mg	总维生素A μgRE	胡萝卜素/视黄醇 μg	硫胺素 mg	核黄素 mg	尼克酸 mg	维生素C mg	维生素E mg	钙 mg	钾 mg	铁 mg	锌 mg	硒 μg	备注
燕麦片	100	9.2	1579	15.0	6.7	66.9	5.3	—	—	—	0.30	0.13	1.2	—	3.07	186	214	7.0	2.59	4.31	
玉米片（即食粥）	100	6.3	1634	7.2	3.7	82.3	0.4	—	—	—	0.02	0.03	2.2	—	0.08	11	52	9.0	0.44	1.20	北京

续表

食物名称	食部(%)	水分(g)	能量(kJ)	蛋白质(g)	脂肪(g)	碳水化合物(g)	不溶性纤维(g)	胆固醇(mg)	总维生素A(μgRE)	胡萝卜素/视黄醇(μg)	硫胺素(mg)	核黄素(mg)	尼克酸(mg)	维生素C(mg)	维生素E(mg)	钙(mg)	钾(mg)	铁(mg)	锌(mg)	硒(μg)	备注
方便面	100	3.6	1 979	9.5	21.1	61.6	0.7	—	—	—	0.12	0.06	0.9	—	2.28	25	134	4.1	1.06	10.49	
面包(X)	100	27.4	1 308	8.3	5.1	58.6	0.5	—	—	—	0.03	0.06	1.7	—	1.66	49	88	2.0	0.75	3.15	
饼干(X)	100	5.7	1 820	9.0	12.7	71.7	1.1	81.0	37	3.33	0.08	0.04	4.7	3	4.57	73	85	1.9	0.91	12.47	

饮料类

（以每100g可食部计）

食物名称	食部(%)	水分(g)	能量(kJ)	蛋白质(g)	脂肪(g)	碳水化合物(g)	不溶性纤维(g)	胆固醇(mg)	总维生素A(μgRE)	胡萝卜素/视黄醇(μg)	硫胺素(mg)	核黄素(mg)	尼克酸(mg)	维生素C(mg)	维生素E(mg)	钙(mg)	钾(mg)	铁(mg)	锌(mg)	硒(μg)	备注
浓缩橘汁	100	41.3	984	0.8	0.3	57.3	—	—	122.0	730.0	0.04	0.02	0.3	80	0.04	21	140	0.7	0.13	0.79	江西
柠檬汁	100	93.1	112	0.9	0.2	5.5	0.3	—	—	—	0.01	0.02	0.1	11	—	24	120	0.1	0.09	4.15	广东
杏仁露	100	89.7	192	0.9	1.1	8.1	52.0	—	—	—	Tr	0.02	—	1	—	4	1	0.02	0.17		河北
红茶	100	7.3	1 355	26.7	1.1	59.2	14.8	—	645	3 870	…	0.17	6.2	8	5.47	378	1 934	28.1	3.97	56.00	北京
花茶	100	7.4	1 323	27.1	1.2	58.1	17.7	—	885	5 310	0.06	0.17	…	26	12.73	454	1 643	17.8	3.98	8.53	
绿茶	100	7.5	1 370	34.2	2.3	50.3	15.6	—	967	5 800	0.02	0.35	8.0	19	9.57	325	1 661	14.4	4.34	3.18	
铁观音茶	100	6.2	1 395	22.8	1.3	65.0	14.7	—	432	2 590	0.19	0.17	18.5		16.59	416	1 462	9.4	2.35	13.80	
冰棍	100	88.3	197	0.8	0.2	10.5	—	—	48	48	0.01	0.01	0.2	…	0.11	21	125	0.9	…	0.25	
冰激凌	100	74.4	529	2.4	5.3	17.3	—	—	48	48	0.01	0.03	0.2		0.24	126	125	0.5	0.37	1.73	
大雪糕	100	82.2	310	2.2	0.9	14.3	—	—	35	35	0.03	0.08	Tr		2.01	80	42	0.6	0.30	0.92	青海

续表

糖、蜜饯类（以每100g可食部计）

食物名称	食部/%	水分/g	能量/kJ	蛋白质/g	脂肪/g	碳水化合物/g	不溶性纤维/g	胆固醇/mg	总维生素A/μgRE	胡萝卜素/视黄醇/μg	硫胺素/mg	核黄素/mg	尼克酸/mg	维生素C/mg	维生素E/mg	钙/mg	钾/mg	铁/mg	锌/mg	硒/μg	备注
白砂糖	100	Tr	1 672	…	…	99.9	…	—		—				…	…	20	5	0.6	0.06	—	江西
绵白糖	100	0.9	1 657	0.1	…	98.9	…	—		—	Tr		0.2	—	—	6	2	0.2	0.07	0.38	
冰糖	100	0.6	1 662	…	…	99.3	…	—		—	0.03	0.03		—	…	23	1	1.4	0.21	—	
蜂蜜	100	22.0	1 343	0.4	1.9	75.6		—		—	…	0.05	0.1	3	—	4	28	1.0	0.37	0.15	
红糖	100	1.9	1 628	0.7	…	96.6		—		—	0.01	…	0.3	—	—	157	240	2.2	0.35	4.20	
奶糖	100	5.6	1 705	2.5	6.6	84.5	…	—		—	0.08	0.17	0.6	—	…	50	75	3.4	0.29	0.94	
泡泡糖	68	9.7	1 506	0.2	—	89.0		—		—	0.04	0.09	0.5	—	…	6	…		0.08	—	
巧克力	100	1.0	2 463	4.3	40.1	53.4	1.5	—		—	0.06	0.08	1.4	3	1.62	111	254	1.7	1.02	1.20	
巧克力(酒心)	100	13.8	1 679	1.3	12.0	72.2	0.4	—		—	0.06	0.34	0.2	—	2.64	128	76	2.3	0.44	1.20	北京
酥糖	100	3.3	1 856	6.0	13.9	75.6	4.0	—		—	0.10	0.04	3.5	—	4.85	186	148	6.0	1.52	1.14	
杏脯	100	15.3	1 377	0.8	0.6	82.0	1.8	—	157	940	0.02	0.09	0.6	6	0.61	68	266	4.8	0.56	1.69	
桃脯	100	19.2	1 317	1.4	0.4	77.6	2.4	—	8	50	0.01	0.12	0.8	6	6.25	96	286	10.4	0.18	1.41	
海棠脯	100	25.8	1 214	0.6	0.2	72.6	2.2	—	10	60	0.02	0.05	0.3	Tr	1.11	19	144	3.1	0.27	0.29	
山楂果丹皮	100	16.7	1 364	1.0	0.8	80.0	2.6	—	25	150	0.02	0.03	0.7	3	1.85	52	312	11.6	0.73	0.59	

油脂类（以每100g可食部计）

食物名称	食部/%	水分/g	能量/kJ	蛋白质/g	脂肪/g	碳水化合物/g	不溶性纤维/g	胆固醇/mg	总维生素A/μgRE	胡萝卜素/视黄醇/μg	硫胺素/mg	核黄素/mg	尼克酸/mg	维生素C/mg	维生素E/mg	钙/mg	钾/mg	铁/mg	锌/mg	硒/μg	备注
牛油	100	6.2	3 494	—	92.0	1.8	—	153	54	54				—	—	9	3	3.0	0.79	—	北京

续表

食物名称	食部(%)	水分(g)	能量(kJ)	蛋白质(g)	脂肪(g)	碳水化合物(g)	不溶性纤维(g)	胆固醇(mg)	总维生素A(μgRE)	胡萝卜素/视黄醇(μg)	硫胺素(mg)	核黄素(mg)	尼克酸(mg)	维生素C(mg)	维生素E(mg)	钙(mg)	钾(mg)	铁(mg)	锌(mg)	硒(μg)	备注
羊油	100	4.0	3 448	—	88.0	8.0	—	110	33	33	—	—	—	—	1.08	…	12	1.0	…	—	北京
猪油(炼)	100	0.2	3 753	…	99.6	0.2	—	93	27	27	0.02	0.03	…	—	5.21	…	—	—	…	—	
菜籽油[青油]	100	0.1	3 761	…	99.9	0.0	—	—	—	—	…	…	Tr	—	60.89	9	2	3.7	0.54	2.34	
花生油	100	0.1	3 761	…	99.9	0.0	—	—	—	—	…	Tr	Tr	—	42.06	12	1	2.9	8.48	2.29	
葵花子油	100	0.1	3 761	—	99.9	0.0	—	—	—	—	…	…	…	—	54.60	2	1	1.0	0.11	0.02	
辣椒油	100	…	3 766	—	100.0	0.0	—	—	38	230	…	…	—	—	87.24	17	1	2.0	0.74	1.35	北京
棉籽油	100	0.1	3 761	…	99.8	0.1	—	—	—	—	…	…	Tr	—	86.45	9	1	2.2	0.17	8.41	
芝麻油(香油)	100	0.1	3 757	…	99.7	0.2	—	—	—	—	…	…	Tr	—	68.53	…	…	3.1	0.08	—	北京
棕榈油	100	…	3 696	—	100.0	0.0	—	—	18	—	Tr	Tr	Tr	—	15.24	…	2	—	—	—	
玉米油	100	0.2	3 745	…	99.2	0.5	—	—	—	—	…	…	—	—	51.94	1	2	1.4	0.26	3.86	
调味品类 （以每100g可食部计）																					
酱油(X)	100	67.3	265	5.6	0.1	10.1	0.2	—	—	—	0.05	0.13	1.7	—	—	66	337	8.6	1.17	1.39	
醋(X)	100	90.6	128	2.1	0.3	4.9	…	…	…	…	0.03	0.05	1.4	…	…	17	351	6.0	1.25	2.43	武汉
醋(白醋)	100	99.4	24	0.1	0.6	0.0	…	…	…	…	…	…	Tr	…	…	26	12	2.2	0.35	0.35	
醋五香	100	95.9	59	0.5	…	3.0	…	…	…	…	…	0.04	0.6	…	…	105	116	5.2	0.30	0.62	郑州

续表

食物名称	食部 %	水分 g	能量 kJ	蛋白质 g	脂肪 g	碳水化合物 g	不溶性纤维 g	胆固醇 mg	总维生素A μgRE	胡萝卜素/视黄醇 μg	硫胺素 mg	核黄素 mg	尼克酸 mg	维生素C mg	维生素E mg	钙 mg	钾 mg	铁 mg	锌 mg	硒 μg	备注
醋〔香醋〕	100	79.7	285	3.8	0.1	13.0	—		—	—	0.03	0.13	1.5	—	—	37	117	2.9	7.79	5.18	
醋〔熏〕	100	86.8	180	3.0	0.4	6.9	0.1		—	—	0.01	0.03	0.2	—	…	41	276	4.8	2.15	3.24	
豆瓣酱	100	46.6	757	13.6	6.8	17.1	1.5		—	—	0.11	0.46	2.4	—	0.57	53	772	16.4	1.47	10.20	福州
豆瓣酱(辣油)	100	47.9	788	7.9	5.9	27.0	2.2		—	—	0.04	0.26	1.3	—	18.20	66	549	9.9	1.43	…	杭州
花生酱	100	0.5	2510	6.9	53.0	25.3	3.0		—	—	0.01	0.15	2.0	—	2.09	67	99	7.2	2.96	1.54	武汉
黄酱〔大酱〕	100	56.6	576	12.1	1.2	21.3	3.4		13	80	0.05	0.28	2.4	—	14.12	70	508	7.0	1.25	12.26	
辣酱(麻)	100	52.3	605	5.8	5.1	21.4	5.0		37	220	Tr	0.16	2.0	—	0.98	186	366	13.0	1.21	3.47	武汉
甜面酱	100	53.9	580	5.5	0.6	28.5	1.4		5	30	0.03	0.14	2.0	—	2.16	29	189	3.6	1.38	5.81	
芝麻酱	100	0.3	2636	19.2	52.7	22.7	5.9		17	100	0.16	0.22	5.8	—	35.09	1170	342	9.8	4.01	4.86	
腐乳(白)〔酱豆腐〕	100	68.3	564	10.9	8.2	4.8	0.9		22	130	0.03	0.04	1.0	—	8.40	61	84	3.8	0.69	1.51	北京
腐乳(臭豆腐)	100	66.4	550	11.6	7.9	3.9	0.8		20	120	0.02	0.09	0.6	—	9.18	75	96	6.9	0.96	0.48	
腐乳(白)〔酱豆腐〕	100	61.2	638	12.0	8.1	8.2	0.6		15	90	0.02	0.21	0.5	—	7.24	87	81	11.5	1.67	6.73	
花椒	100	11.0	1320	6.7	8.9	66.5	28.7		23	140	0.12	0.43	1.6	—	2.47	639	204	8.4	1.90	1.96	
八角〔大料〕	100	11.8	1177	3.8	5.6	75.4	43.0		7	40	0.12	0.28	0.9	—	1.11	41	202	6.3	0.62	3.08	

注：1. 本表摘自中国疾病预防控制中心营养与食品安全所 编著 2002 年版《食物成分表》。

2. 表中所用符号"…""Tr"表示未检出，含量极微；"—"为未测定；"〔〕"为别名；"（）"是对该食物的补充说明，"X"为几种相同食物数据的均值。

参 考 文 献

[1] Ronald. F. cichy. Quality Sanitation Management.
[2] 中国营养学会.中国居民膳食营养素参考摄入量.北京:中国轻工业出版社,2001.
[3] 陈炳卿.营养与食品卫生.北京:人民卫生出版社,2002.
[4] 靳国章.饮食营养与卫生.北京:旅游出版社,2004.
[5] 靳国章.营养保健食品及绿色食品.北京:旅游出版社,2000.
[6] 黑龙江商学院.饮食营养学.哈尔滨:黑龙江科学技术出版社,1993.
[7] 黑龙江商学院.饮食卫生学.哈尔滨:黑龙江科学技术出版社,1992.
[8] 彭景.烹饪营养学.北京:中国轻工业出版社,2000.
[9] 中国营养学会.中国居民膳食指南,1997.
[10] 蒋云升.烹饪卫生学.北京:中国轻工业出版社,2000.
[11] 马开良.现代饭店厨房设计与管理.沈阳:辽宁科学技术出版社,2001.
[12] 刘志皋.食品营养学.北京:中国轻工业出版社,2000.
[13] 刘志诚,于守洋.营养与食品卫生学.北京:人民卫生出版社,1992.
[14] 于干千.饮食营养与卫生.北京:中国轻工业出版社,2000.
[15] 中国营养学会.中国居民膳食指南(2011年全新修订).拉萨:西藏人民出版社,2010.
[16] 杨月欣,王光亚,潘兴昌.中国食物成分表(第一册)(第2版).北京:北京大学医学出版社,2009.

教学支持说明

尊敬的老师：

您好！为方便教学，我们为采用本书作为教材的老师提供教学辅助资源。鉴于部分资源仅提供给授课教师使用，请您填写如下信息，发电子邮件或传真给我们，我们将会及时提供给您教学资源或使用说明。

（本表电子版下载地址：http://www.tup.com.cn/sub_press/3/）

课程信息

书　　名			
作　　者		书号（ISBN）	
课程名称		学生人数	
学生类型	□本科　　□研究生　　□MBA/EMBA　　□在职培训		
本书作为	□主要教材　　□参考教材		

您的信息

学　　校			
学　　院		系/专业	
姓　　名		职称/职务	
电　　话		电子邮件	
通信地址		邮　　编	
对本教材建议			
有何出版计划			

_____年____月____日

 清华大学出版社

E-mail: tupfuwu@163.com
电话：8610-62770175-4903
地址：北京市海淀区双清路学研大厦 B 座 506 室

网址：http://www.tup.com.cn/
传真：8610-62775511
邮编：100084